中西医结合生理学

主编　刘天蔚　安　平　丁美玲　李永芳　毕明俊

科学技术文献出版社
SCIENTIFIC AND TECHNICAL DOCUMENTATION PRESS
·北京·

图书在版编目（CIP）数据

中西医结合生理学 / 刘天蔚等主编. —北京：科学技术文献出版社，2017.7（2018.11重印）
ISBN 978-7-5189-2882-8

Ⅰ.①中… Ⅱ.①刘… Ⅲ.①中西医结合—人体生理学 Ⅳ.① R33

中国版本图书馆 CIP 数据核字（2017）第 141241 号

中西医结合生理学

策划编辑：薛士滨　责任编辑：孙江莉　杨　茜　责任校对：文　浩　责任出版：张志平

出 版 者	科学技术文献出版社
地　　址	北京市复兴路15号　邮编 100038
编 务 部	(010) 58882938，58882087（传真）
发 行 部	(010) 58882868，58882870（传真）
邮 购 部	(010) 58882873
官 方 网 址	www.stdp.com.cn
发 行 者	科学技术文献出版社发行　全国各地新华书店经销
印 刷 者	北京虎彩文化传播有限公司
版　　次	2017 年 7 月第 1 版　2018 年 11 月第 3 次印刷
开　　本	889×1194　1/16
字　　数	489千
印　　张	18.25
书　　号	ISBN 978-7-5189-2882-8
定　　价	78.00元

《中西医结合生理学》编委会

前　言

　　中西医结合医学是在我国既有中医医学又有西医医学的历史条件下产生的，是中国特色社会主义卫生事业的重要组成部分。中西医结合医学充分吸收两种医学的特长，并使两者相互沟通、相互融合、相互促进、相互补充，对继承发展中医药学、实现中医药现代化、促进我国医学和世界医学的进步，具有重要的意义。

　　目前，我国中西医结合机构建设已取得了长足进展，但结合工作还存在不少困难和问题。除了中西医结合的人才队伍建设问题外，始终未能形成一整套理论体系也是一个非常突出的问题。2005年，"新世纪全国高等医药院校规划教材"（中西医结合临床医学专业用）（第一版）出版并投入使用，获得了师生的普遍好评。但是，当前作为支撑和指导临床的基础性理论教材却明显滞后。

　　本书编写的目的为针对研究生学习阶段的特点，使中西医结合专业研究生通过学习现代医学知识，以现代医学研究技术为手段，从现代医学的角度研究中医有关理论，使中医和西医专业知识融为一体，相互借鉴、取长补短，实现真正意义上的中西医结合医学，使每位研究生（包括原西医本科、中医本科和中西医结合本科的学生）成为名副其实的中西医结合专业人才。

　　本书以开拓学生的创新思维、培养中西医结合医学的理念与学习方法为主导思想，实现由基础到临床的顺利过渡，同时也为其开展中西医结合医学研究奠定基础。本书共12章，分别为绪论、细胞的基本功能、血液、血液循环、呼吸、消化和吸收、能量代谢和体温、尿液的生成与排泄、感觉器官、神经系统、内分泌和生殖。本书以生理学的功能系统为主线，分别介绍机体各部分的主要功能及其调节机制，融入与现代生理学认识相一致的中医基础理论知识，引导学生理解中医脏腑理论与生理学相关器官、系统的功能及相互关系，培养学生以人体功能系统为基础，学习中医脏腑理论的思维模式。

　　本书在编写过程中，得到了"青岛大学研究生教材建设项目（QDYJC14001）"的资助和大力支持，在此表示感谢。虽经多次修改，但由于编者水平有限，加之编写经验不足，仍存在诸多缺憾，甚至错误，恳请各位同道和广大读者给予批评指正。

编　者

目　录

第一章

绪 论

第一节 生理学概述

一、生理学的研究对象与任务

生理学（Physiology）是生物科学的一个重要分支，是以机体的基本生命活动、机体各个组成部分的功能及这些功能表现的物理、化学本质为研究对象的一门学科。按研究对象不同，可分为植物生理学、动物生理学和人体生理学等。随着科学的发展，人们从不同的角度采用不同的方法对机体的功能进行研究，生理学就不断产生新的分支，有些已成为新的独立学科，如生物化学（Biochemistry）、生物物理学（Biophysics）、营养学（Nutriology）等。有些还与其他学科的研究结合，产生了一些新兴学科，如神经生物学（Neurobiology）、神经科学（Neuroscience）。

生理学的任务是研究机体及其各组成部分功能活动规律及其产生机制，以及内外环境变化时机体功能的影响和机体的调节。生理学与医学有着十分紧密的联系，生理学既是以解剖学和组织胚胎学为基础，又是后续学习病理生理学、药理学和临床医学的基础，所以它是一门承前启后的重要的医学基础课程。中西医临床各专业的学生掌握必要的生理学知识，不仅为学习其他基础医学和进行科学研究奠定基础，也为中西医临床实践提供重要的客观诊治依据和检测标准，还可为研究中医药理论、继承和发扬中医药传统、加速中医药现代化奠定基础。

二、生理学的研究方法与水平

（一）生理学的研究方法

生理学是一门实验性科学，它的所有知识都来自临床实践和实验研究。根据实验对象的不同，生理学实验分为动物实验与人体实验。一般生理学研究以动物实验为主，仅在不损害健康并得到受试者本人同意的情况下，人体实验才允许有限进行。由于人与动物的机体在结构和功能上具有诸多相似之处，因此，利用动物实验的结果来推断人体生理功能是完全可能的。但人体的许多功能活动，尤其是高级神经活动，与动物相比已发生质的变化，因而利用动物进行这方面的实验则有一定的局限性。所以在进行动物实验时，应根据不同的研究内容选择适当的动物或动物材料。在推断人体功能活动规律时，需注意人与动物结构和功能上的差异，不能简单地将动物实验的结果直接套用于人体。

1. 动物实验 传统上生理学的动物实验方法分为急性动物实验和慢性动物实验两大类。

（1）急性动物实验 急性动物实验（Acute Animal Experiment）是以完整动物或动物材料为研究对象，在人工控制的实验环境条件下，在短时间内对动物某些生理活动进行观察和记录的实验，实验通常是破坏性的、不可逆的、可造成实验动物的死亡。急性动物实验又分为离体实验和在体实验。①离体实验（Experiment In Vitro），是指从活着的或刚被处死的动物身上取出所要研究的器官、组织、细胞或细胞中的某些成分，置于一个能保持其正常功能活动的人工控制的实验环境中，观察某些人为的干预因素对其功能活动的影响。例如，对离体蛙心或动物血管条进行灌流，可用于研究某些生物活性物质或药物对心肌或血管平滑肌收缩力的影响等。②在体实验（Experiment In Vivo），是在动物清醒或麻醉条件下，手术暴露某些所需研究的部位，观察和记录某些生理功能在人为干预条件下的变化。例如，将玻璃微电极插入脑内某些部位进行细胞内或细胞外记录，观察神经元在接受某些刺激时放电活动的变化，以了解这些神经元的生理功能。急性实验的优点是实验条件比较简单，易于控制，便于进行直接的观察，无关因素的影响较少，结果易于分析等；离体实验更能深入到细胞和分子水平，有助于揭示生命现象中最为本质的基本规律。但急性动物实验的结果可能与生理条件下完整机体的功能活动有所不同，尤其是离体实验的结果。此时被研究的对象，如器官、组织、细胞或细胞中的某些成分已经脱离整体，它们所处的环境已发生很大的改变，实验结果与在整体中的真实情况相比，可能会有很大的差异。

（2）慢性动物实验　慢性动物实验（Chronic Animal Experiment）以完整、清醒的动物为研究对象，且尽可能保持外界环境接近于自然，以便能在较长时间内反复多次观察和记录某些生理功能的改变。通常是在无菌条件下，对动物施行手术，暴露、破坏、切除或移植某些器官，待手术创伤恢复后，动物在清醒或接近正常生活状态下，观察其功能缺损、功能紊乱表现等，以分析各器官、组织在正常状态下的功能活动规律的实验。如在无菌手术下制备各种器官的瘘管（胃瘘、肠瘘、唾液腺瘘等），观察各种因素对其分泌的影响。慢性实验最大的优点在于实验动物处在清醒状态，各器官间保持了自然关系，其各种功能接近常态。另外，实验动物能较长时间存活下去，可多次、重复进行实验观察、分析，所获得的结果更接近于整体自然状态。但慢性动物实验不宜用来分析某一器官或组织细胞生理功能的详细机制。与急性动物实验相比，慢性动物实验的干扰因素较多，实验条件较难控制。

2. 人体实验　人体实验由于受到伦理学的限制，目前主要是进行人群资料调查。例如，人体血压、心率、肺通气量、肾小球滤过率，以及红细胞、白细胞和血小板数量的正常值就是通过对大批人群采样，再进行数据的统计学分析而获得的。有些实验研究可在志愿者中进行，例如，测试人体在高温、低温、低氧、失重和高压等一些特殊环境下某些生理活动的变化。

总之，实验方法各有其优、缺点。对某种生理功能的研究，究竟适宜采取哪些实验方法，应根据实际情况加以选择。

（二）生理学的研究水平

机体功能取决于各器官系统的功能，各器官系统的功能取决于组成这些器官系统的细胞的功能，细胞功能又取决于亚细胞器和生物分子的相互作用。所以，要全面探索生理学，研究应在整体水平、器官和系统水平及细胞和分子水平上进行，并将各个水平的研究结果加以整合。

1. 细胞和分子水平　细胞是组成人体最基本的结构与功能单位，而细胞及其亚细胞器又由多种生物大分子构成。因此，细胞、分子水平的研究，其主要任务是研究细胞内各亚微结构的功能和生物大分子的理化变化过程，如细胞兴奋时细胞膜中通道的开放和离子的跨膜移动、腺细胞的分泌、骨骼肌收缩时肌丝滑行的分子机制等。细胞和分子水平的研究有助于对器官、系统功能的深入认识和深入揭示生命活动的本质。

2. 器官和系统水平　人们对生理学的研究最早是在器官和系统水平上进行的。这一水平主要是观察和研究各器官和系统的功能、它们在机体生命过程中所起的作用、它们的功能活动的内在机制，以及各种因素对它们活动的影响。例如，心脏的射血、肺的呼吸、小肠的消化和吸收、肾的尿生成及其相关调节等。进行这一水平的研究可应用多种方法，包括急性和慢性动物实验，但更多采用急性动物实验的方法，急性动物实验法既可进行在体实验，也可进行离体实验。这一水平的研究及其所获得的知识和理论称为器官生理学（Organ Physiology）。例如，肾脏生理学、消化生理学、呼吸生理学循环生理学等。

3. 整体水平 在整体中，各个器官、系统之间发生相互联系和相互影响，各器官、系统的功能互相协调，从而使机体能够在不断变化着的环境中维持正常的生命活动。因此生理学还必须进行整体水平上的研究，即以完整的机体作为研究对象，观察和分析在环境因素改变和不同生理情况下各器官、系统之间的相互联系、相互协调，以及完整机体所做出的各种反应的规律。例如，机体在运动、创伤、紧张、恐惧等生理和心理因素，地理、气候、社会等环境因素对机体生理功能的影响；机体在环境急剧变化时所产生的应急反应，在某些特殊环境，如高温、低氧（高原）、失重（航天）、高压（潜水）等情况下，机体为适应新环境生存而产生一系列适应性改变。急性和慢性动物实验都可用于这一水平的研究，但由于在实验过程中发生变化的参数，即变量很多，因而结果分析比较困难。然而，变量越多的实验，即综合程度越高，则可能更加接近实际情况。

细胞和分子水平上的研究虽然能更深入了解机体活动规律的机制，但整体水平上的研究却比细胞和分子水平上的研究更为复杂。因此，要想阐明某一种生理功能的机制，必须对细胞和分子、器官和系统及整体三个水平的研究结果加以综合分析，才能得出比较全面和完整的认识。中医就是在整体水平对机体进行的研究，经过几千年的沉淀，中医对机体已经达到了很深刻的认识。

第二节 机体的内环境和稳态

一、机体的内环境

环境（Environment）一般是指生物体周围一切的总和，它包括空间以及其中可以直接或间接影响生物体生活、发展的各种因素。外环境（External Environment）是指机体赖以生存和生活的自然环境和社会环境。人体的绝大多数细胞并不直接与外界接触，而是浸浴在细胞外液之中，所以细胞外液是细胞在体内直接所处的环境，故称之为内环境（Internal Environment）。内环境是

供体内细胞生存和进行功能活动的环境，以区别于整个机体所处的外环境。机体内的某些液体，如肾小管、汗腺导管和胃肠道内的液体，都是和外环境联通的，不属于内环境。机体的生命活动是在外环境和内环境中发生和发展的。

二、内环境的稳态

细胞外液是体内细胞赖以生存和发挥其功能的环境，是机体的内环境。内环境是相对于机体生存的外部自然环境而言。机体内环境的成分和理化性质是保持相对稳定的，而内环境的稳定又是细胞维持正常生理功能的必要条件，也是整个机体维持正常生命活动的必要条件，在高等动物中更是如此。这是生命活动的一个重要的基本规律。内环境的稳态（Homeostasis）是指在正常生理情况下机体内环境中各种成分的理化因素保持相对稳定的状态。内环境理化性质的相对恒定并非固定不变，而是可在一定范围内变动但又保持相对稳定的状态。例如，人的血浆 pH 在 7.35 ~ 7.45 之间波动；体温可在 37℃ 上下波动，通常每天的波动幅度不超过 1℃；葡萄糖浓度、各种离子（Na^+、K^+、Cl^-、Ca^{2+}、H^+ 等）、动脉血压、血浆中氧和二氧化碳分压、细胞外液的容积、渗透压等都维持在一个相对恒定的水平。

内环境的稳态是一种动态平衡。稳态并不是不变的，相反，由于细胞不断进行代谢活动，物质交换在细胞外液不断地发生，就会不间断地扰乱或破坏内环境的稳态。细胞外液包括血浆和组织液，在体内处于循环状态，运动着的细胞外液既是细胞发挥功能活动的环境，又是机体各部分细胞间相互联系和与外环境间进行物质交换的媒介。因此，外环境因素的改变也会影响内环境的稳态。稳态为机体各种组织细胞的生化代谢和生理功能的正常进行提供了必需的条件，稳态的维持又是体内各细胞、器官的正常生理活动的结果，故两者互为因果关系。环境的各种理化性质的变动如果超过一定范围，就可能引起疾病；相反，在疾病情况下细胞、器官的活动发生异常，内环境的稳态就会受到破坏，细胞外液的一些成分就会发生变化，变动范围超出正常。临床上给患者做许多检查，目的在于判断有关生理指标是否在

正常的变动范围内，或者是否发生较大程度的偏离。

第三节 机体生理功能的调节

当机体处于不同的生理情况时，或者外界环境发生改变时，内环境的成分和理化性质会发生各种改变。这时，体内的一些器官和组织、细胞的功能活动就会发生相应的改变，使被扰乱的内环境得到恢复，内环境的稳态得到维持。这种过程称为生理功能的调节（Regulation）。机体对各种功能活动进行调节的方式主要有三种，即神经调节（Nervous Regulation）、体液调节（Humoral Regulation）和自身调节（Autoregulation）。

一、机体功能的调节方式

机体功能活动主要受神经、内分泌和免疫系统的调节，自身调节的作用较小。体内的多种生物活性物质（神经递质、激素和细胞因子等）是神经、内分泌和免疫调节系统共同的信息物质。机体具有完整复杂的调节机制，通过调节使各器官、系统的功能活动在空间上和时间上相互配合、相互制约，从而达到整体功能活动的协调、统一，称为整合作用（Integration）。整合作用是机体实现各种功能活动，进而适应内外环境变化的主要方式。而整合作用的实现则是通过机体内错综复杂的调节形式完成的。

（一）神经调节

神经调节（Nervous Regulation）是指通过中枢神经系统的活动，经周围神经纤维对人体功能发挥的调节作用。神经调节的基本方式是反射（Reflex）。反射是指机体在中枢神经系统参与下，对内外环境变化做出有规律性的适应性反应。反射活动的结构基础是反射弧（Reflex Arc）。反射弧由5部分组成：感受器（Sensory Receptor）、传入神经（Afferent Nerve Fiber）、反射中枢（Reflex Center）、传出神经（Efferent Nerve Fiber）和效应器（Effector）。机体有各种各样的感受器，每一种感受器能够感受体内外环境的某种特定变化，并将这种变化转变成一定的神经信号，通过传入神经纤维传至相应的反射中枢，中枢对传入信号进行整合并产生传出信息，通过传出神经纤维改变相应效应器的功能活动，即完成一次反射活动。反射分为非条件反射与条件反射两类。神经调节在维持正常生命活动中起着非常重要的作用。在以后各章的学习中，将会具体叙述神经系统对机体某种功能的调节过程。

神经调节是人体中最重要的调节形式，其特点是：反应迅速、精确、作用短暂而影响范围局限。

（二）体液调节

体液调节（Humoral Regulation）是指内细胞产生和分泌的某些特殊化学物质，经体液运输到相应的靶细胞，从而影响其生理功能的一种调节方式。根据调节范围的大小，可分为全身性和局部性的体液调节两类。

1. 全身性体液调节 是指内分泌腺或内分泌细胞分泌的激素，通过血液循环或其他体液途径运送到相应的靶器官或靶细胞，对其功能活动进行的调节。由于内分泌腺和内分泌细胞的活动直接或间接地受神经系统的调节，故这类体液调节可视为神经调节的一个传出环节，常称之为神经－体液调节（Neurohumoral Regulation）。例如，肾上腺髓质受交感神经节前纤维末梢支配，交感神经兴奋时，肾上腺髓质分泌肾上腺素和去甲肾上腺素，从而使神经与体液因素共同参与机体功能调节。此外，某些神经元也可分泌激素，如血管升压素，它由下丘脑视上核和视旁核的大细胞神经元合成，先沿轴突运抵神经垂体储存，然后释放入血，作用于肾小管上皮细胞和血管平滑肌细胞。由神经元分泌激素的方式称为神经分泌（Neurocrine）。

2. 局部性体液调节 也称为旁分泌（Paracrine）调节。是指某些散在的内分泌细胞或其他具有分泌功能的细胞，在所处环境因素变化时，分泌的激素或其他生物活性物质，经组织液扩散到相邻细胞，对自身（自分泌）或相邻细胞功能活动的调节。例如，生长抑素在胰岛内抑制 α 细胞分泌胰高血糖素就是以这种方式进行的。除激素外，组织细胞代谢产生的组胺、乳酸、CO_2、各种细胞因子、某些气体分子（如 NO、CO、H_2S 等）产生的调节作用也视为局部性体液调节。

体液调节的特点是：反应相对迟缓、作用范围广泛、持续时间较长。

（三）自身调节

某些组织、细胞不依赖于神经或体液因素，自身对环境刺激发生的一种适应性反应，称为自身调节（Autoregulation）。例如，肾动脉灌注压在一定范围发生波动时，肾脏小动脉平滑肌可以相应地收缩或舒张以改变血流阻力，使肾血流量基本保持稳定，从而保证肾泌尿活动在一定范围内不受动脉血压改变的影响。

自身调节的特点是：范围和幅度都比较小，其生理意义不及神经与体液调节，但是对于局部器官、组织的生理功能的调节仍有着重要的意义。

机体还存在多种调节方式，如免疫调节、神经免疫调节（Neuro-immunomodulation）等。免疫调节（Immunological Regulation）是指通过免疫系统的活动对机体防御系统功能的调节。免疫系统是由免疫器官（骨髓和淋巴结等）、免疫细胞（淋巴细胞和单核/巨噬细胞等）和免疫活性分子（免疫球蛋白和细胞因子等）组成。免疫系统的主要功能有三个方面：①防止外界病原体的入侵和清除已进入体内的病原体。②对其他有害生物性分子产生免疫反应并将其清除。③清除体内已衰老和突变的细胞或早期的肿瘤细胞。故从本质上讲，机体免疫系统的功能是识别"自己"和排除"异己"。正常情况下，免疫系统同神经和内分泌系统一起，通过相同的信息物质，构成机体的网络调节系统以维持内环境的稳态。

二、机体功能活动的自动控制

人体是一个极其复杂的有机体，各种功能活动的调控多数是在无意识状态下进行的。运用数学和物理学的原理和方法研究时发现，机体功能活动的调节过程与工程技术的控制过程具有极其相似的调节原理和规律。人体内存在多种控制系统（Control System），对机体各种活动进行调节。控制系统分为非自动控制系统和自动控制系统两大类。而自动控制系统又分为反馈控制系统和前馈控制系统。任何控制系统都主要由控制部分和受控部分组成。由于机体的功能活动受非自动控制调节较少，现只介绍自动控制系统对机体功能活动的调节。

（一）反馈控制系统

每一个自动控制系统都是一个闭合回路，即控制部分—受控部分—监测装置—比较器—控制部分，将此闭合回路联系称为反馈联系（图1-1）。

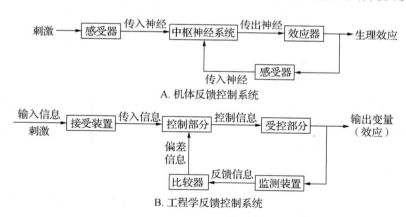

图 1-1 机体反馈系统与工程学反馈控制系统比较示意

与人体的对应关系表明，控制部分（反射中枢或内分泌细胞）与受控部分（效应器、靶细胞）两者之间也存在着双向联系。由控制部分发出的调节受控部分活动的信息，称为控制信息；由受控部分返回的修正控制部分活动的信息，称为反馈信息，即控制信息到达受控部分，同时受控部分也会不断地有反馈信息回输至控制部分。反馈信息在不同的控制系统中，其传递信息的形式可以不同，但主要是电信号（神经冲动）及化学信号（激素或生物活性物质）等。由受控部分将信息通过反馈联系传回到控制部分的过程称为反馈（Feedback）。反馈又分为负反馈与正反馈。

1. 负反馈调节 负反馈（Negative Feedback）是指受控部分发出的反馈信息调节控制部分的活动，最终使受控部分的活动朝着与它原先活动相反的方向改变。当体内某受控部分活动超出正常范围时，可通过负反馈控制机制使该活动下调或减弱，反之则可以通过负反馈控制机制使其活动增强。例如，体温、血压和血液中激素水平的调节等都属于负反馈调节。负反馈调节的作用是维持体内某些功能活动处于相对稳定的状态，因而是可逆的过程，并具有双向调节的特点。负反馈控制系统在机体内各种调节活动中最常见，在维持机体生理功能的稳态中具有重要意义。

负反馈控制都有一个调定点（Set Point）。调定点是指自动控制系统所设定的一个工作点，使受控部分的活动只能在这个设定的工作点附近的一个狭小范围内变动。事实上，调定点可被当作各生理指标正常范围的均数。例如，正常人体体温的调定点约为37℃，当各种原因使体温偏离调定点时，即可通过负反馈控制，使体温回到正常水平，从而维持正常体温的相对稳定。调定点并非永恒不变，而是在一定情况下可发生变动，这称为重调定。负反馈控制系统是一个闭合回路，反馈可在回路中反复进行，经过信息的多次往返才能使偏差逐步缩小，接近正常值均数，使调节达到较精确的程度。

2. 正反馈调节 正反馈（Positive Feedback）是指受控部分发出的反馈信息，通过反馈联系到达控制部分后，促进或上调了控制部分的活动，最终使受控部分的活动朝着与它原先活动相同的方向改变。因此，正反馈的意义在于打破原先的平衡状态，产生"滚雪球"效应，促使某一生理活动过程很快达到高潮并发挥最大效应。例如，排尿反射、血液凝固和分娩过程都属正反馈调控。正反馈一般对稳态的维持不发挥作用，但有些正反馈对稳态的维持也有间接作用。例如，血液凝固的结果是血凝块的形成，使出血停止，所以，从整体的角度看，凝血对维持循环血量的稳态具有重要作用。

（二）前馈控制系统

前馈（Feed - Forward）是指控制部分在反馈信息尚未到达前已受到纠正信息（前馈信息）的影响，及时纠正其指令可能出现的偏差，从而使活动更加准确的一种自动控制形式。

人体在内、外环境因素的不断变化中，前馈控制与负反馈调节一起维持各种功能的稳定。如上所述，负反馈调节中的反馈信息回输到控制部分，只有在输出变量与控制信息发生较大偏差后，才能够启动负反馈控制系统，所以其调节总是出现滞后现象，并且在纠正偏差时又常常由于矫枉过正而出现波动。通常负反馈调节越敏感则出现的波动越大，而敏感性越低，则滞后越久。因此，负反馈控制往往与前馈相结合发挥调节作用，以达到互补。例如，在寒冷环境中，皮肤的温度感受器受到寒冷刺激或者通过降温预报，信息通过非条件反射或条件反射迅速传递到中枢神经并立即发出指令增加机体产热、减少散热活动。可见，机体改变产热和散热活动并不一定是到达寒冷环境、体温降低之后发生，所以这种调节属于前馈调节。前馈调节由于临时环境条件变化也会出现失误。另外，条件反射也是一种前馈控制。如食物的外观、气味等有关信号可在食物进入口腔之前就能引起唾液、胃液分泌等消化活动。

前馈控制的主要意义是可以在生理效应未出现变化之前，控制部分就对效应器可能出现的变化进行调节。同负反馈控制比较，前馈控制更为快速，可避免负反馈调节将出现的较大波动与滞后反应。

第四节 中医学与人体系统稳态调控

一、中医的整体观念与人体系统稳态调控

整体观念认为人体是一个有机整体，既强调人体内部环境的统一性，又注重人与外界环境的统一性，是对人体自身的完整性及人与自然、社会环境的统一性的认识。

人体是一个有机的整体，构成人体的各个组成部分之间在结构上不可分割，在功能上相互协调、互为补充、相互为用，在病理上则相互影响。人体是一个有机整体，它具体体现在三大方面：

①就形体结构而言，人体以心、肝、脾、肺、肾五脏为中心，通过经络有规律地循行和交会，把五脏、六腑、五官、九窍、四肢百骸联络起来，组成五大功能系统，即心系统、肝系统、脾系统、肺系统和肾系统，这些脏腑器官系统是相互沟通的，任何局部都是整体的一个组成部分，与整体在形成结构上有着密切的关联。②就基本物质而言，组成各脏腑器官并维持其功能活动的物质是统一的，即精、气、血、津、液，这些物质分布并运行于全身，以完成统一的功能活动。③就功能活动而言，组织结构上的整体性和基本物质的统一性，决定了各种不同功能活动之间密切的联系。它们互根互用、协调制约、相互影响。

人生活在自然和社会环境中，人体的生理功能和病理变化，必然受到自然环境、社会条件的影响。自然界存在着人类赖以生存的必要条件，人与外界环境有着物质统一性，外界环境为人体提供了人类赖以生存的物质条件，自然界的运动变化又可以直接或间接地影响着人体，左右着人的功能活动，迫使人做出相应的反应。如果这类反应处于适度范围，则表现为生理性的适应；如果这类反应超出一定限度，但机体无法适应外界变化，就有可能出现病理性情况，甚至发展为疾病。这就是中医学强调的人与环境的统一性。

在整体观念理论指导下，中医认为人体是一个稳态的调控系统，人的功能活动一方面靠各脏腑组织正常地进行各项功能；另一方面还要靠脏腑组织间相辅相成的协同作用和制约作用，才能使整体功能处于协调稳定状态。维持自身的协调稳定性与自然、社会环境的统一性。

二、中医阴阳与人体系统稳态调控

阴阳是对相关事物或现象相对属性或同一事物内部对立双方属性的概括。阴阳具有对立制约、互根互用、相互转化、消长平衡等特点。

阴阳相互对立制约的特性体现在阴阳双方相互抑制、相互约束，在人体系统中表现出阴胜则阳病、阳胜则阴病的错综复杂的动态联系。阴阳互根互用的含义是：在相互依存的基础上体现出相互滋生、相互为用的关系特点，在人的生命过程中体现得更为突出。阴阳对立的双方在一定条

件下可以向其相反的方向转化，即阴转化为阳、阳转化为阴。阴阳的平衡，事物在总体上呈现出相对的稳定，此时就称作"平衡"。因此，从中医学看来，所谓健康的人，是人体阴阳最佳协调的综合表现，这种协调平衡稳态即所谓的"阴平阳秘"，依赖于机体阴阳的自我运动与调控机制。其主要标志就是阴阳的消长处于动态的平衡，如果阴阳之间的消长变化若超出了一定的限度、一定的范围，动态平衡和相对静止状态遭到了破坏人体便可产生疾病。但这种变化必须稳定在一定的范围内，即阴阳平衡，才能维持人体的健康状态，阴阳平衡观强调了整体性和平衡性特点。

三、中医五行与人体系统稳态调控

五行学说将脏腑分别归属于五行，并以五行来说明各脏的生理特性。例如，木性曲直，枝叶条达，具有向上、向外、生长、舒展的特性；肝属木，其禀性也喜条达舒畅，恶抑郁遏制，所以说肝主疏泄。火性温热，其势炎上，具有蒸腾、热烈的气势；心属火，所以说心"禀阳气"。五行学说不但将人的组织结构分属于五行，而且还把自然界的五方、五时、五气、五味、五色等与人的生理系统联系起来，认为同一行的事物之间有着"同气相求"的关系，体现了人与自然的联系性和统一性。五行之中存在着相生和相克关系，且生中有克，克中有生，这样，又构成了一个五类要素组成的、协调与稳定的世界模型。

四、中医脏腑与人体系统稳态调控

人的各个脏腑、组织、器官有着不同的功能。这些功能都是整体功能活动的组成部分，它一方面受到整体功能活动的制约和影响；另一方面又影响着其他脏腑器官的功能活动，从而使身心功能活动表现出整体统一性。

中医理论认为：人的功能活动一方面靠各脏腑组织正常地进行各项功能，既不过亢，亦非不及；另一方面还要靠脏腑组织间相辅相成的协同作用和相反相成的制约作用，才能使整体功能处于协调稳定状态。在整体中不同脏腑有着各自的分工并相互合作，这体现了局部与整体的统一。

（刘天蔚 郭云良）

第二章

细胞的基本功能

细胞（Cell）是构成人体最基本的结构和功能单位。体内所有的生命现象都是在细胞及其产物的物质基础上进行的。根据结构和功能的不同进行分类，人体的细胞有 200 余种。这些细胞形态各异，分布于机体的特定部位，执行特定的功能。但对所有细胞或者某些细胞群体而言，许多基本结构和功能活动具有普遍性。本章主要介绍细胞膜的基本结构和物质转运功能；细胞的跨膜信号转导；细胞的生物电现象；骨骼肌的收缩功能；中医脏腑功能与细胞生理。

第一节 细胞膜的基本结构和物质转运功能

细胞膜（Cell Membrane）是包围着细胞的一层界膜，又称质膜（Plasmalemma）。它把细胞内容物与细胞周围的环境分隔开来，使细胞能够相对独立于环境而存在，这对维持细胞正常的生理功能有着非常重要的作用。此外，胞内的各种细胞器也被类似的膜性结构所包被，因此我们把细胞膜和细胞器膜统称为生物膜（Biological Membrane）。

一、细胞膜的基本结构

细胞膜主要由脂质、蛋白质和少量的糖类组成。其中糖类主要与蛋白质和脂质结合，分别形成糖蛋白和糖脂。蛋白质和脂质的比例在不同种类的细胞相差很大。功能活跃的细胞，膜蛋白含量较高；而功能简单的细胞，膜蛋白含量较低。关于各种化学成分在细胞膜中的排列形式，目前广为接受的是 1972 年 Singer 和 Nicholson 提出的液态镶嵌模型（Fluid Mosaic Model）学说。该学说的基本内容是：细胞膜以液态脂质双分子层为基架，其中镶嵌着具有不同分子结构和功能的蛋白质，糖类分子与脂质、蛋白质结合后附在膜的表面（图 2-1）。

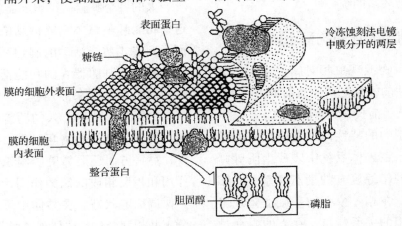

图 2-1　细胞膜的液态镶嵌模型

（一）脂质双分子层

膜脂质主要由磷脂、胆固醇和少量糖脂构成。在大多数细胞的细胞质中，磷脂占脂质总量的70%以上，其次是胆固醇，含量不超过30%，糖脂不超过10%。磷脂是一类含有磷酸的脂类。磷脂中含量最高的是磷脂酰胆碱，其次是磷脂酰丝氨酸和磷脂酰乙醇胺，含量最低的是磷脂酰肌醇。各种膜脂质在膜中的分布是不对称的。大部分磷脂酰胆碱和全部糖脂都分布在膜的外层，含氢基酸的磷脂（磷脂酰丝氨酸、磷脂酰乙醇胺、磷脂酰肌醇）主要分布在膜的内层。其中，磷脂酰肌醇可作为细胞内第二信使三磷酸肌醇（IP$_3$）和二酰甘油（DG）的供体，在跨膜信号转导中发挥重要的作用。

脂质分子都是双嗜性分子，磷脂分子中头端的磷酸和碱基、胆固醇分子中的羟基和糖脂分子中的糖链等亲水基团分别形成各分子中的亲水端；分子的另一端则是由磷脂分子较长的脂肪酸烃链形成的疏水端。脂质分子的双嗜特性使之在质膜中以脂质双层（Lipid Bilayer）的形式存在，即两层脂质分子的亲水端分别朝向细胞外液或胞质，疏水的脂肪酸烃链则在膜的内部彼此相对，形成膜内部的疏水区。

膜脂质随温度的改变呈凝胶或溶胶状态。正常人的体温高于膜脂质的熔点，故膜脂质在人体内呈溶胶状态，具有一定程度的流动性。脂质双分子层在热力学上的稳定性及其流动性，使细胞膜能承受很大的压力和变形而不至于破裂。膜脂质的流动性还使嵌入的膜蛋白发生侧向移动、聚集和相互作用。细胞的许多基本活动，如膜蛋白的相互作用、细胞的运动、分裂、细胞间连接的形成等都有赖于质膜保持适当的流动性。质膜的流动性还与膜脂质的成分及膜蛋白的含量有关。胆固醇与脂肪酸链的结合可限制脂质的流动，故胆固醇含量越高，膜的流动性就越低；脂肪酸烃链长度越长、饱和脂肪酸越多，膜的流动性也越低；膜中镶嵌的蛋白质含量增多时也会降低膜的流动性。

（二）细胞膜的蛋白

细胞膜的蛋白质分子是以 α 螺旋或球形结构分散镶嵌在膜的脂质双分子层中，可分为表面蛋白（Peripheral Protein）和整合蛋白（Integral Protein）两种形式。

表面蛋白占膜蛋白的20%~30%，主要附着于细胞膜的内表面。表面蛋白通过静电引力与脂质的亲水部分结合或通过离子键与膜中的整合蛋白结合，但这种结合力较弱，高盐溶液可使离子键断开，因而可将表面蛋白从膜中洗脱。

整合蛋白占膜蛋白的70%~80%，其肽链一次或反复多次穿越膜脂质双分子层，两端露出在膜的两侧。穿越脂质双层的肽段以疏水性氨基酸残基为主，肽键之间易形成氢键，因而多以 α 螺旋结构的形式存在；露出膜外表面或内表面的肽段则是亲水性的，分别以直链形式构成连接疏水性跨膜 α 螺旋的细胞外环或细胞内环。整合蛋白与脂质分子结合紧密，在膜蛋白纯化过程中可用两性洗涤剂使之与脂质分离。

细胞膜的功能在很大程度上同上述的镶嵌蛋白质的功能密切相关。有的蛋白质与物质的跨膜转运有关，如载体蛋白、通道蛋白、离子泵等；有的与信息传递有关，如分布在膜外表面的受体蛋白，能将环境中的特异性化学物质或信号传递到胞内，引起细胞功能的相应改变；还有一类蛋白质与能量转化有关，如 ATP 酶能分解三磷腺苷（Adenosine Triphosphate，ATP）而提供生理活动所需的能量；膜内侧存在腺苷酸环化酶系统，当配体与其特异性受体结合后可被激活，将膜内胞质中的 ATP 转变为环腺苷酸（cAMP），进而引起胞内的生物效应，所以该酶系既与能量转化有关，又起到信息传递的作用。

（三）细胞膜的糖类

细胞膜上糖类的含量在2%~10%，主要是一些寡糖和多糖链。它们以共价键的形式与膜的蛋白质或脂质结合，形成糖蛋白或糖脂。大多数整合蛋白都是糖蛋白，近1/10的膜脂质是糖脂。结合于糖蛋白或糖脂上的糖链几乎总是伸向细胞膜的外侧，可作为一种分子标记发挥受体或抗原的作用。例如，ABO 血型红细胞膜上系统的抗原就是由结合于糖蛋白和糖脂上的寡糖链所决定的，其中 A 型抗原和 B 型抗原的差别仅在于此糖链中一个糖基的不同；还有的糖脂或糖蛋白上的糖链作为膜受体的"可识别"部分，能特异性地与某种递质、激素或其他化学信号分子相结合。此外，细胞膜中的某些糖类还带有负电荷，可影响某些调节分子与细胞或细胞与细胞之间的相互作用。

例如，血液中红细胞不易发生叠连就与膜上唾液酸携带负电荷有关。表 2-1 概括了细胞膜的结构与功能。

表 2-1　细胞膜的结构与功能

	要点	说明
结构	脂质双层液态镶嵌	以液态的脂质双分子层为基架，镶嵌着不同功能的蛋白质和糖类
功能	屏障	脂质双分子层构成了细胞内容物和细胞环境之间的屏障
	转运	膜上含有载体、通道、离子泵等，起着转运物质的作用
	识别	膜外侧有特异性糖链，可作为细胞的"标记" 膜上有特殊的受体，能识别和传递化学信息
	信号传递	膜对离子有选择通透性，通过生物电活动传递信息

二、细胞膜的物质转运功能

细胞膜的物质转运功能是细胞维持正常代谢、进行各项生命活动的基础。细胞在新陈代谢过程中不断有各种各样的物质进出细胞，不同理化性质的物质其转运机制不同。脂溶性物质和少数分子很小的水溶性物质能够直接通过细胞膜，大多数水溶性小分子物质和离子的跨膜转运，都需要依靠镶嵌在膜上的各种特殊蛋白质分子介导来完成。根据跨膜转运是否消耗能量，可将其分为被动转运（Passive Transport）和主动转运（Active Transport）两大类。而某些大分子物质或物质团块则通过细胞膜以囊泡转运的方式进行。

（一）被动转运

物质或离子顺浓度梯度或电位梯度，不需要消耗能量通过细胞膜进出细胞的过程，称为被动转运。根据其是否需要膜蛋白的帮助，又分为单纯扩散和易化扩散两种形式。

1. 单纯扩散（Simple Diffusion）　是指脂溶性（非极性）物质或少数不带电荷的极性小分子从细胞膜高浓度一侧向低浓度一侧移动的过程。它是一种物理现象，没有生物学机制的参与，无须代谢耗能。扩散的方向和速度取决于膜两侧该物质的浓度差和膜对该物质的通透性，后者取决于物质的脂溶性和分子大小，扩散的最终结果是该物质在膜两侧的浓度差消失。一般来说，脂溶性高而分子质量小的物质容易穿越脂质双分子层。例如，人体内 O_2、CO_2、NO、尿素等都属于这类物质，它们都是以单

纯扩散方式进行跨膜转运的。分子较大的非脂溶性物质，如葡萄糖、氨基酸等，很难直接通过膜脂质双层。各种带电离子，尽管其直径很小，却也不能通透膜脂质双层（图 2-2）。

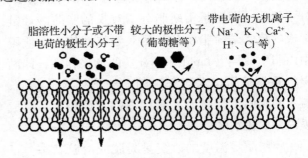

脂溶性小分子或不带　较大的极性分子　带电荷的无机离子
电荷的极性小分子　　（葡萄糖等）　　（Na^+、K^+、Ca^{2+}、
　　　　　　　　　　　　　　　　　　　H^+、Cl^- 等）

图 2-2　单纯扩散示意

2. 易化扩散（Facilitated Diffusion）　是指在膜蛋白的帮助（或介导）下，非脂溶性的小分子物质或带电离子顺浓度梯度和（或）电位梯度进行的跨膜转运。如细胞外液中葡萄糖、氨基酸进入胞内，Na^+、K^+、Ca^{2+} 等离子的跨膜转运，转运特点是它们必须依靠膜上特殊蛋白质的介导来完成。根据参与蛋白质的功能不同，易化扩散可分为经通道易化扩散和经载体易化扩散两种形式。

（1）经通道易化扩散（Facilitated Diffusion Via Channel）：指各种带电离子在通道（Channel）蛋白的介导下，顺浓度梯度和（或）电位梯度的跨膜转运。由于经通道转运的溶质几乎都是离子，因而这类通道也称离子通道（Ion Channel）。离子通道均无分解 ATP 的能力，它们所介导的跨膜转运都是被动的。离子通道贯穿细胞膜脂质双分子层，中央带有

亲水性孔道（Pore）。当通道处于关闭状态时，没有离子通过；通道开放时，离子可经孔道从膜的高浓度一侧向低浓度一侧扩散。离子通过时无须与通道蛋白结合，故能以极快的速度跨越细胞膜。经检测，通道开放时离子转运速率可达 $10^6 \sim 10^8$ 个/秒。

离子通道具有两个基本特征。

1）离子选择性：每种通道都对一种或几种离子有较高的通透能力，而对其他离子的通透性很小或不通透，称为离子选择性（Ionic Selectivity）。依据离子的选择性可将通道分为 Na^+ 通道、K^+ 通道、Ca^{2+} 通道、Cl^- 通道、非选择性阳离子通道等相应离子通道。例如，K^+ 通道对 K^+ 和 Na^+ 的通透性之比约为 100：1；乙酰胆碱（Acetylcholine，ACh）受体阳离子通道对小的阳离子都具有高度通透性，而 Cl^- 则不能通透。

2）具有"门控"特性：大部分通道蛋白分子有一些可移动的结构或化学基团，在通道内起"闸门"作用。不同分子构象的转换决定离子通道是处于升放（激活）状态，还是关闭（备用或失活）状态。离子扩散的条件是离子通道必须开放。离子通道在未激活时是关闭的，在一定条件下"门"被打开，才允许离子通过，这一过程称为门控（Gating），时间一般都很短。门控离子通道分为三类（图2-3）：①电压门控通道（Voltage - Gated Channel），它们在膜去极化到一定电位时开放，因此也称为电压依从性通道，如神经细胞轴突膜上的 Na^+ 通道。②化学门控通道（Chemical - Gated Channel）或配体门控通道（Ligand - Gated Channel），受膜环境中某些化学性物质的影响而开放。一般来说配体来自细胞外液，如激素、递质等。已知 N_2 型 ACh 受体本身包含 Na^+、K^+ 通道，当 ACh 与受体结合时，通道开放，Na^+、K^+ 同时扩散转运。有些细胞内因子也能激活离子通道，如胞内 G 蛋白、环鸟苷酸（cGMP）、Ca^{2+} 等也可从胞内直接与离子通道相结合，并使之激活。③机械门控通道（Mechanically - Gated Channel），感受细胞膜表面的应力变化，如摩擦力、压力、牵张力、重力和剪力等，将细胞机械刺激的信号转化为电化学信号，引起细胞的反应。如触觉的神经末梢，听觉的毛细胞、血管壁上的内皮细胞及心肌细胞等上都存在这类通道。

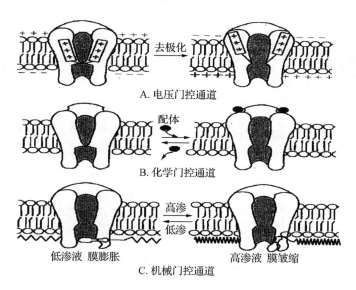

图2-3　通道的门控性示意

除上述门控离子通道外还有一类被称为"非门控"通道（Non - Gated Channel）。"非门控"通道总是处于开放状态，外在因素对之无明显影响。这类通道在维持静息膜电位方面起重要作用。

（2）经载体易化扩散（Facilitated Diffusion Via Carrier）：是指水溶性小分子物质或离子在载体蛋白介导下顺浓度梯度进行的跨膜转运，属于载体介导的被动转运。当载体上的结合位点朝向被转运物浓度较高的一侧时，结合位点与底物（指被转运物）分子结合的概率较高；与底物结合后，载体蛋白发生构象改变，底物被封闭于载体蛋白内，随之结合位点朝向底物浓度较低的膜的另一侧；于是底物从结合位点上解离并释放到膜的另一侧（图2-4A）。当膜两侧的底物浓度相等时，底物的净转运为零。体内许多重要的营养物质，如葡萄糖、氢基酸等的跨膜转运就是经载体易化扩散实现的。

经载体易化扩散有以下特点：①结构特异性，载体蛋白质有较高的结构特异性，各种载体仅能识别和结合具有特定化学结构的底物，如在同样浓度差的情况下，右旋葡萄糖（人体内可利用的糖类都是右旋的）的转运量远大于左旋葡萄糖。②饱和现象，在浓度较小的范围内载体转运某一物质的速度与该物质的浓度差成正比，当被转运物达到一定的浓度时，转运速度不再随被转运物浓度的增加而继续增大，这种现象称为载体转运的饱和现象。其原因在于细胞膜中载体的数量和转运速率是有限的。③竞争性抑制，如果有两种结构相似的物质都能与同一载体结合，两底物之间将发生竞争性抑制（Competition Inhibition）；其中，浓度较低或 K_m 较大的溶质更容易受到抑制（图2-4B）。

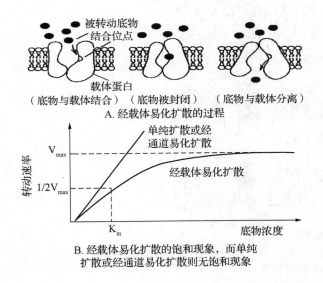

A. 经载体易化扩散的过程
（底物与载体结合）（底物被封闭）（底物与载体分离）

B. 经载体易化扩散的饱和现象，而单纯扩散或经通道易化扩散则无饱和现象

V_{max}—最大扩散速率　K_m—米氏常数，即转运速率达到

V_{max}一半值所需的底物浓度

图2-4　经载体易化扩散及其饱和现象示意

（二）主动转运

某些物质在膜蛋白的帮助下，由细胞代谢供能而进行的逆浓度梯度和（或）电位梯度跨膜转运，称为主动转运（Active Transport）。介导这一过程的细胞膜蛋白称为离子泵（Ion Pump）。离子泵可将细胞内的ATP水解为腺苷二磷酸（ADP），并利用高能磷酸键储存的能量完成离子的跨膜转运。离子泵由于具有水解ATP的能力，所以也称作ATP酶。根据能量利用的形式不同，主动转运分为原发性主动转运和继发性主动转运。一般所说的主动转运是指原发性主动转运。

1. 原发性主动转运　细胞直接利用代谢产生的能量将物质逆浓度梯度和（或）电位梯度转运的过程，称为原发性主动转运（Primary Active Transport）。在哺乳动物的细胞膜上普遍存在的离子泵就是钠-钾泵（Sodium Potassium Pump），简称钠泵（Sodium Pump），也称 Na^+、K^+-ATP 酶。当细胞内 Na^+ 浓度升高或细胞外 K^+ 浓度升高时，都可激活钠泵，ATP 分解产生能量，逆浓度梯度将细胞内的 Na^+ 移至细胞外和将细胞外的 K^+ 移入细胞内，从而维持细胞膜内外 Na^+ 和 K^+ 的浓度差。由于钠泵的活动，使细胞内液 K^+ 的浓度为细胞外液中的 30 倍左右，而细胞外液中 Na^+ 的浓度为细胞内液的 10 倍左右。

用分子生物学方法已可将钠泵蛋白质克隆出来，钠泵分子包括 α 和 β 两个必需的亚单位，其最小的功能单位是 α、β 二聚体。α 亚单位是催化亚单位，肽链上有 ATP 结合位点、磷酸化位点、阳离子结合位点等。相对分子质量约为 100，具有多次跨膜结构域。转运 Na^+、K^+ 和促使 ATP 分解的功能主要由 α 亚单位完成；β 亚单位的相对分子质量约为 50，是一种糖蛋白，只有一次跨膜结构域，其功能还不明确，不直接参与酶的离子转运活动，但对保持酶的活性是必需的，α 与 β 分离将使酶不可逆地失活。钠泵转运 Na^+、K^+ 的过程，目前认为可能的机制是：裸露在胞内侧的 α 单位有 3 个与 Na^+ 结合的位点，当 Na^+ 与 α 亚单位结合后，激活 ATP 酶，使胞内 ATP 水解而释放能量，并使泵蛋白转入另一种构象，这就使得 3 个 Na^+ 被排出至细胞外，而裸露在细胞外液一侧的 α 亚单位上有 2 个能与 K^+ 结合的位点，K^+ 的结合触发钠泵又恢复到原先的构象，此时它向胞内排入 2 个 K^+（图2-5）。

现认为 Na$^+$ 的结合与 ATP 酶的磷酸化有关，而 K$^+$ 的结合与其去磷酸化有关。钠泵活动时，它泵出 Na$^+$ 和泵入 K$^+$ 两个过程是偶联在一起进行的。在一般情况下，每分解 1 分子 ATP，可泵出 3 个 Na$^+$，同时泵入 2 个 K$^+$。由于钠泵的这种活动使细胞外正离子净增而使电位升高，因此也将钠泵称为生电钠泵（Electrogenic Sodium Pump）。钠泵的这种作用可被其特异性抑制剂哇巴因（Ouabain）所阻断。

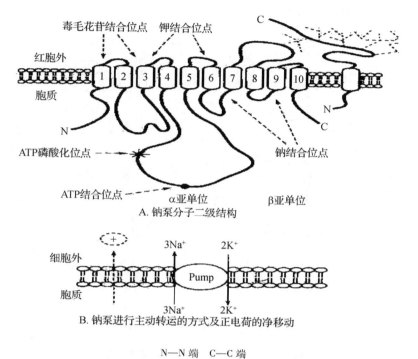

图 2-5　钠泵的功能活动及分子结构示意

在哺乳动物，细胞膜钠泵活动消耗的能量通常占细胞代谢产能的 20%~30%，有的细胞甚至可占到 70%。钠泵的活动具有重要的生理意义：①钠泵活动造成的细胞内高 K$^+$ 为胞质内许多代谢反应所必需的，如核糖体合成蛋白质就需要高 K$^+$ 环境。②钠泵活动有效地防止了胞质渗透压升高和细胞肿胀，维持了胞质渗透压和细胞容积的相对稳定。③钠泵活动建立的 Na$^+$ 跨膜浓度梯度可为继发性主动转运（如葡萄糖、氨基酸的主动吸收等）提供势能储备。④钠泵活动造成的膜内外 Na$^+$ 和 K$^+$ 的浓度差，是细胞生物电活动产生的基础。此外，钠泵活动的生电性，可使膜内电位的负值增加，在一定程度上影响静息电位。

主动转运是人体最重要的物质转运形式，除钠泵外，目前了解较多的还有钙泵和质子泵。钙泵也称 Ca^{2+} - ATP 酶，不仅位于质膜中，还集中存在于肌细胞的肌质网和其他细胞的内质网膜中；质子泵（Proton Pump），有 H$^+$，K$^+$ - ATP 酶和 H$^+$ - ATP 酶两种。这些泵蛋白在分子结构上和钠泵类似，都以直接分解 ATP 为能量来源，将有关离子进行逆浓度差的转运。

2. 继发性主动转运　有些物质主动转运所需的驱动力并不直接来自 ATP 的分解，而是利用原发性主动转运所形成的某些离子的浓度梯度，在这些离子顺浓度梯度扩散的同时使其他物质逆浓度梯度和（或）电位梯度跨膜转运，这种间接利用 ATP 能量的主动转运过程称为继发性主动转运（Secondary Active Transport）。显然，继发性主动转运依赖于原发性主动转运。继发性主动转运也称联合转运（Cotransport），因为介导这种转运的载体同时要结合和转运两种或两种以上的分子或离子。如果被转运的分子或离子都向同一方向运动，称为同向转运（Symport），其载体称为同向转运体（Symporter）；如果被转运的分子或离子向相反方向运动，则称为反向转运（Antiport）或交换（Exchange），其载体称为反向转运体（Antiporter）或交换体（Exchanger）。葡萄糖和氨基酸在小肠黏膜上皮的吸收以及在肾小管上皮细胞被重吸收的过程，神经递质在突触间隙被神经末梢重摄取的过程，甲状腺上皮细胞的聚碘过程，细

胞普遍存在的 $Na^+ - H^+$ 交换和 $Na^+ - Ca^{2+}$ 交换等过程，均属于继发性主动转运。

葡萄糖在小肠黏膜和肾小管上皮细胞的吸收是通过 Na^+ - 葡萄糖同向转运体（Na^+ Glucose Symporter）完成的（图 2-6）。

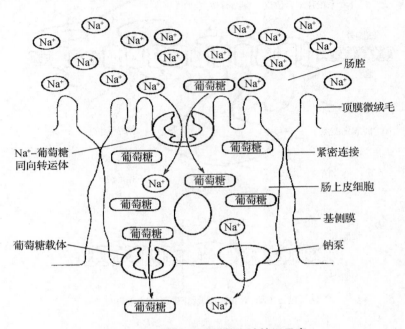

图 2-6　葡萄糖的继发性主动转运示意

由于上皮细胞基底侧膜 Na^+ 泵的活动，造成细胞内低 Na^+，并在顶端膜的膜内外形成 Na^+ 浓度差。顶端膜上的同向转运体则利用 Na^+ 的浓度势能，将管腔中的 Na^+ 和葡萄糖分子一起转运至上皮细胞内。这一过程中 Na^+ 的转运是顺浓度梯度，是转运过程的驱动力，而葡萄糖分子的转运是逆浓度梯度，是间接利用钠泵分解 ATP 释放的能量完成的主动转运。用药物抑制钠泵的活动后，葡萄糖的继发性主动转运也就减弱或消失。进入上皮细胞的葡萄糖分子可经基底膜上的葡萄糖载体扩散至组织液，完成葡萄糖在管腔中的吸收过程。氨基酸也是以同样的模式被吸收的。

（三）囊泡转运

大分子和颗粒物质进出细胞并不直接穿过细胞膜，而是由膜包围形成囊泡，通过膜包裹、膜融合和膜离断等一系列过程完成转运，故称为膜泡运输（Vesicular Transport）。膜泡运输可同时转运大量物质，故也称批量运输（Bulk Transport）。

膜泡运输是一个主动的过程，需要消耗能量，也需要更多蛋白质参与，同时还伴有细胞膜面积的改变。膜泡运输包括出胞和入胞两种形式。

1. 出胞（Exocytosis）　是指胞质内的大分子物质以分泌囊泡的形式排出细胞的过程。如外分泌腺细胞将合成的酶原颗粒和黏液排放到腺导管、内分泌腺细胞将合成的激素分泌到血液或组织液中，以及神经纤维末梢突触囊泡内神经递质的释放等均属于出胞过程。分泌物通常是在粗面内质网上的核糖体合成，再转移到高尔基体，被修饰成周围由胞膜包裹的分泌囊泡，这些囊泡逐渐移向细胞膜的内侧，并与细胞膜发生膜的融合、破裂，最后将分泌物排出细胞，而囊泡膜随即成为细胞膜的组成部分（图 2-7A）。出胞有两种形式。①持续性出胞：是指细胞在安静情况下，分泌囊泡自发地与细胞膜融合而使囊泡内大分子物质不断排出细胞的过程，如小肠黏膜杯状细胞持续分泌黏液的过程。②调节性出胞：是指细胞受到某

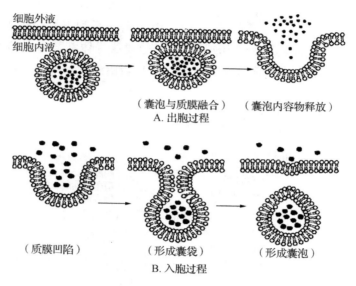

（囊泡与质膜融合）　　（囊泡内容物释放）

A. 出胞过程

（质膜凹陷）　　（形成囊袋）　　（形成囊泡）

B. 入胞过程

图 2-7　膜泡运输示意

些化学信号（如激素）或电信号（如动作电位）的诱导时，储存于细胞内某些部位的分泌囊泡大量与细胞膜融合，并将囊泡内容物排出细胞的过程，如动作电位到达神经末梢时引起的神经递质释放。

2. 入胞（Endocytosis）　是指细胞外大分子物质或物质团块（如细菌、死亡细胞和细胞碎片等）被细胞膜包裹后以囊泡的形式进入细胞的过程，也称内化（Internalization）。与出胞相反，入胞过程可使细胞膜面积有所减小（图 2-7B）。入胞也可分为两种形式。如被转运物质以固态形式进入细胞的过程称为吞噬（Phagocytosis）；被转运物质以液态形式进入细胞的过程称为吞饮（Pinocytosis）。吞噬仅发生于单核细胞、巨噬细胞和中性粒细胞这样的特殊细胞，而吞饮则可发生于体内几乎所有细胞。首先，细胞对环境中的物质进行识别，随之发生接触，与物质接触处的细胞膜内陷或细胞伸出伪足将物质包被后再内陷，然后细胞膜结构断裂，入胞的物质和包被的细胞膜一起进入细胞形成吞噬泡。若入胞的物质是异物和病原体，即被溶酶体酶消化、降解，若是大分子营养物，则被细胞代谢利用。吞饮又可分为液相入胞（Fluid‑Phase Endocytosis）和受体介导入胞（Receptor‑Mediated Endocytosis）。液相入胞是细胞本身固有的活动，指细胞外液及所含溶质连续不断地进入细胞内。受体介导入胞则是通过被转运物质与膜受体特异结合，再通过膜的内陷形成囊泡，囊泡脱离膜而进入胞内。许多重要的大分子物质（如激素、生长因子、血清转运蛋白等）以及外来异物都是以这种方式进入细胞。

第二节　细胞的跨膜信号转导

细胞具有感受并转导环境刺激信号，调节细胞代谢、增殖、分化等各种功能活动以及凋亡的复杂机制。这一调节过程是通过体内细胞产生和分泌的神经递质、激素、细胞因子、气体分子等作用于相应的受体来进行的。这些能与受体发生特异性结合的活性物质称为配体（Ligand），它们作用于与它相接触的或邻近的靶细胞，也可通过血液循环作用于远距离靶细胞。这些信号分子除少数可以扩散通过细胞膜而作用于细胞内受体外，绝大多数是水溶性分子，只能作用于细胞膜表面的受体，再经跨膜和细胞内的信号转导，引发靶细胞相应的功能改变，这一过程被称为跨膜信号转导（Transmembrane Signal Transduction）。根据细胞膜上感受信号物质的蛋白质分子的结构和功能的不同，跨膜信号转导的路径大致可分为 G 蛋白偶联受体介导的信号转导、酶偶联受体介导的信号转导和离子通道受体介导的信号转导三类。

一、G 蛋白偶联受体介导的信号转导

G 蛋白偶联受体（G Protein - Linked Receptor）介导的信号转导是经膜受体→G 蛋白→G 蛋白效应器→第二信使—蛋白激酶（Protein Kinase，PK）等一系列信号分子的连锁活动来完成的。由于这类膜受体都要通过 G 蛋白才能发挥作用，故称 G 蛋白偶联受体介导的信号转导（图 2-8）。

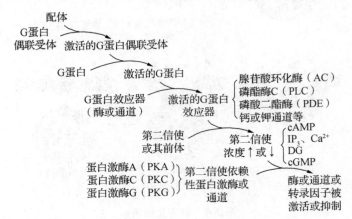

图 2-8　G 蛋白偶联受体介导的信号转导的主要过程

大多数激素、神经递质和其他信息分子调节细胞的功能是通过 G 蛋白偶联受体介导的。G 蛋白是鸟苷酸结合蛋白（Guanine Nucleotide - Binding Protein）的简称。与 G 蛋白偶联的受体是细胞表面受体的最大家族，包括肾上腺素 α 和 β 受体、γ - 氨基丁酸受体、5 - HT 受体、嗅觉受体、视紫红质受体以及多数肽类激素的受体等，总数多达 1000 种。这些受体由结构和功能相似的多肽链构成，每条多肽链由 7 个跨膜节段组成，其胞外侧和跨膜节段内部有配体结合位点，胞质侧有 G 蛋白结合的位点。受体与配体结合后，其分子构象发生变化，引起对 G 蛋白的结合和激活。

G 蛋白由 α、β 和 γ 三个亚单位组成，其中 α 亚单位具有鸟苷酸结合位点和三磷酸鸟苷（Guanosine Triphosphate，GTP）酶活性。未激活的 G 蛋白在膜内是与受体分离的，其 α 亚单位与

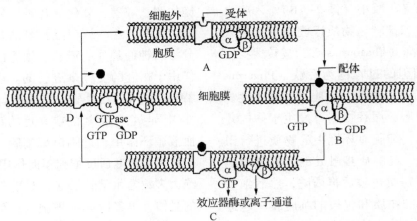

A. 失活状态 G 蛋白 α 亚单位与 GDP 结合

B. 配体与受体结合后活化的受体与 G 蛋白 α 亚单位结合

C. α 亚单位的构象改变导致其与 GDP 解离而与胞质中的 GTP 结合并激活

D. α 亚单位与 β - γ 亚单位和受体解离，形成 α - GTP 和 β - γ 两部分，进一步激活下游的效应器（酶或离子通道），把信息导至细胞内部；由于 α 亚单位的 GTP 酶活性，可将与它结合的 GTP 水解为 GDP，并与 GDP 和 β - γ 亚单位结合，回到失活状态

图 2-9　G 蛋白的激活和失活循环示意

GDP 结合。当配体与受体结合后，α 亚单位与二磷酸鸟苷（Guanosine Diphosphate，GDP）解离而与 GTP 结合，三聚体 G 蛋白则分成两部分具有活性的 G 蛋白，即 α - GTP 复合物和 β - γ 二聚体（图 2-9），它们进一步激活膜的 G 蛋白效应器，通过第二信使完成信号转导。

G 蛋白效应器指催化生成或分解细胞内第二信使物质的酶和离子通道。主要的酶有鸟苷酸环化酶（Adenylyl Cyclase，AC）、磷脂酶 C（Phospholipase C，PLC）、磷脂酶 A₂（Phospholipase A₂，PLA₂）和磷酸二酯酶（Phosphodiesterase，PDE）等。G 蛋白通过调节酶的活性使得胞质中第二信使的浓度增加或下降，将信号转导到细胞内。

第二信使（Second Messenger）是指激素、神经递质、细胞因子等细胞外信号分子（第一信使）作用于细胞膜受体后产生的细胞内信号分子，它们可把细胞外的信息传递到细胞内。主要的第二信使有环磷酸腺苷（Cyclic Adenosine Monophosphate，cAMP）、三磷酸肌醇（Inositol Triphosphate，IP₃）、二酰甘油（Diacylglycerol，DG）、环磷酸鸟苷（Cyclic Guanosine Monophosphate，cGMP）和 Ca^{2+} 等。

G 蛋白偶联受体介导的信号转导主要有两条途径。一是，受体—G 蛋白—AC 途径，G 蛋白激活后通过 cAMP 含量的变化影响胞质中蛋白激酶 A 的活性实现其信号转导作用；二是，受体—G 蛋白—PLC 途径，G 蛋白激活后通过 IP₃，和 DG 调节细胞内 Ca^{2+} 和蛋白激酶 C 活性实现其信号转导。G 蛋白也可直接或间接通过第二信使调节离子通道的活动实现信号转导。

二、酶偶联受体介导的信号转导

酶偶联受体（Enzyme – Linked Receptor）是指其自身就具有酶的活性或能与酶结合的膜受体。这类受体通常具有两个组成部分，即细胞膜外侧的与配体结合的受体部分和细胞膜内侧的具有酶功能的部分。当细胞外的配体与受体结合后能够激活酶的部分实现信号转导功能。酶偶联受体中较重要的有酪氨酸激酶受体、酪氨酸激酶结合型受体和鸟苷酸环化酶受体。

酪氨酸激酶受体（Tyrosine Kinase Receptor，TKR）也称受体酪氨酸激酶（Receptor Tyrosine Kinase），通常只有一个跨膜 α 螺旋，其配体结合位点位于细胞外侧，而胞质侧为具有酪氨酸激酶的结构域，本身具有酶活性，即受体与酶是同一蛋白分子。大部分生长因子（如表皮生长因子、血小板源生长因子、成纤维细胞生长因子、肝细胞生长因子等）和一部分肽类激素都是通过酪氨酸激酶受体将信号转导至细胞核，从而引起基因转录的改变。这类受体结构简单，当细胞外信号分子与它的胞外侧位点结合时，引起胞质侧酪氨酸激酶激活，导致受体自身或细胞内靶蛋白的磷酸化。这一过程与 G 蛋白无关。

酪氨酸激酶结合型受体（Tyrosine Kinase Associated Receptor，TKAR）的膜内侧没有酪氨酸激酶的结构域，但当它与配体结合而被激活，可与细胞内的酪氨酸蛋白激酶结合并激活它，并通过对自身和底物蛋白的磷酸化作用把信号转入细胞内。这类受体包括了红细胞生成素受体、生长激素和催乳素受体，以及许多细胞因子和干扰素的受体等。

鸟苷酸环化酶（Guanylyl Cyclase，GC）受体通常也只有一个跨膜 α 螺旋，其配体结合位点位于细胞外侧，当配体与受体结合，激活细胞质中的鸟苷酸环化酶。GC 催化 GTP 生成 cGMP，进而结合并激活 cGMP 依赖性蛋白激酶 G，使底物蛋白磷酸化，产生生理学效应。鸟苷酸环化酶受体的一个重要配体是心房钠尿肽（Atrial Natriuretic Peptide，ANP）。还有一种存在于胞质中的可溶性 GC 是一氧化氮（Nitric Oxide，NO）的受体。NO 是 20 世纪 80 年代后期发现的一种气体信息分子，参与神经递质引起的血管舒张反应。以后证实它广泛存在于中枢和外周神经系统中，与多种机体功能的调节有关。

三、离子通道受体介导的信号转导

离子通道受体（Ion Channel Receptor）也称促离子型受体（Ionotropic Receptor），这些受体本身就是离子通道的组成部分，由多个跨膜亚单位组成，这些亚单位围绕形成"孔道"结构。当受体激活后，蛋白质构象发生改变，使通道开放，引起跨膜离子流动，从而实现信号的跨膜转导。典型的例子就是骨骼肌的 N_2 型胆碱能受体（图 2-10）。

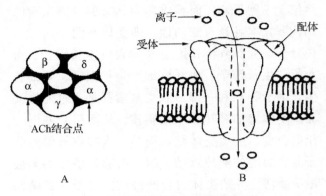

离子 →
配体
受体 →

β δ
α α
γ
ACh结合点

A   B

A. 由 5 个亚单位组成的 N_2 型胆碱能受体

B. 中间为离子通道，受体埋在胞膜内

图 2-10　N_2 型胆碱能受体结构模式

　　当支配骨骼肌的神经末梢释放的 ACh 与骨骼肌终板膜上 N_2 型胆碱能受体结合后，导致通道发生构象变化，通道开放，Na^+ 等经通道的跨膜流动，从而实现神经向肌细胞的信号转导。这类通道，都是胞膜上的化学门控通道。由于离子通道受体直接操纵离子通道的开关，因此大多介导快速的信号转导，且路径简单。

　　电压门控通道和机械门控通道不称为受体，但它们是接受电信号和机械信号的另一种类型"受体"。通过通道的开启、关闭以及由此造成的离子跨膜流动把信号传递到胞内。例如，骨骼肌终板膜中 ACh 受体阳离子通道激活所产生的膜电位改变，还需进一步激活普通肌细胞膜中的电压门控钠通道，产生动作电位，才能最终引发骨骼肌收缩。血压升高时，血液对血管平滑肌的扩张刺激可激活平滑肌细胞膜中的机械门控通道，导致 Ca^{2+} 内流，引起血管平滑肌收缩。

　　总之，细胞的功能及其调控机制是非常复杂的，不能靠单一信号转导来完成。各种信号转导途径之间存在着复杂的信号网络。只有在网络中各条信号通路相互协调，细胞才能对各种刺激做出迅速而准确的反应。

第三节　细胞的生物电现象

　　机体所有的细胞不论在安静状态下还是在活动状态下，都具有电的变化，这种现象称为生物电现象（Bioelectricity Phenomenon）。生物电是一种普遍存在又十分重要的生命现象，机体细胞的多种活动，如腺细胞的分泌、肌肉细胞的收缩等都是以生物电活动为基础。在体表记录到的心电、脑电、肌电、视网膜电、胃肠电活动等都是生物电现象的表现。细胞生物电是细胞膜内外两侧带电离子的不均匀分布和一定形式的跨膜移动的结果。在正常情况下，细胞膜两侧存在一定的电位差，称为膜电位（Membrane Potential）。细胞的膜电位主要有两种表现形式：一种是细胞在安静状态下相对稳定的静息电位；另一种是细胞受到刺激时迅速发生、并向远处传播的动作电位。此外，某些细胞如感受器细胞还可产生局部电位。本节将重点讨论静息电位和动作电位及其产生的离子机制。

一、静息电位及其产生原理

　　（一）静息电位的概念

　　将一参考电极放在细胞外液中，另将一微电极（测量电极）插入神经细胞内，则可测量细胞膜两侧的电位差，这种测量方法称为细胞内记录法（图 2-11A）。将细胞外的电极接地，此时记录到的电位是以细胞外为零电位的膜内电位。这种安静状态下细胞膜两侧存在的电位差，称为静息电位（Resting Potential, RP）。据测定，各种细胞的膜内电位在静息状态下是稳定的、分布均匀的负电位，范围在 $-100 \sim -10$ mV。例如，骨骼肌细胞的静息电位约 -90 mV，神经细胞约 -70 mV，平滑肌细胞约 -55 mV，红细胞约 -10 mV。

　　由于在记录膜电位时是以细胞外为零电位，所以膜内负值越大，表示膜两侧的电位差越大，静息电位也就越大。生理学中，通常将安静时细胞膜两侧电位处于外正内负的状态称为极化（Polarization）。当细胞受到刺激时，静息电位可发生改变。另外，某些中枢神经元和具有自律性的心肌、平滑肌细胞可出现自发性的静息电位波动。静息电位增大，表示膜的极化状态增强，这种静息电位增大的过程或状态称为超极化（Hyperpolarization），如静息电位由 -70 mV 变化为 -80 mV；静息电位减小，表示膜的极化状态减弱，这种静

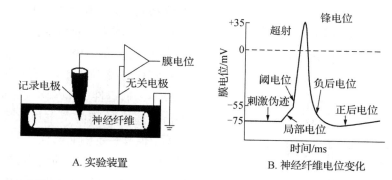

A. 实验装置 B. 神经纤维电位变化

当测量电极中的一个微电极刺入轴突内部时，可发现膜内较膜外电位低 70 mV，当受到一次短促的阈上刺激时，膜内电位迅速上升到 +35 mV，经 0.5～2.0 ms 后又恢复到刺激前的状态

图 2-11 神经纤维静息电位测定示意

息电位减小的过程或状态称为去极化（Depolarization），如静息电位由 -70 mV 变化为 -60 mV；去极化至零电位后膜电位如进一步变为正值，使膜两侧电位的极性与原来的极化状态相反，称为反极化（Reverse Polarization），膜电位高于零电位的部分称为超射（Overshoot）；细胞膜去极化后再向静息电位方向恢复的过程称为复极化（Repolarization）。

（二）静息电位产生原理

静息电位的产生与细胞膜内外两侧的离子不均衡分布及膜在不同生理条件下对各种离子的通透性不同有关。细胞膜内外离子分布很不相同，膜外有较多的 Na^+ 和 Cl^-，膜内有较多的 K^+ 和带负电膜电位的大分子有机物（表 2-2）。据测定，各类细胞 Na^+ 浓度，膜外为膜内的 7～12 倍，而膜内的 K^+ 浓度为膜外的 20～40 倍。膜内外各种离子的不均衡分布为离子被动跨膜移动提供了势能储备。在不同的生理条件下，膜对不同离子的通透性是不一样的。安静状态下，膜对 K^+ 的通透性最大，对 Cl^- 次之，对 Na^+ 的通透性很小，仅为 K^+ 的 1/100～1/50，而对带负电的大分子有机物则几乎不通透。因此，静息时，K^+ 通道开放，K^+ 顺浓度差向膜外扩散，而膜内带负电的大分子有机物由于细胞膜对它几乎不通透而留在细胞内。这样，随着 K^+ 的外移，膜外正电荷数增多，电位升高，膜的两侧就产生了电位差，即膜外带正电，膜内带负电。但 K^+ 外流并不能无限制地进行下去，因为 K^+ 外流形成的外正内负的电场力会阻止

K^+ 继续外流。当浓度差（即促使 K^+ 外流的动力）和电位差（即阻止 K^+ 外流的阻力）使 K^+ 移动的效应达到平衡时，K^+ 的跨膜净通量为零。这时，K^+ 外流所造成的膜两侧的电位差也稳定于某一数值不变。这种内负外正的电位差称为 K^+ 的平衡电位（K^+ Equilibrium Potential，E_K）。根据 Nernst 公式，K^+ 平衡电位（E_K）的数值可由膜两侧原有的 K^+ 浓度算出，即：

$$E_K = \frac{RT}{ZF} \ln \frac{[K^+]_o}{[K^+]_i} \text{(V)}$$

式中，E_K 是 K^+ 的平衡电位，R 是气体常数 [8.31 J/（K·mol）]，T 为绝对温度（273 + T℃），Z 是离子价数，F 是法拉第常数（96 500 C/mol），只有 $[K^+]_o$ 和 $[K^+]_i$ 是变数，分别代表膜外和膜内的 K^+ 浓度。若室温以 27℃ 计算，再把自然对数转换成常用对数，则上式可改写为：

$$E_K = \frac{8.31 \times (273 + 27)}{1 \times 9600} \times 2.3 \log \frac{[K^+]_o}{[K^+]_i}$$

$$= 59.5 \log \frac{[K^+]_o}{[K^+]_i} \text{(mV)}$$

由 Nernst 公式计算得到的 K^+ 平衡电位的数值，与实际测得的静息电位的数值非常接近，由此也证明，安静时膜两侧形成的静息电位主要是由 K^+ 外流所造成。为了证明这一点，在实验中人为地改变细胞外液中 K^+ 的浓度，使 $[K^+]_o / [K^+]_i$ 比值发生改变，静息电位的数值也发生相应的变化。结果与根据 Nernst 公式计算得到的预期值基本一致（图 2-12）。

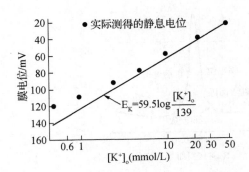

图 2-12　改变细胞外液 K^+ 的浓度
对蛙缝匠肌静息电位的影响

由此可见。细胞的静息电位主要是由细胞内 K^+ 的外流所产生。K^+ 外流的动力是细胞膜内外的浓度差，外流的条件是安静时细胞膜对 K^+ 有通透性。

通常静息电位的实际测量值要比 K^+ 平衡电位的理论值要小些。如表 2-2 所示，枪乌贼大神经

的静息电位是 -60 mV，其 K^+ 平衡电位的数值为 -75 mV；哺乳动物骨骼肌的静息电位是 -90 mV，K^+ 平衡电位是 -98 mV。实验已经证明，这是由于在安静时膜不仅对 K^+ 有通透性，而且对 Na^+ 也有较小的通透性，Na^+ 移入膜内将抵消一部分 K^+ 外流所造成的膜内负电位。另外，安静时细胞膜对 Cl^- 也有一定的通透性，但一般认为，细胞膜对 Cl^- 不存在原发性主动转运，因此，Cl^- 在膜两侧的分布是被动的，主要不是由它决定膜电位，而是由膜电位决定它在膜内外的分布，所以 Cl^- 平衡电位总是非常接近静息电位。

细胞膜内外的 Na^+ 和 K^+ 均处于不平衡状态，各自都有推动其通过细胞膜的化学驱动力，但在静息时，细胞膜主要对 K^+ 的通透性较高，所以细胞的静息电位就接近 K^+ 的平衡电位。

静息电位的形成，还与胞膜上钠泵对 Na^+、K^+ 不等比例的转运等其他离子转运机制有关。

表 2-2　枪乌贼大神经和哺乳动物骨骼肌细胞内液及外液中主要离子的浓度和平衡电位

组织	细胞外液/(mmol/L)	胞质/(mmol/L)	平衡电位/mV	静息电位/mV
枪乌贼大神经				-60
Na^+	440	50	$+50$	
K^+	20	400	-75	
Cl^-	560	52	-60	
有机负离子		385		
哺乳动物骨骼肌				-90
Na^+	145	12	$+67$	
K^+	4	155	-98	
Cl^-	120	4	-90	
有机负离子		155		

二、动作电位及其产生原理

（一）动作电位的概念

在静息电位的基础上，给细胞一个有效的刺激，细胞膜电位会发生一次迅速的、短暂的、可向远端传播的电位波动，称为动作电位（Action Potential，AP）。动作电位是各种可兴奋细胞发生兴奋时所具有的特征性表现，因此，常作为兴奋的标志。实验观察发现：哺乳动物的神经纤维和肌细胞在安静时，膜的外侧面带正电，内侧面带

负电，其静息电位值为 $-90 \sim -70$ mV，当细胞受到适宜的刺激而发生兴奋时，膜内外的电位差迅速减小直至消失，而且可进一步出现膜两侧电位极性倒转的现象，即膜外带负电，膜内带正电，如果以膜外电位值为零，则膜内电位值为 $+20 \sim +40$ mV（图 2-11B）。

然而，这种膜电位极性倒转现象只是暂时的，它很快就恢复到受刺激前膜外正，膜内负的极化状态，即静息电位水平。动作电位可分为上升支和下降支。上升支又称去极相，历时很短，约

0.5 ms，包括膜电位的去极化和反极化两个过程；下降支又称复极相，即膜电位的复极化过程。动作电位的上升支和下降支形成尖锋样波形，称为锋电位（Spike Potential），在锋电位的下降支恢复到静息电位水平以前，膜电位还要经历一段微小而缓慢的波动，称为后电位（After Potential）。包括负后电位（Nagative After - Potential）和正后电位（Positive After - Potential）。负后电位是指快速复极化之后膜电位在接近静息电位之前的缓慢的复极化，而正后电位是指膜电位水平大于静息电位水平的电位变化。各种可兴奋细胞的动作电位均由去极相和复极相组成。但是，它们的形状、幅度和持续时间各不相同。例如，神经纤维的动作电位一般仅持续 0.5 ~ 2.0 ms，而心室肌细胞的动作电位则可持续几百毫秒。

细胞动作电位具有以下特征：①"全或无"定律。当给予可兴奋细胞的刺激强度太小时，不能引起动作电位；一旦刺激强度达到阈值时，就能引起一个动作电位，并且其幅度不会因刺激强度增加而增加。这一特性称为全或无定律（All or None Law）。②不衰减传播。动作电位产生后，并不停留在受刺激处的局部细胞膜，而是沿膜迅速向四周传播，直至传遍整个细胞，而且其幅度和波形在传播过程中始终保持不变。③脉冲式发放。连续刺激所产生的多个动作电位总有一定间隔而不会融合起来，呈现一个个分离的脉冲式发放。

（二）动作电位产生原理

细胞膜对 K^+、Na^+ 通透性的改变是静息电位和动作电位产生的关键因素。实验发现细胞膜去极化可使 Na^+ 和 K^+ 通道开放，且随去极化程度的增大而增加。但 K^+ 通道在去极化全过程保持开放，并不失活。而 Na^+ 通道的开放和关闭均比 K^+ 通道快，经历三种不同状态，即：①静息态（Resting State），即通道在受刺激前尚未开放的状态。在静息电位时 Na^+ 通道大多关闭，对 Na^+ 几乎无通透性，但能接受刺激而开放，也称为备用状态。②激活态（Activated State），即通道在受去极化刺激后开放的状态，此时全细胞 Na^+ 电流迅速增大，膜对 Na^+ 通透性可增加 500 ~ 5000 倍。大增引起 Na^+ 内流，形成动作电位的去极相，此时通道呈激活（Activation）状态。③失活态（Inactivated State），是通道在激活态之后对去极化刺激不再反应的状态，尽管此时去极化电压仍继续存在，但 Na^+ 电流消失，通道处于持续关闭状态，此时任何强度的刺激都不能使之开放。上述离子通道功能状态的改变是由膜电位决定的，因此，这类通道称为电压依赖性通道。

细胞在静息时，膜大多数钠通道处于关闭状态，对 Na^+ 相对不通透。当细胞受刺激发生兴奋时，Na^+ 通道蛋白质的结构由于被激活发生变构，大量 Na^+ 通道开放，膜对 Na^+ 的通透性突然增大，并超过膜对 K^+ 的通透性，这时大量 Na^+ 迅速流入膜内，于是膜内负电位也随着正电荷的进入而迅速被抵消，进而使膜内出现正电位，形成动作电位上升支（即去极相）。在动作电位发生的过程中，细胞膜两侧 Na^+ 的浓度差以及由静息时 K^+ 外移造成的外正内负的电位差是 Na^+ 内流的动力，而 Na^+ 内流所造成的膜内正电位，则形成了 Na^+ 进一步内流的阻力。随着 Na^+ 内流的增加，这种阻力也不断增大，当 Na^+ 内流的动力与阻力达平衡时，膜上 Na^+ 的净通量为零，这时膜两侧的电位差达到了一个新的平衡点，即 Na^+ 的平衡电位（Na^+ Equilibrium Potential，E_{Na}），这一过程可被 Na^+ 通道的阻滞剂河豚毒（TTX）所阻断。将膜内、外 Na^+ 的浓度代入 Nernst 公式可计算出 Na^+ 平衡电位的数值，此数值与实验中实际测得的动作电位的超射值很接近。动作电位的时程很短，当细胞膜内出现正电位后，并不停留在正电位状态，而是很快出现复极过程。这是因为膜上 Na^+ 通道开放的时间很短，它很快就进入失活状态，即 Na^+ 通道关闭，从而使膜对 Na^+ 的通透性变小。这时，膜对 K^+ 的通透性进一步增大，并很快超过对 Na^+ 的通透性，于是膜内 K^+ 又由于浓度差和电位差（膜内带正电）的推动而向膜外扩散，使膜内电位由正值向负值发展，直至回到原初安静时接近于 K^+ 平衡电位的静息电位水平。此时，形成动作电位下降支（即复极相），通道的失活状态解除，恢复到可被激活的备用状态；膜对 K^+ 的通透性也恢复正常，细胞又能接受新的刺激。复极后，膜电位虽已恢复到静息电位水平，细胞膜对 Na^+、K^+ 的通透性也恢复，但是膜内、外的离子分布尚未恢复。此时细胞内 Na^+ 浓度稍增加，细胞外 K^+

浓度也增加（据估计，神经纤维每兴奋一次，进入胞内的 Na^+ 量大约使膜内 Na^+ 浓度增加 1/80 000，逸出的 K^+ 量也近似这个数值）。这种膜内 Na^+ 增多，膜外 K^+ 增多的状态激活了细胞膜上的钠泵，使之加速运转，将细胞内多余的 Na^+ 运至细胞外，将细胞外多余的 K^+ 运回细胞内，从而使细胞膜内外的离子分布恢复到原初安静时的水平。K^+ 外流可被 K^+ 通道阻滞剂四乙胺（TEA）所阻断。

细胞膜对离子的通透性可用膜电导（电阻的倒数）来表示，图 2-13 所示为神经动作电位的产生与细胞膜 Na^+、K^+ 电导的关系。

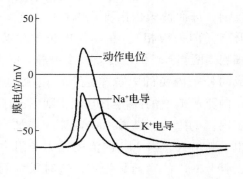

图 2-13　神经动作电位和与它有关的膜对 Na^+、K^+ 通透性（电导）改变的关系

三、局部电位及动作电位的引起

（一）局部电位的概念

如果刺激强度太小不足以引起细胞兴奋产生动作电位，则在刺激停止后膜电位又复极到静息电位水平，这样形成的膜电位波动称为局部电位（Local Potential）或局部反应，准确地说，称为局部兴奋（Local Excitation）。去极化的局部电位是由去极化电紧张电位和少量钠通道开放 Na^+ 内流产生的电位叠加形成。局部电位具有下列的一些特点：①等级性电位，即其幅度与刺激强度相关，而不具有"全或无"的特点。②衰减性传导，局部电位以电紧张的方式向周围扩布，其电位幅度随传播距离的增加而减小，因而不能进行远距离传播，扩布范围一般不超过 1 mm 半径。③没有不应期，反应可以叠加总和，其中相距较近的多个局部反应同时产生的叠加称为空间总和（Spatial Summation），多个局部反应先后产生的叠加称为

时间总和（Temporal Summation）。较大的局部兴奋或小的局部兴奋经总和后可使细胞膜去极化达到阈电位，从而引发动作电位。局部电位也是机体内常见的一种反应形式，如肌细胞的终板电位、感受器细胞的感受器电位、神经元突触处的突触后电位等均为局部电位。

（二）动作电位的引起

动作电位形成的主要机制在于 Na^+ 通道的开放和 Na^+ 大量内流。当细胞膜受到较弱刺激时只产生小的去极化，称为电紧张电位（Electrotonic Potential），Na^+ 通道并未开放。如果刺激强度增大，可引起受刺激局部细胞膜的少量 Na^+ 通道被激活，膜对 Na^+ 的通透性轻度增加。少量 Na^+ 内流和电刺激造成的去极化使膜电位有所减小。由于 Na^+ 通道的开放具有电压依赖性，膜的去极化程度越大。通道的开放率和 Na^+ 内向电流越大。当增加刺激强度使膜电位去极化达到某个临界值时，细胞膜上的电压门控 Na^+ 通道快速被激活，大量 Na^+ 通道开放。使膜对 Na^+ 的通透性突然增大，Na^+ 大量内流，出现动作电位的上升支，这个能触发动作电位的膜电位临界值称为阈电位（Threshold Potential，TP）（图 2-14）。

动作电位的上升支实际上是膜的进一步去极化，而膜的这种去极化又导致更多的钠通道开放，有更多 Na^+ 的内流，这种正反馈过程使细胞膜迅速、自动地去极化，直至达到 Na^+ 的平衡电位数值。阈电位一般比静息电位小 10～20 mV，如神经细胞的静息电位约 -70 mV，其阈电位约为 -55 mV。如上所述，细胞膜受到刺激后会产生电紧张电位并引发 Na^+ 内流使膜去极化。

（三）动作电位的传导

动作电位一旦在细胞膜的某一点上产生，就会沿着细胞膜向周围进行不衰减的传播，直到传遍整个细胞为止，这个过程称为动作电位的传导（Conduction）。在神经纤维上传导的动作电位称为神经冲动（Nerve Impulse）。

动作电位传导的原理可用局部电流学说来解释。细胞膜受到刺激兴奋产生动作电位时，兴奋部位的膜电位呈内正外负的反极化状态，而邻近未兴奋部位的膜电位则是内负外正的极化状态。这样，在膜的兴奋部位与邻近未兴奋部位之间存

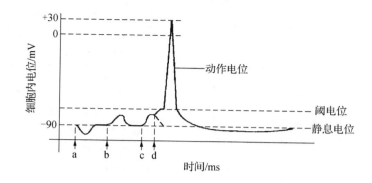

a—刺激引起膜局部超级化、兴奋性降低　b—阈下刺激引起的局部去极化达不到阈电位水平，只引起局部电位
c、d—均为阈下刺激，但d在c引起的去极化局部电位基础上给予，产生总和效应，达到阈电位引发动作电位

图2-14　刺激引起膜局部超级化、去极化及局部电位在时间上的总和效应

在着电位差，因此会产生由正电位区流向负电位区的电流，这种在兴奋部位与邻近未兴奋部位之间产生的电流称为局部电流（Local Current）。局部电流的方向在膜内侧是由兴奋部位经细胞内液流向邻近未兴奋部位，向外穿过质膜后，又经细胞外液由未兴奋部位返回兴奋部位，构成电流回路。局部电流流动的结果是使邻近未兴奋部位的膜发生去极化，膜电位减小。当膜电位减小到阈电位时，细胞膜即可爆发动作电位，于是兴奋由原先部位传导到邻近部位。这样的过程在膜上连续进行下去，从而使整个细胞膜都依次发生兴奋，这就表现为兴奋在整个细胞上传导（图2-15）。

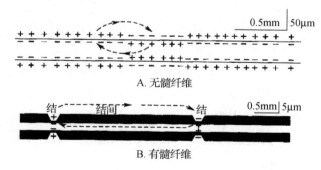

图2-15　动作电位在神经纤维上的传导示意

上述传导机制是可兴奋细胞兴奋传导的共同原理，包括骨骼肌、心肌和神经细胞。由于神经细胞具有较长的轴突，兴奋在轴突上的传导又有它自身的特点，尤其在有髓鞘的神经纤维上。这主要由于有髓鞘神经纤维的轴突外面包有高电阻的髓鞘，髓鞘不是连续的，每隔一段（约1 mm）

便有一个轴突裸露区（1～2 μm），即郎飞结（Node of Ranvier）。此处轴突可以和细胞外液直接接触，且轴突膜中的钠通道非常密集，跨膜电流较大，膜电位的波动容易达到阈电位。所以，在有髓鞘神经纤维上只有郎飞结处能发生动作电位，局部电流也仅在兴奋区的郎飞结与邻近安静区的郎飞结之间发生。当一个郎飞结的兴奋通过局部电流影响到邻近郎飞结并使之去极化达到阈电位时，即可触发新的动作电位。这种动作电位从一个郎飞结跨越结间区"跳跃"到下一个郎飞结的传导方式称为跳跃式传导（Saltatory Conduction）。因此，有髓鞘神经纤维的传导速度要比无髓鞘神经纤维快得多，这对于高等动物缩短对外界刺激做出反应的时间具有重要意义。由于动作电位的传导实际上是通过局部电流的刺激，不断产生新的动作电位，故在传播过程中其幅度不会随距离的增加而减小，这就是动作电位不衰减传导的原因（表2-3）。

四、组织的兴奋和兴奋性

（一）兴奋和可兴奋细胞

当机体、器官、组织或细胞受到刺激时，功能活动由弱变强或由相对静止转变为比较活跃的反应过程或反应形式，称为兴奋（Excitation）。兴奋的本质是指产生动作电位的过程。并不是所有的细胞接受刺激后都能产生动作电位，只有具有电压门控 Na^+ 通道或 Ca^{2+} 通道的细胞受到适宜刺激后才能产生以这些离子通道激活为基础的动作

表2-3　局部电位与动作电位的比较

项目	局部电位	动作电位
刺激强度	阈下刺激	阈刺激或阈上刺激
开放的Na$^+$通道	较少	多
电位变化幅度与刺激强度的关系	①小（在阈电位以下波动）；②分级性反应，随阈下刺激强度的增加而增大	①大（达阈电位以上）；②"全或无"现象，单个阈下刺激不能产生动作电位，阈或阈上刺激产生动作电位的幅度相等
不应期	无	有
可总和性	有（包括时间和空间总和）	无
传播特点	呈电紧张扩布，随时间和距离延长迅速衰减，不能连续向远处传播	能以局部电流的形式连续而不衰减地向远处传播

电位过程。因此，生理学中常将受到适宜刺激后能产生动作电位的细胞，称为可兴奋细胞（Excitable Cell），如神经细胞、肌细胞和部分腺细胞等。可兴奋细胞受到刺激后产生动作电位的能力或特性称为细胞的兴奋性（Excitability），它是生命活动的基本特征之一。

（二）刺激引起兴奋的条件

刺激（Stimulus）是指能引起细胞、组织或机体发生反应的环境变化。刺激的种类很多，有化学、机械、温度以及声、光、电等。并不是任何刺激都能引起组织细胞的兴奋，要使细胞发生兴奋，必须达到一定的刺激量。刺激量通常包括三个参数：刺激的强度、刺激的持续时间和刺激强度－时间变化率，这三个参数不是固定不变的，可以相互影响。由于电刺激操作方便，参数易于控制，而且一般能引起组织兴奋的电刺激并不造成组织损伤，可重复使用，因此在实验室中常采用各种形式的电刺激。

为了研究刺激的各参数之间的相互关系，可将其中一个参数值固定，观察其余两个参数的相互影响。例如，当使用方波电脉冲作为刺激时，由于每个方波上升支或下降支的斜率相同，故可认为不同强度方波刺激的强度时间变化率是固定不变的，只要观察刺激强度（即方波的波幅）与刺激的持续时间（即方波的波宽）两个参数就可了解两者之间的相互关系。在用神经或肌肉组织进行实验时，一般采用不同波宽的方波脉冲作为

刺激，测定某一波宽条件下，各自能引起组织兴奋所需的刺激强度。结果发现：在一定范围内，方波波宽越小（即作用的持续时间越短），能引起组织兴奋所需的刺激强度就越大（即方波波幅越大）；方波的波宽越大，则能引起组织兴奋所需的刺激强度值就越小。

图2-16曲线上任何一点代表一个具有一定强度和一定时程的能引起组织发生兴奋反应的最小刺激量。该曲线表明：当刺激强度低于某一临界值时，即使刺激时间无限长，也不能引起细胞兴奋，表现为曲线的右下支与横坐标平行；同样，当作用时间短于某一临界值时，即使刺激强度无限大，也不能引起细胞兴奋，表现为曲线左上支与纵坐标平行。在刺激作用时间足够长的条件下，能引起兴奋的最小刺激强度，称为基强度（Rheobase）。用基强度作刺激要引起细胞兴奋所需的最短作用时间称为利用时（Utilization Time）。为了比较不同组织细胞的兴奋性，从理论上可以选用

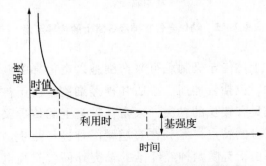

图2-16　可兴奋组织的强度－时间曲线

基强度和利用时作为比较指标。但该两项指标均处于曲线右端，难以精确测定，故有人主张用时值作为测定兴奋性高低的指标。时值（Chronaxie）是指用二倍基强度刺激时，引起组织细胞兴奋的最短作用时间。时值的位置大体上处于曲线上曲度最明显的部位，可以较精确地反映组织细胞的兴奋性。但时值的测定较为复杂，不便于应用，最简便的方法就是采用阈值作指标。一般所指阈值（Threshold）是强度阈值，也称临阈强度（Threshold Intensity），即在刺激作用时间和强度时间变化率固定不变的条件下，能引起组织细胞兴奋所需的最小刺激强度，达到这种强度的刺激称为阈刺激（Threshold Stimulus）。阈刺激或阈强度为衡量细胞兴奋性常用的指标。阈值大，表示组织细胞的兴奋性低；阈值小，表示兴奋性高。当可兴奋细胞受到一个阈强度的刺激时，其膜电位正好达到阈电位，并引发动作电位。强度小于阈值的刺激称为阈下刺激（Subthreshold Stimulus），它不能引起组织细胞兴奋，但可以引起局部反应。

（三）细胞兴奋后兴奋性的变化

细胞在发生一次兴奋后，其兴奋性会出现一系列变化（图2-17）。

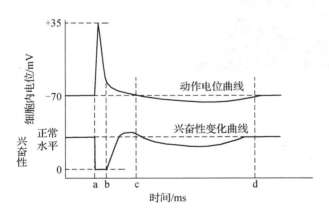

ab—锋电位：绝对不应期　bc—后电位的前部分：相对不应期、超常期　cd—后电位的后部分：低常期

图2-17　动作电位与兴奋性变化的时间关系

1. 绝对不应期　在兴奋发生后的最初一段时间内，无论施加多强的刺激也不能使细胞再次兴奋，这段时间称为绝对不应期（Absolute Refractory Period）。细胞于此期的阈值无限大，兴奋性为零，其原因是大部分钠（或钙）通道已进入失活状态，

不可能再次接受刺激而激活。在神经细胞或骨骼肌细胞，由于绝对不应期的长短正好对应于锋电位发生的时期，所以锋电位不会发生融合。同时，锋电位的最高频率也受限于绝对不应期的长短。如果绝对不应期为2 ms，则理论上锋电位的最大频率不可能超过500次/s。

2. 相对不应期　在绝对不应期之后，细胞的兴奋性逐渐恢复，受刺激后可发生兴奋，但刺激强度必须大于原来的阈强度，这一时期称为相对不应期（Relative Refractory Period）。相对不应期是细胞兴奋性从零逐渐恢复到接近正常的时期。此期兴奋性较低的原因是失活的电压门控钠（或钙）通道虽已开始复活，但复活的通道数量较少（部分尚处于复活过程中），因此必须给予阈上刺激才能引发动作电位。在神经纤维，相对不应期的持续时间相当于动作电位负后电位的前半时段。由于电压门控钙通道的复活时间长于钠通道，因而钙通道开放而触发的动作电位，其不应期也较长。

3. 超常期　相对不应期过后，有的细胞可出现兴奋性轻度增高的时期，此期称为超常期（Supranormal Period）。在神经纤维，超常期相当于动作电位负后电位的后半时段。此时电压门控钠（或钙）通道已基本复活，膜电位尚未完全回到静息电位，由于距离阈电位水平较近，因而只需阈下刺激就能使膜去极化达到阈电位而再次兴奋。

4. 低常期　超常期后，有的细胞还会出现兴奋性轻度降低的时期，此期称为低常期（Subnormal Period）。低常期相当于动作电位正后电位时段。这个时期电压门控钠（或钙）通道虽已完全复活，但膜电位处于轻度的超极化状态，与阈电位水平的距离加大，因此需要阈上刺激才能引起细胞再次兴奋。

第四节　骨骼肌的收缩功能

根据结构和收缩特性的不同，人体的肌组织可分为骨骼肌、心肌和平滑肌三类，其中骨骼肌和心肌在光学显微镜下呈现明暗交替的横纹，故统称为横纹肌。另外，依据所受神经支配和控制的差异，肌组织又可分为随意肌（骨骼肌）和非随意（心肌和平滑肌），前者受躯体运动神经的支配和控制，后者则受自主神经的支配和控制。

人体各种形式的运动，都是由肌肉的收缩活动实现的。躯体运动和呼吸运动主要由骨骼肌的舒张活动来完成。骨骼肌属于随意肌，接受躯体运动神经的支配，在中枢神经控制下，当神经冲动沿运动神经纤维传到末梢时，经过神经–肌肉接头传递给肌细胞，引起肌细胞兴奋，进而通过兴奋–收缩耦联触发肌细胞的收缩。

一、骨骼肌细胞的微细结构

骨骼肌最基本的结构和功能单位是肌细胞，又称为肌纤维。肌细胞在结构上的主要特点是细胞内含有大量的肌原纤维和高度发达的肌管系统，而且这些结构在排列上是高度规则有序的，这是肌肉进行机械收缩的基础。

（一）肌原纤维和肌小节

每个肌细胞都含有上千条平行排列的肌原纤维（Myofibril），直径为 1～2 μm，纵贯肌细胞全长（图 2-18）。肌细胞 80% 的容积被肌原纤维占据，肌细胞的收缩成分就在肌原纤维上。在光学显微镜下可见每条肌原纤维的全长都呈现规则的明、暗相间，分别称为明带和暗带，而且在平行的各肌原纤维之间，明带和暗带又都分布在同一水平上，这就使肌细胞的外观呈横纹状，故骨骼肌又称横纹肌。暗带的长度比较固定，不论肌肉处于静止、受到被动牵拉或进行收缩时，它都保持 1.5 μm 的长度。在暗带中央，有一段相对透明的区域，称为 H 带，它的长度随肌肉所处状态的不同而有变化。在 H 带中央即整个暗带的中央，有一条横向的暗线，称为 M 线。明带的长度是可变的，它在肌肉安静时较长，并且在一定范围内可因被动牵拉而变长，在肌肉收缩时可变短。明带中央也有一条横向的暗线，称为 Z 线。肌原纤维上相邻两条 Z 线之间的区域，称为肌小节（Sarcomere），是肌肉收缩和舒张的基本单位，它包含一个位于中间部分的暗带和两侧各 1/2 的明带。由于明带的长度可变，肌小节的长度在不同情况下可变动 1.5～3.5 μm。

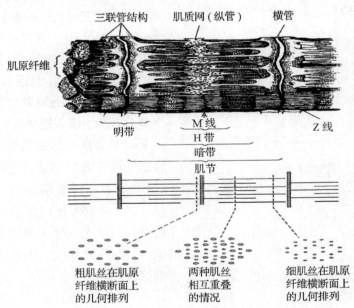

图 2-18　骨骼肌细胞的肌原纤维和肌管系统

（图中标注：三联管结构　肌质网（纵管）　横管　肌原纤维　明带　M 线　H 带　暗带　Z 线　肌节　粗肌丝在肌原纤维横断面上的几何排列　两种肌丝相互重叠的情况　细肌丝在肌原纤维横断面上的几何排列）

肌原纤维镜下规则的明、暗带相间，是由两套粗细不同的肌丝及其不同程度的重叠所造成的。粗肌丝（Thick Filament）直径约 10 nm，其长度与暗带相同，约 1.6 μm。实际上暗带的形成就是由于粗肌丝的存在，M 线则是把成束的粗肌丝固定在一起的细胞骨架蛋白。细肌丝（Thin Filament）直径约 5 nm，它们由 Z 线结构向两侧明带伸出，每侧的长度都是 1.0 μm。在肌小节总长度小于 3.5 μm 的情况下，细肌丝游离端必然有一段要伸入暗带和粗肌丝交错重叠。如果伸入暗带的细肌丝未能相遇而隔有一段距离，这就形成了 H 带。肌肉被动拉长时，细肌丝由暗带重叠区被拉出，肌小节长度增大，同时明带的长度也增大，H 带也相应增宽。在肌原纤维的横断面上可观察到，粗、细肌丝相互重叠时，在空间上也呈规则的排列，这种几何形状的排列为粗、细肌丝的相互作用提供了力学基础。

（二）肌管系统

包绕在每一条肌原纤维周围的膜性囊管状结构称为肌管系统（Sarcotubular System），包括横管系统和纵管系统。

1. 横管（Transverse Tubule） 也称 T 管，是由肌细胞膜向内凹入而成，凹入部分形成的管道与细胞外液相通但不与胞质相通，因此 T 管中的液体就是细胞外液。T 管走行方向与肌原纤维相垂直，在明带和暗带的交界处形成环绕肌原纤维的相互交通管道。肌膜和 T 管膜上分布着 L 型电压门控钙通道，它们的激活与肌细胞的兴奋 - 收缩耦联有关。

2. 纵管（Longitudinal Tubule） 即 L 管，也称肌质网（Sarcoplasmic Reticulum，SR），相当于其他细胞的内质网。它们的走行方向和肌原纤维平行，根据它们分布的部位和功能，SR 由彼此相通的两部分组成：①纵行肌质网（Longitudinal SR，LSR），即包绕在肌原纤维周围的 SR。②连接肌质网（Junctional SR，JSR），即 SR 接近横管时，末端变得膨大或呈扁平状，也称终池（Terminal Cisterna），使纵管可以较大面积地和横管相靠近。终池是细胞内储存 Ca^{2+} 的场所，肌肉安静时，终池内的 Ca^{2+} 浓度是胞质的数千至上万倍，称为细胞内的 Ca^{2+} 库。LSR 和 JSR 相互沟通，但不与细胞外液或胞质相通。JSR 膜上有钙通道又称雷诺丁受体（Ryanodine，Receptor，RyR），该通道开放，Ca^{2+} 释放入胞质；LSR 膜上有钙泵，可将胞质中 Ca^{2+} 主动转运到 SR 中。

每一横管和其两侧的 JSR 形成三联管（Triad）结构。三联管是发生兴奋 - 收缩耦联活动的关键结构。

（三）肌丝的分子结构

1. 粗肌丝 由许多肌球蛋白或肌凝蛋白（Myosin）分子聚合而成，每个肌球蛋白分子由一个长杆部和两个球形的头组成，状似"豆芽"。在组成粗肌丝时，各长杆部朝向 M 线而聚合成束，形成粗肌丝的主干，球形头部则有规律地裸露在 M 线两侧的粗肌丝主干的表面，形成横桥（Cross-Bridge）（图 2-19），每条粗肌丝表面伸出的横桥有 300 ~ 400 个。

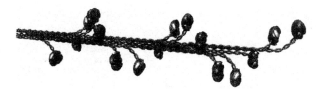

A. 粗肌丝（肌球蛋白分子构成）

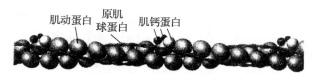

肌动蛋白　原肌球蛋白　肌钙蛋白

B. 细肌丝（由肌动蛋白、原肌球蛋白、肌钙蛋白分子构成）

图 2-19　骨骼肌肌丝分子结构示意

当肌肉安静时，横桥与主干的方向相垂直，由粗肌丝表面突出约 6 nm。其在粗肌丝表面的分布位置也是严格有序的，每个横桥都能分别同环绕它们的 6 条细肌丝相对，这有利于它们之间的相互作用。横桥的主要特点有：①横桥在一定条件下可以和细肌丝上的肌动蛋白分子呈可逆性地结合，同时出现横桥向 M 线方向的扭动；②横桥具有 ATP 酶的活性，可分解 ATP 而获得能量，作为横桥扭动和做功的能量。

2. 细肌丝 由肌动蛋白或肌纤蛋白（Actin）、原肌球蛋白或原肌凝蛋白（Tropomyosin）和肌钙蛋白（Troponin）三种蛋白质构成，它们在细肌丝中的比例是 7∶1∶1。

（1）肌动蛋白：呈球形，它们聚合在一起构成一条双螺旋链，形成细肌丝的主干。肌动蛋白上有能与粗肌丝横桥结合的位点，与肌丝滑行直接相关，因此和肌球蛋白一同被称为收缩蛋白。

（2）原肌球蛋白：也呈双螺旋状，位于细肌丝双螺旋沟中，并与之松散结合。当肌肉处于舒张状态时，原肌球蛋白的位置正好处在肌动蛋白和横桥之间，将肌动蛋白上的结合位点覆盖，阻碍了二者相互作用。

（3）肌钙蛋白：在细肌丝上不直接和肌动蛋白分子相连接，而是以一定的间隔（7个肌动蛋白单体的长度）出现在原肌球蛋白的双螺旋结构上。肌钙蛋白的分子呈球形，由肌钙蛋白 T（Troponin T，TnT）、肌钙蛋白 I（Troponin I，TnI）、肌钙蛋白 C（Troponin C，TnC）3 种亚单位构成。肌肉舒张时，TnT 与 TnI 分别与原肌球蛋白和肌动蛋白紧密相连，将原肌球蛋白保持在遮盖肌动蛋白上结合位点的位置。TnC 在 TnT 与 TnI 之间，具有 Ca^{2+} 结合位点，每分子 TnC 可结合 4 个 Ca^{2+}。当胞质中 Ca^{2+} 浓度升高时，Ca^{2+} 与 TnC 结合可使肌钙蛋白的构象发生变化，引起 TnI 与肌动蛋白的结合减弱和原肌球蛋白分子向肌动蛋白双螺旋沟槽的深部移动，从而暴露出肌动蛋白上的结合位点，引发横桥与肌动蛋白的结合，导致肌肉收缩（图 2-20）。

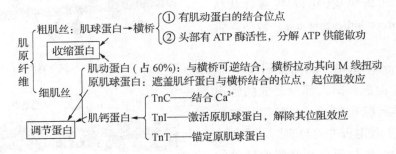

图 2-20　肌原纤维的分子结构与功能

二、骨骼肌的收缩原理

（一）骨骼肌的兴奋-收缩耦联

肌细胞的兴奋表现为细胞膜上可传导的动作电位，而肌细胞的收缩则源于细胞内肌丝的滑行。肌细胞的兴奋不能直接导致肌肉收缩，两者之间存在耦联过程（图 2-21）。这种把肌细胞的兴奋过程和机械收缩过程联系在一起的中介过程称为兴奋-收缩耦联（Excitaton-Contraction Coupling）。神经-骨骼肌接头兴奋传递过程见后文（第十章第二节）。

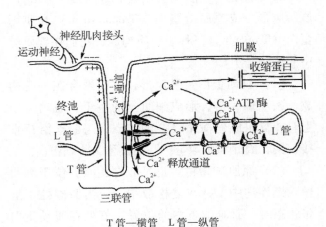

T 管—横管　L 管—纵管

图 2-21　骨骼肌的兴奋-收缩耦联示意

兴奋-收缩耦联过程包括如下基本步骤：①T 管膜的动作电位传导。由于 T 管是由肌膜向内凹陷而成，所以 T 管膜是肌膜的延续部分，肌膜上的动作电位可沿 T 管膜传至肌细胞内部，并激活 T 管膜和肌膜中的 L 型钙通道。②JSR 内 Ca^{2+} 的释放。肌膜的去极化可引起 L 型钙通道的电压敏感肽段发生位移（构象改变），产生"拔塞"样作用，使 JSR 膜中的钙通道开放，JSR 内的 Ca^{2+} 顺浓度差释放到胞质中，结果使胞质中的 Ca^{2+} 浓度升高百倍以上。③Ca^{2+} 触发肌肉收缩。胞质内 Ca^{2+} 浓度的升高促使 Ca^{2+} 与 TnC 结合而触发肌肉收缩。④JSR 回收 Ca^{2+}。胞质内 Ca^{2+} 浓度的升高也将激活 LSR 膜中的钙泵，将胞质中的 Ca^{2+} 逆浓度差回收入 SR 中，胞质中 Ca^{2+} 浓度降低则引起肌肉舒张，所以肌肉舒张的过程也需耗能。

可见，横管系统的作用是将肌细胞膜兴奋时出现的电变化沿 T 管膜传入细胞内，肌质网和终池的作用是通过 Ca^{2+} 的储存、释放和再积聚，触发肌丝的滑动，使肌节收缩和舒张，而三联管结构正是把肌细胞膜的电变化和胞内的收缩过程衔接或耦联起来的关键部位。因此，三联管是被认为是兴奋-收缩耦联的结构基础，而 Ca^{2+} 被认为是兴奋-收缩耦联的因子。

（二）肌丝滑行过程

根据骨骼肌微细结构的形态学特点以及它们在肌肉收缩时长度的改变，Huxley 等在 20 世纪 50 年代初期就提出了用肌节中粗、细肌丝的相互滑行来说明肌肉收缩的机制，提出肌丝滑行理论（Myofilament Sliding Theory），从分子水平阐释肌肉收缩与舒张的机制。目前，肌丝滑行的机制已基本上在组成肌丝的蛋白质分子结构的水平得到阐明。

粗肌丝与细肌丝间的相互滑行是通过横桥周期完成的。横桥周期（Cross-Bridge Cycling）是指肌球蛋白的横桥与肌动蛋白结合、扭动、复位的过程。其主要过程如图 2-22 所示：①在舒张状态下，横桥以其 ATP 酶活性将与之结合的 ATP 分解，同时与 ADP 和无机磷酸结合，分解 ATP 所产生的能量部分用于复位上次收缩时发生扭动的横桥，使横桥与细肌丝保持垂直的方位，此时的横桥处于高势能状态，并对细肌丝中肌动蛋白的结合位点具有高亲和力；②当胞质中 Ca^{2+} 浓度升高时，Ca^{2+} 通过与肌动蛋白结合而使原肌球蛋白发生位移，暴露出肌动蛋白上的横桥结合位点，横桥立即与肌动蛋白结合；③横桥与肌动蛋白的结合导致横桥构象改变，使之头部向桥臂方向扭动 45°，产生"棘齿作用"（Ratchet Action）而拖动细肌丝向 M 线方向滑行，横桥储存的势能转变为克服负荷的张力和（或）肌节长度的缩短，同时与横桥结合的 ADP 和无机磷酸被解离；④与 ADP 解离后的横桥再与 ATP 结合，导致横桥与肌动蛋白的亲和力降低而分离，分离的横桥再次分解 ATP 而使横桥重新复位，重复上述过程。一次横桥周期所需时间为 20~200 ms，其中横桥与肌动蛋白结合的时间约占其中的一半。

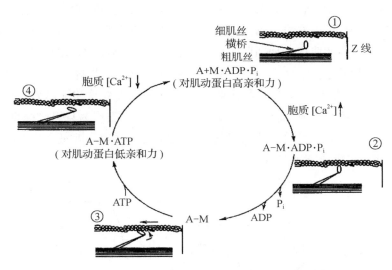

A—肌动蛋白　M—肌球蛋白　A-M—肌动蛋白与肌球蛋白结合物

图 2-22　横桥周期示意

横桥的这种循环在一个肌节以至整个肌肉中都是非同步地进行的，这样才可能使肌肉产生恒定的张力和连续的缩短。在一定肌节长度内，细肌丝滑动距离越大，肌张力也越大。活动的横桥数目越多，肌张力和缩短的距离越大。能参与循环的横桥数目及横桥循环的进行速率，则是决定肌肉缩短程度、缩短速度及所产生张力的关键因素。当 Ca^{2+} 下降到临界阈值（10^{-7} mol/L）以下时，与肌钙蛋白结合的 Ca^{2+} 被解脱出来，肌钙蛋白的抑制亚基重新与肌动蛋白连接，原肌球蛋白也恢复到原来位置，在肌肉弹性的被动牵引下，肌丝复位，肌肉进入舒张状态。

三、骨骼肌的收缩形式与影响收缩效能的因素

骨骼肌收缩可表现为肌肉的长度与张力的机械变化。肌肉长度缩短可使躯体对抗某种阻力而移位，完成一定的物理功；肌肉张力增加，可保持躯体一定的体位，但并不存在移位与做功。

（一）骨骼肌的收缩形式

1. 等张收缩和等长收缩 当肌肉发生兴奋而出现收缩时，根据肌肉的长度与张力的改变可区分为等张收缩和等长收缩两种形式：①等张收缩：肌肉收缩时张力保持不变而只发生肌肉缩短，这种收缩形式称为等张收缩（Isotonic Contraction）。等张收缩所消耗的能量主要转变为缩短肌肉及移动负荷而完成一定的物理功。②等长收缩：肌肉收缩时长度保持不变而只有张力的增加，这种收缩形式称为等长收缩（Isometric Contraction）。等长收缩所消耗的能量主要转变为张力增加，并无移位和做功。

等张收缩和等长收缩时肌细胞发生的电变化和化学变化是相同的，即横桥被激活，并产生力作用于细肌丝。等长收缩时，横桥产生力作用于细肌丝，但肌纤维不缩短；等张收缩时，横桥产生力牵拉肌丝向M线移动，引起肌纤维缩短。

在机体内，不同肌肉收缩时所遇到的负荷不同，故其收缩形式也不同。一些与维持身体固定姿势和克服外力（如重力）有关的肌肉，如项肌等收缩时以产生张力为主，接近于等长收缩；一些与肢体运动有关的肌肉，则表现为不同程度的等张收缩。在整体内骨骼肌的收缩多表现为既改变长度又增加张力的混合收缩形式。但由于不同部位肌肉的附着或功能特点不同，其收缩形式侧重亦不同。

2. 单收缩和强直收缩 收缩的总和（Summation）是指肌细胞收缩的叠加特性，是骨骼肌快速调节其收缩效能的主要方式，其中空间总和形式称为纤维总和（Multiple Fiber Summation），时间总和形式称为频率总和（Frequency Summation）。根据肌肉的刺激频率不同，肌肉兴奋收缩时可表现为单收缩和强直收缩两种形式。当诱发骨骼肌收缩的动作电位频率很低时，每次动作电位之后出现一次完整的收缩和舒张过程，这种收缩形式称为单收缩（Twitch）。单收缩整个过程可分为收缩期和舒张期（图2-23）。在一次单收缩中，完成一次动作电位仅需 2 ~ 4 ms，而完成一次收缩过程则长达数十甚至数百毫秒，因而当动作电位频率增加到一定程度时，由前后连续的两个动作电位所触发的两次收缩就有可能叠加起来，产生收缩的总和。随频率增加，若后一次收缩过程叠加在前一次收缩过程的舒张期，所产生的收缩总和称为不完全强直收缩（Incomplete Tetanus），表现为既有收缩期又有舒张期。若刺激频率再增加，后一次收缩过程叠加在前一次收缩过程的收缩期，所产生的收缩总和则称为完全强直收缩（Complete Tetanus），表现为只有收缩期没有舒张期。通常所说的强直收缩是指完全强直收缩。

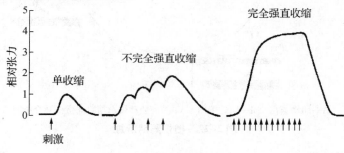

（↑表示同强度的刺激信号）

图2-23 不同频率的刺激对肌肉收缩形式的影响

骨骼肌每次受刺激而兴奋时，其绝对不应期很短，约为 1 ms，因此能接受较高频率的刺激而再次兴奋，这是强直收缩产生的基础。在整体内，运动神经传到骨骼肌的兴奋都是快速连续的，因此骨骼肌的收缩几乎都属于强直收缩，强直收缩较单收缩能产生更大程度的张力和缩短。

（二）影响收缩效能的因素

肌肉的收缩效能（Performance of Contraction）是指肌肉收缩时产生的张力大小、缩短程度以及产生张力或缩短的速度。其影响因素包括肌肉收缩时承受的负荷、肌肉自身的收缩能力及收缩的总和等。

1. 前负荷（Preload） 是指肌肉在收缩前所承受的负荷。由于前负荷即为牵拉肌肉的力量，前负荷越大肌肉就被拉得越长，因而前负荷决定肌肉在收缩前的长度，即初长度（Initial Length），通常可将前负荷与初长度看成同义词，在肌肉收缩实验中常用初长度来表示前负荷。

例如，在生理实验中，将肌肉在安静时牵拉到一定长度时，会产生一定的被动张力（Passive Force）；在施加刺激后，又可记录到一个收缩时张力，该张力为被动张力与肌肉收缩时产生的主动张力（Active Force）之和，即总张力（Total Force）。将肌肉固定于不同的初长度，然后分别记录在不同初长度时的被动张力和总张力，就可得到被动张力和总张力与肌肉长度的关系曲线，将这两条曲线中各同等长度时的张力数值相减，即可得到肌肉长度与主动张力的关系曲线（Lenth – Tension Relationship Curve）（图 2–24A）。

张力关系曲线表明，骨骼肌收缩存在着一个最适初长度（Optimal Initial Length），在这一初长度下，肌肉收缩可以产生最大的主动张力，大于或小于这个初长度，产生的张力都会下降。骨骼肌在最适初长度下所承受的负荷称为最适前负荷（Optimal Preload）。张力关系曲线的这一特点与肌节长度的变化有关。图 2–24B 中 d 点，肌节的初长度最长，粗、细肌丝完全不重叠，肌肉收缩时的主动张力为零；在曲线的 c 点和 b 点，肌节的初长度分别为 2.2 μm 和 2.0 μm，粗、细肌丝处于最适重叠状态（M 线两侧各 0.1 μm 范围内无横桥），即所有的横桥都能与细肌丝接触，肌肉等长收缩时的主动张力亦达最大值；在曲线的 a 点，肌节长度为 1.6 μm，细肌丝穿过 M 线，造成两侧细肌丝相互重叠并发生卷曲，影响了部分横桥与细肌丝的接触，肌肉收缩产生的张力相应减小。以上结果表明，肌肉收缩产生的张力是与能和细肌丝接触的横桥数目成比例的。

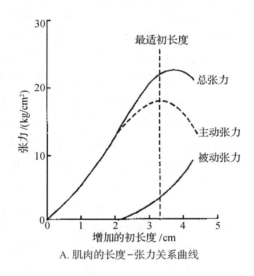

A. 肌肉的长度–张力关系曲线

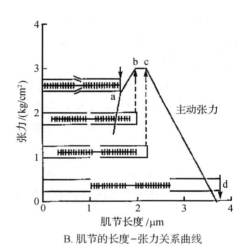

B. 肌节的长度–张力关系曲线

图 2–24　肌肉等长收缩时的长度–张力曲线

2. 后负荷（Afterload）　指肌肉在收缩后所承受的负荷。后负荷是肌肉做功的对象或收缩的阻力，能影响肌肉收缩产生的张力和速度。通常，肌肉开始缩短前，先有肌张力增加（等长收缩），当张力超过后负荷时，才表现为肌肉的缩短，从肌肉开始缩短至收缩结束，肌肉张力保持恒定不变（等张收缩），并与后负荷相等。

在前负荷不变的条件下，如果将同一肌肉在不同后负荷下所产生的张力和它的缩短速度绘成坐标曲线，便得到张力–速度曲线（Force – Velocity Relationship Curve）（图 2–25）。由图可见，随着后负荷的增加，肌肉收缩产生的张力不断增大，但缩短速度却逐渐减小。当后负荷理论上为零时，肌肉可产生最大的缩短速度（V_{max}）；相反，当后负荷增大到肌肉完全不能缩短时，就可得到肌肉的最大收缩张力（P_0）。由于肌肉收缩所产生的机械功 = 负荷（张力）× 负荷移动的距离（肌肉缩短的长度）。因此，该曲线还反映出后负荷过大时，肌肉将完全不能缩短，缩短速度也成为零，不利于做功；而后负荷过小时，缩短速

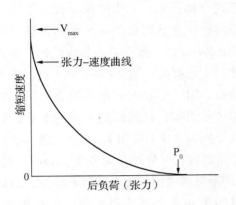

V_{max}—负荷为零时肌肉缩短的最大速度　P_0—肌肉收缩的最大张力

图 2-25　肌肉等张收缩时的长度-张力曲线

度虽然增大，但张力却减小或为零，也不利于做功。

3. 肌肉收缩能力　肌肉收缩能力（Contractility）是指与前、后负荷均无关的能影响肌肉收缩效能的肌肉内在特性。肌肉的这种特性取决于许多因素，包括兴奋-收缩耦联过程中胞质内 Ca^{2+} 浓度的变化、与肌丝滑行有关的横桥 ATP 酶活性、肌细胞能量代谢水平、各种功能蛋白及其亚型的表达水平以及肌原纤维的肥大与否等。更重要的是，机体的神经和体液调节系统、一些致病因素和治疗药物也可通过影响这些内在特性，调节肌肉收缩能力，这在心肌要比在骨骼肌具有更重要的生理意义。

4. 收缩的总和　收缩的总和是指肌细胞收缩的叠加特性，是骨骼肌快速调节其收缩效能的主要方式，其中空间总和形式称为多纤维总和，时间总和形式称为频率总和。由于骨骼肌是随意肌，生理情况下骨骼肌的收缩都是由躯体运动神经控制的，故骨骼肌收缩的总和实质上是中枢神经系统调节骨骼肌收缩效能的方式。

多纤维总和原指多根肌纤维同步收缩产生的叠加效应。但在整体情况下，骨骼肌都以一个运动神经元及其轴突分支所支配的全部肌纤维所构成的运动单位（Motor Unit）为基本单元进行收缩，其叠加效应通常是参与同步收缩的运动单位数目的增加，故又称多运动单位总和。运动单位有大小之分，且大小相差很大。由于运动单位的

总和依照一定的规律进行，即当收缩较弱时，仅有少量的和较少的运动单位发生收缩，随着收缩的增强，可有越来越多的和越来越大的运动单位参加收缩，产生的收缩张力也越来越大；而当舒张时，最大的运动单位最先停止收缩，而最小的运动单位则最后停止收缩。骨骼肌这种调节收缩强度的方式称为大小原则（Size Principle）。这种方式不仅能有效实现收缩强度的调控，也有利于精细活动的调节，因为收缩强度较弱时参与收缩的运动单位较少也较小，调节就比较灵活。

频率总和是指提高骨骼肌收缩频率而产生的叠加效应，这是运动神经通过改变冲动发放频率调节骨骼肌收缩形式和效能的一种方式。当诱发骨骼肌收缩的动作电位频率很低时，每次动作电位之后出现一次完整的收缩和舒张过程，这种收缩形式称为单收缩。在一次单收缩中，完成一次动作电位仅需 2～4 ms，而完成一次收缩过程则长达数十甚至数百毫秒，因而当动作电位频率增加到一定程度时，由前后连续的两个动作电位所触发的 2 次收缩就有可能叠加起来，产生收缩的总和。随频率增加，若后一次收缩过程叠加在前一次收缩过程的舒张期，所产生的收缩总和称为不完全强直收缩，表现为既有收缩期又有舒张期。若刺激频率再增加，后一次收缩过程叠加在前一次收缩过程的收缩期，所产生的收缩总和则称为完全强直收缩，表现为只有收缩期没有舒张期（图 2-23）。在等长收缩条件下，完全强直收缩所产生的张力可达单收缩的 3～4 倍。这是因为肌细胞动作电位的高频发放能使胞质中 Ca^{2+} 浓度持续升高，一方面可保证收缩蛋白的充分活化并产生最大张力，另一方面能有效克服肌肉组织的弹性缓冲而表达出稳定的最大收缩张力。在生理情况下，骨骼肌的收缩几乎都以完全强直收缩的形式进行，因为躯体运动神经上的传出冲动总是连续成串的，其频率足以引起骨骼肌进行强直收缩，有利于产生强大的收缩力，完成各种躯体运动和对外界物体做功。即使在安静状态下，运动神经也经常发放较低频率的冲动，使骨骼肌进行一定程度的强直收缩，这种微弱而持续的收缩即为肌紧张。

第五节 中医脏腑功能与细胞生理

中医学强调人体是一个有机整体，而细胞同样也是一个微小的有机整体。根据中医基础理论对机体活动不同方面的描述可以发现：阴阳理论描述了机体活动的变化规律；气、血、精、津液理论描述了活动的物质基础；脏腑理论描述了活动的内在联系；而经络理论则描述了机体活动之间的联系。人体活动的基础是细胞活动，细胞活动由分子活动组成，细胞活动包括细胞代谢和代谢分子的吸收、转化和排泄。中医理论可以对细胞的活动和结构做出解释，其中，脏腑功能活动与细胞功能活动的表现是一致的。

一、中医脏腑与西医脏器、细胞功能比较

整体观念是中医藏象学说的基本特点，藏象学说以脏腑为基础，以五脏为中心，通过经络连属关系把人体各部分组成一个既分工又合作的有机整体，从而维持人体正常的生命活动。藏象学说中的心、肝、脾、肺、肾，以及胃、小肠、大肠、胆、膀胱等脏腑，虽与现代人体解剖学脏器名称相同，但在生理、病理的含义上却不完全相同。中医一个脏腑的功能可能包括西医几个脏器的功能，西医一个脏器的功能，可能分散在中医几个脏腑功能之中。这是因为脏腑在中医学中不单纯是一个解剖学概念，更重要的是一个生理学或病理学方面的概念。中医虽然用器官描述脏腑，但却是从功能而不是形态的角度进行说明。

（一）中医脏腑功能与西医脏器功能之异

有关中医脏腑功能的现代研究表明，中医某"脏"的功能可涉及西医多个系统的功能。例如，中医的"脾"其主运化水谷和水液的功能与现代医学的消化和泌尿功能相关，脾主统血功能与血液循环功能相关，脾为后天之本与内分泌和免疫功能相关，脾为生痰之源与呼吸系统相关，脾主肌肉及脾藏意在志为思则与神经、肌肉的功能相关。中医的"肾""肝""心""肺"等功能也与上述系统的功能相关，如肾主藏精与内分泌、神

经、免疫等功能相关，肾主水、藏命门之火与泌尿、消化、循环系统功能相关，肾主纳气与呼吸功能相关。肝主疏泄、主藏血，调畅气机、调节情志、促进消化与神经－内分泌、消化系统以及实质肝脏功能有关。肺主气、司呼吸，主宣发肃降，主行水，则与肺脏本身以及呼吸、内分泌有关。心主血脉、主藏神与心血管系统、神经系统、血液系统以及免疫等功能相关。可见，中医所谓的五脏是宏观结构的人体功能系统，是对人体生理功能、病理变化及病证现象的整体概括，每一脏均涉及现代医学的多系统的部分结构和功能，是物质与功能的高度统一。中医学每一脏所主的功能均不是现代医学某一系统所能独立完成的，其在神经、内分泌、免疫等系统内均有所划分和交叉，通过系统内的结构联系产生功能的相互作用，同时又通过系统间共有的递质、激素、细胞因子等信息物质传递，实现对人体各系统、器官、细胞功能进行多层次地相互调节和整合。

（二）中医脏腑功能与细胞功能之似

在所有类型的细胞中。最基本的细胞活动是相同的，细胞吸收的主要营养是糖类、氨基酸和氧气，细胞的基本物质代谢从糖类氧化开始，糖类氧化产生氢和 α－酮酸（包括乙酰辅酶 A），α－酮酸氧化产生氢和二氧化碳，氢与氧气结合生成水，与乙酰辅酶 A 结合生成脂类化合物和水。α－酮酸与氨结合生成氨基酸和水，细胞的基本能量代谢活动从糖类产生的氢与氧气结合生成水开始，经磷酸化/去磷酸循环完成，细胞的基因信息来自 DNA 中的核苷酸排列顺序，在核酸和蛋白质的合成/分解过程中被代谢，细胞主要排泄的代谢产物是含氮的水溶性分子和脂溶性的碳氢化合物分子。

有学者比较了中医脏腑与细胞活动的功能后发现，心表现为能量控制物质代谢活动的功能（主血脉）和维持相应的功能（主神志）与细胞内三磷腺苷（ATP）为状态因素的分子活动功能一致，对细胞活动中的所有需要 ATP 的分子活动，ATP 都是十分重要的状态因素。肝表现转化（主疏泄）和存储（藏血）代谢原料的功能与细胞内脂代谢活动、转化和存储氮氧代谢剩余的 α－酮酸的功能一致。脾表现决定物质分配（主运化，主

统血）和决定活动能力的功能（肌肉四肢代表活动能力）与三羧酸循环的功能一致，伴随三羧酸循环进行的氧化磷酸化合成 ATP，ATP 的量则代表活动能力。肺表现控制能量代谢（主气）、呼吸和分布挥发性物质（主宣发）和小分子（主肃降）的功能与生物膜的功能一致，氧气则作为氧化磷酸化的输入决定能量代谢。肾表现执行活动（骨）和发生（髓）的功能，蛋白质是细胞中最主要的活动执行成分，核酸是基因信息的载体，核酸和蛋白质合成导致细胞发生，肾的功能与基因信息代谢活动的功能一致。小肠的功能是主动吸收消化产生的营养，小肠的功能与细胞主动吸收水溶性物质活动的功能一致，ATP 提供主动吸收活动所需能量。胆的功能是储藏和排泄脂溶性代谢产物，胆的功能与生物转化活动的功能一致。胃的功能是加工代谢原料，胃的功能与大分子消化活动的功能一致。大肠的功能是转运排泄物，排泄物转运决定水的分布，大肠的功能与细胞被动扩散活动的功能一致。膀胱的功能是生产水溶性代谢产物，膀胱的功能与含氮化合物分解代谢活动的功能一致。心包的功能是控制利用 ATP 的活动，心包的功能与激素的调节的功能一致。三焦的功能是提供所有活动的原料和进行能量的形式转化，三焦与产生 α-酮酸的代谢一致。

（三）中医脏腑功能与细胞活动之联

从细胞分子水平研究而言，中医脏腑功能中的心、肺、肝、肾、脾等功能与细胞的某功能活动相对应。

1. 中医"脾"的功能与线粒体的功能活动有关 线粒体通过三羧酸循环，氧化从消化系统吸收而来的营养物质，生成 ATP。此外，线粒体的三羧酸循环是糖、脂、氨基酸三大营养物代谢的最终通路和相互转化的枢纽，三羧酸循环的中间产物为细胞合成生命活动所需的各种活性物质提供了前体，当线粒体的功能异常将不可避免地导致细胞凋亡。所以，线粒体是细胞乃至整个生命体进行各项生命功能活动的枢纽和核心，线粒体功能正常与否决定着脏器功能的盛衰，所以成为"气血生化之源""后天之本"。另外，线粒体是对体液环境高度敏感的细胞器，渗透压、pH 异常和细菌内毒素（水湿之邪）都可能对其结构和功

能造成损害，这和中医"脾恶湿"的特性相吻合。所有对能量高度需求的器官，其组成细胞内都有数目众多的线粒体，如肌肉的运动、小肠对营养物的吸收、肾小管的重吸收等都需要大量能量，而这些器官细胞内富含线粒体，这与中医关于"脾主运化水谷精微""主肌肉四肢""脾制水"的理论相吻合。血小板中富含 ATP，血小板中所产生的 ATP 有近 50% 以上来自线粒体氧化磷酸化。如果血小板中线粒体的功能失常，将严重影响血小板的凝血功能，而易出血。线粒体所产生 ATP 保证了血小板的凝血功能正常，使血液不溢出脉道，这与"脾气摄血"的理论相符。

2. 中医"肾"的功能与染色体的功能活动有关 染色体是细胞的先天遗传信息系统。中医认为"先天之精"首先是指禀受于父母的生殖之精，它是构成胚胎发育的原始物质，在胚胎成形后藏之于肾，并在脾胃运化生成的水谷精气和各脏腑化生的精气等组成的"后天之精"的不断充养和资助下，化生一身之元气（元阴、元阳），发挥其生理效应，调控机体的生长、发育和生殖。从现代医学角度看，生殖的物质基础精子与卵子，其中最主要的细胞结构就是染色体 DNA，而生殖的最主要目的是把遗传物质染色体 DNA 传给下一代。在出生后，藏之于体细胞细胞核染色体 DNA 内的遗传信息通过复制、转录和表达，控制着每个细胞的生长、增殖、凋亡以及各项生命活动。从宏观和整体的角度看，众多细胞的生长、增殖、凋亡和时刻进行的生命活动就构成了机体的生长、发育、生殖和衰老，而 DNA 中遗传信息的正常与否必然决定机体健康与否。肾所主的器官组织，包括骨、髓、脑、性腺、齿、发等都有一个共同的特点，即其组织中起着关键作用的细胞，其染色体 DNA 都时刻在高度复制和或转录表达，所有抑制 DNA 正常功能的药物，如许多用于化疗和免疫抑制的细胞毒药物，都有损伤"肾"的毒副作用，所有补"肾"中药都有保护和增进 DNA 正常功能的功效。

3. 中医"肝"的功能与配体-受体-信号转导系统功能活动有关 中医认为，肝主升发阳气，具有启迪诸脏，调畅气机的作用，喜条达，恶抑郁，体阴而用阳。这与在细胞间起信息传递作用

的物质（激素、神经递质）的作用特点很相似，激素和神经递质起着激发和调节靶器官细胞生理功能的作用（升发阳气，启迪诸脏，调畅气机）。激素、神经递质发挥生理作用后就必须马上被灭活，如果滞留在体内，则导致调节功能的紊乱（喜条达，恶抑郁）。激素与血液内的清蛋白结合，缓慢地释放出来发挥生理效应（体阴而用阳），如果血液清蛋白太低而使游离激素浓度过高，则使靶细胞反应过亢而出现"阴虚阳亢"的症状。现代研究认为，中医"肝"的实质与神经系统、内分泌系统、消化系统、肌肉运动系统有关，神经和内分泌细胞等即是细胞受体－信号转导系统的主导，神经末梢释放的递质和内分泌细胞分泌的激素从根本上说都是一种细胞信号（配体），它作用于靶细胞的受体，激活细胞内的第二信号系统，从而产生细胞内一系列的生理反应。

4. 中医"肺"的功能与细胞膜（广义上包括所有的生物膜）功能活动有关 中医认为，肺主宣发肃降，主呼吸，通过呼浊吸清，吐故纳新，促进气的生成，并调节气的升降出入，并主通调水道。从细胞角度看，细胞膜覆盖于细胞的最外层，通过膜上的自由扩散、各种载体蛋白的协助转运、主动运输以及胞饮、胞吐作用（宣发肃降），实现细胞内外物质的交换（吐故纳新，气的升降出入，通调水道）。当细胞膜把细胞内的生理或病理产物通过胞吐等作用分泌到细胞外以实现其功能（如汗腺细胞分泌汗液）则称为"宣发"，当细胞膜通过载体运送细胞所需要的物质以保证内液的各种物质成分的稳定，则称为"肃降"。从宏观角度看，所有以分隔和（或）交换功能为主要功能的器官组织，如肺、气管、支气管、血管内皮、肾小球（主要结构为肾小囊和毛细血管球）、皮肤，都为"肺"所主。这些器官组织的一个显著特点是细胞是以细胞膜为最主要的细胞器，细胞膜面积巨大，而细胞内其他细胞器不发达。血管内皮的舒缩直接影响着血液的流畅与否，故中医有"肺朝百脉""气为血帅"的理论。肾小球是尿液从血中过滤的最开始之处，这应与"肺为水之上源"相关。

二、中医脏腑功能与运动生理

中医认为，脾主运化、肝藏血，从而为运动提供能量和物质基础。脾主肌肉、肝主筋，而肌肉和筋都属运动器官，所以中医的脾、肝与运动关系密切，其中脾主肌肉、肝主筋与运动的关系最直接。

（一）脾主运化、脾主肌肉

脾主运化是指脾具有把饮食水谷转化为水谷精微（即谷精）和津液（即水精），并把水谷精微和津液吸收、运输到全身各脏腑的生理功能。脾主肌肉是指全身的肌肉都有赖于脾运化的水谷精微及津液的营养滋润，才能壮实丰满，并发挥其收缩运动的功能。

中医认为，只有脾的功能健运，肌肉才能得养而壮实有力，否则脾虚运化失司，能源物质不足，则运动功能减退，脾虚产生的病理产物在损伤肌肉筋骨的同时还会阻滞经络，导致气血壅滞，进一步影响人体的运动功能，导致肌肉瘦削，软弱无力，甚至萎废不用。

有学者探讨脾气虚与骨骼肌超微结构的关系，发现脾气虚大鼠线粒体的形态发生变异，数量减少，同时肌纤维明显变细，使用具有健脾益气作用的扶正健脾药物能使线粒体损伤得到修复，肌纤维明显增粗，认为脾气虚时骨骼肌、线粒体结构损伤是肌肉不耐疲劳和剧烈运动的原因之一。通过研究骨骼肌微量元素含量变化，发现脾虚动物骨骼肌中与肌肉收缩有关的微量元素明显减少，服用健脾益气中药后上述变化可恢复正常，使人体运动功能恢复正常。

（二）肝主疏泄、肝主筋

肝主疏泄是指肝气具有疏通、畅达全身气机，进而促进精血津液的运行输布、脾胃之气的升降、胆汁的分泌排泄以及情志的舒畅等作用。肝主筋是指全身的筋膜有赖于肝之阴血的滋养，肝血充盛，筋膜才能强韧健壮。

关于肝与运动的关系，早在《黄帝内经》中就有论述，如《素问·痿论》"肝主身之筋膜"，《素问·五运行大论》"肝……其用为动"，《素问·上古天真论》"丈夫……七八，肝气衰，筋不能动"。可见，肝主筋与运动关系密切。筋，即筋膜，附着于骨而聚于关节，是连接关节、肌肉的组织，包括现代所称的肌腱、韧带和筋膜。中医认为，筋得到水谷精微化生的肝之阴血滋养才能使人体运动灵活有力，"肝亏""筋急"则影响人体的运动。有研究表明，具有养肝血作用的养肝柔筋方对骨骼肌的糖原储存和利用具有正向调节作用，对大强度运动后即刻乳酸有促进其清除的作用，改善心肌能量代谢，逆转疲劳心肌的线粒体结构损伤，并能在一定程度上促进肝内糖异生和肝糖原分解，增加运动肌肉血流量，促进肌细胞摄取血糖，提高骨骼肌细胞能源物质有氧氧化供能率，减少肌糖原在运动后期消耗，改善疲劳大鼠骨骼肌能源物质的储备和代谢的状态，提示肝主疏泄功能正常，则气机调畅，血脉和顺，筋膜得到肝血滋养，有利于促进运动性疲劳的恢复。

（刘天蔚 安 平）

第三章

血 液

血液（Blood）是一种在心血管系统内循环流动的红色、黏稠的液体组织，由血浆和血细胞构成，是机体体液的重要组成部分。在心脏泵血活动的推动下，血液在血管内循环流动，起着物质运输和沟通机体各部分组织液的作用，并通过呼吸、消化、排泄等器官保持机体与外环境的联系。血液作为心血管系统内的流体组织，在循环过程中不断实现着运输、缓冲、调节和免疫防御等功能。一旦失血过多，必须根据血型进行输血，否则危及生命。

中医学认为血是脉管中流动的红色液体，具有营养和滋润的作用。血的组成是营气和津液。《灵枢》记载："营气者，泌其津液，注之于脉，化以为血"。"津液和润，变化而赤为血"。说明营气和津液对血液的生成具有重要作用。津液与血之间可以相互转化，故血的生成是以营气、津液等为物质基础，通过脏腑功能活动而完成的。

《素问》记载："肝受血而能视，足受血而能步，掌受血而能握，指受血而能捏"。说明人体必须有血的滋养才能进行各种正常功能活动。此外，血又是神志活动的物质基础。

第一节 概述

一、体液与津液

体液（Body Fluid）是机体内液体的总称。成人的体液约占体重的 60%，其中 1/3 分布于细胞外，称为细胞外液（Extracellular Fluid）；2/3 分布在细胞内，称为细胞内液（Intracellular Fluid）。

细胞外液主要包括组织液（约占体重的 15%）和血浆（占体重的 4%~5%），还有少量的淋巴液和脑脊液（约占体重的 1%）等。细胞内液与细胞外液之间以细胞膜相隔，在组织液与血浆、淋巴液之间则以毛细血管壁或淋巴管壁相隔。由于细胞膜、毛细血管壁和淋巴管壁均具有一定通透性，因而各部分的体液既彼此隔开，又相互沟通。细胞外液也是生命活动进行中最为活跃的场所，尤其血浆不停地循环流动，成为沟通各部分体液与外环境的媒介。所以，血浆成分及理化性质的改变能直接反映组织代谢的情况。因此，血液学检验已成为临床诊治疾病的重要依据。

中医认为，津液是体内各种正常水液的总称，可分为津和液两种。清而稀者为津，稠而浊者为液。津与液两者本质相同，都是水谷所化生，故通常津液并称。津液包括脏腑内外的水液，如胃液、肠液、关节腔内液、汗液、泪液及尿液等。

津液与血，都属于体液。两者的生成来源于水谷精微，都有营养、滋润的作用。不同的仅是，血色赤，循环于脉管之中；而津液透明无色，存在于脉管之外。津能生血，血能化津，两者相互转化，关系极为密切，故有"养血可以生津，保津即保血"之说。总的看来，中医学的"血"和"津液"与现代医学的血液和体液的认识基本相似。

二、血液的组成及血量

血液由血浆（Plasma）和悬浮于其中的血细

胞（Blood Cells）组成。血细胞包括红细胞、白细胞和血小板，其中以红细胞最多，约占总数的99%，白细胞最少（图3-1）。

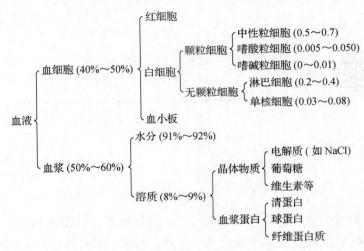

图 3-1　血液的组成

（一）血浆

血浆是血管中的细胞外液，是机体内环境的重要组成部分。正常情况下，血浆中各种成分和理化性质保持相对稳定。当机体患病时，可引起血浆中的某些成分偏离正常范围。因此，临床上检测血浆成分的变化有助于某些疾病的诊断。

1. 水　占血浆总量的91%~92%。血浆中的营养物质、代谢产物等大多是溶解于水而运输的。水还能运输热量，参与体温调节。

2. 血浆蛋白（Plasma Protein）　是血浆中各种蛋白质的总称。用盐析法可将血浆蛋白分为清蛋白（Albumin，A）、球蛋白（Globulin，G）和纤维蛋白（Fibrinogen）三大类；用电泳法又可将球蛋白进一步分为 α_1-、α_2-、β-、γ-球蛋白等。健康成人血浆蛋白总量为 60~80 g/L，其中清蛋白为 40~50 g/L，球蛋白为 20~30 g/L，清蛋白/球蛋白（A/G）的比值为（1.5~2.5）:1，清蛋白和大多数球蛋白主要由肝脏产生（γ-球蛋白来自浆细胞），因此，肝脏疾病常导致血浆蛋白合成减少，出现 A/G 比值下降，甚至倒置。

血浆蛋白的功能主要有以下几个。①运输功能：血浆蛋白可作为载体，运输激素、脂质、离子、药物和某些代谢产物。血浆蛋白通过其所含的亲脂点与脂溶性物质结合，帮助其运输；血浆蛋白也可与一些相对分子质量低的物质（如激素、

各种正离子等）可逆性结合，防止它们从肾脏流失，以保持其在血液中有较长的半衰期。②营养功能：健康成人血浆总量约为 3 L，其中清蛋白约200 g，起着营养储备功能。人体内的某些细胞，特别是单核巨噬细胞可吞饮血浆蛋白，由胞内的酶将其分解为氨基酸并释放入血液，供其他细胞合成新蛋白质之用。③缓冲功能：清蛋白及其钠盐组成缓冲对，参与保持血液 pH 的相对稳定。④形成血浆胶体渗透压：血浆蛋白形成血浆胶体渗透压，可保持部分水于血管内，在调节血管内、外水的分布中起重要作用。⑤免疫功能：免疫球蛋白。IgG、IgA、IgM、IgE，以及一些补体均为血浆球蛋白，参与机体的体液免疫。⑥参与凝血和抗凝血功能：绝大多数的血浆凝血因子、生理性抗凝物质和促纤溶物质都是血浆蛋白。

3. 电解质　血浆中含有多种电解质，大多数以离子形式存在。血浆中的阳离子主要有 Na^+，还有少量的 K^+、Ca^{2+}、Mg^{2+} 等；阴离子以 Cl^- 为主，还有少量的 HCO_3^-、HPO_4^{2+}、SO_4^{2+} 等。这些离子参与形成血浆晶体渗透压、维持酸碱平衡和保持神经肌肉的兴奋性。由于这些离子和水都很容易透过毛细血管壁与组织液中的物质进行交换，所以血浆中电解质的含量与组织液的基本相同（表3-1）。

表3-1 人体内各种体液电解质含量（mmol/L）

正离子	血浆	组织液	细胞内液	负离子	血浆	组织液	细胞内液
Na^+	142	145	12	Cl^-	104	117	4
K^+	4.3	4.4	139	HCO_3^-	24	27	12
Ca^{2+}	2.5	2.4	<0.001（游离）[a]	$HPO_4^{2-}/H_2PO_4^-$	2	2.3	29
Mg^{2+}	1.1	1.1	1.6（游离）[a]	蛋白质[b]	14	0.4	54
总计	149.9	152.9	152.6	其他	5.9	6.2	53.6
				总计	149.9	152.9	152.6

注：a. 表示游离 Ca^{2+} 和 Mg^{2+} 浓度；b. 蛋白质是以当量浓度（mEq/L）表示，而不是用摩尔浓度。

4. 非蛋白有机物 包括含氮和不含氮两类。血浆中的非蛋白含氮化合物有氨基酸、尿素、尿酸、肌酐等，均为蛋白质和核酸的代谢中间产物。临床上把非蛋白含氮化合物中所含的氮，总称为非蛋白氮（NPN）。血浆中的 NPN 主要通过肾排出体外，故检测血浆中 NPN 或尿素氮的含量，有助于了解体内蛋白质代谢和肾功能的状况。血浆中不含氮的有机物主要是葡萄糖，还有各种脂类、酮体、乳酸等。

5. 其他 血浆中还有气体（O_2、CO_2）、激素和维生素等物质。

（二）血细胞

血细胞是血液中的有形成分，分为红细胞（Erythrocyte，Red Blood Cell，RBC）、白细胞（Leukocyte，White Blood Cell，WBC）和血小板（Platelet，Thrombocyte）三类，其中红细胞的数量最多，约占血细胞总数的99%，白细胞最少。若将一定量的血液与抗凝剂混匀，置于比容管中，以每分钟3000转的速度离心30分钟，由于比重的不同，血细胞将与血浆分开，比容管中上层为淡黄色的血浆，下层是深红色不透明的红细胞，中间有一薄层为白色不透明的白细胞和血小板。血细胞在血液中所占的容积百分比称为血细胞比容（Hematocrit）。成年男性的血细胞比容为40%～50%，女性为37%～48%，新生儿约为55%。由于血液中白细胞和血小板在血细胞中仅占总容积的0.15%～1%，故血细胞比容近似于红细胞比容，血细胞比容可反映血液中红细胞的相对浓度（图3-2）。贫血患者血细胞比容降低。由于红细胞在血管系统中的分布不均匀，大血管中血液的血细胞比容略高于微血管中的血液。

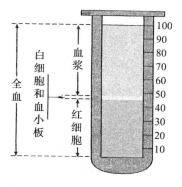

图3-2 血液的组成示意

（三）血量

血量（Blood Volume）是指循环系统中存在的血液总量，由血细胞和血浆构成。安静时，全身血液的大部分（约占总血量的80%）在心脏和血管中快速地循环流动，称为循环血量；小部分的血液滞留在肺、肝、腹腔静脉和皮下静脉丛中，流动较慢，称为储备血量。这些储存血液的部位成为储血库。当人体在大失血或剧烈运动时，储备血量可补充循环血量，用以维持正常血压及心、脑等重要脏器的血液供应。健康成人的血液总量相当于体重的7%～8%，即每千克体重有70～80 mL的血液，因此，体重60 kg的人，其血量为4.2～4.8 L，平均约4.5 L。在正常情况下，按单位体重计算的全血量，男性高于女性，幼儿高于成人，身体强壮者高于体弱者，肥胖者低于非肥胖者，女性妊娠期以血浆量增多为主。

血量的相对稳定对于维持生命活动具有极其重要的意义。当机体失血时，如一次失血量不超过血液总量的10%，机体可反射性引起心血管活动加强、血管收缩，使心血管内血液充盈度不发生显著变化；同时，储血库血管收缩，可动员储备血量用以补充循环血量，因而不出现明显的临床症状。血浆中丢失的水和电解质，可在 1~2 小时内由组织液进入毛细血管得以补充；丢失的蛋白质，可由肝脏加速合成，在 1~2 天内得到补充；由于失血使组织供氧减少，肾脏产生促红细胞生成素增多，使骨髓生成红细胞加快，红细胞数量可在 1 个月左右恢复。健康成人一次失血 300 mL 以内，机体通过上述调节，各种生理功能无明显影响；但如果一次失血过快过多，失血量超过体内血液总量的 20%，则血压会显著下降，导致机体生理活动障碍而出现一系列临床症状；若失血超过体内血液总量的 30%，就可能危及生命。因此，大量失血时需要及时进行输血治疗。

三、血液的理化特性

（一）血液的比重

正常人全血的比重为 1.050~1.060，主要取决于血液中的红细胞数量。血液中红细胞数量越多，全血的比重就越大。血浆的比重为 1.025~1.030，其高低主要取决于血浆蛋白的含量。红细胞的比重为 1.090~1.092，与红细胞内血红蛋白的含量呈正相关。利用血细胞和血浆比重的差异，采用离心的方法可分别获得血浆、红细胞、白细胞、血小板等不同的成分，也可利用红细胞和血浆比重的差异进行红细胞沉降率的测定。

（二）血液的黏度

血液具有一定的黏度（Viscosity），是血液流动时内部分子或颗粒之间的摩擦所形成的。血液的黏度通常是在体外测定血液或血浆相对于水的黏度来表示。以水的黏度为 1，当温度为 37℃时，全血的相对黏度为 4~5，血浆的相对黏度为 1.6~2.4。当温度不变时，全血的黏度主要取决于血细胞比容的高低，血浆的黏度主要取决于血浆蛋白的含量。全血的黏度还受血流切率的影响（见第四章）。水、血浆等液体的黏度不随切率的改变而变化，称为牛顿液体（Newtonian Fluid）。全血为非牛顿液体，其黏度与切率呈反变关系，即在低切率条件下，血液的黏度较大。血液的黏度是形成血流阻力和影响微循环灌注量的重要因素之一。在人体内，因某些疾病导致微循环处的血流速度

显著减慢时，则红细胞易发生叠连和聚集，血液黏度增高，血流阻力增大，微循环的灌注压明显降低。

（三）血浆的酸碱度

正常人血浆的 pH 为 7.35~7.45。血浆 pH 的相对恒定有赖于血液内的缓冲物质，以及肺和肾的正常功能。血浆中最重要的缓冲对是 $NaHCO_3$/H_2CO_3，血浆中还有其他缓冲对，如 Na_2HPO_4/NaH_2PO_4、蛋白质钠盐/蛋白质。红细胞中的缓冲对有血红蛋白钾盐/血红蛋白、氧合血红蛋白钾盐/氧合血红蛋白、K_2HPO_4/KH_2PO_4、$KHCO_3$/H_2CO_3 等。在机体代谢过程中，当各种酸性或碱性物质进入血液时，通过这些缓冲对的缓冲作用，可使血浆 pH 变化不大；特别是肺和肾能不断排出体内过多的酸或碱，使血浆 pH 保持相对稳定。机体在特殊情况下，如血浆 pH 低于 7.35，称为酸中毒；如血浆 pH 高于 7.45，称为碱中毒。血浆 pH 如低于 6.9 或高于 7.8，都将危及生命。

（四）血浆渗透压

1. 渗透现象与渗透压　渗透现象（Osmotic）是指用半透膜将两种不同浓度的同种溶液隔开时，水分子将从低浓度溶液一侧通过半透膜向高浓度溶液一侧扩散的现象。渗透现象发生的动力是渗透压。渗透压（Osmotic Pressure）是指溶液中的溶质分子所具有的吸引水分子透过单位面积半透膜的力量。溶液渗透压的高低与单位体积溶液中溶质的颗粒数目成正比，而与溶质的种类、形状和颗粒大小无关。医学上通常用渗透浓度来表示溶液的渗透压，单位是毫摩尔/升（mmol/L）。

2. 血浆渗透压的形成与数值　血浆渗透压（Plasma Osmotic Pressure）由晶体渗透压（Crystal Osmotic Pressure）和胶体渗透压（Colloid Osmotic Pressure）两部分组成。正常情况下，血浆总渗透压约为 300 mmol/L（相当于 770 kPa 或 5790 mmHg）。由血浆中的小分子晶体物质（主要是 NaCl）形成的渗透压，称为晶体渗透压，约为 298.5 mmol/L（相当于 767.7 kPa 或 5764.8 mmHg），晶体渗透压约占血浆总渗透压的 99.6%。由于血浆与组织液中的晶体物质的浓度几乎相等，故两者的晶体渗透压也基本相等。另一部分是由血浆中的蛋白质形成的渗透压，称为胶体渗透压，由于蛋白质的

相对分子质量较大。数量相对晶体物质少，所以产生的胶体渗透压很小，仅为 1.5 mmol/L（相当于 3.3 kPa 或 25 mmHg），约占血浆总渗透压的 0.4%。在血浆蛋白中，清蛋白的相对分子质量小，数量多，故血浆胶体渗透压主要由清蛋白形成（75%~80%）。

3. 血浆渗透压的生理作用

（1）血浆晶体渗透压：水分子易通过细胞膜，但细胞外液中的晶体物质大多不易通过细胞膜，可使细胞外液中的晶体渗透压保持相对稳定。因此，血浆晶体渗透压在维持细胞膜内外的水平衡、保持血细胞的正常形态和功能方面起着重要作用。

（2）血浆胶体渗透压：毛细血管壁的通透性较高，允许除蛋白质以外的其他小分子物质进出，故血浆胶体渗透压在维持血管内外水平衡、保持正常血容量方面起着重要作用。

4. 等渗溶液与等张溶液

在生理实验和临床所使用的各种溶液中，其渗透压与血浆渗透压相等的称为等渗溶液（Isosmotic Solution），如 0.85% NaCl 溶液或 5% 葡萄糖溶液。渗透压低于或高于血浆渗透压的溶液分别称为低渗或高渗溶液。通常把能够使悬浮于其中的红细胞保持正常形态和大小的溶液称为等张溶液（Isotonic Solution）。实际上等张溶液是由不能自由透过细胞膜的颗粒所形成的等渗溶液。由于 NaCl 和葡萄糖都不易通过细胞膜，故红细胞可在这些溶液中可维持正常的形态和容积。因而 0.85% 的 NaCl 溶液和 5% 的葡萄糖溶液既是等渗溶液，也是等张溶液。1.9% 尿素溶液虽然也是等渗溶液，但尿素易通过细胞膜，红细胞置于其中会发生溶血，所以不是等张溶液。

四、血液的功能

血液的生理功能由其各组成成分完成，包括以下几个方面。

1. 运输功能 血液可运送 O_2 和各种营养物质到组织细胞，并及时将组织细胞的代谢产物（如 CO_2、肌酐、尿酸、尿素等）运送到排泄器官排出体外。血液还可运送各种激素到相应的靶器官和靶细胞，从而发挥其调节作用。

2. 免疫和防御功能 血浆中含有多种免疫物质，能使机体抵御病原微生物的侵袭；白细胞对侵入机体的病原微生物有吞噬和分解、破坏的作用。

3. 调节体温 血液通过两种方式调节体温：①缓冲作用，血浆中有大量的水，水的比热较大，可吸收机体产生的热量。②运输作用，即将机体深部产生的热量运至体表散发。

4. 维持内环境稳态 血液在维持内环境中各种营养物质及电解质的含量、渗透压、体温、pH 等理化因素保持相对稳定方面起着重要作用。

5. 参与生理止血 血小板和血浆中凝血因子有止血和凝血作用。

第二节 血细胞生理

一、红细胞

（一）红细胞的数量和形态

红细胞是血液中数量最多的血细胞。通常用 1L 血液中红细胞的个数来表示红细胞的数量。我国健康成年男性红细胞数量为（4.0~5.5）× 10^{12}/L，女性为（3.5~5.0）× 10^{12}/L。红细胞内的蛋白质主要是血红蛋白（Hemoglobin，Hb），我国成年男性血红蛋白浓度为 120~160 g/L，成年女性为 110~150 g/L。性别、年龄、居住地的海拔高度和机体功能状态均可影响红细胞数量和血红蛋白浓度，如新生儿的红细胞数量可高达 6.0× 10^{12}/L 以上，血红蛋白达 200g/L 以上；高原地区居民的红细胞数量和血红蛋白含量均高于海拔较低地区的居民；妊娠后期因血浆量增多而致红细胞数量和血红蛋白浓度相对减少。人体外周血中红细胞数量和血红蛋白浓度低于正常，临床上称为贫血（Anemia）。

正常成熟的红细胞呈双凹圆盘形，平均直径 7~8 μm，边缘厚，中央薄，无细胞核，胞质内含有血红蛋白，因而使血液呈红色。红细胞保持双凹圆盘形需要消耗能量，由于成熟的红细胞无线粒体，故通过糖酵解是其获得能量的唯一途径。红细胞可从血浆中获取葡萄糖，通过糖酵解产生 ATP，用以维持细胞膜上的钠泵活动，从而保持红

细胞内外 Na^+、K^+ 的正常分布、细胞容积和双凹圆盘形态。

（二）红细胞的生理特性

1. 悬浮稳定性 红细胞具有悬浮于血浆中不易下沉的特性，称为红细胞的悬浮稳定性（Suspension Stability）。将经过抗凝处理的血液置于垂直竖立的血沉管中，红细胞因比重大于血浆而下沉，但正常时下沉速度十分缓慢。通常以红细胞在第一小时末下沉的距离来表示红细胞的沉降速度，称为红细胞沉降率（Erythrocyte Sedimentation Rate，ESR），简称血沉。血沉的正常值（魏氏法），男性为 0～15 mm/h，女性为 0～20 mm/h。红细胞沉降率越大，表示红细胞的悬浮稳定性越小。

红细胞的悬浮稳定性是因为红细胞彼此之间相同膜电荷所产生的排斥力及红细胞与血浆之间的摩擦力阻碍了红细胞的下沉。双凹圆盘形的红细胞具有较大的表面积与体积之比，使其与血浆之间产生的摩擦力也大，故下沉较慢。临床上许多疾病可出现血沉加快，如活动性肺结核、风湿热等，故检查血沉可作为辅助诊断方法之一。血沉加快主要是由于红细胞发生叠连，即红细胞彼此以凹面相贴重叠在一起。发生叠连后，红细胞的总表面积与总体积的比值减小，血沉加快。红细胞发生叠连，主要取决于血浆成分的变化而非红细胞本身。如果将血沉加快的患者红细胞置于健康人的血浆中，红细胞的沉降速度并不加快；反之，若将健康人的红细胞置于血沉加快的患者血浆中，则红细胞较快发生叠连而沉降加快。通常血浆中白蛋白、卵磷脂的含量增多时，可抑制红细胞叠连发生，使血沉减慢；而球蛋白、纤维蛋白原及胆固醇增多时，则可加速叠连，使血沉加快。

2. 可塑变形性 正常红细胞的双凹圆碟形状使得其表面积相对于体积较大，因而具有很大的变形能力。红细胞在血管中循环运行时，通常需要发生扭曲变形，才能通过小于其直径的毛细血管和血窦孔隙，通过后又恢复原状，此特性称为可塑变形性（Plastic Deformation）（图3-3）。

红细胞变形能力主要受以下三个因素的影响：①表面积与体积的比值，比值越大变形能力越大。

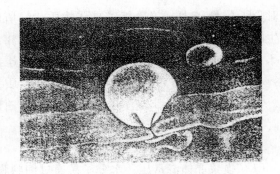

图3-3 红细胞挤过脾窦的内皮细胞裂隙过程（大鼠）

②红细胞膜的弹性，弹性降低，变形能力减弱。③红细胞内的黏度，黏度越大变形能力越小。红细胞内血红蛋白浓度增高或变性，均可使黏度增大。变形能力减弱的红细胞在血液流动过程中容易破裂而发生溶血。故可塑变形性是红细胞生存所需要的最重要特性。

3. 渗透脆性 红细胞在低渗盐溶液中发生膨胀破裂的特性，称为红细胞的渗透脆性（Osmotic Fragility），简称脆性，可反映红细胞对低渗盐溶液的抵抗能力。若抵抗力弱，表示渗透脆性大，易破裂；抵抗力强，表示渗透脆性小，不易破裂。

生理条件下，红细胞的渗透压与血浆基本相等。如果将红细胞置于不同浓度的 NaCl 溶液中可以看到，在高渗溶液中红细胞会皱缩；在等渗溶液中红细胞的形状和大小保持不变；将红细胞悬浮于不同浓度的低渗溶液中时，可见红细胞随着渗透压的降低，逐渐膨胀、变为球形，最后破裂、溶血（溶血是指红细胞膜破裂，血红蛋白逸入血浆的现象）。健康人的红细胞一般在 0.42% 的 NaCl 溶液中开始破裂，在 0.35% 的 NaCl 溶液中完全溶血。新生的红细胞脆性小，抵抗力强，不易破裂；某些患溶血性疾病的患者的红细胞及衰老的红细胞脆性大，抵抗力弱，易破裂。

（三）红细胞的生理功能

红细胞的主要功能是运输 O_2 和 CO_2。血液中 98.5% 的 O_2 是以与血红蛋白结合成氧合血红蛋白的形式存在和运输的。红细胞运输的 O_2 大约为溶解于血浆中 O_2 的 65 倍。CO_2 在血液中主要以碳酸氢盐（HCO_3^-）和氨基甲酰血红蛋白的形式存在，分别占 CO_2 运输总量的 88% 和 7%。红细胞中含有大量的碳酸酐酶，在其催化下，CO_2 能迅速与 H_2O 反应生成碳酸，后者再解离为 HCO_3^- 和 H^+。在红细胞的参与下，血液运输 CO_2 的能力可提高18 倍。红细胞的双凹圆碟形使其具有较大的气体交换面积，红细胞运输 O_2 的功能由血红蛋白来实现，一旦红细胞破裂，血红蛋白逸出到血浆中即丧失运输 O_2 的能力。

红细胞还有缓冲功能。红细胞内有多种缓冲对，可缓冲体内过多的酸碱物质，在维持血浆 pH 的稳定中起重要作用。此外，红细胞表面还具有 I 型补体的受体（CR I），可与抗原 - 抗体 - 补体复合物相结合，促进巨噬细胞对免疫复合物的吞噬，防止免疫复合物沉积于组织内而引起免疫性疾病，因此具有免疫调节功能。

（四）红细胞的生成和调节

骨髓是成年人生成红细胞的唯一场所。红骨髓中的造血干细胞首先分化成为红系定向祖细胞，再经过原红细胞、早幼红细胞、中幼红细胞、晚幼红细胞和网织红细胞的阶段，最终成为成熟的红细胞。网织红细胞（Reticulocyte）是一种刚从红骨髓进入血液、尚未完全成熟的红细胞，胞质内残留部分核糖体，在血流中经过 1 ~ 3 天后完全成熟，核糖体消失。成人外周血中网织红细胞的数量只占红细胞总数的 0.5% ~ 1.5%。当骨髓造血功能增强时，大量网织红细胞释放入血，血液中的网织红细胞计数可高达红细胞总数的 30% ~ 50%。网织红细胞计数是检查红骨髓造血能力的重要指标，对血液病诊断及疗效判定具有重要意义。在骨髓造血功能发生障碍的患者，网织红细胞计数降低；而贫血患者在治疗后如果网织红细胞计数增加，说明治疗有效。

1. 红细胞生成所需物质　在红细胞生成的过程中，需要足够的蛋白质、铁、叶酸和维生素 B_{12} 的供应。蛋白质和铁是合成血红蛋白的重要原料，而叶酸和维生素 B_{12} 是红细胞成熟所必需的辅酶物质。此外，红细胞生成还需要氨基酸、维生素 B_2、维生素 B_6、维生素 C、维生素 E 以及微量元素铜、锰、钴、锌等。

（1）铁，是合成血红蛋白的必需原料。血红蛋白的合成从原红细胞开始，持续到网织红细胞阶段。健康成人每天需要 20 ~ 30 mg 的铁以用于红细胞生成，但每天仅需从食物中吸收 1 mg 以补充排泄的铁，其余 95% 来自体内铁的再利用。衰老的红细胞被巨噬细胞吞噬后，血红蛋白分解所释放的铁可再利用于血红蛋白的合成。进入循环血液的铁通过与转铁蛋白（Transferrin）结合而被运送到幼红细胞。当铁的摄入不足或吸收障碍，或长期慢性失血以致机体缺铁时，可导致血红蛋白合成减少，引起低色素小细胞性贫血，又称缺铁性贫血。

（2）叶酸和维生素 B_{12}，是红细胞合成 DNA 所需的重要辅酶。叶酸需在体内转化成四氢叶酸后才能参与 DNA 的合成。叶酸的转化需要维生素 B_{12} 的参与。当维生素 B_{12} 缺乏时，叶酸的利用率降低，可引起叶酸的相对不足，使幼红细胞合成 DNA 减少，幼红细胞分裂增殖减慢，红细胞体积异常变大，出现巨幼红细胞性贫血，又称大细胞性贫血。

正常情况下，食物中叶酸和维生素 B_{12} 的含量能满足红细胞生成的需要，但维生素 B_{12} 的吸收需要胃黏膜壁细胞分泌的内因子（Intrinsic Factor）与其结合，形成复合物才能保护和促进维生素 B_{12} 在回肠远端被吸收。当萎缩性胃炎、全胃或胃大部分切除致内因子分泌减少或体内产生抗内因子抗体时，均可导致维生素 B_{12} 吸收障碍，从而导致巨幼红细胞性贫血的发生。

2. 红细胞的生成及其调节　红细胞的生成与多种调节因子的作用有关。红系祖细胞向红系前体细胞增殖分化是红细胞生成的关键环节。红系祖细胞发育阶段分为两个亚群：①早期红系祖细胞称为红系爆式集落形成单位（Burst Forming Unit - Erythroid，BFU - E），因为它们在体外培养时能形成很大的集落，并依赖爆式促进活性因子（Burst Promoting Activity，BPA）的刺激作用。研究发现，干细胞因子（Stem Cell Factor，SCF）、白细胞介素 - 3（Interleukin - 3，IL - 3）和粒细胞 - 巨噬细胞集落刺激因子（GM - CSF）也具有 BPA 的效应。②晚期红系祖细胞称为红系集落形成单位（Colony Forming Unit - Erythroid，CFU - E），它们在体外培养时只能形成很小的集落。晚期红系祖细胞对 BPA 不敏感，主要受促红细胞生成素（Erythropoietin，EPO）的调节。

（1）促红细胞生成素，主要促进晚期红系祖细胞的增殖、分化，对早期红系祖细胞及幼红细胞的增殖也有一定的促进作用。EPO 是一种相对分子质量约为 34kD 的糖蛋白，主要由肾合成，肝脏也有少量合成。当组织细胞缺氧时可促进肾脏合成、分泌 EPO 增加，刺激骨髓的红系祖细胞的增殖分化，红细胞生成增加，从而缓解低氧状况。目前利用基因重组的人促红细胞生成素（rhEPO）已大量应用于临床，除治疗肾性贫血外，对各种贫血，如恶性肿瘤所致贫血、慢性炎症或感染性贫血等均取得疗效。再生障碍性贫血可能是由于红系祖细胞上 EPO 受体有缺陷所致。EPO 对红细胞生成的调节过程，如图 3-4 所示。

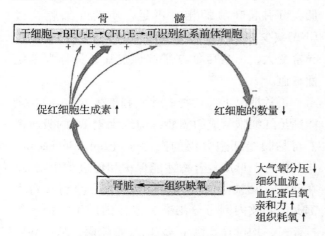

BFU-E—红系爆式集落形成单位　CFU-E—红系集落形成单位

（+ 表示促进，- 表示抑制）

图 3-4　促红细胞生成素调节红细胞生成的反馈环

（2）性激素，雄激素具有促进红细胞生成的作用，它既可促进肾合成 EPO，又能增加骨髓红系祖细胞的数量。所以临床上用人工合成的雄激素衍生物治疗再生障碍性贫血有一定疗效。雌激素可降低红系祖细胞对 EPO 的反应，抑制红细胞的生成。雄激素和雌激素对红细胞生成的不同效应，可能是成年男性的红细胞数量高于女性的原因之一。

此外，甲状腺激素、肾上腺糖皮质激素和生长激素等可改变组织对 O_2 的需求，促进红细胞的生成。

（五）红细胞的破坏

正常人红细胞的平均寿命约 120 天。每天约有 0.8% 的衰老红细胞被破坏。红细胞的破坏包括两种方式：①血管外破坏，约有 90% 的衰老红细胞被巨噬细胞吞噬，当衰老的红细胞通过比它直径小的毛细血管及微小孔隙时，易停滞在脾和骨髓中被巨噬细胞所吞噬。巨噬细胞吞噬红细胞后，将血红蛋白消化，释放铁、氨基酸和胆红素，其中铁和氨基酸可被重新利用，而胆红素则由肝排入胆汁，最后排出体外。②血管内破坏，约 10% 的衰老红细胞膜脆性增加，在血流湍急处可因机械冲击而破裂。血管内破坏所释放的血红蛋白立即与血浆中的触珠蛋白结合，进而被肝摄取。当血管内的红细胞大量破坏，血浆中血红蛋白浓度过高而超出触珠蛋白的结合能力时，未能与触珠蛋白结合的血红蛋白将经肾排出，出现血红蛋白尿。

二、白细胞

（一）白细胞的数量和分类

1. 白细胞的数量和形态　白细胞是一类无色、有核的细胞，在血液中一般呈球形。健康成人白细胞总数为（4.0～10.0）×10^9/L。生理情况下，白细胞数目变动范围较大。①新生儿高于成人，为（12.0～20.0）×10^9/L。②有昼夜波动，下午白细胞数量稍高于早晨。③进食、疼痛、情绪激动和剧烈运动等可使白细胞数量显著增多。④女性在月经、妊娠和分娩期，白细胞数量也有所升高。

2. 白细胞的分类和分类计数　按白细胞胞质内有无特殊的嗜色颗粒，可分为颗粒细胞和无颗粒细胞。按颗粒细胞胞质颗粒的嗜色特性的不同又可分为中性粒细胞（Neutrophil）、嗜酸性粒细胞（Eosinophil）和嗜碱性粒细胞（Basophil）；无颗粒细胞又可分为单核细胞（Monocyte）和淋巴细胞（Lymphocyte）。

健康人白细胞的总数和分类计数保持相对稳定，但在各种急、慢性炎症，组织损伤或白血病等情况下，可发生特征性变化，该数值在临床诊断中有重要参考价值。

（二）白细胞的生理特性和功能

各类白细胞均参与机体的防御功能。白细胞所具有的变形、游走、趋化、吞噬和分泌等特性是其执行防御功能的生理基础。

除淋巴细胞外，所有的白细胞均能伸出伪足

做变形运动，通过变形运动，白细胞可穿过毛细血管壁进入组织间隙，这一过程称为白细胞渗出（Diapedesis）。白细胞具有趋向某些化学物质游走的特性，称为趋化性（Chemotaxis）。吸引白细胞发生定向运动的化学物质，称为趋化因子（Chemokine）。能诱发白细胞趋化作用的物质有：细胞的降解产物、抗原-抗体复合物、细菌毒素和细菌等。白细胞游走到细菌等异物周围，把异物包围起来并吞入胞质的过程，称为吞噬（Phagocytosis）。各类白细胞中都含有一些酶类，如蛋白酶、淀粉酶、多肽酶、酯酶和脱氧核糖核酸酶等，可分解吞噬的异物或释放出来破坏周围的组织。白细胞还可分泌多种细胞因子，如白细胞介素、干扰素、肿瘤坏死因子、集落刺激因子等，通过自分泌、旁分泌作用参与炎症和免疫反应的调控。

白细胞的功能主要是参与机体的防御和免疫反应，防止病原微生物的入侵。但各类白细胞的具体生理功能又有所不同。

1. 粒细胞 约有60%的白细胞胞质内具有颗粒，称为颗粒细胞。

（1）中性粒细胞：核呈分叶状，故又称多形核白细胞（Polymorphonuclear Leukocyte），占白细胞总数的50%~70%，是数量最多的白细胞。血管中的中性粒细胞约有一半随血液流动而循环，称为循环池，通常的白细胞计数仅反映这部分中性粒细胞的数量；另一半则滚动在小血管的内皮细胞上，称为边缘池。通常这两部分的细胞可相互交换，保持动态平衡。肾上腺素能促进边缘池中性粒细胞进入循环池，在5~10分钟内可使外周血中性粒细胞数增高50%。此外，骨髓中还储备了2.5×10^{12}个成熟的中性粒细胞，当机体需要时，边缘池和骨髓中储备的中性粒细胞可在数小时内大量进入循环血液发挥作用。

中性粒细胞的变形能力、趋化性以及吞噬能力都很强，所以在血液的非特异性免疫中起重要作用。中性粒细胞在血液中停留的时间平均只有6~8小时，很快穿过血管壁进入组织发挥作用。一旦进入组织，它们就不再返回血液。感染发生时中性粒细胞首先到达炎症部位的效应细胞，6小时左右局部中性粒细胞的数目达高峰，可增高10倍以上。中性粒细胞吞噬细菌后立即启动杀菌过程，包括非氧杀菌和依氧杀菌。当中性粒细胞吞噬3~20个细菌后自身即解体，释放的各种溶酶体酶又可溶解周围组织而形成脓肿。当血液中的中性粒细胞的数减少到$1.0 \times 10^{9}/L$时，机体抵抗力明显降低，较易发生感染。此外，中性粒细胞还参与吞噬和清除衰老、坏死的细胞和组织碎片以及抗原-抗体复合物等。

（2）嗜酸性粒细胞：血液中的嗜酸性粒细胞的数量有明显的昼夜周期性波动，一般清晨细胞数量减少，午夜时细胞数量增多，两者可相差40%以上。这种周期性的波动可能与血液中糖皮质激素的昼夜波动有关。嗜酸性粒细胞的胞质内含有过氧化物酶和碱性蛋白，但因缺乏溶菌酶，故虽有微弱的吞噬能力，但基本上无杀菌作用。嗜酸性粒细胞在体内的主要功能有：①限制嗜碱性粒细胞和肥大细胞在I型超敏反应中的作用。嗜酸性粒细胞一方面通过产生前列腺素E抑制嗜碱性粒细胞合成和释放生物活性物质；另一方面又通过吞噬嗜碱性粒细胞、肥大细胞所排出的颗粒，以及释放组胺酶和芳香硫酸酯酶等酶类分别灭活嗜碱性粒细胞所释放的组胺、白三烯等生物活性物质。②参与对蠕虫的免疫反应。因此，过敏反应或某些寄生虫感染时，常伴血液中嗜酸性粒细胞数目的升高。

（3）嗜碱性粒细胞：成熟的嗜碱性粒细胞存在于血液中，只有在炎症时受趋化因子的诱导才迁移到组织中。嗜碱性粒细胞胞质中的碱性染色颗粒内含有肝素、组胺、嗜酸性粒细胞趋化因子A等。当嗜碱性粒细胞活化时，不仅能释放颗粒中的介质，还可合成、释放白三烯（过敏性慢反应物质）和IL-4等细胞因子。嗜碱性粒细胞释放的肝素具有抗凝血作用，有利于保持血管通畅，使吞噬细胞能到达抗原入侵部位而将其破坏。肝素还可作为酯酶的辅基，加速脂肪分解为游离脂肪酸的过程。组胺和过敏性慢反应物质可使毛细血管壁通透性增加，支气管、胃肠道等处的平滑肌收缩而引起荨麻疹、哮喘、腹痛、腹泻等过敏反应症状。此外，嗜碱性粒细胞活化时释放的嗜酸性粒细胞趋化因子A可吸引嗜酸性粒细胞聚集于局部，以限制嗜碱性粒细胞在过敏反应中的作用。近年来还有动物实验显示，嗜碱性粒细胞在机体抗寄生虫免疫应答中可能有重要作用。

2. 无颗粒细胞

（1）单核细胞：从骨髓进入血液的单核细胞是尚未成熟的细胞。单核细胞在血液中停留 2～3 天后迁移入组织中，继续发育成巨噬细胞（Macrophage），细胞体积增大，直径可达 60～80 μm，细胞内溶酶体颗粒和线粒体数目增多，具有比中性粒细胞更强的吞噬能力，可吞噬更多的细菌、更大的细菌和颗粒。此外，巨噬细胞的溶酶体还含有大量的酯酶，可消化某些细菌（如结核杆菌）的脂膜。巨噬细胞的主要功能是：吞噬消灭病毒、疟原虫、真菌及结核分枝杆菌等；识别和杀伤肿瘤细胞；清除变性的蛋白质、衰老受损的细胞及碎片。巨噬细胞在吞噬过程中还参与激活淋巴细胞的特异性免疫功能。此外，激活的单核巨噬细胞还能合成和释放多种细胞因子，如集落刺激因子（Colony - Stimulating Factor，CSF）、白细胞介素（IL - 1、IL - 3、IL - 6 等）、肿瘤坏死因子（TNF - α）、干扰素（IFN - α、- β）等，这些细胞因子能调节其他细胞的生长，并在特异性免疫反应中起重要的作用。

（2）淋巴细胞：淋巴细胞在免疫应答反应过程中起核心作用。根据其生长发育的过程、细胞表面标志和功能的不同，可将淋巴细胞细胞分成三大类：①胸腺依赖淋巴细胞：是由骨髓生成的淋巴干细胞，在胸腺的作用下发育成熟，又称为 T 淋巴细胞。②骨髓依赖淋巴细胞：在骨髓或肠道淋巴组织中发育成熟，又称 B 淋巴细胞，主要停留在淋巴组织中。③自然杀伤细胞（Natural Killer Cell，NK）：是不同于 T 淋巴细胞、B 淋巴细胞的一类非特异性免疫细胞，是机体天然免疫的重要执行者，占人外周血淋巴细胞总数的 0.05%～0.1%。淋巴细胞常在血液、淋巴系统和组织间隙之间往返循环流动，寿命较长。淋巴细胞主要执行特异免疫功能，其中 T 淋巴细胞主要执行细胞免疫功能，B 淋巴细胞主要执行体液免疫功能。NK 细胞具有多种功能，不仅与抗肿瘤、抗病毒感染和免疫调节有关，而且在某些情况下参与超敏反应和自身免疫性疾病的发生。

（三）白细胞的生成和调节

白细胞与红细胞一样，也起源于骨髓的造血干细胞。在细胞发育过程中经历定向祖细胞、可识别的前体细胞等阶段，然后成为具有多种细胞功能的成熟白细胞。目前对淋巴细胞生成的调节机制还了解不多。粒细胞的生成受集落刺激因子（CSF）的调节。CSF 在体外可刺激造血细胞形成集落。CSF 包括粒细胞 - 巨噬细胞集落刺激因子（GM - CSF）、粒细胞集落刺激因子（G - CSF）、巨噬细胞集落刺激因子（M - CSF）等。GM - CSF 由活化的淋巴细胞产生，能刺激中性粒细胞、单核细胞和嗜酸性粒细胞的生成。GM - CSF 与骨髓基质细胞产生的干细胞因子联合作用，还可刺激早期造血干细胞与祖细胞的增殖与分化。G - CSF 由巨噬细胞、内皮细胞和间质细胞释放，主要促进粒系祖细胞和前体细胞的增殖与分化，增强成熟粒细胞的功能活性；还能动员骨髓中的干细胞与祖细胞进入血液。GM - CSF 和 M - CSF 等能诱导单核细胞的生成。此外，转化生长因子 β、乳铁蛋白等可抑制白细胞的生成，并与促进白细胞生成的刺激因子共同维持正常的白细胞生成过程。G - CSF 和 GM - CSF 已在临床治疗中性粒细胞减少中获得成功。

（四）白细胞的破坏

由于白细胞主要在组织中发挥作用，淋巴细胞可往返于血液、组织液和淋巴之间，并能增殖分化，故白细胞的寿命较难准确判断。循环血液只是将白细胞从骨髓和淋巴组织运送到机体所需部位的通路，白细胞在血液中停留的时间较短。一般来说，中性粒细胞在循环血液中停留 6～8 小时后进入组织，4～5 天后即衰老死亡，或经消化道黏膜从胃肠道排出；若有细菌入侵，中性粒细胞在吞噬过量细菌后，因释放溶酶体酶而发生"自我溶解"，与破坏的细菌和组织碎片共同形成脓液。单核细胞在血液中停留 2～3 天后进入组织，继续发育成巨噬细胞，在组织中可生存 3 个月左右。淋巴细胞一般寿命较长，它们往返于血液、组织液、淋巴液之间，而且可以在淋巴结等处增殖分化。

三、血小板

（一）血小板的形态和数量

正常的血小板（Platelet）呈双面微凸的圆盘

状，体积小，直径仅 $2 \sim 3~\mu m$，有完整细胞膜，无细胞核。在电镜下可见血小板内存在 α - 颗粒、致密体等血小板储存颗粒。血小板是骨髓中成熟的巨核细胞（Megakaryocyte）胞质脱落而成的具有生物活性的小块胞质。健康成人的血小板数量是 $(100 \sim 300) \times 10^9/L$，平均约为 $160 \times 10^9/L$。正常人体血小板计数可有 $6\% \sim 10\%$ 的变动范围，通常午后较清晨高，冬季较春季高，静脉血较毛细血管血高，剧烈运动后及妊娠中、晚期升高。

血小板有维护血管壁完整性的功能，当血小板数量减少到 $50 \times 10^9/L$ 以下时，可出现异常出血现象，如皮肤、黏膜的瘀点、瘀斑，甚至大块紫癜，称为血小板减少性紫癜；若血小板的数量增加到 $1000 \times 10^9/L$ 以上时，称为血小板增多，容易形成血栓，应采取必要的防栓措施。循环血液中的血小板通常处于"静止"状态，当血管损伤时，血小板被激活后在生理性止血中起重要作用。

（二）血小板的生理特性

1. 黏附　血小板黏着于非血小板表面的过程称为血小板黏附（Platelet Adhesion）。当血管内皮细胞受损时血小板即可黏附于内皮上。血小板黏附需要血小板膜上的糖蛋白（Glycoprotein，GP）、内皮下组织成分（主要是胶原纤维）和血浆 von Willebrand Factor 因子（简称 vWF）的参与。当血管受损伤时，内皮下暴露胶原，vWF 首先与胶原纤维结合，引起 vWF 变构，再使血小板膜上的主要 GPIb 与变构 vWF 的结合，使血小板黏附于胶原纤维上。因此，在 GPIb 缺损、vWF 缺乏和胶原纤维变性等情况下，血小板黏附功能将受损，因而可有出血倾向。

2. 聚集　血小板彼此黏着的现象称为血小板聚集（Platelet Aggregation）。此过程需要纤维蛋白原、Ca^{2+} 和血小板膜上 GPⅡb/Ⅲa 参与。当血小板受到刺激时，血小板发生聚集形成血小板栓子。假如血管损伤很小，血小板栓子可完全阻止血液流失，这对于微小血管损伤的封闭极为重要。ADP 是引起血小板聚集最重要的物质。

血小板聚集通常先后出现两个时相。第一聚集时相发生迅速，也能迅速解聚，为可逆性聚集；第二聚集时相发生缓慢，但不能解聚，为不可逆性聚集。引起血小板聚集的因素称为致聚剂（诱导剂）。生理性致聚剂主要有 ADP、肾上腺素、5 - 羟色胺（5 - HT）、组胺、胶原、凝血酶、血栓烷 A_2（TXA_2）等；病理性致聚剂有细菌、病毒、免疫复合物、药物等。血小板聚集反应的形式可因致聚剂种类和浓度的不同而有差异。

3. 释放　血小板受刺激后将储存在致密体、α - 颗粒或溶酶体内的物质排出的现象，称为血小板释放（Platelet Release）或血小板分泌（Platelet Secretion）。从致密体释放的物质主要有 ADP、ATP、5 - HT、Ca^{2+}；从 α - 颗粒释放的物质主要有 β - 血小板球蛋白、血小板因子 4（PF_4）、vWF、纤维蛋白原、凝血因子 V（FV）、凝血酶敏感蛋白、PDGF 等。此外，被释放的物质除来自于血小板颗粒外，也可来自于临时合成并即时释放的物质，如 TXA_2。能引起血小板聚集的因素，多数能引起血小板释放反应，而且血小板的黏附、聚集与释放几乎同时发生。许多由血小板释放的物质可进一步促进血小板的活化、聚集，加速止血过程。临床上也可通过测定血浆 β - 血小板球蛋白和 PF_4 的含量来了解体内血小板的活化情况。阿司匹林（Aspirine）可减少 TXA_2 的生成，故具有抗血小板聚集的作用。

4. 收缩　血小板具有收缩能力。在血小板中存在着类似肌肉的收缩蛋白系统，包括肌动蛋白、肌球蛋白、微管和各种相关蛋白。血小板活化后，胞质中的 Ca^{2+} 浓度增高，通过类似肌肉收缩的机制引起血小板的收缩反应。血凝块中的血小板收缩时导致血凝块回缩。若血小板数量减少或功能降低时，可引起血凝块回缩不良。临床上常根据体外血凝块回缩试验的情况大致估计血小板的数量或功能是否正常。

5. 吸附　血小板表面可吸附血浆中多种凝血因子（如凝血因子 Ⅰ、V、Ⅺ、Ⅻ等）。当血管内皮受损时，血小板可在破损的局部黏附和聚集，使局部凝血因子的浓度升高，有利于血液凝固和生理性止血。

（三）血小板的生理功能

血小板的主要生理功能是参与止血、促进凝血和维持毛细血管内皮细胞的完整性。

1. 血小板在生理性止血中的作用　正常情况下，小血管受损后引起的出血在几分钟内会自行停止，这一现象称为生理性止血（Hemostasis）。临床上常用小针刺破耳垂或指尖，使血液自然流出，然后测定出血延续的时间。这段时间称为出血时间（Bleeding Time），正常人为 1～3 分钟。在血小板减少时，出血时间延长，甚至出血不止。生理性止血过程主要包括血管收缩、血小板止血栓形成和血液凝固三个过程（图3-5）。

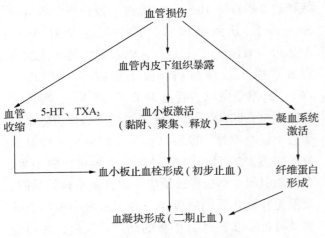

图3-5　生理性止血过程示意

生理性止血首先表现为受损局部血管和邻近的小血管收缩，以减少局部血流。如血管破损小，可使血管破口封闭，达到制止出血的效果。引起血管收缩的主要原因有：①损伤刺激反射性引起血管收缩；②血管壁损伤引起局部血管肌源性收缩；③黏附于损伤处的血小板释放 5-HT、TXA₂ 等缩血管物质，引起血管收缩。

血管损伤后，由于血管内皮下胶原的暴露，血小板黏附、聚集，形成血小板止血栓堵塞伤口，达到初步的止血，也称一期止血。

血管受损也可启动凝血系统，在局部迅速发生血液凝固（详见后文），使血浆中可溶性的纤维蛋白原转变成不溶性的纤维蛋白，并交织成网，以加固止血栓，称为二期止血（图3-5）。最后，局部纤维组织增生，并长入血凝块，达到永久性止血。

2. 血小板在促进血液凝固中的作用　血小板促进血液凝固的主要环节有：①激活的血小板提供磷脂表面，以利血液凝固反应的进行。②血小板吸附大量凝血因子，使局部的凝血因子浓度升高，并相继激活，极大地提高凝血酶原转变成凝

血酶的速度。③血小板中的 α-颗粒释放纤维蛋白原，增加纤维蛋白的形成，可加固血凝块。④血凝块中的血小板伸出伪足进入纤维蛋白网，血小板内的收缩蛋白收缩，使血凝块回缩形成坚实的止血栓，牢固地封闭血管破口。血小板通过上述的几个环节促进血液凝固，使凝血酶原转变成凝血酶的速度提高 30 万倍，血液凝固过程大大加速。

3. 血小板在维持血管内皮细胞完整性中的作用　血小板可以融合入血管内皮细胞，并能随时沉着于血管壁，以填补内皮细胞脱落留下的空隙。因此，血小板对于毛细血管内皮细胞的修复具有重要作用。当血小板数量减少至 $50 \times 10^9/L$ 以下时，皮肤、黏膜以及内部组织会发生多处出血点，临床上称为血小板减少性紫癜。患者即使受到微小创伤时，都可能引起出血，甚至出现自发性出血。

（四）血小板的生成和调节

生成血小板的巨核细胞也是从骨髓造血干细胞分化而来的。一个巨核细胞可产生 200～700 个血小板。从原始巨核细胞到释放血小板入血，需 8～10 天。进入血液的血小板，2/3 存在于外周循环血液中，其余的储存于脾脏和肝脏内。1985 年有人发现在血小板减少症患者或动物的血浆中存在着一种物质，可以促进巨核细胞发育成熟及生成血小板，被命名为血小板生成素（Thrombopoietin，TPO）。TPO 主要由肝细胞产生，肾脏也可少量产生。TPO 为一种糖蛋白，能刺激造血干细胞向巨核系祖细胞分化，特异性地促进巨核祖细胞增殖、分化，以及巨核细胞的成熟与释放血小板。TPO 促血小板生成的作用是通过其受体 Mpl（为原癌基因 c-mpl 基因表达的蛋白质产物）实现的。TPO 是体内血小板生成最重要的生理调节因子。与 EPO 不同，TPO 的生成速率并不受血小板数目的影响。无论血小板数目是否正常，肝脏的 TPO 都以恒定的速率生成并释放。研究发现，造血干细胞、巨核细胞与血小板的胞膜上都存在 TPO 受体，提示 TPO 对血小板生成的全过程均有一定的调控作用。此外，TPO 与其他造血因子有协同作用，促进其他血细胞生成。

（五）血小板的破坏

血小板进入外周血液后，其平均寿命为 7～

14 天，但它只在最初两天具有生理功能。血小板可因衰老而被脾、肝、肺组织的巨噬细胞吞噬。此外，在维持血管内皮的完整过程（血小板融入血管内皮）及生理性止血活动中，血小板聚集后，其本身将解体并释放出全部活性物质，表明血小板除衰老破坏外，还可在发挥其生理功能时被消耗。

第三节 血液凝固和纤维蛋白溶解

一、血液凝固

血液凝固（Blood Coagulation）简称凝血，是指血液由流动的液体状态变成不能流动的凝胶状态的过程，其实质就是血浆中可溶性的纤维蛋白原转变为不溶性的纤维蛋白多聚体，并交织成网，把血细胞和血液的其他成分网罗在内，形成血凝块。血凝后 1～2 小时，血凝块会发生收缩，并释出淡黄色的液体，称为血清（Serum）。血清与血浆的区别在于血清中缺少纤维蛋白原和血凝发生时消耗掉的一些凝血因子，并增添了一些血凝时由血管内皮细胞和血小板释放出来的化学物质。血液凝固是一系列复杂的酶促反应过程，需要多种凝血因子的参与。

（一）凝血因子

血浆与组织中直接参与血液凝固的物质，统称为凝血因子（Coagulation Factor/Clotting Factor）。目前已知的凝血因子有 14 种，其中由国际凝血因子命名委员会按照发现的先后顺序，以罗马数字编号的有 12 种（表3-2），即凝血因子I～XⅢ（简称FI～FXⅢ，其中FVI是血清中活化的FVa，已不再视为一个独立的凝血因子）。此外，参与凝血的还有前激肽释放酶、高分子激肽原等。

表 3-2 按国际命名法编号的凝血因子

凝血因子	同义名	合成部位	主要激活物	主要抑制物	主要功能
I	纤维蛋白质	肝细胞			形成纤维蛋白
II	凝血酶原	肝细胞（需维生素 K）	凝血酶原酶复合物	抗凝血酶Ⅲ	凝血酶促进纤维蛋白原转变为纤维蛋白；激活 FV、FⅦ、FXI、FXⅢ和血小板，正反馈促进凝血
III	组织因子（TF）	内皮细胞和其他细胞			作为 FⅦa 的辅因子，是生理性凝血反应过程的启动物
IV	钙离子（Ca^{2+}）				辅因子
V	前加速素易变因子	内皮细胞和血小板	凝血酶和 FXa，以凝血酶为主	活化的蛋白质 C	加速 FXa 对凝血酶原的激活
VII	前转变素稳定因子	肝细胞（需维生素 K）	FXa	组织因子途径抑制药，抗凝血酶Ⅲ	与组织因子形成Ⅶa组织因子复合物，激活FX和FIX
VIII	抗血友病因子	肝细胞	凝血酶，FXa	不稳定，自发失活；活化的蛋白质 C	作为辅因子，加速FIX对FX激活
IX	血浆凝血活酶成分	肝细胞（需维生素 K）	FXIa，Ⅶa-组织因子复合物	抗凝血酶Ⅲ	FIXa 与Ⅷa 形成因子FX酶复合物，激活 FX为FXa

续表

凝血因子	同义名	合成部位	主要激活物	主要抑制物	主要功能
X	Stuurt – Prower 因子	肝细胞（需维生素 K）	$F\text{Ⅶ}_a$ 组织因子复合物，$F\text{Ⅸ}_a\text{Ⅷ}_n$ 复合物	抗凝血酶Ⅲ	形成凝血酶原酶复合物激活凝血酶原，FX_a 还可激活 FⅦ，FⅦ和 FV
XI	血浆凝血活酶前质	肝细胞	$FⅫ_a$，凝血酶	α_2 抗胰蛋白酶，抗凝血酶Ⅲ	激活 FⅨ为 $FⅨ_a$
XII	接触因子或 Hagemun 因子	肝细胞	胶原、带负电的异物表面	抗凝血酶Ⅲ	激活 FXI为 FXI_a，激活纤溶酶原，激活 PK
XIII	纤维蛋白稳定因子	肝细胞和血小板	凝血酶		使纤维蛋白单体相互交联聚合形成纤维蛋白网
	高分子量激肽原（HMWK）	肝细胞			辅因子，促进 $FⅫ_a$ 对 FXI 和 PK 的激活，促进 PK 对 FⅫ的激活
	前激肽释放酶（PK）	肝细胞	$FⅫ_a$	抗凝血酶Ⅲ	激活 FⅫ为 $FⅫ_a$

凝血因子的特点有：①除 FⅣ（Ca^{2+}）外，其余的凝血因子均为蛋白质，而且多数在肝内合成，其中凝血因子Ⅱ、Ⅶ、Ⅸ、X 的合成过程中需要维生素 K 的参与，故又称维生素 K 依赖性凝血因子。②除 FⅢ（Tissue Factor，TF，又称组织因子）由损伤组织释放外，其余的凝血因子均存在于血浆中。③血液中具有酶特性的凝血因子都以无活性的酶原形式存在，必须通过其他酶的水解，暴露或形成活性中心后，才成为具有活性的酶。这一过程称为凝血因子的激活。习惯上在被激活的因子代号的右下角标上"a"（Activated），如凝血酶原（FⅡ）被激活成为凝血酶（$FⅡ_a$）。

（二）血液凝固过程

血液凝固过程可分为三个基本步骤：①凝血酶原酶复合物（也称凝血酶原激活复合物）的形成；②凝血酶的激活；③纤维蛋白的形成。

根据凝血酶原激活复合物生成的途径，可将凝血过程分为内源性凝血和外源性凝血两条途径。

1. 内源性凝血途径（Intrinsic Pathway）是指参与凝血的因子全部来自血液，通常因血液与带负电荷的异物表面（如玻璃、白陶土、硫酸酯、胶原等）接触而启动的凝血过程。当血液与带负电荷的异物表面接触时，首先是 FⅫ结合到异物表面，并被激活成 $FⅫ_a$。$FⅫ_a$ 再激活 FXI 成为 FXI_a，

从而启动内源性凝血途径。此外，$FⅫ_a$ 还能通过使前激肽释放酶（PK）的激活而正反馈促进 FⅫ的形成。高分子量激肽原（HMWK）也参与这一过程。FXI_a 在 Ca^{2+} 的参与下激活 FⅨ成为 $FⅨ_a$。此外，FⅨ还能被 $FⅦ_a$ 和组织因子复合物所激活。$FⅨ_a$ 再与 FⅧ、Ca^{2+}、PF_3 结合形成复合物，即可使 FX 激活成 FX_a。在 FX_a 生成后，内源性和外源性凝血过程进入相同的途径。

2. 外源性凝血途径（Extrinsic Pathway）指由来自于血液之外的组织因子（FⅢ）暴露于血液而启动的凝血过程。FⅢ可由受损组织释放。在 Ca^{2+} 的存在下，FⅢ与 FⅦ形成复合物，进一步激活 FX 成为 FX_a。另外，FⅦ和 FⅢ形成的复合物还能激活 FⅨ成为 $FⅨ_a$，从而将内、外源性凝血联系起来，共同完成凝血过程（图 3-6）。

通过上述两条途径生成 FX_a 后，FX_a 与 FV_a 被 Ca^{2+} 连接在血小板磷脂表面，形成凝血酶原激活物，后者进一步激活凝血酶原成为凝血酶，凝血酶裂解纤维蛋白原形成纤维蛋白单体。在 FXⅢ和 Ca^{2+} 的作用下，纤维蛋白单体相互聚合、交联形成纤维蛋白多聚体，组成牢固的纤维蛋白网，并网罗血细胞形成非常稳定的血凝块。

（三）生理性凝血机制

当机体内组织或器官损伤时，暴露出的组织

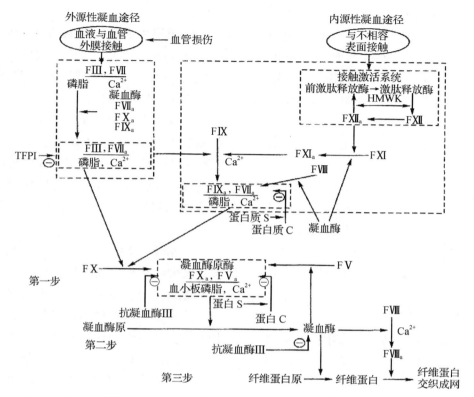

（⊖表示抑制作用　箭头表示促进或者酶的激活）

图3-6　血液凝固与抗凝血系统过程示意

因子和胶原纤维可分别启动外源性凝血和内源性凝血两条途径。临床观察发现：患有先天性缺乏FⅫ和前激肽释放酶或高分子量激肽原的患者，几乎无出血症状，说明这些凝血因子并不是机体生理性凝血机制的必需因子。目前认为外源性凝血途径在生理性凝血过程的启动中发挥重要作用，组织凝血因子是凝血反应的启动因子。机体内凝血过程可分为启动和放大两个阶段。组织因子与$FⅦ_a$结合成复合物后，可激活FX成为FX_a而启动凝血反应。

在启动阶段由外源性凝血途径形成的凝血酶通过对FV、FⅧ、FXI和血小板的激活作用产生扩增放大效应，通过内源性凝血途径形成大量的FX酶复合物，激活大量的FX_a和凝血酶，完成纤维蛋白的形成过程。

二、抗凝系统

正常人在日常生活中常会有轻微的血管损伤发生，体内也常有低水平的凝血系统激活，但在血管内循环的血液并不会凝固；即使当组织损伤而发生生理性止血时，凝血现象也只限于损伤部位形成止血栓，并不延及到未损伤部位。这表明体内的生理性凝血过程在空间上和时间上都受到严格的控制。这是一个多因素综合作用的结果，其中血管内皮细胞在防止血液凝固反应蔓延中起重要的作用。体内的抗凝系统可分为细胞抗凝机制和体液抗凝机制两个方面，前者指内皮细胞的抗凝作用，单核-吞噬细胞系统对激活的凝血因子、凝血酶原复合物及可溶性纤维蛋白单体的吞噬作用；而后者主要是指抗凝血酶Ⅲ（AT-Ⅲ）、肝素、蛋白质C系统和组织因子途径抑制物（TFPI）等，其作用部位如图3-6的所示。

（一）血管内皮细胞的抗凝作用

正常情况下，血管内皮细胞（Vascular Endothelial Cell，VEC），可防止凝血因子、血小板与内皮下的成分接触，避免凝血系统的激活和血小板活化，起到屏障保护作用。血管内皮细胞可分泌多种物质参与机体生理止血过程，主要包括：①合成硫酸乙酰肝素蛋白多糖覆盖内皮细胞表面，与抗凝血酶结合后，破坏$FⅡ_a$、$FⅨ_a$等多种活化的凝血因子。②血管内皮细胞合成、释放的前列环素（PGI$_2$）和一氧化氮（NO），可抑制血小板的聚集。③合成并在膜上表达凝血酶调节蛋白（TM），灭活 FV$_a$、FⅧ$_a$。④合成和分泌组织型纤溶酶原激活物（t - PA），降解纤维蛋白，保证血管通畅。

（二）纤维蛋白的吸附、血流的稀释和单核 - 巨噬细胞的吞噬作用

纤维蛋白与凝血酶有高度亲和力，85% ~ 90% 的凝血酶可被纤维蛋白吸附，这不但可以促进其局部血液凝固，并且能够避免凝血酶向其他部位扩散。进入血液循环中活化的凝血因子可被血流稀释，并被血浆中的抗凝物质灭活和被单核 - 巨噬细胞吞噬。

（三）生理性抗凝物质

1. 丝氨酸蛋白酶抑制物　血浆中有许多丝氨酸蛋白酶抑制物，主要有抗凝血酶、肝素辅助因子Ⅱ、C$_1$抑制物、α$_1$ - 抗胰蛋白酶、α$_2$ - 抗纤溶酶和α$_2$ - 巨球蛋白等，其中最重要的是抗凝血酶。

抗凝血酶（Antithrombin）是由肝细胞和血管内皮细胞产生，能与内源性途径产生的蛋白酶如凝血酶、凝血因子 FⅨ$_a$、FX$_a$、FⅪa、FⅫ$_a$ 等分子活性中心的丝氨酸残基结合而抑制其活性。当肝素缺乏时，抗凝血酶的直接抗凝作用慢而弱，不能有效地抑制凝血，但它与肝素结合后，其抗凝作用可增强 2000 倍以上。但正常情况下，循环血液中几乎无肝素存在，抗凝血酶主要通过与内皮细胞表面的硫酸乙酰肝素结合，从而加强血管内皮细胞的抗凝功能。

2. 蛋白质 C 系统　主要包括蛋白质 C（Protein C，PC）、凝血酶调节蛋白（Thrombomodulin，TM）、蛋白质 S 和蛋白质 C 的抑制物。蛋白质 C 由肝合成，其合成需要维生素 K 的参与。蛋白质 C 以酶原的形式存在于血浆中，当凝血酶与损伤部位脱离再与正常血管内皮细胞上的凝血酶调节蛋白结合后，可激活蛋白质 C，后者可水解灭活 FⅧ$_a$ 和 FV$_a$，抑制凝血酶原和 FX 的激活，从而有助于避免凝血过程向周围正常血管部位扩展。蛋白质 C 活化后还有促进纤维蛋白溶解的作用。血浆中的蛋白质 S 是蛋白质 C 活化的辅助因子，可大大增强活化的蛋白质 C 对 FⅧ$_a$ 和 FV$_a$ 的灭活

作用。

3. 组织因子途径抑制物（Tissue Factor Pathway Inhibitor，TFPI）是由小血管内皮细胞分泌的一种糖蛋白，是外源性凝血途径的特异性抑制物。目前认为，TFPI 是体内主要的生理性抗凝物质。TFPI 虽能与 FX$_a$ 和 FⅦ$_a$ - 组织因子复合物结合而抑制其活性，但它只有结合 FX$_a$ 后才能结合 FⅦ$_a$ - 组织因子复合物。TFPI 可与内皮细胞表面的硫酸乙酰肝素结合，注射肝素可引起内皮细胞结合的 TFPI 释放，使血浆中的 TFPI 水平升高数倍。

4. 肝素（Heparin）是一种酸性黏多糖，主要由肥大细胞和嗜碱性粒细胞产生。肺、心、肝、肌肉等组织中含量丰富，生理情况下血浆中几乎不含肝素。无论在体内还是体外，肝素的抗凝作用都很强，主要是通过增强抗凝血酶的活性而发挥间接的抗凝作用。故临床上把它作为抗凝剂广泛应用。肝素还可刺激血管内皮细胞释放 TFPI，使其在体内的抗凝作用强于体外。

（四）促凝和抗凝

临床可采用各种方法防止血液凝固或促进血液凝固。如外科手术中常用温热生理盐水纱布等进行压迫止血。主要是通过纱布作为异物激活 FⅫ和血小板，而凝血又是一系列的酶促反应过程，适当加温可加速凝血反应。相反，降低温度或增加异物的光滑面可延缓血凝的过程。由于血液凝固过程中的多个环节都需要 Ca^{2+} 的参加，通常使用柠檬酸钠、草酸钾等作为体外抗凝剂，它们能与 Ca^{2+} 结合而除去血浆中的 Ca^{2+}，从而起到抗凝的作用。由于少量的柠檬酸钠进入血液循环后不会产生毒素。因此也常用它作为抗凝剂来处理输血用的血液。维生素 K 拮抗剂（如华法林，Warfarin）可抑制 FⅨ、FⅡ、FⅦ、FX 等维生素 K 依赖性凝血因子的合成，在体内具有抗凝作用。

三、纤维蛋白溶解系统

正常情况下，机体组织损伤后所形成的止血栓在完成使命后将逐步溶解，从而保证血管的畅通，也有利于受损组织的修复和再生。止血栓的溶解主要依赖纤维蛋白溶解系统（简称纤溶系统）的作用。

（一）纤溶系统

纤维蛋白溶解（Fibrinolysis，简称纤溶），是指纤维内皮细胞被分解液化的过程。纤溶可使止血过程中形成的纤维蛋白凝血块适时溶解、清除，以保持血流畅，从而有利于损伤组织的修复、愈合及血管的再生。纤溶系统主要包括：纤维蛋白溶解酶原（Plasminogen，简称纤溶酶原，又称血浆素原）、纤溶酶（Plasmin，又称血浆素）、纤溶酶原激活物（Plasminogen Activator）和纤溶抑制物。纤溶的基本过程有两个阶段：纤溶酶原的激活和纤维蛋白的降解（图3-7）。

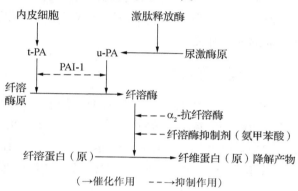

（→催化作用　---→抑制作用）

图3-7　纤维蛋白溶解系统激活与抑制示意

正常情况下，血浆中的纤溶酶以无活性的纤溶酶原形式存在，必须在纤溶酶原激活物的作用下，才能成为有活性的酶。纤溶酶原主要由肝脏合成，嗜酸性粒细胞也可合成少量纤溶酶原。纤溶酶原激活物包括组织型纤溶酶原激活物（Tissue - Type Plasminogen Activator，t - PA）、尿激酶型纤溶酶原激活物（Urokinase - Type Plasminogen Acti-vator，u - PA）、激肽释放酶等，以前二者最为重要。t - PA 由血管内皮细胞产生，刚分泌出来即具有较弱的激活纤溶酶原的活性；u - PA 由肾小管、集合管上皮细胞产生，主要功能是溶解血管外的蛋白，其次才是清除血浆中的纤维蛋白。当血液与异物表面接触而激活 FⅫ时，机体一方面启动内源性凝血系统，另一方面也通过 FⅫa 激活激肽释放酶而激活纤溶系统，使体内纤溶与凝血相互配合，保持平衡状态。在体外循环的情况下，由于循环的血液大量接触带负电荷的异物表面，可使激肽释放酶成为纤溶酶原的主要激活物。

（二）纤维蛋白与纤维蛋白原的降解

纤溶酶属于丝氨酸蛋白酶，它最敏感的底物是纤维蛋白和纤维蛋白原。在纤溶酶的作用下，纤维蛋白和纤维蛋白原可被裂解为许多可溶性的小肽，称为纤维蛋白降解产物。这些降解产物通常不再发生凝固，其中部分还有抗凝血作用。纤溶酶是血浆中活性最强的蛋白水解酶，特异性较低，除主要降解纤维蛋白和纤维蛋白原外，对 FⅡ、FV、FⅧ、FX、FⅫ等凝血因子也有一定的降解作用。当纤溶系统功能亢进时，可因血液中凝血因子大量分解及纤维蛋白降解产物的抗凝作用而发生出血倾向。

（三）纤溶抑制物

机体内有多种物质可抑制纤溶系统的活性，主要有：纤溶酶原激活物抑制物（Plasminogen Ac-tivator Inhibitor Type - 1，PAI - 1）和 α_2 - 抗纤溶酶（α_2 - Antiplasmin，α_2 - AP）。PAI - 1 主要由血管内皮细胞产生，通过与 t - PA 和 u - PA 结合而使之灭活。α_2 - AP 主要由肝脏产生，血小板 α - 颗粒中也储有少量的 α_2 - AP。α_2 - AP 通过与纤溶酶结合成复合物而迅速抑制纤溶酶的活性。

正常情况下，血管内皮细胞分泌的 PAI - 1 的量10倍于 t - PA，加之 α_2 - AP 对纤溶酶的灭活作用，故血液中纤溶活性很低。当血管壁上有纤维蛋白形成时，血管内皮分泌 t - PA 增多；同时，因纤维蛋白对 t - PA 和纤溶酶原有较高的亲和力，使 t - PA、纤溶酶原与纤维蛋白结合，既可避免 PAI - 1 对 t - PA 的灭活，又有利于 t - PA 对纤溶酶原的激活；此外，结合于纤维蛋白上的纤溶酶还可避免血液中 α_2 - AP 对它的灭活。上述作用保证血栓形成的部位既有适度纤溶过程，又不会引起全身性纤溶亢进，从而维持凝血和纤溶之间的动态平衡。临床上常用的止血药氨甲苯酸、氨基己酸和氨甲环酸等，就是抑制纤溶酶的生成及其作用。

综上所述，体内存在凝血系统与抗凝系统和纤溶系统，三者相互之间存在着双向调制作用，相互依存，相互影响，相互制约，协调有序地共同作用，维持着凝血、抗凝和纤溶相互之间的动态平衡（图3-8）。从而保持血液的正常流动状态，使机体既不发生出血，又无血栓形成。当这种动态平衡被破坏时，可能导致血栓形成、纤维蛋白沉积过多或出血倾向等。

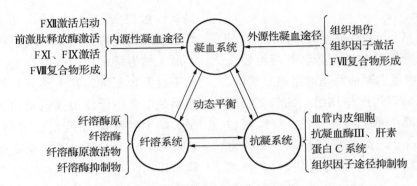

图 3-8 凝血系统、抗凝系统与纤溶系统的组成与相互关系

第四节　血型与输血

一、血型与红细胞凝集

血型（Blood Group）通常指血细胞膜上特异性抗原的类型。若将血型不相容的两个人的血液滴加在玻片上并使之混合，则红细胞可凝集成簇，这一现象称为红细胞凝集（Agglutination）。在补体的作用下，可引起凝集的红细胞破裂，发生溶血。当给人体输入血型不相容的血液时，可在血管内发生红细胞凝集和溶血反应，甚至危及生命。因此，血型鉴定是安全输血的前提条件。由于血型是由遗传决定的，血型鉴定对法医学和人类学的研究也具有重要的价值。

红细胞凝集的本质是抗原-抗体反应。红细胞膜上抗原的特异性取决于其抗原决定簇，这些抗原在凝集反应中被称为凝集原（Agglutinogen）。能与红细胞膜上的凝集原起反应的特异性抗体则称为凝集素（Agglutinin）。发生抗原-抗体反应时，由于每个抗体上具有 2～10 个抗原结合位点，因此抗体可在若干个带有相应抗原的红细胞之间形成桥梁，使它们聚集成簇。

白细胞和血小板除了也存在一些与红细胞相同的血型抗原外，还有其本身特有的血型抗原。白细胞上最强的同种抗原是人类白细胞抗原（Human Leukocyte Antigen，HLA）系统，是引起器官移植后免疫排斥反应最重要的抗原。由于在无关个体间 HLA 表型完全相同的概率极低，所以 HLA 的分型成为法医学上用于鉴定个体或亲子关系的重要依据之一。人类血小板表面也有一些特异性的抗原系统，如 PI、Zw、Ko 等，与输血后血小板减少症的发生有关。

二、红细胞血型

目前，已经发现的红细胞血型系统有 30 个，抗原近 300 个。医学上较重要的血型系统是 ABO、Rh、MNSs、Lutheran、Kell、Lewis 等，其中与临床关系最为密切的是 ABO 血型系统和 Rh 血型系统。

（一）ABO 血型系统

1. ABO 血型系统的分型依据　ABO 血型系统的分型是根据红细胞膜上是否存在 A 抗原和 B 抗原，将血液分为 4 种血型：红细胞膜上只含 A 抗原者为 A 型；只含 B 抗原者为 B 型；含有 A 与 B 2 种抗原者为 AB 型；A 与 B 2 种抗原均无者为 O 型。

ABO 血型系统存在与 A、B 抗原相对应的天然抗体，不同血型人的血清中含有不同的抗体，但不含与自身红细胞所含抗原相对抗的抗体。即在 A 型血者的血清中，只含抗 B 抗体；B 型血者的血清中只含抗 A 抗体；AB 型血者的血清中不含抗 A 和抗 B 抗体；而 O 型血者的血清中则含有抗 A 和抗 B 抗体。ABO 血型系统还有几种亚型，其中最重要的亚型是 A 型中的 A_1 和 A_2 亚型。A_1 型红细胞上含有 A 抗原和 A_1 抗原，而 A_2 型红细胞上仅含有 A 抗原；A_1 型血的血清中只含有抗 B 抗体，而 A_2 型血的血清中则含有抗 B 抗体和抗 A_1 抗体。同样，AB 型血型中也有 A_1B 和 A_2B 两种主要亚型（表 3-3）。虽然在我国汉族人中 A_2 型和 A_2B 型者分别只占 A 型和 AB 型人群的 1% 以下，

但由于 A_1 型红细胞的 A_1 抗原可与 A_2 型血清中的抗 A_1 抗体发生凝集反应，而且 A_2 型和 A_2B 型红细胞比 A_1 型和 A_1B 型红细胞的 A 抗原的抗原性弱很多，故在用抗 A 抗体做血型鉴定时，容易将 A_2 型和 A_2B 型血误定为 O 型和 B 型。因此在输血时应特别注意 A_2 和 A_2B 亚型的存在。

表 3-3 ABO 血型系统的抗原和抗体

血型		红细胞上的抗原	血清中的抗体
A 型	A_1	$A + A_1$	抗 B
	A_2	A	抗 B + 抗 A_1
B 型		B	抗 A
AB 型	A_1B	$A + A_1 + B$	无抗 A，无抗 A_1，无抗 B
	A_2B	$A + B$	抗 A_1
O 型		无 A，无 B	抗 A + 抗 B

2. ABO 血型系统的抗原 血型是先天遗传的，决定血型抗原的基因是位于一对常染色体上同一位置的等位基因。我们将血型系统遗传基因的组成称为血型的基因型（Genotype），在红细胞膜检测到的相应基因产生的抗原称为血型的表现型（Phenotype）。ABO 血型系统的抗原主要取决于红细胞膜上的糖蛋白或糖脂上所含的糖链。这些糖链都是由暴露在红细胞表面的少数糖基所组成的寡糖链。A 抗原和 B 抗原都是在 H 抗原的基础上形成的。H 抗原是在一个含有 4 个糖基的前体物质的基础上形成的。在 H 基因编码的岩藻糖基转移酶的作用下，在前体物质半乳糖末端上连接岩藻糖而形成 H 抗原。在 A 基因的控制下，细胞合成的转糖基酶能使一个乙酰半乳糖氨基连接到 H 物质上，形成 A 抗原；而在 B 基因控制下合成的转糖基酶，能把一个半乳糖基连接到 H 物质上，形成 B 抗原。O 型红细胞虽然不含有 A 抗原和 B 抗原，但有 H 抗原。有人也把 ABO 血型系统称为 ABH 血型系统，但 H 抗原的抗原性较弱，因此一般血浆中都不含有抗 H 抗体。前体物质、H、A 和 B 抗原的化学结构见图 3-9。

H、A 和 B 抗原不仅存在于红细胞膜上，还广泛地存在于淋巴细胞、血小板以及体内大多数上皮细胞和内皮细胞膜上。

3. ABO 血型系统的抗体 分为天然抗体和免

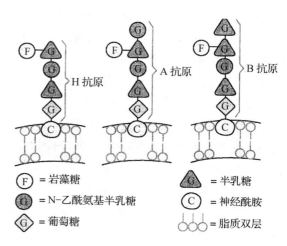

图 3-9 ABH 抗原物质的化学结构

疫性抗体两类，ABO 血型系统的抗体属于天然抗体。新生儿的血液中尚无自身产生的 ABO 血型系统抗体。出生后 2~8 个月才开始产生相应天然抗体，8~10 岁时达高峰。天然抗体多属 IgM，相对分子质量大，不能透过胎盘。因此，与胎儿血型不合的孕妇，不会使胎儿的红细胞发生凝集而破坏。免疫抗体是机体接受了自身不存在的红细胞抗原刺激后所产生的。免疫抗体属 IgG 抗体，相对分子质量小，可以透过胎盘进入胎儿体内。若母亲体内因接受外源性 A 抗原或 B 抗原进入体内而产生免疫性抗体时，则在妊娠时，若孕妇与胎儿血型不合，可因母亲体内免疫性抗体进入胎儿体内而引起胎儿红细胞的破坏，发生新生儿溶血病。

（二）Rh 血型系统

1. Rh 血型系统的发现和分布 1940 年蓝茨坦纳（Landsteiner）与维勒（Wiener）在恒河猴（Rhesus Monkey）红细胞表面发现了另一类抗原，即 Rh 抗原。这种血型系统称为 Rh 血型系统（Rh Blood Group System），它是仅次于 ABO 血型系统的另一重要的血型系统。我国汉族人和其他大部分民族的 Rh 阳性者约占 99%，Rh 阴性者仅约 1%。但在某些少数民族中，Rh 阴性的人数较多，如塔塔尔族约 15.8%，苗族约 12.3%，布依族和乌孜别克族约 8.7%。

2. Rh 血型系统的抗原与分型 Rh 血型系统中的抗原有 40 多种，与临床关系密切的有 D、E、C、c、e 五种，其中以 D 抗原的抗原性最强，故临床意义最为重要。通常将红细胞表面存在 D 抗原者称为 Rh 阳性，缺乏 D 抗原者称为 Rh 阴性。控制 Rh 血型抗原的等位基因位于 1 号染色体上，抗原的特异性决定于蛋白质中氨基酸的序列。Rh 血型抗原只存在红细胞上，在出生时已发育成熟。

3. Rh 血型系统的抗体　　Rh 血型系统与 ABO 血型系统不同，人的血清中不存在抗 Rh 的天然抗体，只有当 Rh 阴性者在接受 Rh 阳性的血液后，才会通过体液性免疫而产生抗 Rh 抗体，但首次一般不产生明显的输血反应，但在第二次或多次输入 Rh 阳性血液时，即可发生抗原 - 抗体反应，输入的 Rh 阳性红细胞将被破坏而发生溶血。

Rh 血型系统的抗体主要是不完全抗体 IgG，相对分子质量小，能透过胎盘。因此，当 Rh 阴性的孕妇怀有 Rh 阳性的胎儿时，胎儿的红细胞因某种原因（如分娩时胎盘剥离）进入母体，可使母体产生抗 Rh 抗体，此抗体可通过胎盘进入胎儿的血液，使胎儿的红细胞发生溶血，引起新生儿溶血性贫血，严重时可导致胎儿死亡。

三、输血原则

输血（Blood Transfusion）已经成为临床治疗某些疾病、抢救伤员生命和保证一些手术得以顺利进行的一种特殊而重要的手段。但如果输血不当，将会造成严重后果。为了确保输血安全和提高输血的效果，必须严格遵守输血原则。输血两原则是血型相合，配血相合。

1. 血型相合　　在输血前，首先必须鉴定血型，保证 ABO 血型相合，因为 ABO 血型不合引起的输血反应常引起严重的后果。生育年龄的妇女和需要反复输血的患者，必须使供血者与受血者的 Rh 血型相合，避免受血者在被致敏后产生抗 Rh 的抗体。

2. 配血相合　　即使在 ABO 系统血型相同的人之间进行输血，在输血前还必须进行交叉配血试验（Cross Match Test）。交叉配血试验有主、次侧之分，主侧是指将供血者的红细胞与受血者的血清进行配合试验，次侧是指将受血者的红细胞与供血者的血清进行配合试验（图 3-10）。

若主、次侧均不发生凝集反应，则为配血相合，可以进行输血；若主侧发生凝集反应，则为

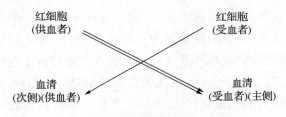

图 3-10　交叉配血试验示意

配血不合，不能输血；如果主侧不发生凝集反应，而次侧发生凝集反应，则只能在紧急情况下，缓慢少量（不宜超过 200 mL）输血，且密切监视输血过程，一旦发生输血反应，必须立即停止输血。以往曾经把 O 型血的人称为"万能供血者"，即认为 O 型的血液可以输给任何其他血型的人。但目前认为这种输血是不足取的。因为 O 型血的血浆中含有抗 A 和抗 B 抗体，能与其他血型受血者的红细胞发生凝集反应。当输入的血量较大时，供血者血浆中的抗体未被受血者的血浆足够稀释时，受血者的红细胞会被广泛凝集。因此，只能在紧急情况下进行少量异型血象输血，输血速度也不宜过快。也曾称 AB 型血的人为"万能受血者"，即 AB 型的人可以接受其他任何 ABO 血型的血液，这种说法同样也是不可取的。

总之，输血是一个多环节的过程，每个环节上的失误都将造成严重后果。因此，在输血时，必须严格遵守输血原则，密切注意观察，且在确实需要时才进行输血，绝不可盲目滥用。

3. 成分输血　　随着医学科学技术的进步和血液成分分离技术的广泛应用，输血疗法已从输注全血发展到成分输血（Blood Component Therapy）。成分输血是把人血液中的各种不同成分，如红细胞、粒细胞、血小板及血浆，分别制备成高纯度或高浓度的制品，根据患者的不同需求进行输注。如严重贫血的患者主要是红细胞缺乏，总血量不一定减少，宜输注浓缩红细胞悬液；大面积烧伤患者主要因创面渗出导致血浆大量丢失，宜输入血浆或血浆代用品，如右旋糖酐溶液等；对各种出血性疾病的患者，可根据疾病的情况输入浓缩的血小板悬液或含凝血因子的新鲜血浆，以促进凝血或止血过程。成分输血不仅针对性强、节约血源，而且因纯度大、浓度高而疗效好，还可减少不良反应，使输血更加安全，逐渐成为目前输

血的主要手段。

近年来自体输血也得到迅速发展。自体输血（Autologous Blood Transfusion）是采用患者自身血液成分，以满足本人手术或紧急情况下需要的一种输血疗法。这种输血疗法不仅可以节约库血，减少输血反应和疾病传播，而且输血前不需要进行血型鉴定和交叉配血试验。

第五节　中医脏腑功能与血液生理

中医认为血是循行于脉中而富有营养的红色液体物质，是构成人体和维持人体生命活动的基本要素之一。水谷精微和肾精是血液化生的基础，它们在脾胃、心、肺、肾等脏腑的共同作用下，经过一系列气化过程，而得以化生为血液。

一、脾主运化，化谷生血

饮食水谷摄入后，首先通过胃的受纳腐熟，再经脾的运化转变为水谷精微，进而转化为血液化生的主要物质基础—营气和津液。正因为脾胃所化生的水谷精微是化生血液的基本物质，所以中医将脾胃称为后天之本，血液化生之源。因此，若脾胃运化功能失调，则可导致血液生成不足而形成血虚的病理变化。脾气虚患者小肠吸收功能降低，营养物质吸收障碍，从而引起贫血、低蛋白血症。在缺铁性贫血治疗方面，有研究结果显示健脾方药临床疗效优于复方枸橼酸铁铵，同时观察到中药能改善患儿食欲，且无胃肠道不良反应。

血液在血脉内运行，使其不逸出脉外归功于脾的统摄、约束功能。若脾气虚，气衰而固摄功能减退，血液失去固摄则可导致血逸脉外，出现各种出血症状。有研究探讨了补元饮治疗慢性血液病脾不统血证的作用机制，观察结果表明，慢性血液病脾不统血证患者治疗后血小板数目增加，血小板功能恢复，微循环功能得到改善。

二、肾主骨生髓，藏精化血

"肾为水脏，主藏精而化血"。肾为先天之本，主骨生髓、藏精；肾中所藏之精，可以转化为血液，而血液也可以补充肾精，即精可化血，血可养精，称之为"精血同源"。肾主骨生髓而化血，与现代医学的骨髓造血功能一致。现代研究发现，有补肾作用的中草药，具有促进血细胞的增殖和分化，参与造血干细胞调控造血活动，从而有提高血色素的作用。

骨髓基质细胞是造血诱导微循环的主要结构成分，除提供造血细胞宿居的场所外，还分泌细胞因子调控造血细胞的增殖和分化。有研究表明，以平阴阳、调气血、清热毒的治法组成的调血益髓方能提高慢性再生障碍性贫血患儿骨髓造血细胞与非造血细胞比值，使外周血象得到改善，适用于儿童慢性再生障碍性贫血各证型的治疗。其作用机制可能与稳定骨髓自身修复机制、促进造血干细胞增殖、调节免疫有关。

三、心主血脉，调控血行

心气推动和调控血液在脉管中运行，流注全身，发挥营养和滋润作用，称为"心行血，主血脉"，心主血脉包括心行血和心生血。心行血与现代医学中的心泵作用相吻合，如心气虚衰，推动无力，则血行无力而至心脉瘀阻，可见面色晦暗，舌色青紫，胸部憋闷刺痛。

关于心生血，有研究表明，小鼠贫血模型在造模后腹腔注射补气中药黄芪注射液，可以促进贫血小鼠骨髓成纤维细胞集落增殖，提高基质细胞分泌的干细胞因子水平。有研究应用造血细胞体外培养技术，观察人参总皂苷对小鼠红系发生的影响，表明其能明显刺激小鼠早期红系祖细胞和晚期红系祖细胞的增殖和分化。说明"补心气生血"机制可能是直接和（或）间接地通过作用于多能造血干细胞、造血祖细胞、造血微环境和内分泌系统，从而调节造血活动。

四、肺主宣发，滑利血脉

肺主行水，是指肺气通过宣发和肃降，对体内水液的输布和排泄具有疏通和调节作用，发挥滋润濡养的作用，维持水液代谢平衡。津液可渗入到血脉之中，成为血液的基本成分之一，并起着濡养和滑利血脉的作用。津液和血液都是水谷精微所化生，两者之间又可以相互渗透转化，又有"津血同源"之说。津液充沛，血始能行，津亏则不足以载血，血行涩滞则易形成血瘀。如果津液大量损耗，不仅渗入脉内之津液不足，甚至脉内的津液还要渗出到脉外，形成津枯血燥的病证。

有研究发现，麦冬、生地等养阴药有调节抗凝系统和纤溶系统及抗自由基损伤的作用。养阴药具有显著提高组织型纤溶酶原激活物（t－PA）的活性，抑制组织型纤溶酶原抑制物（PAI）活性等作用。养阴生津方药主要是通过增水行血、濡润脉道、消散瘀滞、滋养脏腑以调节血行等多种作用机制达到消除瘀血的目的。

（李永芳　葛科立）

第四章

血液循环

循环系统（Circulation System）是个相对封闭的管道系统，包括起主要作用的心血管系统（Cardiovascular System）和起辅助作用的淋巴系统（Lymphatic System）。心血管系统由心脏、血管和存在于心腔与血管内的血液组成，血管部分又由动脉、毛细血管和静脉组成。在整个生命活动过程中，心脏不停地跳动，推动血液在心血管系统内循环流动，称为血液循环（Blood Circulation）。淋巴系统由淋巴管和淋巴器官组成，外周淋巴管收集部分组织液，淋巴液沿淋巴管向心流动汇入静脉。

在循环系统中，心脏是推动血液流动的动力器官，通过心脏的节律性的收缩和舒张运动，血液在心血管系统中按一定的方向周而复始地循环流动。血液从左心室射出，经主动脉到达全身各器官组织的毛细血管，与组织进行物质交换后经腔静脉回流至右心房，称为体循环（Systemic Circulation）。由体循环回流到右心房的血液，进入右心室后射入肺动脉，通过肺毛细血管与肺泡进行气体交换，再经肺静脉回流到左心房，称为肺循环（Pulmonary Circulation）。

血液循环系统的主要生理功能有：①物质运输，运输营养物质、代谢产物、激素、体液等，以保证机体新陈代谢的正常进行；②调节功能，血液循环实现体液调节和免疫防御并参与机体的稳态调节，维持体温和体液平衡；③内分泌功能，心血管系统的心脏、血管平滑肌细胞和内皮细胞可分泌多种激素，如心房钠尿肽、内皮素、血管

紧张素和 NO 等。

循环系统的活动受神经和体液因素的调节，且与呼吸、泌尿、消化、神经和内分泌等多个系统相互协调，从而使机体能很好地适应内、外环境的变化。

中医学认为，心主血脉，全身血脉皆属于心。《黄帝内经》记载："心主身之血脉""诸血者，皆属于心"。说明心有推动血液在脉管内运行的作用；脉为血之府，是血液运行的管道；血依赖心气推动，循行周身而起营养全身的作用。心、脉、血三者虽密切相关，但心在血液运行方面起主导作用。

第一节　心肌的生物电现象和生理特性

心肌细胞属可兴奋细胞，其动作电位是触发心肌细胞收缩和心脏泵血功能的始动因素。根据心肌的组织学和电生理学特性，可将心肌细胞分为普通心肌细胞和特殊分化的心肌细胞：①普通心肌细胞包括心房肌细胞和心室肌细胞，这类细胞含有丰富的肌原纤维，具有稳定的静息膜电位，主要执行收缩功能，故又称工作细胞（Working Cell）。它们具有兴奋性、传导性和收缩性。②特殊分化的心肌细胞又称自律细胞（Autorhythmic Cell）。主要包括窦房结、房室交界（房结区、结区和结希区）、房室束（也称希氏束）和浦肯野纤

维等，它们组成了心脏的特殊传导系统（Special-ized Conduction System）。这类细胞没有稳定的静息电位，不具有收缩性，但具有自律性、兴奋性和传导性。

根据不同细胞动作电位中 0 期去极化形成的离子机制的不同，将心肌细胞分为 2 种：①快反应细胞（Fast Response Cell），其 0 期去极化主要与快钠通道的活动有关，0 期去极化速度快，如心房肌、心室肌及浦肯野细胞等；②慢反应细胞（Slow Response Cell），其 0 期去极化主要与慢钙通道的活动有关，0 期去极化速度慢，如窦房结和房室交界的心肌细胞。按此分类方法，心房肌和心室肌细胞属于快反应非自律细胞，窦房结和房室交界细胞属于慢反应自律细胞，浦肯野细胞属于快反应自律细胞。快反应细胞兴奋时产生快反应动作电位（Fast Response Action Potential），而慢反应细胞兴奋时产生慢反应动作电位（Slow Response Action Potential）。

一、心肌细胞生物电现象

与骨骼肌细胞和神经细胞相比，心肌细胞的跨膜电位在波形和形成机制上要复杂得多，众多的离子通道和离子流都参与了心肌细胞跨膜电位的产生。不同类型的心肌细胞跨膜电位的波形、幅度、持续时间和形成机制各不相同（图 4-1）。

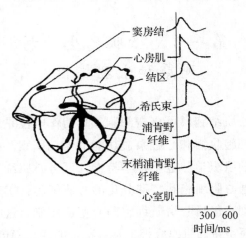

图 4-1 各类心肌细胞的动作电位

（一）工作细胞跨膜电位及其形成机制

工作细胞包括心房肌细胞和心室肌细胞。两者的静息电位和动作电位及其形成机制相似，以心室肌细胞为例，介绍工作细胞的跨膜电位及其形成机制。

1. 静息电位　人和哺乳类动物的心室肌细胞静息电位稳定，为 $-90 \sim -80$ mV。静息电位的形成机制与神经和骨骼肌细胞基本相同，即在静息状态下，细胞膜对 K^+ 的通透性较高，对其他离子通透性低，由于此时细胞内外存在很大的 K^+ 浓度差，细胞内呈高钾状态，细胞外呈低钾状态，细胞内外 K^+ 浓度比为（35～40）:1（表 4-1），因此，K^+ 顺浓度梯度向膜外扩散，直至达到平衡，形成的 K^+ 平衡电位 E_K，形成膜外为正，膜内为负的极化状态，这是工作细胞静息电位形成的主要离子基础。静息电位时的 K^+ 外流是通过一种内向整流钾通道（I_{K1}）来实现的，I_{K1} 没有门控特性，始终处于开放状态，但开放程度受膜电位的影响。除此之外，钠背景电流、钠-钾泵和钠-钙交换等也参与了工作细胞静息电位的形成。

表 4-1　心肌细胞内液和外液中几种主要离子的分布

离子	浓度/（mmol/L）		内外比值	平衡电位/mV
	细胞内液	细胞外液		
Na^+	10	145	1:14.5	+70
K^+	140	4	35:1	-94
Ca^{2+}	10^{-4}	2	1:20 000	+132
Cl^-	9	104	1:11.5	-65

2. 动作电位　心室肌细胞属快反应非自律细胞，其动作电位与神经和骨骼肌细胞的动作电位在形态和产生机制上明显不同。其特点是复极过程复杂，升降支不对称（去极化迅速，复极化缓慢），持续时间长。参与心室肌动作电位的离子通道电流包括使膜电位去极化的内向电流——电压门控钠通道电流（I_{Na}）、L 型钙通道电流（I_{Ca-L}）和使膜电位复极化的外向电流——瞬时外向电流（I_{t0}）、延迟整流钾通道电流（I_K）和内向整流钾通道电流（I_{K1}）。

通常将心室肌细胞的动作电位分为去极化和复极化两个过程，包括去极化的 0 期和复极化的 1 期、2 期、3 期、4 期，共 5 个时期（图 4-2）。

（1）0 期（去极化期）：是心肌细胞迅速去极化的过程。由起搏点下传的兴奋，或在适宜的外来刺激作用下，心室肌细胞兴奋，膜电位迅速从

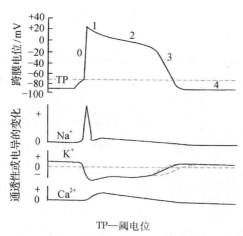

图 4-2　心室肌细胞跨膜电位和主要离子流

静息状态的 −90 mV 上升到 +20 ~ +30 mV，去极化幅度大（约 120 mV），去极化速度快（最大速率 V_{max} 可达 200 ~ 400V/s），这个过程仅占 1 ~ 2 ms。和神经纤维、骨骼肌细胞一样，心室肌细胞 0 期去极化的形成也是由于膜上快钠通道开放，Na^+ 顺电 − 化学梯度快速内流所致。钠通道是一种激活快、开放快、失活快的电压依赖性通道，开始时少量钠通道开放，引起少量 Na^+ 内流，膜轻度去极化；当膜电位去极化达到阈电位（Threshold Potential，TP）水平（−70 mV）时，钠通道大量开放，Na^+ 大量快速内流，形成快钠电流（I_{Na}），膜电位很快达到 Na^+ 平衡电位 E_{Na}。此时膜电位由膜内负电位的极化状态转变为膜内正电位的反极化状态。因此，心室肌细胞动作电位 0 期去极化速度快，升支陡峭。心肌细胞快钠通道可被河豚毒（TTX）选择性阻断。

T 型钙电流（T − type Calcium Current，I_{Ca-T}）是 0 期去极化的另一个离子流，它参与 0 期末段的形成。I_{Ca-T} 的激活电位与 I_{Na} 相似，也是一种快速的内向电流。由于该电流较弱，因而在促进心室肌 0 期去极过程中所起的作用不大。

（2）1 期（快速复极初期）：这个时期心肌细胞膜内电位由峰值 +30 mV 迅速下降至 0 mV 左右，历时约 10 ms。1 期与 0 期共同构成锋电位。此期快钠通道已失活，一种主要由 K^+ 负载的瞬时外向电流（Transient Outward Current，I_{t0}）通道被激活，出现 K^+ 迅速外流，使膜内电位快速复极至 0 mV 左右。I_{t0} 可被 K^+ 通道阻断剂 4 − 氨基吡啶（4 − Aminopyridine，4 − AP）选择性阻断。快钠通

道的失活和 K^+ 负载的 I_{t0} 通道的激活是形成 1 期快速复极化的主要离子基础。

氯电流（Chloride Current，I_{Cl}）是另一个在 1 期中活动的离子流。在正常情况下，该离子流的强度较小，对 1 期仅有微弱而短暂的作用；但在儿茶酚胺作用下（如当交感神经兴奋时），I_{Cl} 的作用则不能被忽视。

（3）2 期（缓慢复极期，平台期）：此期复极过程缓慢，膜电位维持在 0 mV 水平，呈一平台状，故又称平台期（Plateau），历时 100 ~ 150 ms。平台期是心室肌动作电位持续时间长的主要原因，也是心肌细胞动作电位区别于神经和骨骼肌细胞动作电位的主要特征。参与 2 期的离子流较多较复杂，既有内向电流，也有外向电流。

在内向电流中，L 型钙电流（L − type Calcium Current，I_{Ca-L}）是主要的去极化电流。钙通道因其激活、失活和复活等过程均较缓慢，故又称慢通道（Slow Channel）。Ca^{2+} 缓慢而持久地内流是形成平台期的主要原因。钙通道活动的改变可明显影响动作电位的形状。钙通道阻断剂（如维拉帕米）也主要影响动作电位的平台期，从而改变动作电位时程和心肌收缩力。另一个内向电流是慢失活的 I_{Na}，该电流虽然总的来说作用不很大，但当它受到激动时或失活受到阻碍时，则可明显增强，可致动作电位难以复极，使动作电位时程延长，甚至出现第二平台期。

在外向电流中，内向整流钾电流（Inward Rectifying Potassium Current，I_{K1}）的内向整流特性是造成平台期持续时间较长的重要原因。I_{K1} 通道的活动呈电压依赖性，I_{K1} 通道对 K^+ 的通透性会因膜的去极化而降低，这种现象称为内向整流（Inward Rectification）。I_{K1} 通道这一特性可阻碍平台期细胞内 K^+ 的外流，从而使平台期可持续较长时间。另一个起重要作用的外向电流是随时间而逐渐加强的延迟整流钾电流（Delayed Rectifier Potassium Current，I_K）的增强与减弱对平台期的长短有重要意义。由于大部分 I_{Ca-L} 阻断剂同时也促进 I_K 增强，故可使平台期的缩短更为显著。

在 2 期早期，Ca^{2+} 内流和 K^+ 外流处于平衡状态，膜电位保持在零电位上下。随着时间的推移，钙通道逐渐失活，K 外流逐渐增加，逐渐过渡为

2 期晚期。2 期中的 Ca^{2+}、Na^+ 内向电流和 K^+ 外向电流即时发生轻微的变化，也会影响平台期和动作电位时程的长短。

（4）3 期（快速复极化末期）：此期复极化速度较快，膜内电位由平台期 0 mV 左右快速复极到 –90 mV，从而完成复极化过程。此期历时 100 ~ 150 ms。从 0 期去极化开始到 3 期复极化完成的这段时间，称为动作电位时程（Action Potential Duration，APD）。心室肌细胞的动作电位时程为 200 ~ 300 ms。

3 期是由于 I_{Ca-L} 通道失活，Ca^{2+} 内向离子流停止，而 K^+ 外向离子流（主要为 I_K，3 期末 I_{K1} 也参与）进一步增强所致。3 期复极化的 K^+ 外流是再生性的，即 K^+ 外流使膜内电位更负；而膜内电位越负，膜对 K^+ 通透性就越大，使 K^+ 外流加快，这一正反馈过程导致膜的复极更加速，直到复极化完成。

（5）4 期（静息期）：膜电位已恢复到 –90 mV 静息电位水平。在此期离子泵将内流的 Na^+ 和 Ca^{2+} 排出膜外，而将外流的 K^+ 转运进入膜内，从而恢复细胞内外各种离子的正常分布，使心室肌细胞又重新恢复到静息状态，为再度兴奋创造了条件。Ca^{2+} 的逆浓度梯度从膜内向膜外主动转运的能量是由 Na^+ 的内向性浓度梯度提供的，而 Na^+ 的内向性浓度梯度的维持，则依赖钠泵的主动转运来实现。可见，Na^+ – Ca^{2+} 交换活动是相互偶合进行的，Ca^{2+} 的主动转运也是钠泵活动的结果。4 期膜电位将保持稳定，若无外来刺激工作细胞不会产生动作电位。参与此期离子转运的主要有离子泵（钠泵和钙泵）和离子交换体（Na^+ – Ca^{2+} 交换体）等。

心房肌细胞的跨膜电位形态及其形成机制与心室肌细胞基本相似，不同的是心房肌细胞动作电位的时程较短，去极化和复极化全过程仅 150 ~ 200 ms。

综上所述，在一次动作电位过程中有被动和主动的离子转移的发生。被动离子转移取决于生物膜通透性的改变，即离子通道的开放和关闭，由此产生各种离子电流而引起膜电位的变化，即产生动作电位。主动离子转运则能保持各种离子在细胞膜两侧的不对等分布，即保持膜的正常兴奋性，以确保动作电位得以持续不断地进行下去。

（二）自律细胞的跨膜电位及其形成机制

特殊传导系统的心肌细胞在没有外来刺激时，能够自动地发生节律性兴奋，这一类心肌细胞被称为自律细胞。房室束、束支和浦肯野细胞属于快反应细胞，兴奋时产生快反应动作电位。窦房结和房室结细胞属于慢反应细胞，兴奋时产生慢反应电位。自律细胞兴奋，产生的动作电位传导到心房肌和心室肌细胞，引起心房肌和心室肌兴奋和收缩。自律细胞与非自律工作细胞跨膜电位的最大区别在于：自律细胞具有 4 期自动去极化（Phase 4 Spontaneous Depolarization）和最大舒张电位（Maximum Diastolic Potential，MDP）。工作细胞 4 期电位稳定，形成静息电位；而自律细胞 4 期电位不稳定，在动作电位 3 期复极末，膜电位达到最大值，此为最大舒张电位，也称为最大复极电位（Maximum Repolarization Potential），之后开始自动去极化，当去极达到阈电位时便引发下一个动作电位。如此周而复始，自律细胞产生节律性兴奋。4 期自动去极化是自律细胞产生自动节律性的基础。不同自律细胞的动作电位的特征和产生机制也不尽相同。

1. 窦房结 P 细胞 窦房结（Sino – Atrial Node，SAN）内的自律细胞为 P 细胞（Pacemaker Cell）。窦房结 P 细胞的动作电位明显不同于非自律细胞的心房肌、心室肌细胞和自律细胞的浦肯野纤维（图 4-3），它们的动作电位具有以下特征：①最大舒张电位（–70 ~ –60 mV）和阈电位（–40 mV）较小；②与快反应细胞相比，P 细胞 0 期去极化速度慢（约 10V/s），时程长（约 7 ms），幅度小（约 70 mV）；③无明显的复极化 1 期和

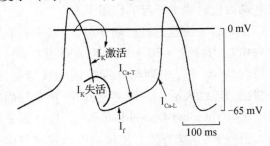

**图 4-3　窦房结 P 细胞 4 期去极化和
动作电位发生原理示意**

2 期；④与其他自律细胞相比，P 细胞的 4 期自动去极化快（约 0.1V/s）。通常窦房结 P 细胞的动作电位只有 0 期、3 期、4 期 3 个时期，其动作电位形成的机制如下。

（1）0 期：去极化由慢钙通道（L 型钙通道）开放，Ca^{2+} 内流（I_{Ca-L}）引起。当窦房结 P 细胞自动去极化达到阈电位时，L 型钙通道激活，Ca^{2+} 内流，产生去极化。由于 L 型钙通道激活慢、失活慢，故 0 期去极化缓慢，持续时间长。

（2）3 期：复极化主要由 K^+ 外流所致。此期 I_{Ca-L} 通道逐渐失活，Ca^{2+} 内流逐渐减少，而 I_K 通道被进一步激活，K^+ 外流进一步增强，产生复极化膜电位。

（3）4 期：自动去极化过程较复杂，主要由一种外向离子流的衰减和两种内向离子流的增强所形成：①I_K 通道的时间依从性关闭，K^+ 外流逐渐减少。当复极化接近最大舒张电位时，I_K 通道失活而关闭，K^+ 流逐渐减少，造成内向电流超过外向电流，形成 4 期自动去极化。所以，这种 I_K 通道的时间依从性关闭，K^+ 外流减少被认为是 4 期自动去极化最重要的离子基础。②Na^+ 负载的内向起搏电流（I_f）激活。I_f 是超级化激活的进行性增强的内向离子流，其激活电位为 -60 mV，最大激活电位为 -100 mV，故在窦房结 4 期自动去极化的形成仅发挥一定作用。③短时开放的 T 型钙通道电流（I_{Ca-T}），此通道在 4 期自动去极化达 -50 mV 时被激活，引起 Ca^{2+} 内流，加速 4 期自动去极化。

2. 浦肯野细胞 浦肯野细胞兴奋时产生快反应动作电位，其形状与心室肌细胞动作电位相似，具有分明的 0 期、1 期、2 期、3 期、4 期 5 个时期。其中 0 期、1 期、2 期、3 期的形成机制与心室肌细胞基本相同。不同的是，浦肯野细胞动作电位 0 期去极化速率较心室肌细胞快，可达 200 ~ 800V/s；1 期较心室肌细胞更明显，在 1 期和 2 期之间可形成一个较明显的切迹；3 期复极末所达到的最大复极电位较心室肌细胞静息电位更负；4 期膜电位不稳定，会发生自动去极化，这是与心室肌细胞动作电位最显著的不同之处。此外，在所有心肌细胞中，浦肯野细胞的动作电位时程最长。

目前认为，浦肯野细胞 4 期自动去极的形成

机制是 4 期 K^+ 外流（I_K）进行性衰减与由 Na^+ 内流为主的起搏电流（I_f）共同形成。I_f 通道电流与其 0 期去极化过程中的 I_{Na} 电流完全不同，I_f 通道不能被河豚毒（TTX）所阻断，但可被铯（Cs^{2+}）选择性阻断。

房室交界细胞中，房结区和结希区均属于自律细胞，其动作电位与窦房结细胞相似，但 4 期自动去极化速度较窦房结细胞为慢。

二、心肌的生理特性

心肌细胞具有兴奋性、自律性、传导性和收缩性四种生理特性，其中兴奋性、自律性和传导性以心肌细胞的生物电活动为基础，属于电生理特性；而心肌细胞的收缩性则以细胞内的收缩蛋白的功能活动为基础，属于心肌细胞的机械特性。心脏的收缩功能是心脏泵血的重要基础，但心肌细胞的收缩性受心肌细胞电生理特性的影响，所以心脏的电生理特性和机械特性是紧密联系的。心肌细胞在收缩前先有动作电位的产生，而后通过兴奋 - 收缩耦联（Excitation - Contraction Coupling）引起心肌收缩。心肌收缩活动改变的信息也可通过细胞器传递到细胞膜，影响心肌细胞的电活动。

（一）兴奋性

兴奋性指心肌细胞受刺激时产生兴奋，即形成动作电位的能力。一般用阈值的大小来衡量心肌兴奋性的高低，两者成反变关系，即阈值大表示兴奋性低，而阈值小则表示兴奋性高。

1. 影响心肌兴奋性的因素 心肌兴奋的过程实质上是细胞膜电位从静息电位，或从最大复极电位，去极化达到阈电位水平，引起相关离子通道激活和失活进而导致相关离子进出细胞的过程。因此，心肌的兴奋性受到膜电位、离子通道等因素的影响。

（1）静息电位或最大舒张电位与阈电位之间的差距：在一定范围内，静息电位（或最大舒张电位）增大，或阈电位水平上移，两者之间的差距加大，兴奋性降低；反之，静息电位（或最大舒张电位）减小，或阈电位水平下移，两者之间的差距减小，则兴奋性增高。

（2）离子通道状态：钠通道和钙通道都存在

激活（或开放）、失活（或关闭）和备用（或静息）三种功能状态。通道通过激活、失活和复活在三种状态之间依次转换，只有备用状态的通道才能被正常激活。因此，兴奋性的高低取决于备用状态的通道数量所占的百分比，即通道的可利用率。与钠通道相比，L型钙通道的激活、失活和复活的速度均较慢，其复活过程须待膜电位完全复极后才开始。

2. 心肌兴奋性的周期性变化 心肌细胞在发生一次兴奋而产生动作电位过程中，随着膜电位的变化，膜通道状态发生一系列规律性的变化，其兴奋性也随之发生周期性变化，表现为对第2个刺激的反应能力的规律性改变。此变化在快慢反应细胞有所不同。现以心室肌细胞为例来分析其兴奋性的周期性变化。

兴奋性的周期性变化过程可分为几个时期，如图4-4所示。

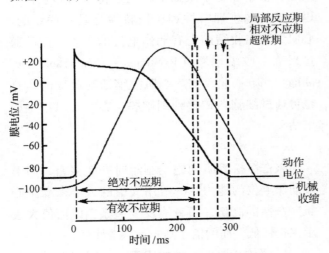

图 4-4 心室肌细胞的动作电位、
心室肌机械收缩与兴奋性变化的关系

（1）有效不应期：包含绝对不应期和局部反应期。从0期去极化开始到复极3期膜电位恢复到 -55 mV 这段时间内，无论给予多强的刺激，心肌细胞都不会发生任何程度的去极化，故称此期为绝对不应期（Absolute Refractory Period，ARP）。从复极至 -55 mV 继续复极至 -60 mV 这一段短暂的时间内。若给予足够强大的刺激，可发生局部兴奋，但不能引起动作电位，此期称为局部反应期（Local Response Period）。即从0期去极化开始到复极化至 -60 mV 这段时间内，给予

细胞任何强度的刺激均不能诱发动作电位。故称为有效不应期（Effective Refractory Period，ERP）。有效不应期产生的原因是由于此期钠通道处于完全失活或刚刚开始复活状态，兴奋性缺失或极低，不足以引起可扩布的动作电位。

（2）相对不应期：从复极化的 -80 mV ~ -60 mV 这段时间，阈刺激或阈下刺激不能引起动作电位，而阈上刺激能够引起可扩布的动作电位，称之为相对不应期（Relative Refractive Period，RRP）。处于相对不应期内的动作电位0期去极化幅度和速率都比正常动作电位小，兴奋的传导也较慢。相对不应期产生的原因是钠通道部分复活，但未恢复至备用状态，其开放能力仍低于正常，故兴奋性也低于正常。

（3）超常期：从复极化的 -90 ~ -80 mV 的这段时间，阈下刺激即能引起心肌兴奋，产生动作电位，称之为超常期（Supranormal Period，SNP）。此期钠通道已基本恢复到可被激活的备用状态。同时膜电位处于静息电位与阈电位之间，即膜电位更接近阈电位水平，接受刺激更容易产生动作电位，故兴奋性高于正常。此期产生的动作电位的0期除极幅度和速度、时程、不应期以及兴奋传导速度仍然低于正常。

当膜电位完全恢复到原先的静息电位水平后，心肌的兴奋性也随之恢复到正常水平。心肌的有效不应期较长，心室肌细胞的有效不应期长达200 ms以上，几乎相当于心肌的收缩期及舒张期的前1/4的时程，如此长的有效不应期使心肌不会产生强直收缩，这对心脏泵血功能具有重要意义。

3. 期前收缩与代偿间歇 在正常情况下，心房肌和心室肌接受由窦房结发出的兴奋而进行节律性收缩和舒张。如果心房肌和心室肌在有效不应期之后、下一次窦房结的兴奋到达之前接受一个人工的或来自窦房结以外的异位兴奋刺激，就有可能产生一次正常节律以外的、提前出现的兴奋和收缩，由于此次兴奋和收缩出现在正常窦房结引起的兴奋和收缩之前，故称为期前兴奋（Premature Excitation）和期前收缩（Premature Systole），又称早搏（Premature Beat）。期前兴奋本身也有自己的有效不应期，当紧接在期前兴奋后的

窦房结的兴奋传至心室时，如恰好落在期前兴奋的有效不应期内，则不能引起心室的兴奋和收缩，即形成一次兴奋和收缩的"脱失"，须等到再下一次窦房结兴奋传来时才能发生兴奋和收缩，故在一次期前收缩之后，常伴有一段较长时间的心室舒张期，称为代偿间歇（Compensatory Pause）（图4-5）。但若窦性心率较慢，当期前兴奋的有效不应期结束后随后的窦性兴奋才到达，则仍可引起心室新的兴奋和收缩，这种情况下可不出现代偿间歇。

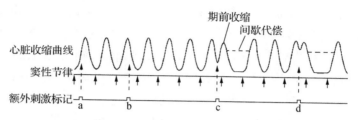

额外刺激a，b落在有效不应期内，不引起反应

额外刺激c，d落在相对不应期内，引起期前收缩和代偿间歇

图4-5 期前收缩与代偿间歇

（二）自动节律性

心肌细胞在无外来刺激的情况下能自动产生节律性兴奋的能力或特性，称自动节律性（Autorhythmicity），简称自律性。自律性的高低常用单位时间内自律细胞发生兴奋的次数表示。心肌自律细胞动作电位的4期自动去极化是自律性产生的基础。

1. 影响自律性的因素 自律性的高低取决于4期自动除极的速度、最大舒张电位水平和阈电位水平（图4-6），以4期自动去极化速度最为重要。

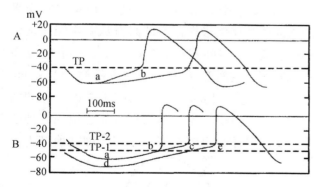

A. 起搏电位斜率由a降低到b时，自律性降低 B. 最大复极电位水平由a达到d，或阈电位水平由TP-1升到TP-2时，自律性下降

TP—阈电位

图4-6 影响自律性的因素

（1）4期自动去极化速度：保持其他条件不变，4期自动去极化速度越快，达到阈电位所需时间越短，单位时间内产生的兴奋次数越多，自律性越高；反之，4期自动去极化速度越慢，则自律性越低。

（2）最大舒张电位水平：保持其他条件不变，最大舒张电位绝对值减小，则与阈电位之间的距离减小，4期自动除极达到阈电位所需的时间缩短，自律性增高；反之，两者差距加大，自律性降低。

（3）阈电位水平：保持其他条件不变，阈电位下移，与最大舒张电位之间的距离缩小，4期自动去极化加快，达到阈电位时间缩短，自律性增高；反之，两者距离加大，自律性降低。

2. 自律性等级（Rank of Autorhythmicity） 指各种心肌自律细胞的自律性存在等级差别。在无神经支配的情况下，窦房结P细胞的自律性最高，为60～100次/min，房室交界自律细胞为40～60次/min，浦肯野细胞最低，为15～40次/min。正常情况下，由于窦房结P细胞的自律性最高，产生的节律性冲动按一定顺序传播，引起心脏其他各部位心肌细胞兴奋，产生与窦房结P细胞一致的节律性收缩活动，即窦房结的活动控制了整个心脏的活动，因此窦房结是心脏的正常起搏点（Normal Pacemaker），所形成的心脏节律称为窦性节律（Sinus Rhythm）。

由于窦房结之外的自律细胞自律性均较窦房结低，因此处于窦房结的控制之下，其本身的自律性并不表现出来，只起兴奋传导作用，故称为潜在起搏点（Latent Pacemaker）。在异常情况下，如窦房结的病变导致自律性下降、心脏起搏异常或潜在起搏点的自律性异常增高等，潜在起搏点的自律性可替代窦房结成为心脏节律的控制者。当潜在起搏点控制部分或整个心脏的活动时，就称为异位起搏点（Ectopic Pacemaker），其引发的心律称为异位心律（Ectopic Rhythm）。潜在起搏点可以在窦房结发生功能障碍时保证心脏仍能以较低的频率搏动，保证心肌的收缩和机体供血。但当其自律性超过窦房结时可能会出现心律失常。

3. 窦房结对潜在起搏点的控制　生理状态下，窦房结对潜在起搏点的控制通过两种方式实现：抢先占领（Capture）和超速驱动压抑（Overdrive Suppression）。由于窦房结的自律性高于其他潜在起搏点，因此潜在起搏点在其自身4期自动去极化达到阈电位前，由窦房结传来的兴奋已将其激活而产生动作电位，从而控制心脏的节律活动，这一现象称为抢先占领。当自律细胞在受到高于其固有频率的刺激时，便按外加刺激的频率发生兴奋，称为超速驱动。在外来的超速驱动刺激停止后，自律细胞不能立即呈现其固有的自律性活动，需经一段静止期后才能逐渐恢复其自身的自律性活动，这种现象称为超速驱动压抑。窦房结细胞对潜在起搏细胞的直接抑制作用就是一种超速驱动压抑。起搏细胞与潜在起搏细胞二者的自律性相差越大，抑制作用越强。若超速驱动停止，则心脏停搏的时间也越长。因此，当病理状态下，窦房结停止发放冲动或冲动下传受阻后，则首先由自律性相对较高、受超驱动压抑较轻的房室交界来替代，而不是由自律性更低的心室传导组织来替代。根据这一原理，临床上应用人工起搏器时，如需停止使用或更换起搏器，应逐渐减慢起搏频率，避免发生心搏骤停。

（三）传导性

所有心肌细胞都具有传导兴奋的能力，这种特性称为传导性（Conductivity），即心肌细胞可把来自窦房结的兴奋不断地传导下去，直至整个心脏兴奋。传导性的高低可用动作电位沿细胞膜的传导速度来衡量。

1. 心脏内兴奋的传播

（1）兴奋在心肌细胞之间的传导：对单一心肌细胞而言，细胞膜某处发生的兴奋能以局部电流的方式沿细胞膜传导至整个细胞。某一心肌细胞兴奋后，相邻细胞之间通过心肌细胞闰盘中的缝隙连接（Gap Junction）传导兴奋。且由于缝隙连接是低电阻结构，允许多种离子通过，兴奋传导速度快，故可迅速引起整个心肌的兴奋和收缩。因此，兴奋可以以局部电流的形式通过缝隙连接迅速传播至心房和心室，实现心房肌和心室肌的同步收缩，使心房和心室各自构成功能性合胞体。

（2）兴奋在心脏内的传播途径及特点：①兴奋传播途径：兴奋在心脏内沿特殊传导系统的特定途径传播。心肌兴奋由窦房结P细胞产生后，首先传导到左右心房，使心房肌细胞兴奋和收缩；同时兴奋通过心房内的"优势传导通路"（即心房内的浦肯野细胞，这些细胞排列整齐，兴奋传导速度快）迅速传导到房室交界区，再依次沿房室束、左右束支、浦肯野纤维网传导到心室肌，引起整个心室肌细胞兴奋和收缩，其传导途径见图4-7。②不同心肌细胞兴奋传导速度的差异性和房室延搁：各种心肌细胞的兴奋传导速度不同，心房肌较慢，约为0.4 m/s，优势传导通路（Preferential Pathway）较快，为1.0~1.2 m/s，它可使窦房结的兴奋较快地传导到房室交界；房室交界区的传导速度慢，约0.05 m/s。其中又以结区最慢，为0.02 m/s；心室内传导系统即房室束、左右束支、末梢浦肯野纤维网的传导速度最快，为2~4 m/s。整个兴奋传导通路中，由于房室交界的结区传导速度最慢，因此兴奋从心房经房室结到达心室所需时间较长，约0.1 s，兴奋在此延搁一段时间，这种现象称为房-室延搁（Atrioventricular Delay）。房室-延搁具有重要的生理和病理意义，它使得心房肌的兴奋不能过快地传到心室，从而保证心房内血液在心室收缩之前排入心

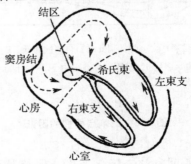

图4-7　兴奋在心内的传导途径

室，有利于心室的血液充盈和射血；而房室交界处的兴奋传导速度最慢的特点也使该处成为临床上常见的心律失常——房室传导阻滞的好发部位。

2. 影响传导性的因素 心肌细胞传导兴奋的能力受心肌结构性因素和心肌电生理特性的影响。结构因素是相对固定的，而生理因素的变动性较大。

（1）结构性因素，心肌细胞的直径与胞内的电阻呈反变关系。直径小的细胞电阻大，产生的局部电流小，传导速度较慢；直径大的细胞电阻小，传导速度较快。心房肌、心室肌和浦肯野纤维直径大于窦房结和房室交界细胞，其传导速度也较快，末梢浦肯野纤维直径最大，传导速度最快，而结区细胞直径最小，故传导速度最慢。

（2）电生理特性，影响心肌传导能力的电生理特性有：①动作电位 0 期去极化的速度和幅度，0 期去极化的速度越快，局部电流的形成越快，邻近未兴奋部位膜电位去极化达阈电位的速度越快，因而兴奋传导越快；0 期去极的幅度越大，兴奋与未兴奋部位之间的电位差越大，形成的局部电流越强，局部电流扩布的距离也越远，因而兴奋传导越快。②膜电位水平，在正常静息电位条件下，钠通道处于最佳的可利用状态。当静息电位减小时，动作电位升支的幅度和速度都降低，这将导致传导减慢乃至障碍。③邻旁未兴奋区心肌膜的兴奋性，兴奋的传导是因局部电流从已兴奋区心肌膜传至未兴奋区心肌膜而引起的。因此，邻近未兴奋区心肌膜的兴奋性必然影响兴奋的传导。同时，兴奋性与钠通道所处的状态、静息电位和阈电位的差值等有关。静息电位和阈电位的差值增大，兴奋性降低，传导速度减慢；反之，传导速度加快。此外，如果邻旁未兴奋区心肌膜电位过低，使膜中的钠通道处于失活状态，则由兴奋区心肌膜传来的兴奋也不能使之产生新的动作电位，传导将受阻于此。

（四）收缩性

心肌的收缩性是指由参与收缩的心肌细胞共同表现出的一种内在的能力或特性。心脏工作细胞的收缩机制与骨骼肌细胞相似，心肌细胞在受到刺激后产生动作电位，通过兴奋－收缩耦联引起肌丝滑行，产生心肌收缩。与骨骼肌细胞相比，心肌收缩还具有其自身的特点。

1. 同步收缩 与骨骼肌细胞不同，由于心肌细胞之间有低电阻的闰盘存在，兴奋可通过缝隙连接在细胞之间迅速传播，引起所有细胞几乎同步兴奋和收缩，因此，心肌可看作是一个功能合胞体。从解剖结构看，整个心脏可以看作分别由左、右心房和左、右心室组成的两个合胞体。心肌的同步收缩也称为"全或无"式收缩。

2. 不发生强直收缩 心肌细胞产生一次兴奋后，其有效不应期特别长，相当于整个收缩期和舒张早期。在此期间，无论多强的刺激都不能引起心肌细胞再次兴奋而产生收缩。因此，心脏不会产生强直收缩，这对于保证心脏射血与充盈的正常交替，维持正常心脏泵血功能具有重要意义。

3. 对细胞外 Ca^{2+} 的依赖性 与骨骼肌细胞相比，心肌细胞的肌质网和终末池不发达，Ca^{2+} 储备量较小，因此心肌兴奋－收缩耦联所需的 Ca^{2+} 除来自终末池外，还需要心肌兴奋过程中经细胞膜 L 型钙通道从细胞外内流的 Ca^{2+} 以及 Ca^{2+} 对肌质网 Ca^{2+} 的触发（钙触发钙释放）；心肌细胞的横管系统较骨骼肌发达，可以为 Ca^{2+} 内流提供更大的面积。在一定范围内增加细胞外液 Ca^{2+} 浓度，可增强心肌收缩力；反之，细胞外液 Ca^{2+} 浓度降低，则心肌收缩力减弱。当细胞外液中 Ca^{2+} 浓度很低，甚至无 Ca^{2+} 时，虽然心肌细胞仍能产生动作电位，却不能引起收缩，这一现象称为兴奋－收缩脱耦联（Excitation － Contraction Decoupling）。

三、心电图

在一个心动周期中，由窦房结产生的兴奋，按一定的途径和时程，依次传向心房和心室，引起心脏发生一系列的生物电变化。人体是一个导电性能良好的容积导体，心脏的生物电活动可传播到机体的任何部位。若将引导电极安置在体表的特定部位，借助于心电图机就能记录到心脏电活动的波形，即体表心电图（Electrocardiogram，ECG）（图 4-8）。心电图反映的是每个心动周期中整个心脏兴奋的产生、传导和兴奋恢复过程中的生物电变化，与心脏的机械收缩活动无直接关系。心电图是一种无创纪录方法，在临床上已被广泛应用于心律失常和心肌损害等疾病的诊断。

不同导联的心电图所记录的波形有差异，但

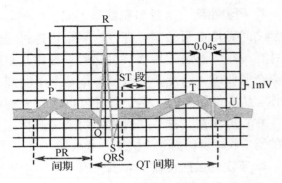

图4-8　正常人体心电图模式

基本波形分别由 P 波、QRS 波群和 T 波构成，偶尔可见 U 波。正常心电图的波形、间期及其意义。

（1）P 波：代表左、右两心房的去极化过程，其时程反映去极化在整个心房传播所需的时间。P 波波形小而圆钝，历时和波幅可见图4-8。

（2）QRS 波群：代表左、右两心室的去极化过程，包括 3 个顺序相连的电位波动：第 1 个向下的 Q 波，随后向上的 R 波和最后向下的 S 波。QRS 波群代表兴奋在心室肌的扩布。QRS 各波在不同导联中差异较大。

（3）T 波：反映左、右两心室复极化（3 期）过程中的电位变化，其方向与 QRS 波群主波的方向一致。

（4）U 波：U 波见于 T 波之后，小而低宽，方向一般与 T 波一致，成因及意义不明。

（5）PR 间期（或 PQ 间期）：是指从 P 波起点到 QRS 波起点的时程，代表兴奋从窦房结产生并传到心室肌所需的时间。房室传导阻滞时，PR 间期延长。

（6）PR 段：是从 P 波终点到 QRS 波起点之间的线段，反映去极化通过房室交界、房室束、左右束支及浦肯野纤维网需要的时间，因综合电位很小难以记录，表现为基线水平。

（7）QT 期：是指 QRS 波起点到 T 波终点的时程，代表心室开始兴奋到完全复极的时间。QT 间期的长短与心率成反变关系，心率越快，QT 间期越短。

（8）ST 段：是指从 QRS 波终点到 T 波起点的线段，代表心室各部分均处于去极化状态。相当于平台期的时程。正常心电图 ST 段与基线平齐。ST 段的移位（抬高或下移）超出一定范围有重要

的临床诊断意义。

第二节　心脏的泵血功能

心脏在循环系统中所起的主要作用就是泵出血液，保证机体各脏器的血液供应，以适应机体新陈代谢的需要。心脏由心肌组织所构成，心肌组织在电活动（动作电位）的基础上，通过兴奋－收缩耦联引发心肌的机械收缩。心肌组织有节律的、交替进行的收缩和舒张活动起着"泵"的作用。在心脏瓣膜的配合下，心肌收缩，将血液射入动脉，为血液的流动提供能量；心肌舒张，静脉血液回流，充盈心腔。这种协调有序的活动周而复始，循环往复，完成心脏的泵血功能。

一、心动周期

心脏每收缩和舒张一次，构成一个机械活动周期，称为心动周期（Cardiac Cycle）。在一个心动周期中，心房和心室各自经历一次收缩期（Systole）和舒张期（Diastole）。首先是两心房收缩和舒张，当心房开始舒张时两心室同步收缩和舒张，接着两心房又开始收缩，进入下一个心动周期。如果正常成年人心率为 75 次/min，则每个心动周期历时 0.8 s（图4-9），其中心房收缩期 0.1 s，舒张期 0.7 s；心室收缩期 0.3 s，舒张期 0.5 s。一个心动周期中，不论是心房还是心室，其舒张期均长于收缩期，房室同时处于舒张状态的时期称为全心舒张期。在心动周期 0.8 s 中，全心舒张

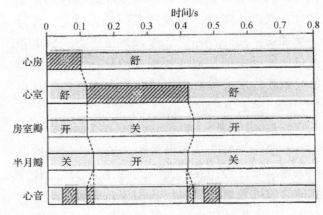

图4-9　心动周期中心房和心室活动的顺序与时间的关系

期占 0.4 s。

心动周期时程的长短与心率呈反变关系，心率越快，心动周期越短，此时收缩期和舒张期均相应缩短，但舒张期缩短更显著。因此，当心率过快时，心脏收缩或工作时间相对长，而心肌舒张或休息充盈的时间明显缩短，心脏泵血功能就会减弱。

心脏每分钟搏动的次数称为心率（Heart Rate，HR）。正常成人安静状态下心率为 60 ~ 100 次/min，平均 75 次/min。心率因年龄、性别和生理情况不同而异。新生儿的心率快，可达 140 次/min 以上，以后随着年龄的增长而逐渐减慢；女性心率略快于男性；经常进行体育锻炼或从事体力劳动的人，心率较慢；安静或睡眠时心率减慢；运动或情绪激动时心率加快。安静时心率如低于 60 次/min 称为窦性心动过缓（Sinus Bradycardia）；超过 100 次/min 称窦性心动过速（Sinus Tachycardia）。

二、心脏泵血过程

心室在心脏泵血活动中起主要作用，故心动周期通常是指心室的活动周期。一个心动周期包括心室收缩期和心室舒张期两个过程。心室收缩完成心脏射血，心室舒张完成血液充盈，左右心室同步收缩和舒张，故其射血和充盈过程基本同步进行。以下以左心室为例说明心脏的泵血过程和机制（图 4-10）。

（一）心室在心脏泵血过程中的作用

1. 心室收缩期（Period of Ventricular Systole）分为等容收缩期、快速射血期和减慢射血期三个时期。

（1）等容收缩期：心室开始收缩，心室内压升高，当超过心房内压时，心室内血液推动二尖瓣，将其关闭。此时心室肌继续收缩，室内压持续上升，但仍低于主动脉压，故主动脉瓣仍处于关闭状态，心室内容积不变，称为等容收缩期（Period of Isovolumic Contraction）。由于血液是一种不可压缩的液体，此期房室瓣和动脉瓣都处关闭状态，心室肌的收缩无法改变心室腔的容积。此期室内压迅速升高，成为心动周期中室内压上升速率和上升幅度最大的时期，此期持续约

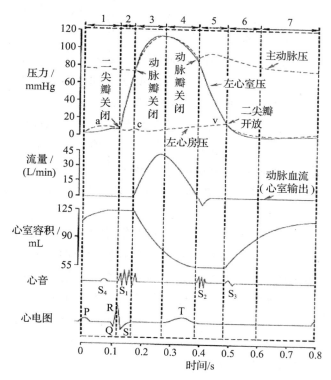

1—心房收缩期　2—等容收缩期　3—快速射血期　4—减慢射血期　5—等容舒张期　6—快速充盈期　7—减慢充盈期

图 4-10　心动周期各时相中左心脏内压力、容积、心音与心电图变化

0.05 s。

（2）快速射血期：心室肌继续收缩，心室内压继续上升，当心室内压超过主动脉压时，主动脉瓣开启，血液顺压力梯度由心室射入主动脉。由于心室肌的强烈收缩，血流速度快，这一时期射出的血量约占总射血量的 2/3，故称为快速射血期（Period of Rapid Ejection）。由于心室腔内的血液被迅速射入主动脉，因而心室内容积迅速缩小，成为室内容积下降速率最快的时期。此期持续约 0.1s。

（3）减慢射血期：快速射血期后，由于大量血液进入主动脉，主动脉压相应增加，心室内血液减少，心室肌收缩强度有所减弱，心室容积缩小的速度也减慢，所以称为减慢射血期（Period of Reduced Ejection）。此期心室内压和主动脉压已由峰值逐渐下降，心室内压于中后期略低于主动脉压，但由于惯性作用，心室内血液继续流向主动脉。此期持续约 0.15 s。

2. 心室舒张期（Period of Ventricular Diastole）

可分为等容舒张期、快速充盈期、减慢充盈期和心房收缩期四个时期。

（1）等容舒张期：心室肌开始舒张后，心室内压急剧下降，当心室内压低于主动脉压时，主动脉内血液逆向推动主动脉瓣，使之关闭。但此时心室内压仍显著高于心房内压，二尖瓣依旧处于关闭状态，心室内容积不变，故称为等容舒张期（Period of Isovolumic Relaxation）。此期心室内压下降速率最快和幅度最大，此期持续 0.06 ~ 0.08 s。

（2）快速充盈期：心室肌继续舒张，心室内压继续下降。当心室内压低于心房内压时，二尖瓣开放，心房和大静脉内的血液受到心室内低压的"抽吸"作用而迅速进入心室。此期心室内容积迅速增加，流入心室的血液约占总充盈量的2/3，故称为快速充盈期（Period of Rapid Filling），此期持续约 0.11 s。

（3）减慢充盈期：随着血液继续充盈，心室内血液不断增加，心室、心房和大静脉之间的压力差逐渐减小，心室血液充盈速度减慢，故称为减慢充盈期（Period of Reduced Filling），此期持续约 0.22 s。

（4）心房收缩期：心室舒张期的最后 0.1 s，心房开始收缩，将心房内的血液挤入心室，使心室在原有充盈的基础上进一步增加其充盈量。此期称心房收缩期（Period of Atrial Systole）。心房收缩期引起的心室充盈量占总充盈量的 10% ~ 30%，此期持续约 0.1 s。

右心室的泵血过程与左心室基本相同，但由于肺动脉压约为主动脉压的 1/6，因此在心动周期中右心室内压的变化幅度要比左心室内压的变动小得多。

综合以上心脏泵血过程，心室肌的收缩和舒张造成的室内压变化以及因此而形成的心室、心房和大动脉之间的压力梯度是推动血液流动的主要动力，也是实现心脏泵血功能的根本原因，心脏瓣膜和大动脉瓣的定向启闭保证了血液沿特定的方向流动。

（二）心房在心脏泵血活动中的作用

在心动周期的大部分时间中，心房都处于舒张状态，接纳、储存从静脉不断回流的血液，起到血液从大静脉反流回心室的通道作用。而在心室舒张期的后期，心房收缩，增加心室血液充盈。由于心房壁薄，收缩力量不强，收缩时间短，其收缩对心室的充盈起辅助作用，使心室舒张末期容积增大，心室肌收缩力增加，从而提高心室的泵血效率。

心动周期中心房内压发生周期性变化，从左心房内记录的压力曲线上依次出现 a 波、c 波和 v 波三个小的正向波。心房收缩时，心房内压升高，形成 a 波的升支；随后心房舒张，压力回落形成 a 波的降支。心室开始收缩，房室瓣关闭，由于心室内血液的推动，使房室瓣向心房腔凸起，造成房内压轻度上升，形成 c 波；之后，心室舒张，静脉血回流入心房，使心房内血液量增加，心房内压逐渐升高，形成缓慢上升的 v 波，其中 a 波可作为心房收缩的标志。在整个心动周期中，心房压力波的变化幅度较小。

（三）心音和心音图

在心动周期中，心肌收缩、瓣膜启闭、血液流速改变形成的湍流和血流撞击心室壁和大动脉壁引起的振动都可通过周围组织传递到胸壁，借助听诊器便可在胸部某些部位听到相应的声音，称为心音（Heart Sound）。若用传感器将这些机械振动转换成电信号记录下来，即可得到心音图（Phonocardiogram）。

正常心脏在一次搏动过程中可产生 4 个心音，分别称为第 1、第 2、第 3 和第 4 心音。多数情况下只能听到第 1 和第 2 心音；在某些健康儿童和青年可听到第 3 心音；用心音图可记录到第 4 心音。

心音的产生原因、意义与特点：①第 1 心音标志着心室收缩期的开始。第 1 心音的产生是由于房室瓣关闭所引起的室壁振动及心室射血，血液撞击大血管壁引起的振动，其特点为音调较低，持续时间较长，在心尖搏动处听得最清楚。②第 2 心音标志着心室舒张期的开始。形成原因是动脉瓣关闭引起的振动及心室舒张引起的室壁振动和大血管内血液流动等产生的振动，其特点为音调较高，持续时间较短，在胸骨旁第 2 肋间隙听得最清楚。③第 3 心音发生在快速充盈期末，特点是低频、低幅，其产生可能是血液从心房流入心室引起室壁和乳头肌振动而形成。④第4心音发生在心室收缩期前，与心房收缩引起心室充盈有关，也称心房音。

心音听诊对于判断瓣膜功能极为重要。第1心音反映房室瓣关闭情况，第2心音反映半月瓣关闭情况，心脏活动异常和形态变异可以产生杂音或其他异常心音。因此，听取心音和记录心音图对于心脏疾病的诊断具有一定的意义，其特征比较见表4-2。

表4-2 第1心音与第2心音的比较

特征	第1心音	第2心音
产生	心室收缩及房瓣关闭	心室舒张及主动脉瓣与肺动脉瓣关闭
性质	音调低，时间长，响度强	音调高，时间短，响度弱
部位	心尖部明显	心底部明显
时间	与心尖搏动、颈动脉搏动一致，其后为收缩期	与桡动脉及足背动脉搏动相近，其后为舒张期
间隔	第2心音距前第1心音近	第2心音距后第1心音较远
意义	标志心室收缩期开始，反映房室瓣关闭情况	标志心室舒张期开始，反映半月瓣关闭情况

三、心脏泵血功能的评价

心脏的主要功能是泵出血液，供给全身组织器官所需，以保证机体新陈代谢的正常进行。心脏泵血功能是否正常可用如下的常用指标来衡量。

（一）心脏输出的血量

1. 每搏输出量与射血分数 心脏每搏动一次由一侧心室射出的血量，称为每搏输出量（Stroke Volume，SV），简称搏出量。正常成人安静时的搏出量约为70 mL（60~80 mL）。每搏输出量占心室舒张末期容积的百分比，称为射血分数（Ejection Fraction，EF），即射血分数=（每搏输出量/心室舒张末期容积）×100%。健康成人安静状态下的射血分数为55%~65%。

健康成人心脏的每搏输出量与心室舒张末期容积相适应，即心室舒张末期容积增加，通过加强心肌收缩，使搏出相应量增加，从而保持射血分数基本不变。但在心功能减退、心室扩大等病理情况下，心肌不能有效加强收缩，致使每搏输出量不能与扩大的心舒末期容积相适应，导致射血分数下降。因此，射血分数是评定心功能的重要指标之一。

2. 每分输出量与心指数 每分钟由一侧心室射出的血液总量称为每分输出量（Minute Volume），又称心输出量（Cardiac Output，CO），每分输出量为每搏输出量与心率的乘积。健康成年男性安静状态下，心率平均75次/min，心输出量约为5L/min（4.5~6.0L/min）。心输出量随机体代谢和活动情况而变化，剧烈运动时，心输出量可比安静时提高5~7倍。

身材、体重不同的个体其心输出量存在差异，仅用心输出量作为指标来比较不同个体间的心脏泵血功能是不恰当的。为消除这些因素的影响，可用体表面积对心输出量进行校正，即用心指数来分析和比较不同个体间的泵血功能。心指数（Cardiac Index，CI）是指以每平方米体表面积计算的心输出量。安静、空腹状态下的心指数为静息心指数。中等身材的成年人体表面积为1.6~1.7 m^2，在安静空腹的情况下，心输出量为4.5~6.0L/min，静息心指数为3.0~3.5 L/(min·m^2)。心指数随不同生理条件而不同，女性比男性低7%~10%，新生儿较低，约2.5 L/(min·m^2)，10岁左右，心指数最大。可达4 L/(min·m^2)以上。以后随年龄增加而逐渐下降，到80岁时，接近于2 L/(min·m^2)。运动、妊娠、情绪激动和进食时心指数均有不同程度的增高。

（二）心脏做功量

血液在心血管内流动过程中所消耗的能量由心脏做功供给。在不同血压条件下，心脏完成不同的心输出量所需的做功不同。因此，心脏做功也是评定心脏泵血功能的重要指标之一。

心脏的每搏功（Stroke Work）简称搏功，是指心室一次收缩射血所做的外功，即心室完成一次心搏所做的机械外功。每分功（Minute Work）是指心室每分钟内收缩射血所做的功，即心室完成每分输出量所做的机械外功。搏功可用搏出血液所增加的压强能和动能来表示。压强能 = 搏出量 × 射血压力，动能 = （搏出量质量 × 流速^2）× 1/2，因此，每搏功 = 搏出量 × 射血压力 + 动能。由于动能所占的比例很小（1% 左右），可省略不计。射血压力为射血期左心室内压与心室舒张末压力差。为便于实际应用，以平均动脉压代替射血期左心室压，以左心房平均压代替左心室舒张末压，因此，每搏功计算简式如下：

左心室每搏功（J）= 搏出量（L）× 13.6（kg/L）× 9.807 ×（平均动脉压 − 左心房平均压）（mmHg）× 0.001

每分功等于每搏功乘以心率。例如，某人心率为 75 次/min，搏出量为 70 mL，平均动脉压为 92 mmHg，左心房平均压为 6 mmHg，则按上式计算得出每搏功为 0.803 焦耳（J），每分功为 60.2 J/min。

正常情况下，由于肺循环的阻力远较体循环低，肺动脉平均压仅为主动脉平均压的 1/6，所以右心室的做功量仅为左心室的 1/6。

作为评定心脏泵血功能的指标，心脏做功量较心输出量更全面。因为心脏收缩不仅要射出一定量的血液，而且要使这部分血液具有较高的压强及较快的流速。心室要射血入动脉，必须克服动脉压所形成的阻力才能完成。在不同的动脉压的条件下，心室射出相同血量所消耗的能量或做功量是不同的，在动脉压增高的情况下，心脏要射出与原先等量的血液，就必须加强收缩。因此，心脏做功量也是评价心功能的重要指标，对动脉压高低不等的个体之间及同一个体动脉血压发生变动前后的心泵血功能比较时更有意义。

四、影响心输出量的因素

心输出量为搏出量与心率的乘积，因此，凡能影响搏出量和心率的因素均可影响心输出量。搏出量的大小取决于心室肌收缩的强度和速度，受前负荷、后负荷以及心肌收缩能力的影响。完整机体内的心脏泵血功能是在神经、体液和自身调节等多因素的调控下完成。本节内容是假定其他因素不变，探讨某一因素改变对心输出量的影响。

（一）前负荷

心室肌前负荷（Preload）是指心室收缩之前所承受的负荷，即心室舒张末期容积，它决定着心肌的初长度。由于心室内压力与容积相关，且心室内压力的测量较心室容积的测量更方便和精确，故可用心室舒张末期压力（End - Diastolic Pressure，EDP）来反应前负荷的大小。又因为正常人心室舒张末期的心房内压力与心室内压力几乎相等，且心房内压力的测量更为方便，故又常用心室舒张末期的心房内压力来反映心室的前负荷。

对心肌来说，心室舒张末期容积主要由心室舒张末期充盈的血液量来决定，而心室舒张末期充盈的血量是静脉回心血量和射血后心室内剩余血量（心室收缩末期容积）之和。也就是说，静脉回心血量越多，心室舒张末期容积越大，心肌初长度越长，心室的前负荷越大。

著名的 Frank - Starling 心脏定律揭示了心室的射血量与静脉的回心血量之间的关系。1895 年，德国生理学家 Frank 在离体蛙心实验中观察到了心肌收缩力随心室舒张末期容积增加而增强的现象。1914 年，英国生理学家 Starling 在狗的心 - 肺制备标本实验中也发现，心室舒张末期容积适当增大可增强心室收缩力。后来人们把这种心肌收缩力与心室舒张末期容积相关的调节称为 Frank - Starling 心脏定律，将对应于不同心舒末期压力或容积的心室搏出量或每搏功绘制成曲线，称为心室功能曲线（Ventricular Function Curve）或 Frank - Starling 曲线（图 4-11）。根据 Frank - Starling 定律，在一定限度内，心肌前负荷越大，心肌的初长度越长，心肌收缩力就越强，从而使搏出量增多。这种不需要神经和体液因素参与，只是通过改变心肌初长度而引起心肌收缩力改变的调节，称为心肌的异长自身调节（Heterometric Autoregulation）。其意义在于对心搏出量的微小变化进行及时而精确的调节，从而使心室的搏出量与静脉回心血量之间保持平衡，防止心室舒张末期压力或容积发生过度和过久的变化，使之保持在正常范

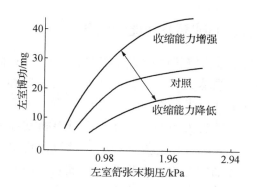

图 4-11　左心室功能曲线

围内。

心室功能曲线可分为三段：①左心室舒张末期压在 1.60~2.00 kPa（12~15 mmHg）时，心室肌具有最适前负荷，这时的心肌初长度为最适初长度，肌小节长度为 2.0~2.2 μm。在到达最适前负荷之前（5~15 mmHg），每搏功随初长度的增加而增加，心室功能曲线呈迅速上升状态，构成心室功能曲线的升支。通常情况下，心室舒张末期压为 0.67~0.80 kPa（5~6 mmHg），表明心室具有较大程度的初长度储备。②左心室舒张末期压在 2.00~2.67 kPa（15~20 mmHg）范围内，曲线趋于平坦，表明前负荷在此范围内变动时对心肌泵血功能的影响不大。③左心室舒张末期压超过 2.67 kPa（20 mmHg）时，曲线平坦或轻度下倾，但不出现明显的降支。这一点明显不同于骨骼肌，说明正常心脏即使心室舒张末期压超过 2.67 kPa（20 mmHg），搏功不变或仅轻度减少，这对维持心脏正常的收缩和射血功能非常重要。心功能曲线不出现降支的原因与心肌组织结构的特殊性有关。心肌细胞外基质内含有大量胶原纤维，且心室壁内多层肌纤维呈交叉排列，这使心室肌具有抵抗过度伸展的能力。只有当心室严重病变时，心功能曲线才出现下降。

（二）后负荷

心室肌后负荷（Afterload）指心室开始收缩时遇到的负荷。心室肌后负荷即为大动脉内的血压。主动脉压为左心室的后负荷，肺动脉压为右心室的后负荷。心室收缩时，必须克服动脉压的阻力，推开动脉瓣将血液射入动脉。

正常人主动脉血压在 80~170 mmHg 范围内波动时，心输出量无明显改变，只有当动脉血压高于 170 mmHg 时，心输出量才开始下降，说明体内存在多种机制协同调节血压水平。在其他条件不变的情况下，动脉压升高导致等容收缩期延长，射血期缩短，射血速度减慢，搏出量减少，心输出量相应减少。但搏出量减少使心室内剩余血量增加，如静脉回心血量不变，则心室舒张末期容积增大，心肌初长度增加，即心肌前负荷增加。前负荷增加可激发异长自身调节，从而加强心肌收缩，提高搏出量，最终使搏出量恢复到正常水平。如果动脉血压持续升高（如慢性高血压患者），心室肌将因长期收缩活动加强而出现代偿性增厚及相应的组织结构病理改变，导致泵血功能减退，最终出现心力衰竭。

（三）心肌收缩能力

心肌收缩能力（Myocardial Contractility）是指心肌不依赖于前、后负荷而改变其力学活动（包括收缩的强度和速度）的内在特性。在完整的心室，心肌收缩能力增强可使心室功能曲线向左上方移位，表明在同样的前负荷条件下，每搏功增加，心脏泵血功能增强。这种通过改变心肌收缩能力的心脏泵血功能调节，称为等长调节（Homometric Regulation）。

影响心肌细胞兴奋-收缩耦联过程中各环节的因素都能影响心肌收缩能力，如活化的横桥数量、ATP 酶的活性、心肌细胞兴奋时胞质内 Ca^{2+} 浓度、肌钙蛋白对 Ca^{2+} 的亲和力和横桥循环中各步骤的速率等，其中活化的横桥数量和 ATP 酶的活性是调控心肌收缩的关键因素。活化的横桥数增多，则心肌收缩能力增强，心输出量增加；反之，心肌收缩能力减弱。活化横桥数与最大横桥数的比例取决于心肌细胞兴奋后胞质内 Ca^{2+} 的升高程度和（或）肌钙蛋白对 Ca^{2+} 的亲和力。

机体的许多神经体液调节因素可影响心肌收缩能力，如心交感神经兴奋、儿茶酚胺（包括肾上腺素和去甲肾上腺素）增多均可通过增加细胞内的 Ca^{2+} 浓度，使心肌收缩力增强。而副交感神经兴奋、乙酰胆碱等则通过减少 Ca^{2+} 内流而降低心肌收缩能力。临床上常用的洋地黄类强心剂就是通过加强心肌收缩能力而改善心力衰竭的。缺氧、酸中毒等则使心肌收缩力减弱。

（四）心率

正常成年人在安静状态下，心率为 60 ~ 100 次/min，平均 75 次/min。心输出量是搏出量与心率的乘积。在一定范围内，心率加快可使心输出量随之增多。但是，如果心率过快，超过 160 ~ 180 次/min 时，因为心室的充盈时间明显缩短，其充盈血量减少，此时心搏出量可减少到正常时的一半左右，所以心输出量不但没有增多，反而降低。如果心率过慢，低于 40 次/min 时，心室的充盈时间虽有所延长，但由于此时心室的充盈早已接近最大限度，心舒期的延长已不能进一步增加充盈量和搏出量，因此心输出量也减少。

心率受自主神经控制，交感神经活动增强时，心率加快；迷走神经活动增强时，心率减慢。影响心率的体液因素主要有肾上腺素、去甲肾上腺素和甲状腺激素等。此外，心率还受体温的影响，体温每升高 1℃，心率可增加 12 ~ 18 次/min。可将影响心输出量的主要因素归纳于图 4-12。

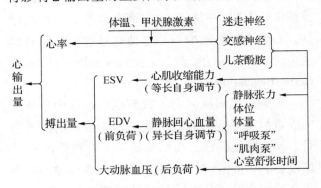

ESV—收缩末期容积　EDV—舒张末期容积

图 4-12　影响心输出量的因素

五、心脏泵血功能的储备

健康成人安静时的心输出量为 5 ~ 6 L；而剧烈运动或强体力劳动时，心输出量显著增加，可达 25 ~ 30 L，为安静状态下的 5 ~ 6 倍。可见，健康成人有相当大的心力储备。心脏泵血功能储备（Cardiac Reserve）是指心输出量随机体代谢需要增加而增加的能力，也称为心力储备。心脏泵血功能储备的大小取决于搏出量和心率能有效提高的程度，即搏出量储备和心率储备。

（一）搏出量储备

搏出量储备来源于收缩期储备和舒张期储备。搏出量是心室舒张末期容积与收缩末期容积之差，二者都有一定的储备量。收缩期储备是指通过增强心脏收缩能力，提高射血分数来增加搏出量，减少收缩末期容积；而舒张期储备则是通过增加心室舒张末期容积来增加搏出量。由于心肌的抗过度伸展特性，心室舒张末期容积增加量有限，舒张期储备量相对较小；相比之下，收缩期储备比舒张期储备要大得多（表 4-3）。

（二）心率储备

心输出量是每搏输出与心率的乘积，若保持搏出量不变，在一定范围内，心率加快，心输出量就会增多，称为心率储备。剧烈运动时，心率由 75 次/min 增加到 180 次/min，动用心率储备，可使心输出量增加 2 ~ 2.5 倍，其意义在于当机体增强活动时，心输出量能够相应地增加，以满足代谢活动的需要。

表 4-3　心脏泵血功能储备举例

时期	心室舒张末期容积/mL	心室收缩末期容积/mL	每搏输出量/mL	心率/（次/min）	心输出量/L
休息	145	75	70	75	5
剧烈运动	160	20	140	180	30

坚持体育锻炼可促进心肌肌纤维增粗，心肌收缩力增强，收缩期储备增加。同时增加的心率储备会有效提高心力储备，增强心脏的泵血功能。

第三节　血管生理

血管系统与心脏相连接构成一个相对密闭的心血管系统，通过管道内流动着的血液实现体内物质运输和与组织、细胞物质交换等重要的生理功能。

一、各类血管的结构和功能特点

在心血管系统内，心脏主要完成泵血功能，血管起着运送血液、分配血量和物质交换的作用。按组织形态学分类，血管可分为动脉、静脉和毛细血管，动脉和静脉可进一步分为大、中、小动、静脉。《难经·十八难》曰："脉有三部九候，各何所主之，然三部者，寸关尺也，九候者，浮中沉也"。这些对各种血管做了较深刻的论述。现代医学根据不同血管的结构和功能特点，可将血管分为以下几大类（图4-13）。

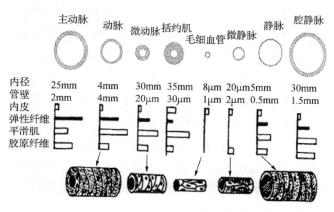

图4-13　各类血管的管径、管壁厚度和管壁4种基本组织比例示意

1. 弹性储器血管　主要指主动脉、肺动脉主干及其最大分支。这些血管管壁厚，壁内含丰富的弹性纤维，具有弹性和可扩张性，称为弹性储器血管（Windkessel Vessel）。心室射血时，一方面推动血液向前流动，另一方面使主动脉扩张，心室射入主动脉的血液的一部分暂存于被扩张的大动脉内，缓冲收缩压；心室舒张时，心脏停止射血，被扩张的大动脉管壁发生弹性回缩，将储存于大动脉内的部分血液继续推向外周。因此，虽然心脏射血是间断的，但血液在血管内的流动是连续的。大动脉的这种缓冲动脉血压和保证血管内血液流动的连续性的作用称为弹性储器作用（Windkessel Effect）。

2. 分配血管　指从弹性储器血管之后的分支到小动脉之间的动脉管道。相当于中动脉，其管壁平滑肌较丰富，故收缩性较强。其功能是将血液输送至各组织器官，称为分配血管（Distribution Vessel）。

3. 阻力血管　指小动脉和微动脉。其管壁富含平滑肌，收缩性好，血管口径小，形成的血流阻力大，故称为阻力血管（Resistance Vessel）。阻力血管经常受神经及体液因素的调节，通过平滑肌的舒缩改变血管口径大小，调节血流阻力，影

响动脉血压和器官血流量。通常将阻力血管分三种：①小动脉、微动脉称为毛细血管前阻力血管，是构成外周阻力的主要成分，可维持动脉血压；②毛细血管前括约肌，它的舒缩可控制毛细血管的开闭，决定某一时间毛细血管开放的数量；③毛细血管后阻力血管是微静脉，微静脉因口径较小，对血流也产生一定的阻力，其舒缩可影响毛细血管前阻力和毛细血管后阻力的比值，从而改变毛细血管内压力及体液在血管和组织间的分布。

4. 交换血管　指真毛细血管。其管壁薄，仅由一单层内皮细胞和外侧一薄层基膜构成，通透性好，加之数量多、分布广，与组织细胞接触面积大，因而成为血液与组织细胞之间进行物质交换的主要场所。这些血管被称为交换血管（Exchange Vessel）。

5. 短路血管　指存在于一些血管床，如手指、足趾和耳郭等处的皮肤中的动静脉吻合支。当这些吻合支开放时，血液可不经过真毛细血管网直接从小动脉流入小静脉，因此它们被称为短路血管（Shunt Vessel）。短路血管的功能与体温调节有关。

6. 容量血管　指静脉系统。与动脉系统相比，静脉的数量多、口径大、管壁薄、可扩张性大。安静时循环血量的60%～70%储存于静脉内，因此，静脉起着血液储存库的作用，故称容量血管（Capacitance Vessel）。

二、血流量、血流阻力和血压

血液在血管内流动的一系列物理力学称为血流动力学（Hemodynamics）。其最基本内容是血流量、血流阻力、血压及其相互关系。由于血管系统是比较复杂的弹性管道系统，血液是含有血细胞和胶体物质等多种成分的液体而不是理想液体，因此血流动力学既具有一般流体力学的共性，又有其自身的特点。

（一）血流量和血流速度

1. 血流量　单位时间内流经某一血管截面的血量称为血流量（Blood Flow），单位为mL/min或L/min。血流量大小主要取决于两个因素，即血管两端的压力差和血管对血流的阻力。根据流体力

学原理，血流量（Q）与血管两端的压力差（ΔP）成正比，与体循环血流阻力（R）成反比。即：

$$Q = \Delta P / R$$

对某一器官而言，公式中的 Q 为器官血流量，ΔP 为灌注该器官的平均动脉压和静脉压之差，R 为该器官的血流阻力。在整个体循环和肺循环中，Q 相当于心输出量，R 相当于总外周阻力，ΔP 相当于平均动脉压（P_A）与右心房压力之差。正常情况下，右心房压力接近于零，故 ΔP 可用 P_A 代替，即：

$$Q = P_A / R$$

在整体内，供应不同器官血液的动脉血压基本相同，而供应该器官血流量的多少则主要取决于该器官对血流的阻力，因此，器官血流阻力的变化是调节器官血流量的主要因素。

2. 血流速度 血液中的一个质点在血管内移动的线速度称为血流速度（Velocity of Blood Flow），单位为厘米/秒或米/秒（cm/s 或 m/s）。血液在血管内流动时，血流速度与血流量成正比，与血管的截面积成反比。在各类血管中，主动脉的血流速度最快（200 mm/s），毛细血管血流速度最慢（0.3 mm/s）（图4-14），这是因为毛细血管的总血流量与主动脉相同，但总横截面积远大于主动脉，因而血流速度远低于主动脉。

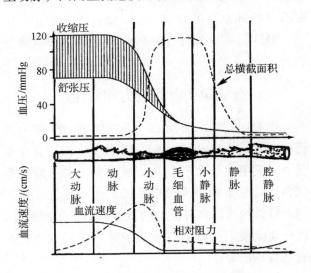

图4-14 各段血管的血压、血流速度、血流阻力和血管截面积关系示意

血液在血管内稳定流动时，血液中各质点流动的方向一致，与血管的长轴平行，分层流动，

流层间没有横向混杂，称为层流（Laminar Flow），但各质点的流速不一，在血管轴心处流速最快，越靠近血管壁流速越慢，贴近管壁的薄层血浆基本不流动。当血流速度加速到一定程度之后，层流情况即被破坏。此时血液中各个质点的流动方向不再一致，甚至出现漩涡，称为湍流（Turbulence Flow）。此外，当血液黏滞度过低，血管内膜表面粗糙以及血流受到某种阻碍或发生急剧转向等情况时也容易发生湍流。湍流可使血小板离开血管轴心而靠近管壁，增加了血小板和血管内膜接触和碰撞的概率，使血小板易于黏附到血管内膜上而形成血栓。如静脉血栓多发生于静脉瓣处，就是因为静脉瓣处的血流易形成湍流的缘故。血液流动呈湍流时所消耗的能量比层流多，湍流区别于层流的特点之一是它能发出声音，它表现为临床听诊的心血管杂音。

（二）血流阻力

血液在血管内流动时所遇到的阻力称为血流阻力（Blood Flow Resistance）。血流阻力主要来源于血液成分之间和血液与管壁间的摩擦力。由于血流阻力的作用，血液在血管内流动时不断消耗能量，故血管内压力逐渐下降。主动脉和大动脉段阻力小，血压降落小，小动脉、微动脉段阻力大，血压降落大，其中微动脉段阻力最大，其压力降落也最显著（图4-14）。

根据流体力学原理，血流阻力与血管口径、长度及血液黏滞度有关。其关系可用下式表示：

$$R = 8\eta L / \pi r^4$$

式中，R 为血流阻力，η 为血液黏滞度，L 为血管长度，r 为血管半径。此式仅适用于层流。湍流时，摩擦力增大，血流阻力远较层流时大。上式表明，血流阻力与血管长度和血液黏滞度成正比，与血管半径的四次方成反比。血管口径发生很小的变化，血流阻力即发生很大的改变。如血管半径缩小一半，则血流阻力增加至原来的16倍。

血液黏滞度是决定血流阻力的另一因素。全血的黏滞度为水的黏滞度的4~5倍。血液黏滞度的高低取决于：①红细胞比容，是决定血液黏滞度的重要因素，比容越大，血液黏滞度越高。②血流的切率，血流切率是指在层流下相邻两层血液流速的差和液层厚度的比值。在切率高时血液黏滞度较低，在切率低时血液黏滞度增高。③温度，血液的黏滞度随温度的降低而升高。如将手指浸于冰水中局部血液的黏滞度可增加 2 倍。

（三）血压

血压（Blood Pressure，BP）是指血管内流动的血液对单位面积血管壁的侧压力，即压强。压强的国际标准计量单位为帕（Pa），即牛顿/平方米（N/m²）或千帕（kPa）。血管系统各部分都具有血压，分别称为动脉血压、静脉血压及毛细血管血压。通常所说的血压系指动脉血压。动脉血压常用 kPa 或毫米汞柱（mmHg）表示，两者之间的换算关系是：1 mmHg = 0.133 kPa。静脉血压较低，常用厘米水柱（cmH₂O）表示，两者之间的换算关系是：1 cmH₂O = 0.098 kPa。

血压的形成有四个基本因素，血液对血管的充盈、心脏的射血、循环系统的外周阻力和大动脉壁的弹性是血压形成的基本条件。

1. 循环系统平均充盈压 当心脏突然停止跳动，血流暂停时，循环系统中各处压力很快取得平衡时所测得的压力即为循环系统平均充盈压（Mean Circulatory Filling Pressure），其压力数值的高低取决于循环系统中的血量和容量之间的关系，人的循环系统平均充盈压约为 7 mmHg。如血量或容量缩小，则这一数值增大，反之则减小。

2. 心脏射血 当心室肌收缩，将血液射入主动脉，所释放的能量，一部分用于推动血液流动，成为血液的动能，另一部分则形成对血管壁的侧压，并使血管壁扩张，而转为势能，即压强能。因此，血液在血管内的流动是连续的，只是在心室舒张期血管内血流速度有所减慢。另外，由于血液从大动脉流向外周时需要不断克服阻力而消耗能量，在循环各部分建立应压力梯度，故血压逐渐降低。

3. 外周阻力 循环系统的外周阻力主要是指小动脉和微动脉对血流的阻力。如果没有外周阻力的存在，心脏射出的血液将全部流至外周，心室收缩释放的能量全部表现为推动血液的动能，不可能对血管壁形成侧压力，不会产生动脉血压。由于外周阻力的存在，在收缩期心室每次射血只有 1/3 的血量经过小动脉进入微循环中，其余 2/3 则暂时储存在动脉中，对血管壁产生侧压力，即

心室射血释放的能量大部分转换成势能。在心室舒张期，储存在动脉中的势能继续推动其余 2/3 的血量进入微循环中。

4. 弹性储器血管的弹性回缩作用 左心室每次收缩射出 60～80 mL 血液，其中 2/3 的血液在心室射血期被暂时储存在主动脉和大动脉内，由于主动脉和大动脉管壁具有较大的顺应性（Compliance），可引起其扩张。血管的顺应性是指血管的压力每增加 1 mmHg 时血管容积的增加值。在心舒期，主动脉瓣关闭和停止射血时，被扩张的弹性储器血管管壁发生弹性回缩，将心缩期储存的部分血液继续向前推进，维持主动脉压在心舒期具有较高的水平，使心室的间断射血变为动脉内的连续血流。

三、动脉血压和动脉脉搏

（一）动脉血压及其正常值

动脉血压（Arterial Blood Pressure）是指血液对动脉血管壁的侧压力。在心动周期中，动脉血压随心室收缩射血和心室舒张充盈而发生规律性波动。在心室收缩期，动脉血管内血量增加，血压升高；而在心室舒张期，动脉血管内血量逐渐减少，血压下降。在心室收缩期血压升高达到的最高值称为收缩压（Systolic Pressure）；在心室舒张末期血压降低所达到的最低值称为舒张压（Diastolic Pressure）。收缩压和舒张压之差称为脉压（Pulse Pressure）。一个心动周期中每一瞬间的动脉血压的平均值称为平均动脉压（Mean Arterial Pressure），由于心动周期中舒张期通常较收缩期长，所以平均动脉压的数值更接近于舒张压，平均动脉压 = 舒张压 + 1/3 脉压。

我国健康成年人在安静状态时的收缩压为 100～120 mmHg，舒张压为 60～80 mmHg，脉压为 30～40 mmHg，平均动脉压在 100 mmHg。临床上，通常将成年人舒张压低于 60 mmHg，或收缩压低于 90 mmHg 称为低血压，而将舒张压高于 90 mmHg，或收缩压高于 140 mmHg 称为高血压。

健康成年人安静状态下动脉血压相对稳定，但存在个体差异，不同年龄、性别、体重及遗传背景下动脉血压存在差异，代谢、情绪、环境（如季节、昼夜、气温）等许多因素会影响血压。人的

一生中血压随年龄的增长而逐渐增高，新生儿收缩压仅为 40 mmHg，一个月末增加为 80 mmHg，12 岁时升至 105 mmHg，至青春期时接近成人水平。随着年龄的增长，血压缓慢增加，至 60 岁时，收缩压约为 140 mmHg。女性在更年期前动脉血压比同龄男性低，更年期后动脉血压升高。肥胖者血压高于非肥胖者，运动或情绪激动时血压增高。此外，动脉血压还呈现明显的昼夜波动，表现为夜间血压最低，晨起后升高，上、下午会各出现一次高峰，晚间血压又缓慢下降。

（二）影响动脉血压的因素

凡是参与动脉血压形成的各种因素都能影响动脉血压的数值。

1. 每搏输出量　当每搏输出量增加时，动脉血压升高，主要表现为收缩压明显升高，舒张压升高不多，脉压增大。收缩期射入主动脉的血量增多，管壁承受的压力增大，故收缩压明显升高。但由此引起的血流速度加快，促使大动脉内增加的血液快速流向外周，因而舒张末期大动脉内存留的血量增加不多，于是舒张压升高的程度不如收缩压明显。反之，当每搏输出量减少时，主要使收缩压降低，脉压减小。可见，在一般情况下，收缩压的高低主要反映心脏每搏输出量的多少。

2. 心率　加快时，动脉血压升高，主要表现为舒张压明显升高，而收缩压升高不多，因而脉压减小。心率加快则心动周期缩短，舒张期缩短更明显，因此舒张期流向外周的血量减少，至舒张末期存留在大动脉内的血量增多，故舒张压升高；舒张压的升高使下一心动周期的收缩期血流速度加快，因此较多的血液流向外周，故收缩压升高，但不如舒张压的升高显著。相反，心率减慢时，则表现为收缩压和舒张压均降低，但舒张压的降低更为显著，于是脉压增大。

3. 外周阻力　增大时，动脉血压升高，主要表现为舒张压明显升高，而收缩压升高不多，因而脉压减小。外周阻力增大时，动脉血向外周流动的速度减慢，舒张期留在动脉内的血量增多，致舒张压明显升高。与上同理，收缩期血流速度加快，收缩压增高较少，故脉压减小。反之，外周阻力减小，舒张压降低比收缩压降低明显，脉压增大。一般情况下，舒张压高低主要反映外周

阻力的大小。

外周阻力的改变主要是由骨骼肌和腹腔器官阻力血管口径的改变所引起的。临床上常见的原发性高血压的发病主要是由于小动脉痉挛甚至硬化导致血管口径变小，造成外周阻力过高所致。另外，如血液黏滞度增高，外周阻力增大，舒张压升高。

4. 主动脉和大动脉的弹性储器作用　如前所述，主动脉和大动脉的弹性储器作用，即大动脉管壁的可扩张性和弹性作用，具有缓冲动脉血压的作用。这种弹性储器作用使动脉血压的波动幅度明显小于心室内压的波动幅度。如果主动脉和大动脉的弹性减弱，则收缩压增高，舒张压下降，脉压明显增大。老年人动脉管壁硬化，大动脉的弹性储器作用减弱，故脉压增大。

5. 循环血量和血管系统容量的比例　只有循环血量和血管系统容积相适应，才能产生一定的体循环平均充盈压，维持正常血压。循环血量和血管系统容积之间关系发生改变，将影响动脉血压值。如果循环血量减少或血管容积增加，则体循环系统平均充盈压降低，动脉血压下降。反之，如果循环血量增加，或血管容积减少，则体循环系统平均充盈压增高，动脉血压升高。一定程度的失血造成循环血量减少，则血压下降。

上述对影响动脉血压的各种因素的分析都是假设其他因素不变的情况下探讨某一因素发生变化时对动脉血压可能发生的影响。实际上，作为机体整体，上述各种因素可同时发生改变，且彼此相互作用。因此，在某种生理情况下，动脉血压的变化往往是各种因素相互作用的综合结果（图 4-15）。

（三）动脉脉搏

在每个心动周期中动脉内的压力发生周期性的波动。这种周期性的压力变化可引起动脉血管发生搏动，称为动脉脉搏（Arterial Pulse）。用手指可触及身体浅表部位动脉的搏动，用脉搏描记仪可以记录浅表动脉搏动的波形，这种记录的图形称为脉搏图（Sphygmogram）（图 4-16）。

1. 动脉脉搏的波形　可因描记方法和部位的不同而有所差异，但都是由上升支和下降支组成。上升支的上升速率较快，下降支的下降速率较慢，

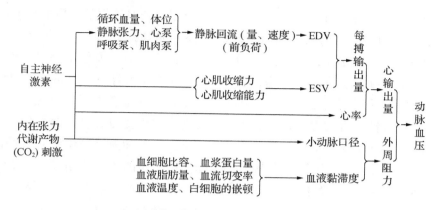

ESV—收缩末期容量　EDV—舒张末期容量

图 4-15　影响动脉血压的因素

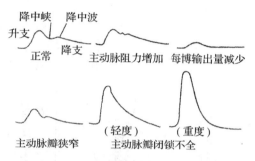

图 4-16　不同情况下的桡动脉脉搏

下降支的中段常出现一个切迹和小波，分别称为降中峡和降中波。

（1）上升支：在心室快速射血期，动脉血压迅速上升，血管管壁被扩张，形成脉搏波形中的上升支。上升支的斜率和幅度受射血速度、心输出量、射血阻力和大动脉的可扩张性等因素的影响。射血阻力大，心输出量少，射血速度慢，则上升支的斜率小，幅度低；反之，射血阻力小，心输出量多，射血速度快，则上升支较陡，幅度较大。大动脉的可扩张性减小时，弹性贮器作用减弱，动脉血压的波动幅度增大，脉搏波上升支的斜率和幅度也加大。主动脉瓣狭窄时，射血阻力高，脉搏波上升支的斜率和幅度都较小。

（2）下降支：心室射血的后期，射血速度减慢，进入主动脉的血量少于从主动脉流向外周的血量，故被扩张的大动脉开始回缩，动脉血压逐渐降低，形成脉搏波形中下降支的前段。随后，心室舒张，动脉血压继续下降，形成下降支的其余部分。在记录主动脉脉搏图时，其下降支上有一个切迹，称为降中峡（Dicrotic Notch）。降中峡

发生在主动脉瓣关闭（即心室舒张开始）的瞬间。因为心室舒张时室内压下降，主动脉内的血液向心室方向反流，这一反流使主动脉瓣很快关闭。反流的血液使主动脉根部的容积增大，并且受到闭合的主动脉瓣阻挡，发生一个返折波，因此在降中峡的后面形成一个短暂的向上的小波，称为降中波（Dicrotic Wave）。动脉脉搏波形中下降支的形状可大致反映外周阻力的高低。外周阻力高时，脉搏波降支的下降速率较慢，切迹的位置较高。反之，外周阻力较低，则下降支的下降速率较快，切迹位置较低，切迹以后下降支的坡度小，较为平坦。主动脉瓣关闭不全时，心室舒张期有部分血液倒流入心室。故下降支很陡，降中波不明显或者消失。

2. 动脉脉搏的传播速度　动脉脉搏可以沿着动脉管壁向外周血管传播，其传播的速度远较血流的速度快。一般来说，动脉管壁的可扩张性越大，脉搏波的传播速度就越慢。由于主动脉的可扩张性最大，故脉搏波在主动脉的传播速度最慢，为 3~5 m/s。老年人主动脉管壁的可扩张性减小，脉搏波的传播速度可增加到约 10 m/s。

四、静脉血压和静脉回心血量

由于整个静脉系统的容量大，且静脉容易被扩张，又能够收缩，因此静脉起着血液贮存库的作用，在功能上静脉作为血液回流入心脏的通道。静脉的收缩或舒张可有效地调节回心血量和心输出量，使机体能够有效地适应各种生理状态时的需要。

（一）外周静脉压与中心静脉压

静脉血压远低于动脉血压。当体循环血液流经毛细血管到达微静脉时，血压已降至 15～20 mmHg。从微静脉到体循环的终点——右心房，静脉血压逐渐降低，血液最后流入右心房时，血压已接近于零。通常将外周各器官的静脉血压称为外周静脉压（Peripheral Venous Pressure），而把右心房和胸腔内大静脉的血压称为中心静脉压（Central Venous Pressure）。人中心静脉压正常值为 4～12 cmH$_2$O。

中心静脉压的高低取决于心脏射血能力和静脉回心血量之间的关系。如果心脏收缩功能良好，可及时将回心的血液射入动脉，则中心静脉压降低；如果心脏收缩功能减弱（如发生心力衰竭时），心室不能有效地将血液射入动脉，造成心室内存留血量增多，心室内压升高，右心房和腔静脉内血液瘀滞，则中心静脉压升高。另外，如静脉回流速度加快，回心血量增加，中心静脉压也会增加。可见，中心静脉压是反映心血管功能的又一指标。

测定中心静脉压具有重要的临床意义。如休克患者静脉输液治疗中，如中心静脉压偏低或有下降趋势，则表示心脏充盈或血容量不足，即使动脉压正常，仍需输入液体；而如果中心静脉压高于正常，且有继续增高的趋势，往往提示输液量过多或右心功能不全，应控制输液量和输液速度。此外，中心静脉压测定还常用于急性心力衰竭、脱水、失血和失液或体外循环手术时对病情的监测。

当心脏射血功能减弱而使中心静脉压增高时，静脉回流速度减慢，血液滞留于外周静脉内，外周静脉压也随之升高。

（二）重力对静脉压的影响

血管系统内的血液因受地球重力场的影响，可产生一定的静水压。因此，各部分血管的血压除由心脏做功形成以外，还要加上该部分血管所处水平的静水压。各部分血管的静水压的高低取决于人体所采取的体位。在平卧时，身体各部分血管的位置大致与心脏水平相同，故静水压也大致相同。但当人体从平卧位转为直立位时，足部血管内的血压比卧位时高，其增高的部分相当

于从足至心脏这样的一段血柱高度形成的静水压，约 80 mmHg（图 4-17）。而在心脏水平以上的部分，血管内的压力较平卧时为低，例如颅顶脑膜矢状窦内压可降至 -10 mmHg。静脉管壁较薄，管壁中弹性纤维和平滑肌都较少，因此，静脉较动脉的充盈程度更容易受跨壁压（指血管内血液对管壁的压力和血管外组织对管壁的压力之差）的影响。一定的跨壁压是保持血管充盈膨胀的必要条件。当跨壁压增大时，静脉就充盈，容积增大；跨壁压减小时，静脉容易发生塌陷，静脉的容积也减小。当人在直立时，足部的静脉充盈饱满，而颈部的静脉则塌陷。

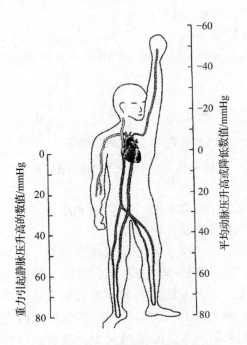

图 4-17　直立体位对静脉压的影响

（三）静脉回心血量及其影响因素

单位时间内由静脉回流入心脏的血量取决于外周静脉压与中心静脉压之差以及静脉对血流的阻力。静脉回心血量的多少受以下多种因素的影响。

1. 体循环平均充盈压　当循环血量增加或容量血管收缩时，体循环平均充盈压升高，静脉回心血量增多；反之，循环血量减少或容量血管舒张时，体循环平均充盈压降低，则静脉回心血量减少。

2. 心脏收缩力　如果心脏收缩力增强，心脏

收缩期射血分数增大，心脏收缩期后存留于心室内的血液减少，心室舒张期心室内压力减小，对心房和大静脉内的血液抽吸力作用增强，促进静脉回流，因此静脉回心血量增加；相反，心脏收缩力弱（如右心衰竭时），由于心脏射血无力，心室舒张末期存留于心室的血量增多，心室舒张末期心室内压力增高，血液淤积于右心房与大静脉内，中心静脉压增高，静脉回心血量明显减少。右心衰竭的患者可出现体循环瘀血的表现，如颈外静脉怒张、肝脏充血肿大和下肢水肿等体征。同理，左心衰竭时，左心房和肺静脉压力增高。患者可出现肺循环瘀血的表现，如肺瘀血和肺水肿等。

3. 体位改变 人体从卧位变成直立位时，由于重力的作用，心脏水平以下部分的静脉因跨壁压的作用而扩张，静脉内比平卧时多容纳了 400 ～ 600 mL 血液，因此静脉回心血量减少。回心血量减少导致心输出量的减少，从而引起脑部供血不足，出现暂时的头晕现象。长期卧床的患者，由于静脉壁的紧张性降低，可扩张性大，由卧位突然站起时，可因大量血液积滞于下肢，回心血量明显减少而发生昏厥。

4. 骨骼肌的挤压作用 静脉血管因其管壁薄而易受周围组织的挤压，从而影响静脉回心血量。运动时骨骼肌收缩可促进血液回流。当肌肉收缩时，肌肉内和肌肉间的静脉受到挤压，静脉瓣的作用使血液只能朝向心脏方向流动。所以，骨骼肌与静脉瓣一起发挥了推动静脉血流向心脏的"肌肉泵"或"静脉泵"的作用。直立体位时，下肢肌肉运动可降低足部静脉压和减少下肢血液淤滞。如果久立而不运动，下肢可因静脉回流减少而出现水肿。

5. 呼吸运动 也能影响静脉回流。由于胸膜腔内压低于大气压（呈负压），故胸膜腔内大静脉的跨壁压大而使胸膜腔内大静脉经常处于充盈状态。吸气时，胸腔容积扩大，胸膜腔内负压值进一步加大，右心房和大静脉进一步扩张，压力进一步下降，从而使外周静脉内血液回流加速；呼气时，胸膜腔内负压值减小，静脉回心血量也减少。可见，呼吸运动对静脉回流也起着"呼吸泵"的作用。

五、微循环

微循环（Microcirculation）是指微动脉和微静脉之间的血液循环，是血液与组织液进行物质交换的场所。正常情况下，微循环的血流量与组织器官的代谢水平相适应，以保证各组织器官的血液灌流量并调节回心血量。

中医学认为，心主血脉，其华存面。心的功能正常与否可以从面部色泽反映出来。《素问》曰："心者……其华在面，其充在血脉"，因心主血脉，血行脉中，四肢百骸、五脏六腑无处不到。面部血脉丰富，皮肤浅薄，所以心脉活动，可从面部色泽变化反映出来。中医学的认识与现代医学的微循环理论是基本一致的。

（一）微循环的组成和血流通路

1. 微循环的组成 由于各器官、组织的结构和功能不同，其微循环的组成和结构也不相同。人的手指甲皱皮肤微循环形态比较简单，微动脉和微静脉之间仅由呈襻状的毛细血管相连。骨骼肌和肠系膜的微循环形态则比较复杂。典型的微循环由微动脉、后微动脉、毛细血管前括约肌、真毛细血管、通血毛细血管（或称直捷通路）、动-静脉吻合支和微静脉等 7 个部分组成（图 4-18）。

微动脉与微静脉之间的血管通道构成了微循环的功能单位。微动脉管壁含有完整的平滑肌成分，后微动脉平滑肌成分减少，毛细血管前括约肌是围绕在真毛细血管入口处的平滑肌细胞，真毛细血管仅有单层内皮细胞，各真毛细血管相互连接成网状，称为真毛细血管网。微静脉管壁有较薄的平滑肌。

2. 微循环的血流通路 血液可通过以下三条通路从微动脉流向微静脉。

（1）迂回通路（Circuitous Channel）：是指血液从微动脉→后微动脉→毛细血管前括约肌→真毛细血管网→微静脉的通路。由于迂回通路中的真毛细血管管壁仅有单层内皮细胞，内皮细胞间存在孔隙，且血管口径小，行径迂回曲折，血流缓慢，加之真毛细血管数量多，与组织细胞接触面积大（总的有效交换面积将近 1000 m²），以上特点有利于血液与组织细胞之间进行物质交换，所以，这一通路又称营养通路，是血液与组织细

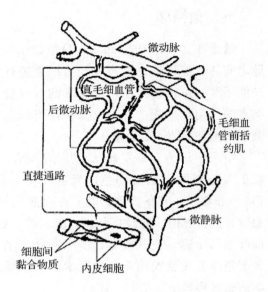

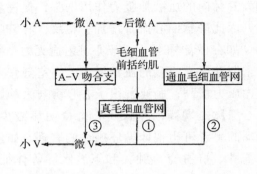

① 为迂回通路
② 为直捷通路
③ 为动-静脉短路

图 4-18　肠系膜微循环模式

胞间进行物质交换的主要场所。

（2）直捷通路（Thoroughfare Channel）：是指血液从微动脉→后微动脉→通血毛细血管→微静脉的通路。这一通路的特点是：途径较短，血流快并经常处于开放状态，物质交换功能较小。其意义在于使一部分血液通过微循环迅速回流，以满足机体对增加的静脉回心血量的需要。直捷通路在骨骼肌组织中较为多见。

（3）动-静脉短路（Anteriovenous Shunt）：是指血液从微动脉→动-静脉吻合支→微静脉的通路。这一通路途径最短，血流速度快，但经常处于关闭状态。动静脉短路在功能上不是进行物质交换，而主要是在体温调节中发挥作用。人的皮肤，尤其是手掌、足底、耳郭等处动静脉短路分布较多。当环境温度升高时，动静脉短路大量开放，皮肤血流量增加，促进机体散热；而当环境温度降低时，动静脉短路关闭，皮肤血流量减少，有利于保存体热。某些病理状态下，例如感染性和中毒性休克时，动-静脉短路大量开放，可加重组织缺氧。

（二）微循环的生理特点

微循环的生理特征可以用"长、小、薄、慢、低、变"6个字加以概括。①长：全身毛细血管连接起来总长度约有10万km，相当于绕地球两圈半。②小：毛细血管是微血管中最细小的部分，

管径一般在5～9 μm，相当于头发直径的1/20，红细胞需要变形才能通过管径小于红细胞直径的毛细血管。③薄：毛细血管的管壁很薄，小的横切面由一个内皮细胞围成，较粗的也只有2～3个内皮细胞围成。④慢：毛细血管的血流速度很慢，只有1～2 mm/s。⑤低：管腔内的压力低、压差小，正常微循环平均压力为20 mmHg，是组织液在毛细血管处的生成和回流提供的动力。⑥变：毛细血管的灌流量易变，开放与关闭受总闸门和分闸门控制。

（三）微循环的调节

通常情况下，流过毛细血管的血液是不连续的。因为后微动脉和毛细血管前括约肌不断发生每分钟5～10次的交替性、间歇性的收缩和舒张，称为血管舒缩活动（Vasomotion），它控制毛细血管的开放与关闭。当收缩时毛细血管关闭，导致毛细血管周围组织代谢产物（如CO_2、H^+、腺苷、乳酸、K^+等）积聚、氧分压降低。而积聚的代谢产物和低氧状态，反过来可以导致局部的后微静脉和毛细血管前括约肌舒张，毛细血管开放，血流增加，局部组织积聚的代谢产物被血流清除。后微动脉和毛细血管前括约肌又收缩，使毛细血管关闭，如此周而复始。因此，舒缩活动主要与局部组织的代谢活动有关。安静状态下，骨骼肌组织同一时间内只有20%～35%的毛细血管处于开

放状态。当组织代谢水平增高时，局部的代谢产物增多，开放的毛细血管数量增加，流经微循环的血量也增多，从而满足组织的代谢需求。

（四）血液和组织液之间的物质交换

组织与细胞之间的空隙称为组织间隙，其中的液体称为组织液（Interstitial Fluid），又称细胞间液。组织、细胞通过细胞膜和组织液进行物质交换。组织液与血液之间则通过微循环中毛细血管壁进行物质交换。因此，组织、细胞和血液之间的物质交换需通过组织液作为媒介。血液和组织液之间的物质交换主要通过扩散、吞饮及滤过与重吸收等方式进行。

1. 扩散　是血液和组织液之间进行溶质交换最主要的方式。小分子脂溶性物质，如 O_2、CO_2 等，可直接进行扩散，整个毛细血管壁都可成为扩散面。对于小分子水溶性物质，若溶质分子直径小于毛细血管壁的空隙，如 Na^+、Cl^- 及葡萄糖等，也可进行扩散。

2. 吞饮　当溶质分子直径大于毛细血管壁空隙时，如相对分子质量较大的血浆蛋白等，可被内皮细胞吞入细胞内运送至细胞的另一侧，并被排出细胞外，从而使被转运物穿过整个内皮细胞。因此，吞饮也是血液和组织液之间通过毛细血管壁进行物质交换的一种方式。

3. 滤过与重吸收　静水压可驱动水分子通过毛细血管壁从高压力一侧向低压力一侧移动。另外，胶体渗透压也可驱动水分子通过毛细血管壁从渗透压低的一侧向渗透压高的一侧移动。由于毛细血管壁两侧静水压和胶体渗透压的差异而引起的液体由毛细血管内向毛细血管外的移动称为滤过（Filtration），而将液体向相反方向的移动称为重吸收（Reabsorption）。

六、组织液的生成与回流

组织液是血浆经毛细血管壁滤过而形成的。血浆中的水和营养物质透过毛细血管壁进入组织间隙的过程称为组织液的生成。组织液中的水和代谢产物透过毛细血管壁进入血液的过程称为组织液回流。在生理状态下，组织液的生成和回流保持着动态平衡。

（一）组织液生成和回流

促使液体在毛细血管壁两侧流动的因素有 4 个，即毛细血管血压、组织液胶体渗透压、血浆胶体渗透压和组织液静水压。其中，前两个因素是促使液体由毛细血管内向组织间隙滤过的力量，而后两个因素是促使液体从组织间隙重吸收入毛细血管内的力量。滤过的力量和重吸收的力量之差，称为有效滤过压（Effective Filtration Pressture，EFP）。可用下式表示：

$$EFP =（毛细血管血压 + 组织液胶体渗透压）-（血浆胶体渗透压 + 组织液静水压）$$

单位时间内通过毛细血管壁滤过的液体总量等于有效滤过压与滤过系数 K 的乘积，滤过系数的大小取决于毛细血管壁对液体的通透性和滤过面积。

当有效滤过压为正值时，液体经毛细血管壁被滤过，生成组织液；当有效滤过压为负值时，则液体被重吸收入毛细血管内，即组织液回流。人体毛细血管动脉端平均压为 30 mmHg，静脉端平均压为 12 mmHg，组织液胶体渗透压约为 15 mmHg，组织液静水压约为 10 mmHg，血浆胶体渗透压约为 25 mmHg。由此可得出：

在动脉端 EFP =（30 + 15）-（25 + 10）= 10 mmHg
在静脉端 EFP =（12 + 15）-（25 + 10）= -8 mmHg

上述结果表明，在毛细血管动脉端有效滤过压为 10 mmHg，表明有组织液生成，而在静脉端有效滤过压为 -8 mmHg，则表明有组织液回流。一般情况下，流经毛细血管的血浆有 0.5%～2% 在毛细血管动脉端以滤过的方式进入组织间隙，形成组织液，其中约 90% 在静脉端被重吸收回血液，其余约 10% 进入毛细淋巴管，成为淋巴液，再流经淋巴系统，最后统汇入血液循环（图4-19）。

（二）影响组织液生成和回流的因素

生理情况下，组织液的生成和回流呈动态平衡，循环血量和组织液量维持相对稳定。如果某种原因造成组织液生成过多或重吸收减少，则组织间隙内组织液潴留过多，形成水肿。凡能影响有效滤过压、毛细血管通透性和淋巴回流的因素，都能影响组织液生成和回流。

1. 毛细血管血压　若下降，有效滤过压减小，组织液生成减少；反之，毛细血管血压增高，组

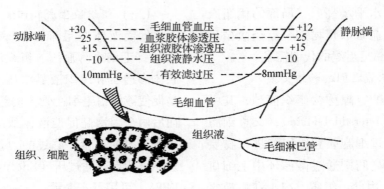

（箭头表示组织液流动方向）

图 4-19　组织液生成与回流示意

织液生成增多。右心衰竭时，由于静脉回流受阻，静脉瘀滞，毛细血管血压逆行性升高，组织液生成增多，患者出现水肿。

2. 血浆胶体渗透压　是促使水分经毛细血管壁回吸收入血液的力量。当血浆胶体渗透压降低时，有效滤过压增加。组织液生成增多。许多临床疾病都是由于血浆蛋白减少导致血浆胶体渗透压降低而引发水肿。例如，肾病综合征患者，大量血浆蛋白随尿液排出；重症肝疾病或肝硬化时，肝合成血浆蛋白减少；长期营养不良，蛋白质摄入过少等。

3. 毛细血管通透性　正常情况下，血浆蛋白很少滤入组织间隙。在烧伤、过敏反应等情况下，局部组织释放大量组胺、缓激肽等炎症介质，使局部毛细血管壁的通透性增加，部分血浆蛋白可透过管壁进入组织间隙，使局部组织液的胶体渗透压升高，导致组织液生成增多，引起局部水肿。

4. 淋巴回流　组织液生成和回流过程中，生成的组织液有 10% 经淋巴管回流入血。如果淋巴回流受阻，组织液的生成和回流失去平衡，组织液滞留于受阻淋巴管前段的组织间隙中，导致水肿。丝虫病患者就是由于下肢淋巴管阻塞而导致下肢水肿的发生。

七、淋巴液的生成与回流

淋巴管系统是组织液向血液回流的一个重要的辅助系统。毛细淋巴管以膨大的盲端起始于组织间隙，且彼此吻合成网，逐渐汇合成大的淋巴管。全身的淋巴液经淋巴管收集，最后由右淋巴导管和胸导管导入静脉。

组织液进入淋巴管即成为淋巴液。在毛细淋巴管起始端，内皮细胞的边缘像瓦片般互相覆盖，形成向管腔内开启的单向活瓣。组织液可通过此活瓣进入毛细淋巴管（图 4-20）。由于毛细淋巴管的内皮细胞之间有较大的缝隙，通透性高，组织液中的血浆蛋白质、脂肪滴、红细胞以及细菌微粒等大分子物质可以自由地进入毛细淋巴管，但不能倒流。

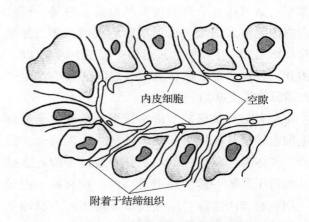

图 4-20　毛细淋巴管起始端结构模式

正常成年人在安静状态下每小时大约有 120 mL 淋巴液流入血液循环，每天生成的淋巴液总量为 2~4 L，大致相当于全身血浆总量。组织液与毛细淋巴管内淋巴液的压力差是组织液进入淋巴管的动力。任何能增加组织液压力的因素都能增加淋巴液的生成。

淋巴液回流的生理意义在于回收蛋白质、运输营养物质和调节体液平衡。机体每天有 75~200 g 蛋白质由淋巴液带回血液中，使组织液中保持较低的蛋白质水平，避免组织液胶体渗透压升高而引起水肿；小肠吸收的脂肪类营养物质约 90% 经小肠绒毛的毛细淋巴管吸收；组织液中不能被毛细血管重吸收的大分子物质以及红细胞、细菌和异物等都可经淋巴管被清除，进入淋巴管的细菌、异物等在淋巴液流经淋巴结时可被淋巴结中的巨噬细胞所吞噬。此外，淋巴液回流在保持血浆与组织液的平衡中起重要作用。

第四节　心血管活动的调节

人体在不同的生理状况下各器官组织的代谢水平不同，对血流量的需要也不同。机体的神经调节、体液调节和自身调节机制可对心脏和各部分血管的活动进行调节，从而适应各器官组织在不同情况下对血流量的需要，协调地进行各器官之间的血流分配。

一、神经调节

心肌和血管平滑肌接受自主神经支配。机体对心血管活动的神经调节是通过各种心血管反射实现的。

（一）心脏和血管的神经支配及其作用

1. 心脏的神经支配及其作用　支配心脏的传出神经有心交感神经、心迷走神经和肽能神经纤维。

（1）心交感神经：其节前神经元位于脊髓第 1~5 胸段的中间外侧柱，其轴突末梢释放的神经递质为乙酰胆碱，后者能激活位于星状神经节或颈交感神经节内的节后神经元膜上的 N 型胆碱能受体。节后神经元的轴突组成心脏神经丛，支配心脏各个部分，包括窦房结、房室交界、房室束、心房肌和心室肌。两侧心交感神经对心脏的支配有所差别，支配窦房结的交感神经纤维主要来自右侧心交感神经，支配房室交界的交感神经纤维主要来自左侧心交感神经。在功能上，右侧心交感神经兴奋时以引起心率加快效应为主，而左侧心交感神经兴奋则以加强心肌收缩能力效应为主。

心交感节后神经元末梢释放的递质为去甲肾上腺素，与心肌细胞膜上的 β_1 型肾上腺素能受体结合，可导致心率加快，房室交界的传导加快，

心房肌和心室肌的收缩能力加强。这些效应分别称为正性变时作用（Positive Chronotropic Action）、正性变传导作用（Positive Dromotropic Action）和正性变力作用（Positive Inotropic Action）。这种使心率加快、房室结传导加速、心肌收缩力增强的效应，能被 β 受体阻断剂如普萘洛尔（Propranolol）等所阻断，故在临床上 β 受体阻断剂常用于治疗室上性快速型心律失常等病证。

心肌正性变时作用的机制是：去甲肾上腺素可增强自律细胞跨膜内向电流 I_f，使窦房结 4 期自动去极化速率加快，自律性增高，心率加快；心肌正性变传导作用的机制是：房室结 Ca^{2+} 通道开放概率和 Ca^{2+} 内流增加，0 期动作电位的上升速度和幅度均增大，去极化速度加快，房室传导时间缩短；心肌正性变力作用的机制是：交感神经末梢释放的去甲肾上腺素作用于心肌细胞膜的 β_1 型受体，激活腺苷酸环化酶，使细胞内 cAMP 的浓度升高，继而激活蛋白激酶 A，使细胞内许多功能蛋白磷酸化，并改变它们的功能活动。心肌细胞膜上的 Ca^{2+} 通道激活，心肌动作电位平台期 Ca^{2+} 内流增加，细胞内肌质网释放的 Ca^{2+} 也增加，其效应使心肌收缩能力增强，每搏做功增加。心交感神经既促使心肌收缩力加强，又通过加强肌质网膜上钙泵的作用，加强 Ca^{2+} 的回收，加强心肌舒张。

（2）心迷走神经：支配心脏的心迷走神经节前神经元位于延髓的迷走神经背核和疑核，节前纤维下行进入心脏。在胸腔内，心迷走神经纤维和心交感神经一起组成心脏神经丛，并和交感神经纤维伴行进入心脏，与心内神经节细胞发生突触联系。心迷走神经的节前和节后神经元都是胆碱能神经元。节后神经纤维支配窦房结、心房肌、房室交界、房室束及其分支。心室肌也有迷走神经支配，但其纤维末梢的数量远较心房肌中为少。两侧心迷走神经对心脏的支配也有差别，但不如两侧心交感神经支配的差别显著。右侧迷走神经对窦房结的影响占优势，左侧迷走神经对房室交界的作用更明显。

心迷走神经节后纤维末梢释放的乙酰胆碱作用于心肌细胞膜上的 M 型胆碱能受体，可导致心率减慢，房室传导速度减慢和心房肌收缩能力减

弱，这些效应分别称为负性变时作用（Negative Chronotropic Action）、负性变传导作用（Negative Dromotropic Action）、负性变传导作用（Negative Dromotropic Action），其作用分别通过窦房结、房室交界和心房肌来完成。阿托品（Atropine）是 M 受体的拮抗剂，可阻断心迷走神经对心脏的抑制作用。

负性变时作用的机制：乙酰胆碱作用于窦房结 P 细胞膜上 M 受体，经 G 蛋白介导激活 K^+ 通道，导致复极过程中 K^+ 外流增加，最大复极电位的绝对值增大，4 期自动去极化速度减慢，窦房结自律性降低，心率减慢。负性变传导作用的机制：乙酰胆碱使房室交界处慢反应细胞的 Ca^{2+} 通道受抑制，动作电位 0 期 Ca^{2+} 内流减少，0 期去极化速度和幅度均下降，因而兴奋传导速度减慢，甚至可出现房室传导阻滞。负性变力作用的机制：乙酰胆碱使 K^+ 外流增强，心室肌细胞 3 期复极加速，平台期缩短，动作电位期间进入细胞内的 Ca^{2+} 减少；乙酰胆碱抑制心肌细胞 Ca^{2+} 通道，Ca^{2+} 内流减少，肌质网释放 Ca^{2+} 减少，因而心肌收缩力减弱。

（3）肽能神经纤维：心脏中除心交感神经和心迷走神经外，还存在多种非胆碱能非肾上腺素能神经纤维，其末梢释放肽类神经递质如神经肽 Y、血管活性肠肽、降钙素基因相关肽、阿片肽和 NO 等。现已知这些肽类递质可与其他递质，如单胺和乙酰胆碱共存于同一神经元内，并共同释放。目前对于分布在心脏的肽能神经元的生理功能还不完全清楚，但心脏内肽能神经纤维的存在说明这些肽类递质也参与了对心肌和冠状血管活动的调节，如降钙素基因相关肽具有强烈的舒血管作用和对心肌的正性变力和变时作用，血管活性肠肽可剂量依赖地激活脑血管、心脏和冠脉血管、肠系膜动脉、门静脉和卵巢动脉等部位的腺苷酸环化酶，增加肌质网 Ca^{2+} 的回收和肌膜对 Ca^{2+} 的排出，使平滑肌舒张，血管舒张。NO 通过乙酰胆碱与血管内皮细胞上 G 蛋白偶联受体结合，激活一系列信号物质，导致血管平滑肌舒张。

2. 血管的神经支配及其作用　除真毛细血管外，血管壁都有平滑肌分布。支配血管平滑肌的神经纤维可分为缩血管神经纤维和舒血管神经纤维两大类，两者统称为血管运动神经纤维。

（1）缩血管神经纤维：都是交感神经纤维，故一般称为交感缩血管纤维（Sympathetic Vasoconstrictor Fiber）。交感缩血管纤维的节前神经元位于脊髓胸、腰段的中间外侧柱内，末梢释放乙酰胆碱。节后神经元位于椎旁和椎前神经节内，末梢释放去甲肾上腺素。血管平滑肌细胞有 α 和 β 两类肾上腺素能受体。去甲肾上腺素与 α 受体结合，可引起血管平滑肌收缩；与 β 受体结合，则引起血管平滑肌舒张。去甲肾上腺素与 α 受体结合的能力较与 β 受体结合的能力强，故缩血管纤维兴奋时常引起缩血管效应。

体内几乎所有的血管都受交感缩血管纤维支配，但不同部位的血管中缩血管纤维分布的密度不同，如皮肤血管中缩血管纤维分布最密，骨骼肌和内脏的血管中次之，冠状血管和脑血管中分布较少。在同一器官，动脉中缩血管纤维分布的密度高于静脉，其中以微动脉中密度最高，但毛细血管前括约肌中神经纤维分布很少。

人体内多数血管只接受交感缩血管纤维的单一神经支配。在安静状态下，交感缩血管纤维持续发放 1~3 次/s 的低频冲动，称为交感缩血管紧张（Sympathetic Vasoconstrictor Tone），这种紧张性活动使血管平滑肌保持一定程度的收缩状态。当交感缩血管紧张性增强时，血管平滑肌进一步收缩；交感缩血管紧张性减弱时，血管平滑肌收缩程度减低，血管舒张。当支配某一器官血管的交感缩血管纤维兴奋时，该器官血管的血流阻力增高，血流量减少，同时该器官毛细血管前、后阻力的比值增大，使毛细血管血压降低，组织液生成减少。

近年来研究证明，缩血管纤维中也存在有神经肽 Y 与去甲肾上腺素共存，神经兴奋时两者可共同释放。神经肽 Y 是一种高效的缩血管物质，它既可以直接作用于血管平滑肌细胞，使血管收缩，又可以加强其他缩血管物质的缩血管作用。神经肽 Y 对冠状动脉有很强的收缩作用，可引起冠状动脉阻力升高，冠状动脉血流量减少，继而引起心肌收缩力减弱。神经肽 Y 可使全身小动脉收缩，导致外周阻力增加，血压升高。神经肽 Y 还具有血管生成作用，促进血管平滑肌和内皮细胞分裂，刺激内皮细胞黏附、迁移、增生和分化。

（2）舒血管神经纤维：体内有一部分血管除接受缩血管纤维支配外，还接受舒血管纤维支配。舒血管神经纤维多为局部性的支配，种类较多，这里仅介绍两类。

1）交感舒血管纤维（Sympathetic Vasodilator Fiber）：只分布于骨骼肌的微动脉，平时无紧张性活动，只在情绪激动、恐惧、发怒和准备做剧烈运动时才发放冲动。末梢释放的神经递质是乙酰胆碱，与血管平滑肌上的 M 受体结合，使骨骼肌血管舒张，血流量增多。目前认为，由这类交感胆碱能纤维活动引起的骨骼肌血管舒张，可能是防御反应中的一部分。

2）副交感舒血管纤维（Parasympathetic Vaso-dilator Fiber）：主要分布于脑膜、唾液腺、胃肠道腺体和外生殖器等部位的血管，其末梢释放的递质是乙酰胆碱，与血管平滑肌上 M 受体结合，引起血管舒张。这些器官的血管同时也接受交感缩血管纤维支配。因为作用范围比较局限，平时也无紧张性活动，只对所支配器官的血流量起调节作用，因而对循环系统的总外周阻力影响不大。

（二）心血管中枢

心血管中枢（Cardiovascular Center）是指中枢神经系统中参与调节心血管反射有关的神经元胞体集中的部位。控制心血管活动的神经元分布于中枢各级水平，它们各有不同功能，又互相密切联系，使心血管系统的活动协调一致，以适应整体功能活动的需要。

1. 延髓心血管中枢　延髓是调节心血管活动的最基本中枢。根据延髓心血管神经元对心血管活动调节作用不同，一般认为延髓心血管中枢至少可包括以下 4 个功能部位。

（1）缩血管区：位于延髓头端腹外侧区的前部，包括心交感神经中枢和交感缩血管中枢。这些中枢神经元在平时都有紧张性活动，分别称为心交感神经紧张和交感缩血管紧张。

（2）心抑制区：即心迷走神经中枢，位于延髓的迷走神经背核和疑核，平时也有紧张性活动，称心迷走紧张。

（3）舒血管区：位于延髓尾端腹外侧区的后部，该区的神经元在兴奋时可抑制缩血管区神经

元的活动，导致交感缩血管紧张降低，血管舒张。

（4）传入神经接替站：指延髓孤束核通过中继来自各方面的信息而参与心血管活动的调节。孤束核的主要纤维联系有：①孤束核接受由颈动脉窦、主动脉弓和心脏感受器经舌咽神经和迷走神经传入的信息，整合后发出纤维至延髓和中枢神经系统其他部位的神经中枢，进而影响心血管的活动；②孤束核与延髓头端的腹外侧部神经元发生联系，可抑制交感神经的紧张性活动；③孤束核发出纤维投射到迷走神经背核和疑核，可加强迷走神经的紧张性活动；④孤束核发出下行纤维与脊髓灰质侧角的交感节前神经元联系，构成抑制性通路，抑制交感神经的紧张性活动。

2. 延髓以上的心血管中枢　在延髓以上的脑干、小脑和大脑中也存在与心血管活动有关的神经元，它们在心血管活动调节中所起的作用较延髓心血管中枢更加高级，表现为对心血管活动和机体其他功能之间的复杂的整合。例如，下丘脑是一个非常重要的整合中枢，在体温调节、摄食、水平衡以及发怒、恐惧等情绪反应的整合中起着重要作用，这些反应中都包含相应的心血管活动的变化。

在动物实验中可以观察到，电刺激下丘脑的一些区域，可以引起躯体肌肉以及心血管、呼吸和其他内脏活动的复杂变化。如电刺激下丘脑的"防御反应区"，动物立即呈现警觉状态，骨骼肌紧张加强，采取准备防御的姿势，同时出现一系列心血管活动的改变，如心率加快、心搏加强、心输出量增加、皮肤和内脏血管收缩、骨骼肌血管舒张等，血压稍有升高。大脑边缘系统的某些结构，如颞极、额叶的眶面、扣带回的前部、杏仁、隔、海马等能影响下丘脑和脑干等处的心血管神经元的活动，并和机体各种行为的改变相协调。大脑新皮质的运动区兴奋时，除引起相应的骨骼肌收缩外，还能引起该骨骼肌的血管舒张。刺激小脑的一些部位也可引起心血管活动的反应。例如，刺激小脑顶核可引起血压升高，心率加快。顶核的这种效应可能与姿势和体位改变时伴随的心血管活动变化有关。

（三）心血管反射

神经系统对心血管活动的调节是通过反射来

实现的。当机体处于不同的生理状态如变换体位、运动、睡眠时，或当机体内、外环境发生变化时，可通过各种心血管反射来调节心脏和血管的活动，使心输出量和各器官的血流量发生相应的改变，以维持血压的相对稳定，保证各器官的血液供应，以适应机体内、外环境的变化需要。

1. 颈动脉窦和主动脉弓压力感受性反射　当动脉血压升高或降低时，通过刺激颈动脉窦和主动脉弓压力感受器，反射性地引起心血管活动的改变，使动脉血压降低或升高的调节过程，称为颈动脉窦和主动脉弓压力感受性反射（Baroreceptor Reflex），这一反射也被称为减压反射（Depressor Reflex）。

（1）压力感受器：压力感受性反射的感受装置是位于颈动脉窦和主动脉弓血管外膜下的感觉神经末梢，称为动脉压力感受器（Baroreceptor）（图4-21）。动脉压力感觉器并不直接感受血压的变化，而是感受血管壁的机械牵张程度。当动脉血压升高时，动脉管壁被牵张的程度升高，压力感受器发放的神经冲动增多。在一定范围内，压力感受器的传入冲动频率与动脉管壁扩张程度成正比。在一个心动周期内，随着动脉血压波动的变化，窦神经的传入冲动频率也发生相应的变化（图4-22）。

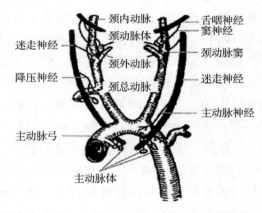

图4-21　颈动脉窦区与主动脉弓区的
压力感受器与化学感受器

（2）传入神经和中枢联系：颈动脉窦压力感受器的传入神经纤维组成颈动脉窦神经（即窦神经），加入舌咽神经后进入延髓，与孤束核的神经元发生突触联系。主动脉弓压力感受器的传入神经纤维行走于迷走神经干内，然后进入延髓，到

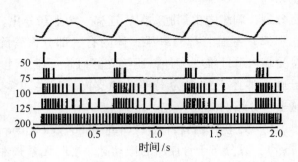

最上方曲线—主动脉血压波形　下方5条曲线—在不同的平均
动脉压（mmHg）下，窦神经纤维的传入放电频率

图4-22　单根窦神经压力感受器传入
纤维在不同动脉压时的放电图

达孤束核。兔的主动脉弓压力感受器传入纤维自成一束，与迷走神经伴行，称为降压神经（即主动脉神经）。

压力感受器的传入神经冲动到达孤束核后，通过延髓内的神经通路使延髓头端腹外侧部的血管运动神经元抑制，从而使交感缩血管神经紧张性活动减弱，与迷走神经背核和疑核发生联系，使迷走神经的紧张性活动加强。此外，孤束核神经元还与延髓内其他部位如脑桥、下丘脑等的一些神经核团发生联系，其效应也是使交感神经紧张性活动减弱。

（3）反射效应：动脉血压升高时，压力感受器的传入冲动增多，通过有关的血管中枢整合作用，使心迷走神经紧张性加强，心交感和交感缩血管神经紧张性减弱，其效应为心率减慢，心输出量减少，外周血管阻力降低，故动脉血压降低。反之，当动脉血压降低时，压力感受器传入冲动减少，使迷走神经紧张性减弱，交感神经紧张性加强，于是心率加快，心输出量增加，外周血管阻力增高，血压回升。

在动物实验中，将颈动脉窦区和循环系统其余部分隔开，但仍保留它通过窦神经与中枢的联系，人为地改变颈动脉窦区的灌注压，可以引起体循环动脉压的变化，得到压力感受性反射功能曲线（图4-23）。由图可见，压力感受性反射功能曲线的中间部分（窦内压约100 mmHg）较陡，两端渐趋平坦，说明当窦内压在正常平均动脉压水平的范围内发生变动时，压力感受性反射最为敏感，纠正偏离正常水平血压的能力最强。

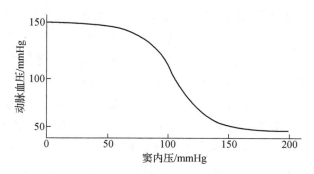

图4-23 实验中测得的颈动脉窦内
压力与动脉血压的关系

（4）压力感受性反射的生理意义：压力感受性反射在心输出量、外周血管阻力和血量等发生突然变化时对动脉血压进行快速调节的过程中起重要的作用，其结果是使动脉血压不致发生过大的波动。因此，在生理学中，将动脉压力感受器的传入神经称为缓冲神经。在动物实验中可看到，正常狗24小时内动脉血压的变化范围一般在平均动脉压（约100 mmHg）上下10~15 mmHg。切除两侧缓冲神经后，动脉血压出现大的波动，其变动范围可超过平均动脉压上下约50 mmHg。但是，切除缓冲神经的动物的一天中血压的平均值并不明显高于正常，因此认为，压力感受性反射在动脉血压的长期调节中并不起重要作用。

在慢性高血压患者或实验性高血压动物中，压力感受性反射功能曲线向右移位，这种现象称为压力感受性反射的重调定（Resetting），表示在高血压的情况下，压力感受性反射的工作范围发生改变，即在较高的血压水平上进行工作，故动脉血压维持在比较高的水平。压力感受性反射重调定的机制比较复杂。重调定可发生在感受器水平，也可发生在反射中枢部位水平。压力感受性反射的途径归纳如图4-24所示。

2. 心肺感受器引起的心血管反射 在心房、心室和肺循环大血管壁上存在许多感受器，总称为心肺感受器（Cardiopulmonary Receptor），其传入神经纤维行走于迷走神经干内。引起心肺感受器兴奋的适宜刺激有两大类，一类是血管壁的机械牵张，另一类是心肺感受器的适宜刺激。当心房、心室或肺循环大血管中压力升高或血容量增多而使心腔或血管壁受到牵张时，血管壁的机械感受器发生兴奋。和颈动脉窦、主动脉弓压力感受器相比较，心肺感受器位于循环系统压力较低的部分，故常称之为"低压力感受器"，而动脉压力感受器则称为"高压力感受器"。在生理情况下，心房壁的牵张主要是由血容量增多而引起，因此，心房壁的牵张感受器也称为容量感受器（Volume Receptor）。心肺感受器的适宜刺激是一些化学物质，如前列腺素、缓激肽等，有些药物如藜芦碱（Veratrine）等也能刺激心肺感受器。

大多数心肺感受器受刺激时引起的反射效应是心交感紧张性降低，心迷走紧张性加强，导致心率减慢，心输出量减少，外周血管阻力降低，故血压下降。在多种动物实验中，心肺感受器兴奋时肾交感神经活动的抑制效应特别明显，使肾血流量增加，肾排尿和排钠量增多，表明心肺感受器引起的反射在血量、体液量及其成分的调节中具有重要的生理意义。心肺感受器还可引起神

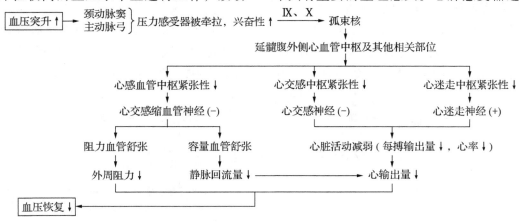

（＋）表示兴奋或收缩　（－）表示抑制或舒张

图4-24 颈动脉窦和主动脉弓压力感受性反射途径示意

经，体液调节，心肺感受器的传入冲动可抑制血管升压素的释放，增加肾排尿量，使循环血量得以恢复。可将心肺感受器反射途径归纳如下（图4-25）。

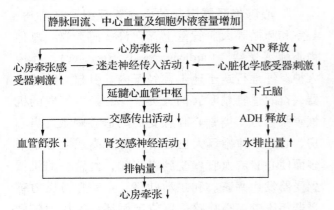

ANP—心房钠尿肽　ADH—抗利尿激素

图4-25　心肺感受器反射途径示意

3. 颈动脉和主动脉体化学感受性反射　在颈总动脉分叉处和主动脉弓区域存在一些特殊的感受装置，血液中的某些化学成分的变化，如缺氧、CO_2 分压过高或 H^+ 浓度过高等，可以刺激这些感受装置。故这些感受装置被称为颈动脉体和主动脉体化学感受器（Chemoreceptor）。这些化学感受器受到刺激后，其感觉信号分别由颈动脉窦神经和迷走神经传入至延髓孤束核，使延髓内呼吸神经元和心血管活动神经元的活动发生改变。

化学感受性反射的效应主要是呼吸加深加快（详见呼吸章节）。在动物实验中，人为地维持呼吸频率和深度不变，则化学感受器传入冲动对心血管活动的直接效应是心率减慢，心输出量减少，冠状动脉舒张，骨骼肌和内脏血管收缩。由于外周血管阻力增大的作用超过心输出量减少的作用，故血压升高，因此，化学感受性反射也称为"升

压反射"。在动物保持自然呼吸的情况下，化学感受器受刺激时引起的是呼吸加深加快，心输出量增加，外周血管阻力增大，血压升高。可将化学感受性反射的途径归纳如下（图4-26）。

化学感受性反射的生理意义是：①调节肺通气；②正常情况下不参与血压调节，只有在低氧、窒息、失血、动脉血压过低和酸中毒等情况下才发生作用。从而增加外周阻力，使血液重分配，确保心脑等重要器官的血液供应，以维持其正常功能。

4. 其他感受器引起的心血管反射　①用低频低强度电刺激躯体传入神经，可抑制交感神经活动，产生降压效应；而高频高强度电刺激躯体传入神经，可兴奋交感神经，产生升压效应。这种由躯体传入神经引起的交感心血管反射被称为躯体交感发射（Somatosympathetic Reflex），这可能是针刺穴位之所以能够调整心血管功能的原因。②扩张肺、胃、肠、膀胱等空腔器官或挤压睾丸等，因这些内脏感受器的传入纤维行走于迷走神经或交感神经内，可引起心率减慢和外周血管舒张等效应。③脑缺血可引起交感缩血管神经紧张性加强，外周血管强烈收缩，动脉血压升高，此反射称为脑缺血反应（Brain Ischemic Response）。④用手指压眼球至出现胀感，或挤压、叩击腹部均可反射地引起心率减慢，血压降低，严重时可使心跳停止，称为高尔茨反射（Goltz Reflex），临床上可利用此反射来终止某些心律失常的发作。

二、体液调节

心血管活动的体液调节是指血液和组织液中一些化学物质对心血管活动的调节作用。这些体液因素中，有的是通过血液运输广泛作用于心血

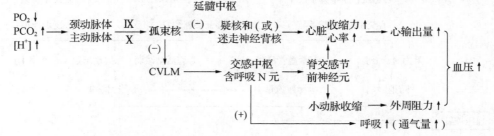

（+）表示兴奋或加强　（-）表示抑制或减弱　CVLM—尾端延髓腹外侧部

图4-26　化学感受性反射示意

管系统，属于全身性体液调节；有的是组织代谢产物通过局部扩散，对局部组织的血流起调节作用，属于局部性体液调节。

（一）肾上腺素和去甲肾上腺素

血液中的肾上腺素（Epinephrine）和去甲肾上腺素（Norepinephrine，NE）主要由肾上腺髓质分泌，其中前者约占80%，后者约占20%。此外，交感肾上腺素能神经末梢释放的神经递质 NE 也有少量进入血液循环。肾上腺素和 NE 同属儿茶酚胺类物质，其生物活性有许多共同之处，故其对心脏和血管的作用有许多共同之处。但由于肾上腺素和 NE 对肾上腺素能受体的结合能力有所不同，故心血管效应并不完全相同。

肾上腺素可与 α - 和 β - 两类肾上腺素能受体结合。肾上腺素与心肌的 $β_1$ - 肾上腺素能受体结合，产生正性变时和变力作用，使心输出量增加。肾上腺素对血管的作用取决于血管平滑肌上 α - 和 $β_2$ - 肾上腺素能受体分布的情况。在皮肤、肾、胃肠、血管平滑肌上 α - 肾上腺素能受体在数量上占优势，肾上腺素的作用是使这些器官的血管收缩；在骨骼肌和肝的血管，$β_2$ - 肾上腺素能受体占优势，小剂量肾上腺素常以兴奋 $β_2$ - 肾上腺素能受体的效应为主，引起血管舒张，全身总外周阻力降低。大剂量肾上腺素则兴奋 α - 肾上腺素能受体，引起血管收缩，总外周阻力增大。

NE 主要与 α - 和 $β_1$ - 肾上腺素能受体结合，而与 $β_2$ - 肾上腺素能受体结合能力较弱。NE 与心肌的 $β_1$ 肾上腺素能受体结合，产生正性变时和变力作用，使心输出量增加。NE 对体内大多数血管具有强烈的收缩作用，使动脉血压明显升高；在整体内，血压升高又使颈动脉窦和主动脉弓压力感受性反射活动加强，导致心率减慢，此作用超过 NE 对心脏的直接兴奋，心率加快作用，最终使心率减慢。

临床上常将肾上腺素用作强心药，而将 NE 用作升压药。

（二）肾素 - 血管紧张素系统

肾素 - 血管紧张素系统（Renin - Angiotensin System，RAS）是人体内重要的体液调节系统，对调节人体血压、水、电解质平衡和维持内环境稳态具有重要作用。

1. 肾素 - 血管紧张素系统的组成　　肾素是由肾近球细胞合成和分泌的一种酸性蛋白酶，经肾静脉进入血液循环。血浆中的肾素作用底物 - 血管紧张素原在肾素的作用下水解，产生一个十肽，为血管紧张素 I。在血浆和组织中，特别是在肺循环血管内皮表面存在有血管紧张素转换酶，它可使血管紧张素 I 水解，产生一个八肽的血管紧张素 II。血管紧张素 II 在血浆和组织中的血管紧张素酶 A 的作用下再失去一个氨基酸，成为七肽血管紧张素 III。上述生物活性物质参与构成了肾素 - 血管紧张素。

2. 肾素 - 血管紧张素系统的生理作用　　血管紧张素 II 是血管紧张素家族成员中最为重要的一种，是具有强烈缩血管的肽类物质。在人体的血管平滑肌、心肌、肝脏、脑、肺脏、肾脏和肾上腺皮质等部位存在血管紧张素受体（Angiotensin Receptor，AT 受体），血管紧张素 II 与这些受体结合后发挥生物效应。目前已发现的血管紧张素受体有 4 种亚型，分别为 AT_1、AT_2、AT_3 和 AT_4 受体。在循环系统中，血管紧张素 II 的生理作用几乎都是通过激活 AT_1 受体产生的。

血管紧张素 II 对心血管活动有以下调节作用：①直接促进全身微动脉收缩，使血压升高，也可促进静脉收缩，使回心血量增多；②促进交感神经末梢释放去甲肾上腺素，加强交感神经对心血管的作用；③作用于中枢神经系统的一些神经元，使中枢对压力感受性反射的敏感度降低，交感缩血管中枢紧张性增加，从而使外周阻力增加，血压升高；④刺激肾上腺皮质球状带细胞合成并释放醛固酮，促进肾小管对 Na^+ 的重吸收，增加血容量，升高血压；⑤引起或增强渴觉，并导致饮水行为。

对体内多数组织细胞而言，血管紧张素 I 不具有活性。血管紧张素 III 的缩血管作用较弱，仅为血管紧张素 II 的 10% ~ 20%，但对肾上腺皮质合成与释放醛固酮的作用较强。由于肾素、血管紧张素和醛固酮之间存在密切的联系，因此又提出了肾素 - 血管紧张素 - 醛固酮系统（Renin - Angiotensin - Aldosterone System，RAAS）的概念（详见第八章第三节）。这一系统对于动脉血压的长期调节可能具有重要意义，临床上常采用血管紧张素受体阻断剂，如氯沙坦（Losartan）治疗高血压。

（三）血管升压素

血管升压素（Vasopressin，VP）是由下丘脑视上核和室旁核的神经元合成的肽类物质，经下丘脑—垂体束运抵神经垂体储存，在适宜刺激的作用下由神经垂体释放入血，在维持渗透压稳态及血压调节中发挥重要作用。

血管升压素有 V_1 和 V_2 两种受体，它们分别位于血管平滑肌、肾远曲小管和集合管。血管升压素作用于血管平滑肌细胞上的 V_1 受体，使血管平滑肌强烈收缩，引起血压升高，故血管升压素是强烈的缩血管物质之一。但在一般情况下，血管升压素的作用主要是与肾远曲小管和集合管管周膜上的 V_2 受体结合，促进肾远曲小管和集合管对水的重吸收，所以血管升压素又称抗利尿激素（Antidiuretic Hormone，ADH）。血管升压素可能并不经常性地对血压起调节作用，而仅在禁水、失水、失血等应激情况下大量释放，通过加强肾远曲小管和集合管对水的重吸收，保持体液量，维持血压。

（四）血管内皮生成的血管活性物质

血管内皮细胞可产生和释放多种血管活性物质，其中重要的有一氧化氮、前列环素和内皮素等。一氧化氮和前列环素属舒血管物质，而内皮素属缩血管物质，它们调节血管平滑肌的收缩和舒张活动，调节血流量。

1. 具有舒血管作用的血管活性物质

（1）内皮紧张因子（Endothelium Derived Relaxing Factor，EDRF）：目前已知内皮舒张因子就是一氧化氮（Nitric Oxide，NO），其前体是 L－精氨酸。血流对血管内皮产生的切应力或低氧可引起 EDRF 的释放；内皮细胞表面存在一些受体，如 P 物质受体、5－羟色胺受体、ATP 受体、M 型胆碱能受体等，被相应的物质激活后可释放 EDRF。EDRF 激活血管平滑肌内的鸟苷酸环化酶，升高 cGMP 浓度，降低胞质内游离 Ca^{2+} 浓度，使血管舒张。

（2）前列环素（Prostacyclin，PGI_2）：是前列腺素家族的重要成员，由花生四烯酸在血管内皮细胞的环氧合酶和前列环素合成酶的作用下生成。前列环素主要由血管内皮细胞和平滑肌细胞产生，

与细胞膜上的前列环素受体结合，发挥舒张血管、抑制血小板聚集、抑制血管平滑肌细胞增殖和迁移等作用。血管内的搏动性血流对内皮细胞的切应力可使血管内皮释放前列环素，降低细胞内 Ca^{2+} 浓度，使血管舒张。

2. 具有缩血管作用的血管活性物质　内皮素（Endothelin，ET）是由血管内皮细胞产生的缩血管活性多肽，也是目前已知血管活性物质中最强的缩血管物质之一。内皮素与血管平滑肌细胞上的特异受体结合后，促进肌质网释放 Ca^{2+}，并增强细胞外 Ca^{2+} 内流，从而使血管平滑肌收缩加强。

（五）激肽释放酶－激肽系统

1. 激肽的生成　由激肽、激肽原、激肽受体和激肽酶组成了激肽释放酶－激肽系统（Kallikrein Kinin System，KKS）。激肽释放酶是一组具有激肽原酶活性的血清蛋白酶。它分为两大类：一类存在血浆中，称为血浆激肽释放酶，它作用于血浆中的高分子激肽原，使之水解为 9 肽的缓激肽。另一类存在肾、唾液、胰腺等组织中，称为组织激肽释放酶，它作用于血浆中的低分子激肽原，生成 10 肽的赖氨酰缓激肽，又称胰缓激肽或血管舒张素（Kallidin）。赖氨酰缓激肽经氨基肽酶作用失去赖氨酸成为缓激肽。缓激肽经激肽酶 Ⅱ 失活，赖氨酰缓激肽经激肽酶 Ⅰ 失活。激肽生成、降解及作用，如图 4-27 所示。

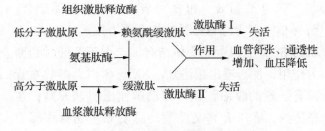

图 4-27　激肽的生成与降解示意

2. 激肽的主要作用　激肽（主要是缓激肽和血管舒张素）是体内最强的舒血管物质之一。静脉注射激肽可以引起全身小动脉舒张、血管通透性增高、血压降低。激肽不仅能通过血管内皮释放 NO 使血管舒张，还能直接舒张微动脉，增加局部血流。

3. KKS 与 RAAS 对血压的调控　激肽释放酶－激肽系统与肾素－血管紧张素－醛固酮系统

对血压的调控存在相互关系，KKS 和 RAAS 的相互作用中有两个酶在血压和肾血流调节中起重要作用。①激肽释放酶：该酶一方面通过激活 KKS 形成激肽，使血管舒张；另一方面又可激活 RAAS 形成 Ang Ⅱ，使全身小动脉收缩。由于在肾脏内形成的激肽可对抗 Ang Ⅱ 的作用，因此虽然全身小动脉收缩使血压升高，但对肾血流量的影响不大。

②血管紧张素转换酶（ACE）：该酶一方面使 Ang Ⅰ 转换成 Ang Ⅱ 和 Ang Ⅲ，刺激血管收缩和醛固酮分泌；同时也使缓激肽失活，不利于血管舒张。两个方面的协同作用促使血压明显升高。由于 ACE 抑制剂，如卡托普利（Captopril），既可抑制 AngⅡ 和 AngⅢ 生成，又可抑制缓激肽失活，因而是临床上效果优良的抗高血压药物（图 4-28）。

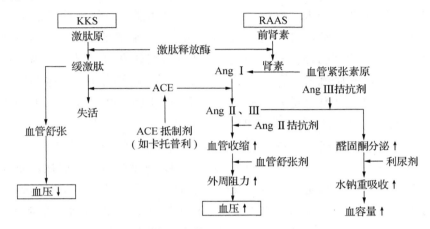

ACE—血管紧张素转换酶　Ang—血管紧张素

图 4-28　KKS 与 RAAS 对血压的调控关系

（六）心房钠尿肽

心房钠尿肽（Atrial Natriuretic Peptide, ANP），又称心钠素，是由心房肌细胞合成和释放的多肽类激素。当心房容积扩张时可刺激心房肌细胞释放 ANP，使血管平滑肌舒张，外周阻力降低，心率减慢，减少搏出量，总的效应是使血压下降。ANP 主要作用于肾脏内相应受体，使肾脏排水和排钠增多，因此，ANP 是体内调节水盐平衡的一种重要体液因素。此外，ANP 还有抑制 RAAS 的作用，间接地促进 Na^+ 排泄，以及抑制血管升压素的作用。

此外，还有其他体液因子，如血管活性肠肽、降钙素基因相关肽、组胺、前列腺素、阿片肽等，也参与血管的舒张。

三、自身调节

心血管的活动除神经调节和体液调节机制外，还存在自身调节机制。心脏泵血功能的自身调节已在本章第二节中叙述。本节内容主要涉及器官组织的血流量的局部调节机制。

体内各器官组织的血流量一般取决于器官组织的代谢活动。代谢活动越强，耗氧量越大，血流量也就越多。器官血流量主要通过调节灌注该器官的阻力血管的口径来控制。除了前述的神经调节和体液调节机制外，局部组织内的调节机制也参与器官血流量的调节。实验证明，如果将调节血管活动的外部神经和体液因素去除，在一定的血压变动范围内，器官组织的血流量仍能通过局部机制得到适当的调节。这种调节机制存在于器官组织或血管本身，故称为自身调节。关于器官组织血流量的局部调节机制，一般认为主要有以下两类。

（一）代谢性自身调节机制

组织细胞代谢消耗氧气，并产生各种代谢产物。局部组织中的氧分压和代谢产物对该组织局部的血流量起代谢性自身调节作用。当组织代谢活动增强时，局部组织中氧分压降低，代谢产物如 CO_2、H^+、腺苷、ATP、K^+ 等积聚增加，它们使局部的微动脉和毛细血管前括约肌舒张，局部的血流量增多。这种代谢性局部舒血管效应有时相当明显，如果同时发生交感缩血管神经活动加强，该局部组织的血管仍舒张。某些体液因素，如激肽、前列腺素、组胺等也可对局部血流量起调节作用。

（二）肌源性自身调节机制

许多血管平滑肌本身经常保持一定的紧张性收缩，称为肌源性活动（Myogenic Acitivity）。血管平滑肌还有一个特性，即当被牵张时其肌源性活动加强。因此，当供应某一器官的血管的灌注压突然升高时，由于血管跨壁压增大，血管平滑肌受到牵张刺激，于是肌源性活动增强。这种现象在毛细血管前阻力血管段特别明显，其结果是器官的血流阻力增大，器官的血流量不致因灌注压过度升高而显著增多，即器官血流量能因此保持相对稳定。当器官血管的灌注压突然降低时，则发生相反的变化。这种肌源性的自身调节现象在肾血管表现得尤为明显，在脑、心、肝、肠系膜和骨骼肌血管也能观察到，皮肤血管一般无此现象。在实验中用罂粟碱、水合氯醛或氰化钠等药物抑制平滑肌的活动后，肌源性自身调节现象也随之消失。

第五节　器官循环

体内各器官的血流量即取决于主动脉压和中心静脉压之间的压力差，又取决于该器官阻力血管的舒缩状态。由于各器官的结构和功能各不相同，器官内血管分布各有特征，因此其血流量的调节也有其本身的特点。本节叙述心、肺、脑几个主要器官的血液循环特征。

一、冠脉循环

（一）冠脉循环的解剖特点

冠脉循环（Coronary Circulation）是指供应心脏本身的血液循环。心肌的血液供应来自左、右冠状动脉。左冠状动脉向左前行一段距离后开始分为前降支和旋支，右冠状动脉向右行走至房室交界点下行向心尖，此段称后降支。冠状动脉的主干行走于心脏的表面，其小分支以垂直于心脏表面的方向穿入心肌，并在心内膜下层分支成网。这种分支方式使冠脉血管容易在心肌收缩时受到压迫。左、右冠状动脉及其分支的走向存在多种

变异。左冠状动脉主要向左心室的前部供血，而右冠状动脉主要向左心室的后部和右心室供血。

心肌的毛细血管网分布极为丰富。心肌毛细血管数和心肌纤维数的比例为1：1。在心肌横截面上，每平方毫米面积内有2500～3000根毛细血管。如此丰富的毛细血管网有利于心肌和冠脉血液之间的物质交换。冠状动脉之间有侧支相互吻合，在人类，这种吻合支在心内膜下较多见，但心脏的冠脉侧支较细小，如冠状动脉发生阻塞时不易很快建立侧支循环，因此可导致心肌梗死的发生。如果冠状动脉阻塞是缓慢形成的，则侧支可逐渐扩张，并可建立新的侧支循环，起到代偿作用。

（二）冠脉血流的特点

1. 血流丰富，流速快，流量大　在安静状态下中等体重的人，冠脉血流量为每100 g心肌60～80 mL/min，总的冠脉血流量为225 mL/min，占心输出量的4%～5%。冠脉血流量的多少主要取决于心肌的活动，故左心室单位克重心肌组织的血流量大于右心室。当心肌活动加强，冠脉达到最大舒张状态时，冠脉血流量可增加到每100g心肌300～400 mL/min。

2. 心肌耗氧大，冠脉摄氧率高　心脏是人体内最活跃的器官，要维持人体的生命活动。心脏就必须不停地跳动。心肌需氧量高，是全身组织平均需氧量的10倍，是骨骼肌的45倍。与此相适应，心肌富含肌红蛋白，摄氧能力强。动脉血流经心脏后，其中65%～70%的氧被心肌摄取，从而满足心肌的耗氧量大的需求。全身各组织中，心脏的动-静脉血氧含量差最大，为8～15 mL，而一般的动-静脉血氧含量差2.5～6.0 mL，表明心肌从毛细血管中摄取氧最多。心脏活动所需要的能量，几乎完全依靠有氧代谢来提供，即使在安静状态下，心肌也最大限度地从动脉血中摄取氧。

3. 血流量呈位相性波动　由于冠脉血管的大部分分支深埋于心肌内，因此心肌每次收缩都会对其内的血管产生压迫，从而影响冠脉血流。在一个心动周期中，冠脉血流发生周期性变化（图4-29）。在左心室等容收缩期，由于心肌收缩的强烈压迫，冠状动脉血流急剧减少，甚至发生倒流。在左心室射血期，主动脉压升高，冠状动

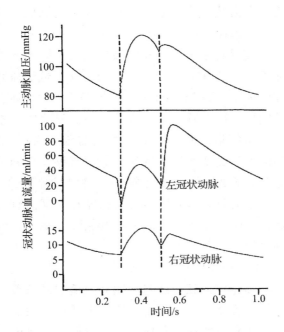

图4-29 心动周期中动脉血压与冠状动脉血流变化

脉压也随之升高，冠脉血流量增加。到减慢射血期，冠脉血流量下降。心肌舒张时对冠脉血管的压迫解除，故冠脉血流的阻力显著减小，血流量增加，冠脉血流量在舒张期早期达到最高峰，然后逐渐回降。左心房收缩时对冠脉血流也可产生一定的影响，但并不显著。

一般来说，左心室在收缩期血流量只有舒张期的20%～30%。因此，动脉舒张压的高低和心舒期的长短是影响冠脉血流量的重要因素。

右心室肌比左心室肌薄弱，收缩时对血流的影响不如左心室明显。在安静情况下，右心室收缩期的血流量和舒张期的血流量相差不多，甚至多于后者。

（三）冠脉血流量的调节

冠脉血流量受交感和副交感神经以及心肌代谢水平等多种因素的调节，其中心肌代谢水平最为重要。

1. 心肌代谢水平对冠状血流量的影响 心肌细胞依靠有氧代谢供给能量。在肌肉运动、精神紧张等情况下，心肌代谢活动增强，耗氧量也随之增加。此时，机体主要通过冠脉血管舒张，增加冠脉血流量来满足心肌对氧的需求。实验证明，即使没有神经支配和循环激素的作用，冠脉血流量仍和心肌代谢水平成正比，即心肌代谢水平越

高，冠脉血管舒张越明显，冠脉血流量增加越显著。研究认为，心肌代谢增强引起冠脉血管舒张的原因并非低氧本身，而是由于心肌代谢产物的增加。在各种代谢产物（H^+、CO_2、乳酸、腺苷等）中，腺苷可能起最重要的作用。当心肌代谢增强而使局部组织中氧分压降低时，心肌细胞中的ATP分解为ADP和AMP。在冠脉血管周围的间质细胞中有5′-核苷酸酶。可使AMP分解产生腺苷。腺苷具有强烈的舒血管效应。腺苷生成后，在几秒钟内即被破坏。因此不会影响其他器官的血管。心肌的其他代谢产物如H^+、CO_2、乳酸等虽也能使冠脉舒张，但作用较弱。此外，缓激肽和前列腺素E等体液因素也能使冠脉血管舒张。

2. 神经调节 冠状动脉受迷走神经和交感神经支配。迷走神经兴奋对冠状动脉的直接作用是舒张效应，但迷走神经兴奋又使心率减慢，心肌代谢率降低，代谢产物减少，从而抵消了迷走神经对冠状动脉的舒张作用。刺激心交感神经可激活冠脉平滑肌的α-肾上腺素能受体，使血管收缩。但交感神经兴奋同时激活了心肌的β_1-肾上腺素能受体，使心率加快，心肌收缩加强，耗氧量增加，心肌代谢率增高，代谢产物增多，从而使冠脉舒张，这种代谢因素引起的舒血管效应大于交感神经兴奋引起的缩血管效应。

总之，在整体条件下，冠脉血流主要是由心肌本身的代谢水平来调节的。神经因素对冠脉血流的影响在很短时间内就会被心肌代谢改变所引起的血流变化所掩盖。

3. 体液调节 肾上腺素和去甲肾上腺素可通过增强心肌的代谢活动和耗氧量使冠状动脉血流量增加，它们也可直接作用于冠脉血管α-肾上腺素能受体或β-肾上腺素能受体，引起冠脉血管收缩或舒张。甲状腺激素增多时，心肌代谢加强，耗氧量增加，使冠状动脉舒张，血流量增加。大剂量血管升压素使冠状动脉收缩，冠状动脉血流量减少。血管紧张素Ⅱ也能使冠状动脉收缩，冠脉血流量减少。

二、肺循环

肺循环（Pulmonary Circulation）是指从右心室到左心房的血液循环。肺循环的主要功能是从

肺泡中摄取 O_2，并向肺泡排出 CO_2，实现机体与外界之间的气体交换。肺的血液供应有两条途径：一是体循环的支气管动脉向气管、支气管的血液供应；二是肺循环。肺循环和体循环的支气管动脉末梢之间有吻合支相通，有少量支气管静脉血液可通过吻合支进入肺静脉，使主动脉血液中掺入少量（占心输出量 1%~2% ）静脉血。

（一）肺循环的生理特点

右心室的每分输出量和左心室相等，但肺动脉及其分支较短粗，管壁较薄。肺循环的全部血管都在胸腔内，而胸腔内的压力低于大气压，呈负压状态。这些因素使肺循环具有一些与体循环不同的特点。

1. 血流阻力的和血压　肺动脉管壁厚度仅为主动脉的 1/3，其分支短而管径较粗，故肺动脉的可扩张性较高，对血流的阻力较小。肺循环动脉部分总阻力和静脉部分总阻力大致相等，故血流在动脉部分的压力降落和在静脉部分的压力降落几乎相等。虽然右心室的每分输出量和左心室相等，但由于肺循环血管对血流的阻力小，所以肺动脉压远较主动脉压为低。在正常人，右心室收缩压平均约为 22 mmHg，舒张压为 0 ~ 1 mmHg。肺动脉的平均收缩压约为 22 mmHg，舒张压为 8 mmHg。肺循环的终点——肺静脉和左心房内压为 1 ~ 4 mmHg，平均约 2 mmHg。

2. 肺的血容量　肺部的血容量较大，约为 450 mL，占全身血量的 9%，故肺循环血管起着"储血库"的作用。由于肺组织和肺血管的可扩张性大，故肺部血容量的变化范围较大。在用力呼气时，肺部血容量减少至约 200 mL，而在深吸气时可增加到约 1000 mL。当机体失血时，肺循环可将一部分血液移至体循环，起代偿作用。肺循环的血容量也随呼吸周期而发生周期性的变化，并对左心室输出量和动脉血压发生影响。在吸气时，由腔静脉回流入右心房的血量增多，右心室射出的血量增加。由于肺扩张时牵张肺循环血管，使其容量增大，能容纳较多的血液，因而由肺静脉回流入左心房的血液减少，动脉血压降低。呼气时发生相反的过程。因此，在吸气开始时，动脉血压下降，到吸气相的后半期降至最低点，以后逐渐回升，在呼气相的后半期达到最高点。在呼吸周期中出现的这种血压波动，称为动脉血压的呼吸波（Respiratory Waves of Blood Pressure）。

3. 肺循环毛细血管外的液体交换　肺循环毛细血管血压平均较低，约 7 mmHg，明显低于血浆胶体渗透压（约 25 mmHg），表明组织中的液体进入毛细血管的力量较大，因此，细胞间隙中基本上没有组织液。由于肺部组织液的压力为负压，使肺泡膜和毛细血管管壁互相紧密相贴，有利于肺泡和血液之间的物质交换。在某些病理情况下，如左心衰竭时，肺静脉压力及肺循环毛细血管压升高，可使液体积聚于肺泡或肺组织间隙中，形成肺水肿。

（二）肺循环血流量的调节

1. 肺泡气的氧分压对肺循环血流量的调节　肺泡气的氧分压对肺部血管的舒缩活动有明显影响。急性或慢性的低氧使肺部血管收缩，血流阻力增大。肺泡气的 CO_2 分压升高时，低氧引起的肺部微动脉收缩更显著。引起肺血管收缩的原因是肺泡气的氧分压低而不是血管内血液的氧张力低。当肺泡中氧分压低时，肺泡周围的微动脉收缩，局部血流阻力增大，血流量减少。这一反应有利于较多的血液流经通气充足的肺泡，进行有效的气体交换，避免血液氧合不充分而造成对体循环血氧含量的影响。当吸入气中氧分压过低时，例如，在高海拔地区，肺循环动脉广泛收缩，血流阻力增大，故肺动脉压显著升高。长期居住在高海拔地区的人，常因肺动脉高压使右心室负荷长期加重，导致右心室肥厚。

2. 神经体液性调节　肺循环血管受交感神经和迷走神经支配。刺激交感神经可产生肺血管的缩血管效应，造成肺血流阻力增大；刺激迷走神经可引起肺血管轻微的舒血管效应，使肺血流阻力稍有降低。但在整体情况下，交感神经兴奋时，体循环的血管收缩，将一部分血液挤入肺循环，使肺循环内血容量增加。循环血液中的肾上腺素、去甲肾上腺素、血管紧张素Ⅱ、血栓素 A_2、前列腺素 F_2 等可使肺循环的微动脉收缩，组胺、5-羟色胺等能使肺循环静脉收缩，乙酰胆碱、前列环素等可引起肺血管舒张。

三、脑循环

脑循环（Cerebral Circulation）是指流经整个

脑组织的血液循环。脑循环的血液供应来自颈内动脉和椎动脉，左、右椎动脉在颅底汇合成基底动脉，再与两侧颈内动脉的分支合成颅底动脉环，由此分支，分别向脑的各部分供血。脑组织的代谢水平高，血流量多，耗氧量大，但几乎无能量储存，因此，通过脑循环及时为脑组织供给所需要的氧及能量物质（主要是葡萄糖）非常重要。

（一）脑循环的特点

1. 血流量大、耗氧量多　脑组织的代谢水平高，血流量多。脑重仅占体重的 2%，但脑血流量占心输出量的 15% 左右。在安静情况下，每百克脑的血流量为 $50 \sim 60$ mL/min，全脑血流量约为 750 mL/min。脑组织的耗氧量大，在安静情况下，每百克脑耗氧量为 $3 \sim 3.5$ mL/min，全脑的耗氧量约占全身耗氧量的 20%。

2. 血流量变化小　脑位于骨性的颅腔内，容积较为固定。颅腔为脑、脑血管和脑脊液充满，三者的容积总和也相对固定，且与颅腔容积相适应。由于脑组织是不可压缩的，因此，脑血管舒缩程度受到很大的限制，血流量的变化范围也较小，主要依靠提高脑循环的血流速度来增加脑的血液供应。

（二）脑血流量的调节

1. 脑血流的自身调节　脑血流量取决于脑动、静脉的压力差和脑血管的血流阻力。在正常情况下。颈内静脉压接近于右心房压，且变化不大，故影响脑血流量的主要因素是颈动脉压。颈动脉压升高时，脑血流量相应增加；反之，颈动脉压降低时，脑血流量相应减少。但当平均动脉压在 $60 \sim 140$ mmHg 范围内变动时，脑血管通过自身调节机制可维持脑血流量的相对恒定。当血压升高时，脑血管收缩，血管口径减小，血流阻力增大，可相应地减少脑动脉灌注；血压降低时，则脑血管舒张，相应增加脑动脉灌注，以此维持脑内压的相对稳定。当平均动脉压超过或低于上述范围时，则自身调节机制失效，脑血流发生显著改变。血压超过 140 mmHg 时，脑血流量将随血压升高而增加，血压过高时，可因毛细血管血压过高而引起脑水肿。血压低于 60 mmHg 时，脑血流量显著减少，引起脑功能障碍。

2. 脑组织局部化学因素　影响脑血管舒缩活动最重要的因素是脑组织局部的化学环境。当血液 CO_2 分压升高或 O_2 分压降低时，脑血管舒张，脑血流量增加；反之，当过度通气时，CO_2 呼出过多，动脉血 CO_2，分压降低，脑血流量减少。CO_2 引起脑血管扩张的机制是：CO_2 通过血 – 脑屏障进入脑组织，与水结合生成 H_2CO_3，再解离出 H^+，使细胞外液 H^+ 浓度升高，脑血管舒张。脑血管对血压中氧含量降低很敏感，当氧分压降低时，可引起脑血管扩张，血流量增多；氧分压升高时，引起脑血管中等程度收缩。

腺苷是 ATP 的代谢产物，它能强烈地扩张脑血管，降低血流阻力，增加脑血流量。但正常脑组织中腺苷浓度很低，因此对脑血流量影响不大。

不同脑区的血流量不同，可能与该部分脑组织的代谢活动程度有关。当某一脑区活动加强时，该脑区的血流量就增多。例如，握拳时，对侧大脑皮质运动区的血流量增加；阅读时许多脑区血流量增加，皮质枕叶和颞叶与语言功能有关的脑区血流量增加尤为明显。代谢活动加强引起的局部脑血流量增加可能与代谢产物如 H^+、K^+、腺苷等引起脑血管舒张有关。

3. 神经调节　脑血管受交感、副交感神经以及肽能神经纤维支配，但神经对脑血管活动调节作用很小。切断支配脑血管的交感或副交感神经后，脑血流量无显著变化。在各种心血管反射中，脑血流量一般不受影响。

（三）血 – 脑屏障和血 – 脑脊液屏障

在血液和脑组织之间、血液和脑脊液之间存在着限制血液中某些物质与脑组织、脑脊液自由交换的屏障，它们分别是血 – 脑屏障、血 – 脑脊液屏障和脑 – 脑脊液屏障。以下着重叙述血 – 脑屏障和血 – 脑脊液屏障。

1. 血 – 脑屏障　血液和脑组织之间存在可限制物质在血液和脑组织之间自由扩散的屏障，称为血 – 脑屏障（Blood Brain Barrier，BBB）。毛细血管内皮细胞、基膜和星形胶质细胞的血管周足等结构构成了 BBB 的形态学基础。

脂溶性物质如 O_2、CO_2、乙醇及某些麻醉药易于通过 BBB，且溶质的脂溶性高低决定了其通过屏障的难易和快慢，脂溶性越高的物质通过屏障进入脑组织的速度也越快。根据这一规律可将某些药物加以改造，使之更容易进入脑组织以便更快发挥药物的效果。例如，巴比妥（Barbital）是一种中枢麻醉药，但其亲脂性弱，故进入脑组织慢。如将其改造成苯巴比妥（Phenobarbital），则因其具有了较强的亲脂性，故能更容易通过 BBB 进入脑组织，很快发挥其催眠麻醉效应。水溶性物质透过血–脑屏障的能力差。水分子可依据血浆渗透压的改变而通过 BBB。葡萄糖、氨基酸、Na^+ 等水溶性物质需借助于脑毛细血管内皮细胞上的载体蛋白的转运通过 BBB。此外，循环血液中的 ACh、NA、DA、甘氨酸等神经递质不易通过 BBB 入脑，以此保证脑内神经元的正常兴奋性和功能活动。

2. 血–脑脊液屏障　在血液和脑脊液之间存在着限制某些物质自由扩散的屏障，称为血–脑脊液屏障（Blood Cerebrospinal Fluid Barrier，B–CSF–B）。其结构基础是毛细血管内皮细胞、基膜和脉络丛上皮细胞。

脑脊液形成的原理与组织液不完全相同，它主要是由脑室脉络丛分泌而产生。脑脊液的成分也不同于血浆，其中 Na^+、Mg^{2+} 和 Cl^- 浓度较血浆高，K^+、HCO_3^- 和 Ca^{2+} 则较血浆低，蛋白质含量极微，葡萄糖含量也较血浆少。与 BBB 相似，血–脑脊液屏障对不同物质通透性也不同，O_2 和 CO_2 等脂溶性物质很易通过屏障，而许多离子的通透性较低。

血–脑屏障和血–脑脊液屏障的存在为稳定脑组织的内环境、防止血液中某些有害物质进入脑内、保证脑细胞的正常活动提供了必要的保障。

第六节　循环生理与中医相关内容研究

中医学的"心"与现代医学的心脏生理功能不完全相同，其主要功能是主血脉，藏神，其华在面，主汗，开窍于舌。"心"功能除包括心血管功能外，还包括大脑的某些功能以及神经和体液调节等，因而，中医学的"心"是这些生理功能的综合概念。近年来，由于心钠素等激素的发现，心脏的内分泌功能为人们所重视，心脏还存在其他激素样物质。可以设想，随着医学科学的不断发展，中西医对心脏等脏器功能的认识，有取长补短，互相补充的效果。

一、心主血脉，构成体循环系统

《素问·痿论》曰："心主身之血脉"。心主血脉是指心气推动和调控血液在脉管中运行，流注全身，对人体各脏腑器官起营养和濡润作用。心、脉、血三者组成一个循环于全身的系统。在这个系统中，心和脉直接相连，互相沟通，血液在心和脉中不停地流动，周而复始，循环往复，如环无端。在这个系统中，心起着主导作用。心气充沛，才能维持正常的心力、心率和心律，血液才能在脉内正常地运行，周流不息，营养全身，而见面色红润光泽，脉象和缓有力等。如果心气不足，可致血流不畅，可见面色无华、脉象细弱无力，甚至发生气血瘀滞，而见面色晦暗、唇舌青紫、心前区憋闷或刺痛，脉象结、代、促、涩等。

现代研究表明可通过无创性心功能检测的方法，以探讨心主血脉与心脏功能的关系。实验发现心气与左心室泵血功能有密切关系，心气虚证患者的左心室射血时间（LVET）缩短，射血前期（PEP）、等容收缩时间（ICT）、等容舒张时间（IRT）延长，PEP/LVET 比值明显增大，与正常人相比有显著差异，异常率为 91.7%。PEP、ICT 延长反映左心室内压上升的速率下降，IRT 延长反映左心室主动舒张速率下降，LVET 的缩短反映左心室射血时心肌纤维缩短速率及缩短程度减小，以及相应的每搏输出量的减少。而通过超声心动图及颈动脉超声的检查则发现，心气虚患者心脏的左室射血分数（EF）和主动脉峰值血流速度（AV）均小于正常。EF 是反映左室收缩功能的可靠指标。心气虚患者左心室功能明显减退，严重影响心脏射血功能。

在内分泌方面，肾上腺素、去甲肾上腺素、甲状腺激素和心房钠尿肽与心脏功能密切相关。其中心房肌细胞合成和释放心房钠尿肽，可舒张血管平滑肌，降低心脏的每搏输出量，减慢心率，促进肾排水和排钠。研究显示随着由心气虚病证由轻向重发展，心脏代偿分泌心钠素逐渐增加。

反之也能客观反映心气虚损的逐渐严重。

二、肺朝百脉，构成肺循环系统

"肺朝百脉"出自《素问·经脉别论》："食气入胃，浊气归心，淫精于脉，脉气流经，经气归于肺，肺朝百脉，输精于皮毛，毛脉合精。"肺朝百脉的作用提示了气血、心肺之间不仅在生理上相互联系，在病理情况下也可以相互影响，同时也说明肺不仅是一个呼吸器官，与循环系统功能也密切相关。

自1953年Gaddum证实肺具有灭活5-羟色胺（5-HT）的作用后，人们逐渐认识到肺参与合成、降解、移除及释放生物体内某些血管活性物质的过程。近10年来已确立了肺不仅是一个呼吸器官，同时也是一个复杂的代谢器官的观念。特别是肺能够代谢循环血液中的某些生物活性物质，对心血管功能调节，以及维持机体内环境的稳定起着重要作用。

研究发现，肺在血管活性物质合成和代谢中起作用的物质主要有三类：①肺内合成血管活性物质并释放到肺循环中的物质，如前列腺素、组胺类、过敏性慢性反应物质（SRS-A）、过敏性嗜酸细胞趋化因子（ECF-A）、血小板活化因子（PAF）、降钙素基因相关肽（CGRP）等；②在肺循环中前体物质被活化，形成血管活性物质，如血管紧张素Ⅰ，经血管紧张素转化酶（ACE）作用形成血管紧张素Ⅱ，通过血管紧张素-醛固酮系统，达到维持外周血管阻力和血压正常，推动血液运行的作用；③输入肺内的血管活性物质被灭活，如5-HT、缓激肽（BK）、前列腺素（PG）、血栓素B_2（TXB_2）、ACh、NA等。其中NA和5-HT是强力收缩血管和升压物质，这两种生物活性胺均可在肺内灭活。NA和5-HT在维持肺和体循环稳定性方面起着重要的作用。

上述研究说明了肺与血液循环系统具有重要而密切的联系。与中医的"肺朝百脉"理论有共通之处。

三、肝主疏泄，调节动脉血压

"肝主疏泄"首见于朱丹溪所著的《格致余论》曰："司疏泄者肝也"，肝主疏泄是指肝对人体之气具有疏通发泄、通达条畅的作用。肝之疏泄功能正常，则气机调畅、气血调和，各脏腑组织器官的活动正常平和。若肝疏泄不及，则气行瘀滞，由气滞而导致血瘀。肝疏泄太过可致肝气上逆，可见急躁易怒、失眠、多梦等。肝疏泄不及或太过均可导致自主神经功能紊乱、内分泌功能失调，以及整个机体内环境处于不平衡状态。肝失疏泄，精神情志失调导致心理疾病，可引起神经精神源性高血压。若这种状态持续存在而得不到控制，最终可发展成为高血压。

肝郁气滞证患者长期恼怒、忧思、精神紧张，可造成高级中枢神经功能活动的紊乱，涉及交感中枢一系列情绪应激反应，致交感神经和交感-肾上腺系统对心脏和血管的调节作用异常。有研究通过记录神经纤维放电的方法发现，肝气郁结证的动物交感节后皮肤缩血管神经紧张性显著升高，对内外环境的刺激出现明显异常反应。血管运动功能紊乱将直接导致血压升高和全身血量的分布异常。

生物化学研究表明，肝在脂蛋白的合成、分泌、清除中均居于中心地位。作为脂质代谢的中心，肝在内源性和外源性脂质代谢中发挥重要作用，肝的脂质代谢水平直接反映着人体血液中血脂及脂蛋白代谢的水平。临床研究发现，肝气郁结时，血脂代谢异常，全血比黏度、全血还原黏度明显升高。临床上应用疏肝理气方药如逍遥散、柴胡疏肝散等，能降低血浆的总胆固醇、三酰甘油、低密度脂蛋白，升高高密度脂蛋白，改善高脂血症引起的血液流变学改变，降低全血和血浆黏度等。疏肝解郁、调理气机对于调节血脂和预防心脑血管疾病具有良好作用。

（丁美玲　郭云良）

第五章

呼　吸

生物体在新陈代谢的过程中，需要不断地从外界环境中摄取 O_2，排出所产生的 CO_2，这种机体与外界环境之间的气体交换过程，称为呼吸（Respiration）。呼吸一旦停止，生命也将结束。

中医学的"肺"主要功能是主气、司呼吸，主宣发、主肃降，通调水道，主皮毛，开窍于鼻。其中，"肺"主气、司呼吸、开窍于鼻等功能，与现代医学的肺呼吸功能基本一致的；而肺主宣发、肃降、通调水道又与肺的非呼吸功能有相似之处。

机体的呼吸过程包括三个相互衔接并同时进行的环节（图5-1）：①外呼吸（External Respiration），包括肺通气和肺换气；②气体在血液中的运输；③内呼吸（internal respiration），也称组织换气，是指血液与组织细胞之间的气体交换，有时也将细胞内的氧化过程包括在内。呼吸运动通

过机体调节以适应环境条件的变化，保证机体新陈代谢的需要。

第一节　肺通气

肺通气（Pulmonary Ventilation）是指肺与外界环境之间的气体交换过程。实现肺通气的器官主要包括呼吸道、肺泡和胸廓等。呼吸道是肺通气时气体进出肺的通道；肺泡是气体交换的场所；胸廓的节律性运动则是实现肺通气的动力。

一、呼吸道的结构特征和功能

呼吸道又称气道（Airway），包括鼻、咽、喉、气管、主支气管、各级支气管、细支气管、终末细支气管、呼吸性细支气管、肺泡管及肺泡囊。临床上通常以环状软骨下缘为界将鼻、咽、喉称为上呼吸道，气管、支气管及其在肺内的各分支称为下呼吸道。气管及其所形成的分支呈树状分级管道结构（图5-2）。气管有 U 形软骨支撑，小呼吸道管壁软骨组织较少或完全消失，平滑肌组织相对较多。

呼吸道最主要的功能是通气功能，除此之外还具有 3 方面的作用。

1. 加温、润湿作用　主要由鼻和咽部完成。一般情况下，外界空气的温度和湿度都较肺泡气为低，由于鼻、咽黏膜有丰富的血流，并有黏液腺分泌黏液，所以从外界吸入的干冷气体在达气

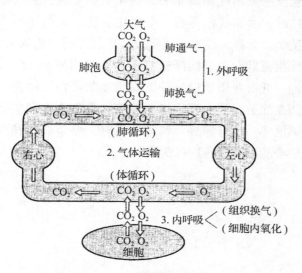

图 5-1　呼吸全过程示意

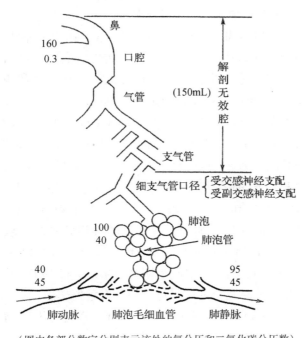

（图中各部分数字分别表示该处的氧分压和二氧化碳分压数）

图 5-2 呼吸道的基本结构及无效腔示意

管时已被加温和湿润，此对呼吸道和肺组织具有重要的保护意义。

2. 过滤清洁作用 呼吸道对随空气进入呼吸道的颗粒、异物等具有过滤、清洁作用，其作用通过以下方式实现：①空气流过鼻腔时，经鼻毛的过滤作用和鼻黏膜的黏附作用及喷嚏反射（Sneeze Reflex），可清除直径大于 10 μm 的颗粒。②在气管、支气管和细支气管，直径在 2 ~ 10 μm 的颗粒可黏附于呼吸道管壁黏膜杯状细胞和纤毛上皮细胞分泌的黏液上，可通过纤毛运动、咳嗽反射（Cough Reflex）等排出呼吸道。若吸入气干燥或含有刺激性物质，如二氧化硫等，可以损害纤毛的运动，影响呼吸道的防御功能。③直径小于 2 μm 的颗粒可以进入肺泡并附着于肺泡壁上，肺泡巨噬细胞可以将其吞噬并移出肺泡。此外，呼吸道的分泌物中还含有免疫球蛋白和其他物质，有助于防止感染和维持黏膜的完整性。

3. 调节阻力作用 在整个呼吸道阻力的分布是不均匀的。上呼吸道的鼻、咽等结构迂回复杂，总横截面积小，阻力较大，占总呼吸道阻力的75%，气管、主支气管约占呼吸道阻力的15%，而管径在 2 mm 以下的细支气管总横截面积很大，气流速度缓慢，为层流，其阻力仅占总呼吸道阻

力的 10% 左右。呼吸道平滑肌受交感、副交感神经双重支配，两者均有紧张性。迷走神经兴奋末梢释放 ACh 作用于呼吸道平滑肌的 M 受体上使其收缩，管径变小，阻力增加；交感神经兴奋末梢释放 NA 作用于呼吸道平滑肌上的 β_2 受体，使其舒张，管径变大，阻力降低。临床上常用拟肾上腺素能药物解除支气管痉挛，缓解呼吸困难。此外，自主神经也释放非肾上腺素非乙酰胆碱能活性物质如血管活性肠肽、速激肽等，可分别引起气管平滑肌的舒张和收缩。

儿茶酚胺类、前列腺素 E_2 可使呼吸道平滑肌舒张；前列腺素 $F2_a$、组胺及过敏性慢反应物质使支气管平滑肌收缩；吸入气 CO_2 含量的增加可以刺激支气管和肺的 C 类纤维，反射性地使支气管收缩，呼吸道阻力增加。近来的研究发现呼吸道上皮可合成、释放内皮素，使呼吸道平滑肌收缩。哮喘患者内皮素的合成和释放增加，提示内皮素可能参与哮喘的病理生理过程。

二、肺泡的结构与功能

肺泡是肺内进行气体交换的场所，两肺约有 3 亿个直径为 $80 ~ 250\ \mu m$ 的肺泡，总面积达 $70\ m^2$。

（一）肺泡的结构

肺泡壁由肺泡单层上皮细胞及基膜构成。肺泡上皮细胞分为两型：I 型细胞（又称扁平细胞）呈鳞状，相互连接成薄膜状，覆盖约 95% 的肺泡表面；II 型细胞（又称分泌上皮细胞）呈圆形或立方形，分散于 I 型细胞之间，约占肺泡总表面的 5%，能合成和分泌肺泡表面活性物质。肺泡与肺泡之间的结构称肺泡隔，隔内有丰富的毛细血管、弹力纤维及少量的胶原纤维等，使肺具有一定的弹性，对维持肺泡呼吸道的稳定开放具有重要意义。

（二）呼吸膜

呼吸膜（Respiratory Membrane）是肺泡气与血液之间进行气体交换的气 - 血屏障，由六层结构组成（图 5-3），自肺泡腔向血液依次为：含肺泡表面活性物质的液体层—肺泡上皮细胞层—肺泡上皮基底膜层—肺泡上皮和毛细血管膜之间的间隙（基质层）—肺毛细血管基底膜层—毛细血管内皮细胞层。呼吸膜总厚度平均为 $0.6\ \mu m$，有的

部位只有 0.2 μm，气体易于扩散通过。呼吸膜的面积大，而肺毛细血管总血量不多，只有 60 ~ 140 mL，如此少的血液分布于这样大的面积，所以血液层很薄。肺毛细血管平均直径不足 8 μm，因此，红细胞膜通常能接触到毛细血管壁，O_2、CO_2 不必经过大量的血浆层就可到达红细胞或进入肺泡，扩散距离短，交换速度快。

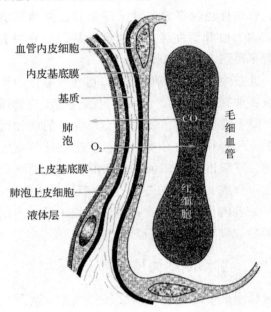

图 5-3　呼吸膜结构示意

（三）肺泡表面活性物质

由肺泡 Ⅱ 型细胞分泌的肺泡表面活性物质（Alveolar Surfactant）是一种复杂的脂蛋白混合物，主要成分是二棕榈酰卵磷脂（也称二软脂酰卵磷脂）（Dipalmitoyl Phosphatidyl Choline，DPPC）和表面活性物质结合蛋白（Surfactant - Associated Protein，SP）。DPPC 分子的一端是非极性疏水的脂肪酸，另一端是极性易溶于水的胆碱。因此，DPPC 分子垂直排列于肺泡液 - 气界面，极性端插入水中，非极性端伸入肺泡气中，形成单分子层，分布在液 - 气界面上，其密度随肺泡的张缩而改变。SP 包括 4 种亚型，即 SP - A、SP - B、SP - C、SP - D，它们在维持 DPPC 的功能和 DPPC 的分泌、清除及再利用等过程中具有重要作用。

根据 Laplace 定律，$P = 2T/r$（P 是肺泡回缩力，T 是肺泡表面张力，r 是肺泡半径）。如果大、小肺泡的表面张力相等，那么，肺泡回缩力将随肺泡半径的大小而反变。小的肺泡，回缩大；大的肺泡，回缩小。如果这些肺泡彼此连通，结果小肺泡内的气体将流入大肺泡，小肺泡塌陷，大肺泡膨胀甚至破裂。肺泡将失去稳定性（图 5-4A、图 5-4B）。

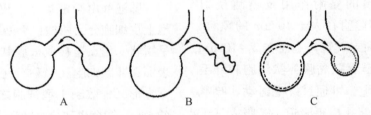

A、B：注解见正文　C 中肺泡表面的点示肺泡表面活性物质，左侧大肺泡的表面活性物质密度较低，右侧小肺泡的表面活性物质密度较高

图 5-4　肺泡表面活性物质可防止肺塌陷示意

实际并未发生这种情况，这是因为肺泡表面活性物质具有降低肺泡内表面液 - 气界面表面张力的作用，其生理意义是：①降低吸气阻力，减少吸气做功；②减少肺间质和肺泡内的组织液生成，防止肺水肿；③维持大小肺泡容积相对稳定性。由于肺泡表面活性物质在肺泡内表面呈单分子层排列，其密度随肺泡的张缩而改变。肺泡表面活性物质的密度稀疏，降低表面张力的作用减低，表面张力增大，可防止肺泡的过度扩张，呼

气时，肺泡半径变小，肺泡表面活性物质的密度变大，降低表面张力的作用增强，表面张力变小，可防止肺泡的过度萎缩（图 5-4C）。

胎儿在妊娠 25 ~ 30 周时，其肺泡上皮细胞才开始分泌表面活性物质。因此早产儿可因缺乏肺泡表面活性物质而出现进行性呼吸困难，发生新生儿呼吸窘迫综合征（Neonatal Respiratory Distress Syndrome，NRDS），也称新生儿肺透明膜病，是早产儿死亡的主要原因。成年人患肺炎、肺血栓

等疾病时，可因表面活性物质减少而发生肺不张。

三、肺通气原理

气体进出肺取决于推动气体流动的动力与阻止气体流动的阻力之间的相互作用。动力必须克服阻力，才能实现肺通气。

（一）肺通气的动力

呼吸运动是肺通气的原动力，由呼吸运动所引起的肺内压和大气压之间的压力差是肺通气的直接动力。

1. 呼吸运动　呼吸肌收缩和舒张引起胸廓节律性扩大和缩小称为呼吸运动（Respiratory Movement），包括吸气运动和呼气运动。膈肌和肋间外肌是主要的吸气肌，肋间内肌和腹肌是主要的呼气肌。此外，还有一些辅助吸气肌，如斜角肌、胸锁乳突肌和胸背部的其他肌肉等，这些肌肉只在用力呼吸时才参与呼吸运动。呼吸运动的频率和深度随机体活动而变化。

正常人在安静状态下进行平稳而均匀的呼吸运动，称为平静呼吸（Eupnea）。在平静呼吸时，吸气动作主要通过膈肌和肋间外肌的收缩来完成。膈肌形似钟罩，位于胸腔、腹腔之间，构成胸腔的底，静止时向上隆起。膈肌收缩时，隆起的中心部下移，从而增大了胸廓的上下径（图 5-5A）。肋间外肌的肌纤维起自上一肋骨近脊椎端的下缘，斜向前下方走行，止于下一肋骨近胸骨端的上缘。由于脊椎的位置是固定的，而胸骨可以上下移动，所以当肋间外肌收缩时，肋骨前段和胸骨上提，肋骨下缘还向外侧偏转，从而增大了胸腔的前后径和左右径（图 5-5B）。由于胸廓上下径、左右径和前后径均增大，胸廓扩大，肺随之扩张而容积增大，引起吸气。呼气动作则是膈肌与肋间外肌舒张，膈顶、肋骨和胸骨均回位，使胸廓和肺

容积缩小，产生呼气。可见，在平静呼吸过程中，吸气运动是主动的，而呼气运动则是被动的。

当机体活动时，或吸入气中 CO_2 含量增加或 O_2 含量减少时，呼吸将加深、加快，称为用力呼吸（Force Breathing）或深呼吸（Deep Breathing）。这时不仅有膈肌和肋间外肌参与收缩，吸气时还有吸气辅助肌参与，呼气时则有肋间内肌（肋间内肌走行方向与肋间外肌相反，收缩时使肋骨和胸骨下移，肋骨还向内侧偏转，使胸腔前后、左右径缩小）和腹肌等参与。故用力呼吸时，无论吸气还是呼气都是主动过程。

在呼吸运动中，由于膈肌收缩和舒张引起腹腔内脏器官移位，腹部起伏，这种以膈肌舒缩活动为主的呼吸运动称为腹式呼吸（Abdominal Breathing）。由肋间外肌舒缩活动为主的呼吸运动称为胸式呼吸（Thoracic Breathing）。健康成年人呈混合式呼吸。婴幼儿的肋骨倾斜度小，位置趋于水平，以腹式呼吸为主；女性在妊娠时，因膈肌活动受限，以胸式呼吸为主。

2. 肺内压（Intrapulmonary Pressure）　指肺泡内的压力。安静状态下，吸气初，肺容积增大。肺内压下降，低于大气压 $1 \sim 2$ mmHg，空气在此压差推动下进入肺泡，随着肺内气体逐渐增加，肺内压也逐渐升高，至吸气末，肺内压等于大气压，气流停止（图 5-6）。反之，呼气初，肺容积减小，肺内压升高并超过大气压 $1 \sim 2$ mmHg，肺内气体流出，使肺内压逐渐下降，至呼气末，肺内压与大气压相等。在呼吸暂停、声门开放、呼吸道畅通时，肺内压与大气压相等。紧闭声门尽力作呼吸动作，吸气时肺内压可为 $-100 \sim -30$ mmHg，呼气时可达 $60 \sim 140$ mmHg。总之，呼吸过程中肺内压变化的程度。与呼吸的缓急、深浅及呼吸道是否通畅有关。

3. 胸膜腔和胸膜腔内压　覆盖于肺表面的脏层胸膜和紧贴于胸廓内壁的壁层胸膜在肺门处相互延续，在胸腔两侧各形成一个潜在而密闭的腔隙，称为胸膜腔（Pleural Cavity）。其内的压力低于大气压，若以大气压为零，则胸膜腔内压力为负值。

胸膜腔内压（Intrapleural Pressure）的测定方法有两种：①直接法，将与检压计相连接的穿刺

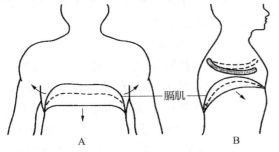

图 5-5　吸气时膈肌和胸廓运动示意

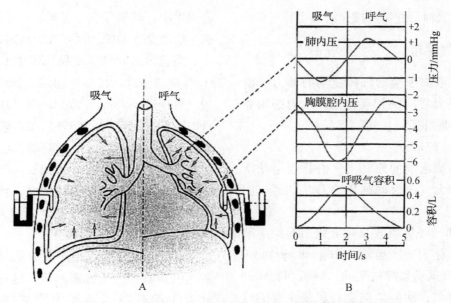

图5-6　吸气和呼气时，肺内压、胸膜腔内压及呼吸气容积的
变化过程（A）和胸膜腔内压直接测量示意（B）

针头斜刺入胸膜腔内，检压计液面即可直接指示胸膜腔内的压力（图5-6A）。此操作须谨慎，避免刺破脏层胸膜和肺。②间接法，让受试者吞下带有薄壁气囊的导管至食管下段，测量呼吸过程中食管内压变化来间接地代表胸膜腔内压变化。这是因为介于肺和胸壁之间的食管壁薄而软，在呼吸过程中两者的变化值基本一致。

测量结果表明，在平静呼吸过程中，胸膜腔内压始终低于大气压，即为负压，并随呼吸过程而发生周期性的波动。平静呼气末胸膜腔内压为 -5 ~ -3 mmHg，吸气末为 -10 ~ -5 mmHg（图5-6B）。紧闭声门用力吸气时，胸膜腔内压可降至 -90 mmHg，用力呼气时，可升高到110 mmHg。

胸膜腔内负压的形成，是在人的生长发育过程中，胸廓的发育比肺快，所以胸廓的自然容积大于肺的自然容积。在密闭的胸膜腔中，没有气体，仅有少量浆液，在脏层与壁层胸膜之间起润滑作用。由于薄层浆液分子间的内聚力，使得两层胸膜紧紧地贴附在一起，容易滑行，但不易分开，故肺总处于一定程度的扩张状态，并随胸廓的节律性运动而改变容积。被扩张的肺所产生的弹性回缩力使肺趋于缩小，恢复其自然容积。因此，有两种力通过脏层胸膜作用于胸膜腔：一是肺内压，使肺泡扩张；二是肺的回缩力，使肺泡缩小（图5-7A，肺内箭头所示）。因此，胸膜腔内的压力实际上是这两种方向相反的力的代数和，即胸膜腔内压 = 肺内压 - 肺回缩力。在吸气末或呼气末，肺内压等于大气压，因而胸膜腔内压 = 大气压 - 肺回缩力。若以大气压为0，则胸膜腔内压 = -肺回缩力（图5-7B）。

可见，胸膜腔负压主要是肺的回缩力造成的。吸气时，肺扩张，肺的弹性回缩力增大，胸膜腔负压增大；呼气时，肺缩小，肺弹性回缩力也减小，胸膜腔负压也减少。

胸膜腔内负压具有重要的生理意义：①维持肺泡与小呼吸道的扩张状态；②有利于静脉血和淋巴液回流。临床上外伤或疾病导致胸廓或肺破裂的情况下，胸膜腔与大气相通，空气将立即进入胸膜腔，形成气胸（Pneumothorax），使两层胸膜彼此分开，肺将因其本身的回缩力而塌陷。这时，尽管呼吸运动仍在进行，肺随胸廓运动而扩大或缩小的能力下降，影响肺的通气功能，甚至危及生命，应紧急处理。

（二）肺通气的阻力

肺通气的动力需要克服肺通气的阻力方能实现肺通气。肺通气的阻力有两种：①弹性阻力，包括肺的弹性阻力和胸廓的弹性阻力，是平静呼吸时的主要阻力，约占总阻力的70%；②非弹性阻力，包括呼吸道阻力、惯性阻力和组织黏滞阻力，约占总阻力的30%，其中又以呼吸道阻力为主。

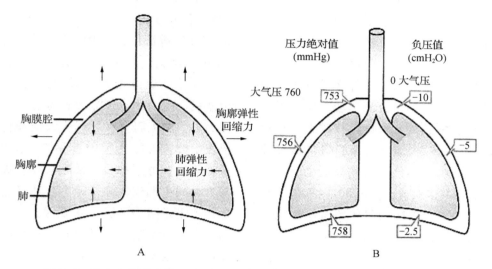

图 5-7　胸内负压形成原理（A）和平静呼气末胸膜腔各部分压力（B）示意

1. 弹性阻力和顺应性　弹性组织在外力作用下发生形变时，产生的具有对抗形变和弹性回位倾向的力，称弹性阻力（Elastic Resistance）。用同等大小的外力作用时，弹性阻力大者，形变程度小；弹性阻力小者，形变程度大。一般用顺应性（Compliance）来度量弹性阻力。顺应性是指在外力作用下弹性组织的可扩张性。容易扩张者顺应性大，弹性阻力小；不易扩张者，顺应性小，弹性阻力大。可见顺应性（C）与弹性阻力（R）呈反变关系：即 $C \propto 1/R$。顺应性用单位压力变化（ΔP）所引起的容积变化（ΔV）来表示，单位是 L/cmH_2O，即：

$$C = \frac{\Delta V}{\Delta P} \quad (L/cmH_2O)$$

（1）肺的弹性阻力和顺应性：肺在扩张变形时所产生的弹性回缩力，其方向与肺扩张的方向相反，因而是吸气的阻力。肺的弹性阻力可用肺顺应性表示：

$$肺顺应性（C_L） = \frac{肺容积变化（\Delta V）}{跨肺压变化（\Delta P）} \quad (L/cmH_2O)$$

式中跨肺压是肺内压与胸膜腔内压之差。健康人肺顺应性是 $0.2\ L/cmH_2O$。

肺弹性阻力来自肺组织本身的弹性回缩力和肺泡内侧液 - 气界面所产生的表面张力，前者占肺总弹性阻力的 1/3，后者占肺总弹性阻力的 2/3，两者均使肺具有回缩倾向，故成为肺扩张的弹性阻力。肺组织的弹性回缩力主要来自弹力纤维和胶原纤维，当肺扩张时，这些纤维被牵拉便倾向于回缩。肺扩张越大，对纤维的牵拉程度也越大，回缩力也越大，弹性阻力也越大；反之则小。

（2）胸廓的弹性阻力和顺应性：胸廓的弹性阻力来自胸廓的弹性成分。胸廓处于自然位置时的肺容量，相当于肺总量的 67% 左右，此时胸廓无变化，不表现有弹性回缩力。肺容量小于肺总量的 67% 时，胸廓被牵引向内而缩小，胸廓的弹性回缩力向外，是吸气的动力，呼气的阻力；肺容量大于肺总量的 67% 时，胸廓被牵引向外而扩大，其弹性回缩力向内，成为吸气的阻力，呼气的动力。所以胸廓的弹性回缩力既可能是吸气的阻力，也可能是吸气的动力，视胸廓的位置而定，这与肺的不同，肺的弹性回缩力总是吸气的阻力。

$$胸廓的顺应性（C_{chw}） = \frac{胸腔容积变化（\Delta V）}{跨壁压变化（\Delta P）} \quad (L/cmH_2O)$$

跨壁压为胸膜腔内压与胸壁外大气压之差。健康人胸廓顺应性也是 $0.2\ L/cmH_2O$。胸廓顺应性可因肥胖、胸廓畸形、胸膜增厚或腹内占位病变等而降低。

（3）肺和胸廓的总弹性阻力和顺应性：因为肺和胸廓的弹性阻力呈串联排列，所以肺和胸廓的总弹性阻力是两者弹性阻力之和，如以顺应性来表示，即：

$$\frac{1}{C_{L+chw}} = \frac{1}{C_L} + \frac{1}{C_{chw}} = \frac{1}{0.2} + \frac{1}{0.2}$$

所以总顺应性为 $0.1\ L/cmH_2O$。

2. 非弹性阻力　是气体流动时产生的，并随流速加快而增加，故为动态阻力，包括惯性阻力、黏滞阻力和呼吸道阻力。

惯性阻力是气流在发动、变速、换向时因气流和组织的惯性所产生的阻止气体运动的力。平静呼吸时，呼吸频率低、气流流速慢，惯性阻力小，可忽略不计。黏滞阻力来自呼吸时组织相对位移所发生的摩擦。呼吸道阻力来自气体流经呼吸道时气体分子间和气体分子与呼吸道之间的摩擦，是非弹性阻力的主要成分，占 80%~90%。呼吸道阻力可用维持单位时间内气体流量所需压力差来表示。健康人平静呼吸时的总呼吸道阻力为 1~3 cmH_2O，主要发生在鼻（约占总阻力的 50%）、声门（约占 25%）及气管和支气管（约占 15%）等部位，仅 10% 的阻力发生在口径小于 2 mm 的细支气管。呼吸道阻力受气流流速、气流形式和呼吸道口径大小影响。流速快，阻力大；流速慢，阻力小。气流形式有层流和湍流，层流阻力小，湍流阻力大。气流太快和管道不规则容易发生湍流。如气管内有黏液、渗出物或肿瘤、异物等时，可用排痰、清除异物、减轻黏膜肿胀等方法减少湍流，降低阻力。呼吸道口径大小是影响呼吸道阻力的另一重要因素。口径缩小，阻力增大，因为流体的阻力与管道半径的 4 次方成反比，即 $R \propto 1/r^4$（图 5-8）。

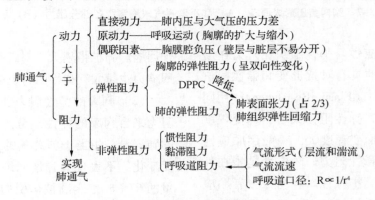

图 5-8　肺通气动力与阻力的关系

（三）呼吸功

在一次呼吸过程中，呼吸肌为克服阻力（包括肺和胸廓的弹性阻力和非弹性阻力）而实现肺通气所做的功，称为呼吸功（Work of Breathing）。通常以单位时间内压力变化乘以容积变化来计算。健康人平静呼吸时，呼吸功不大，其中 2/3 用来克服弹性阻力，1/3 用来克服非弹性阻力，呼吸耗能仅占全身耗能的 3%~5%。剧烈运动时，呼吸频率、深度增加，呼气也有主动成分的参与，呼吸功增大，呼吸耗能可升高 25~50 倍，但由于全身总耗能也增大数十倍，所以呼吸耗能仍只占总耗能的很小一部分。病理情况下，弹性或非弹性阻力增大时，也可使呼吸功增大。

四、肺容积和肺容量

肺容积和肺容量是评价肺通气功能的基础。图 5-9 所示为呼吸时肺容量变化的曲线。

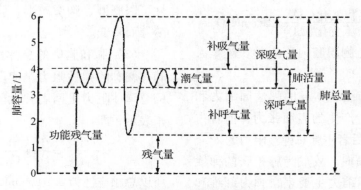

图 5-9　基本肺容积和肺容量示意

（一）肺容积

肺容积（Pulmonary Volume）是指肺内气体的容积。有潮气量、补吸气量、补呼气量和残气量4种基本肺容积，它们互不重叠，全部相加等于肺总量。

1. 潮气量　每次呼吸时吸入或呼出的气量称为潮气量（Tidal Volume，TV）。健康成人平静呼吸时，潮气量为 400 ~ 600 mL，平均 500 mL。运动时，潮气量将增大。

2. 补吸气量或吸气储备量　平静吸气末，再尽力吸气所能吸入的气量为补吸气量（Inspiratory Reserve Volume，IRV），健康成人为 1500 ~ 2000 mL。

3. 补呼气量或呼气储备量　平静呼气末，再尽力呼气所能呼出的气量为补呼气量（Expiratory Reserve Volume，ERV），健康成人为 900 ~ 1200 mL。

4. 残气量　又称余气量，是指最大呼气末尚存留于肺中不能再呼出的气量。残气量（Residual Volume，RV）只能用间接方法测定，健康成人为 1000 ~ 1500 mL。

（二）肺容量

肺容量（Lung Capacity）是基本肺容积中两项或两项以上的联合气量。

1. 深吸气量　从平静呼气末做最大吸气时所能吸入的气量为深吸气量（Inspiratory Capacity），它是潮气量和补吸气量之和，是衡量最大通气潜力的一个重要指标。胸廓、胸膜、肺组织和呼吸肌等的病变，可使深吸气量减少而降低最大通气潜力。

2. 功能残气量　平静呼气末尚存留于肺内的气量为功能残气量（Functional Residual Capacity，FRC），是残气量和补呼气量之和。健康成人约为 2500 mL。肺气肿患者的功能残气量增加，而肺实质性病变时其减小。功能残气量的生理意义是缓冲呼吸过程中肺泡气 PO_2 和 PCO_2 的过度变化。由于功能残气量的稀释作用，吸气时，肺内 PO_2 不会突然升得太高，PCO_2 不致降得太低；呼气时，肺内 PO_2 则不会降得太低，PCO_2 不致升得太高。这样，肺泡气和动脉血液的 PO_2 和 PCO_2 就不会随呼吸而发生大幅度的波动，以利于气体交换。

3. 肺活量、用力肺活量和用力呼气量　最大吸气后，从肺内所能呼出的最大气量称为肺活量（Vital Capacity，VC），是潮气量、补吸气量和补呼气量之和。肺活量有较大的个体差异，与身材大小、性别、年龄、呼吸肌强弱等有关。健康成年男性平均约为 3500 mL，女性为 2500 mL。

肺活量反映了肺一次通气的最大能力，在一定程度上可作为评价肺通气功能的指标。但由于测定肺活量时不限制呼气的时间，所以不能充分反映肺组织的弹性状态和呼吸道的通畅程度。例如，某些患者肺组织弹性降低或呼吸道狭窄，通气功能已经受到损害，但是如果延长呼气时间，其肺活量也能达到正常范围。因此，提出用力肺活量和用力呼气量的概念，用来反映一定时间内所能呼出的气量。

用力肺活量（Forced Vital Capacity，FVC）是指一次最大吸气后，尽力尽快呼气所能呼出的最大气体量。正常情况下用力肺活量略小于在没有时间限制下测得的肺活量。用力呼气量（Forced Expiratory Volume，FEV），过去称为时间肺活量（Timed Vital Capacity，TVC），是指一次最大吸气后再尽力尽快呼气时，在一定时间内所能呼出的气体量，通常以它所占用力肺活量的百分数表示。正常时，第 1 秒 FEV（FEV_1）约为 FVC 的 83%，第 2 秒 FEV（FEV_2）约为 FVC 的 96%，第 3 秒 FEV（FEV_3）约为 FVC 的 99%（图 5-10A）。其中第 1 秒钟内呼出的气体量称为第 1 秒用力呼气量（FEV_1），在临床上最为常用。阻塞性肺疾病患者，FEV_1/FVC 显著减少（图 5-10B）。用力呼气量是一种动态指标，不仅反映肺活量容量的大小，而且反映了呼吸过程中所遇阻力的变化，所以是评价肺通气功能的较好指标。

4. 肺总量　肺所能容纳的最大气量为肺总量（Total Lung Capacity，TLC），是肺活量与残气量之和。其值因性别、年龄、身材、运动锻炼情况和体位而异。健康成年男性平均约为 5000 mL，女性为 3500 mL。

五、肺通气量

（一）每分通气量和最大通气量

每分通气量（Minute Ventilation Volume）是指每分钟吸入或呼出的气体总量，等于潮气量乘以

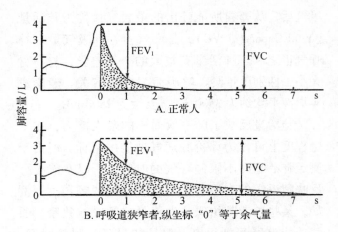

图5-10 用力肺活量和用力呼气量曲线

呼吸频率。平静呼吸时，健康成人呼吸频率每分钟12~18次，潮气量500 mL，则每分通气量6~9 L。每分通气量随性别、年龄、身材和活动量不同而有差异。为便于比较，最好在基础条件下测定并以每平方米体表面积为单位来计算。

劳动和运动时，每分通气量增大。尽力作深快呼吸时，每分钟所能吸入或呼出的最大气量为最大随意通气量（Maximal Voluntary Ventilation）。它反映单位时间内充分发挥全部通气能力所能达到的通气量，是估计一个人能进行多大运动量的生理指标之一。测定时，一般只测量10s或15s最深最快的呼出或吸入气量，再换算成每分钟的，即为最大通气量。最大通气量一般可达70~120L/min。比较平静呼吸时的每分通气量和最大通气量，可以了解通气功能的储备能力，通常用通气储量百分比表示：

$$\frac{通气储量}{百分比} = \frac{最大通气量 - 每分平均通气量}{最大通气量} \times 100\%$$

通气储量百分比正常值等于或大于93%。

（二）无效腔和肺泡通气量

每次吸入的气体，一部分将留在终末细支气管以上的呼吸道内，这部分气体不能与血液进行气体交换，故将这部分呼吸道的容积称为解剖无效腔（Anatomical Dead Space）（见图5-2）。体重70公斤的成年人其解剖无效腔约为150 mL。进入肺泡内的气体，也可因血流在肺内分布不均而未能与血液进行充分的气体交换，未能发生气体交换的这一部分肺泡容量称为肺泡无效腔（Alveolar Dead Space）。肺泡无效腔与解剖无效腔一起合称

生理无效腔（Physiological Dead Space）。健康人平卧时，生理无效腔等于或接近于解剖无效腔。由于无效腔的存在，每次吸入的新鲜空气不能都到达肺泡进行气体交换。因此，为了计算真正有效的气体交换量，应以肺泡通气量为准。肺泡通气量（Alveolar Ventilation）是指每分钟吸入肺泡的新鲜空气量，即：

肺泡通气量 =（潮气量 - 无效腔气量）× 呼吸频率

如潮气量是500 mL，无效腔气量是150 mL，则每次呼吸仅使肺泡内气体更新1/7左右。潮气量和呼吸频率的变化，对每分通气量和肺泡通气量有不同的影响。在潮气量减半而呼吸频率加倍或潮气量加倍而呼吸频率减半时，每分通气量保持不变，但是肺泡通气量却发生明显的变化。由表5-1可见，对肺换气而言，浅而快的呼吸是不利的。深而慢的呼吸虽然可增加肺泡通气量，但也会增加呼吸做功。

表5-1 不同呼吸频率和潮气量时肺通气量和肺泡通气量

呼吸频率/（次/min）	潮气量/mL	肺通气量/（mL/min）	肺泡通气量/（mL/min）
16	500	8000	5600
8	1000	8000	6800
32	250	8000	3200

第二节 呼吸气体的交换

呼吸气体交换包括肺泡与肺毛细血管血液之间，以及组织毛细血管血液与组织细胞之间O_2和CO_2的交换。前者称为肺换气（Pulmonary Exchange），后者称为组织换气（Tissue Exchange），即内呼吸。两种换气都通过扩散方式来实现，它们所遵循的基本原理也是相同的。

一、气体交换的基本原理

（一）气体的扩散及影响因素

气体分子总是不停地进行着非定向的运动，其结果是气体分子从分压高处向分压低处发生净转移，这一过程称为气体扩散。机体内的气体交

换就是以扩散方式进行的。单位时间内气体扩散的容积为气体扩散速率（Gas Diffusion Rate，D），其影响因素如下。

1. 气体分压差 在混合气体中，每种气体分子运动所产生的压力为该气体的分压，它不受其他气体或其分压存在的影响，在温度恒定时，每一气体的分压只决定于它自身的浓度。混合气的总压力等于各气体分压之和。气体分压可按下式计算：气体分压 = 总压力 × 该气体的容积百分比。两个区域之间的分压差（ΔP）是气体扩散的动力，分压差大，扩散速率大；反之亦然。

2. 气体分子质量和溶解度 在相同条件下，气体扩散速率与气体相对分子质量（MW）平方根成反比，与气体在溶液中溶解度成正比。溶解度（S）是单位分压下溶解于单位容积溶液中气体的量。一般以1个大气压，38℃时，100 mL 液体中溶解气体的毫升数来表示。溶解度与相对分子质量平方根之比为扩散系数（Diffusion Coefficient），它取决于气体分子本身的特性。因为 CO_2 在血浆中溶解度（51.5）约为 O_2 的（2.14）24 倍，CO_2 的相对分子质量（44）略大于 O_2 的相对分子质量（32），所以 CO_2 扩散系数约是 O_2 的 20 倍。

3. 扩散面积和距离 气体扩散速率与扩散面积（A）成正比，与扩散距离（d）成反比。此外，扩散速率与温度（T）成正比。但在人体，体温相对恒定，温度因素可忽略不计。

（二）呼吸气体和人体不同部位气体的分压

1. 呼吸气和肺泡气的成分和分压 人体吸入的气体是空气。空气的主要成分是 O_2、CO_2 和 N_2，具有生理意义的是 O_2 和 CO_2。空气中各气体的容积百分比一般不因地域不同而异，但分压却因总大气压的变动而改变。高原大气压降低，各气体的分压也低。吸入的空气在呼吸道内被水蒸气饱和，所以呼吸道内吸入气的成分已不同于大气，因此各成分的分压也发生相应的改变。从肺内呼出的气体为呼出气，它是无效腔的吸入气和肺泡气的混合。

上述各部分气体的成分和压力见表5-2。

表5-2 海平面各气体的容积百分比和分压

气体	大气		吸入气		呼出气		肺泡气	
	容积百分比/mL%	分压/mmHg	容积百分比/mL%	分压/mmHg	容积百分比/mL%	分压/mmHg	容积百分比/mL%	分压/mmHg
O_2	20.84	21.11（158.4）	19.67	19.93（149.5）	15.7	15.91（119.3）	13.6	13.78（103.4）
CO_2	0.04	0.04（0.3）	0.04	0.04（0.3）	3.6	3.65（27.4）	5.3	5.37（40.3）
N_2	78.62	79.65（597.5）	74.09	75.06（563.1）	74.5	75.47（566.2）	74.9	75.88（569.2）
H_2O	0.5	0.51（3.8）	6.20	6.28（47.1）	6.20	6.28（47.1）	6.20	6.28（47.1）
合计	100	101.31（760）	100	101.31（760）	100	101.31（760）	100	101.31（760）

注：N_2 在呼吸过程中并无增减，只是因 O_2 和 CO_2 百分比的改变，使 N_2 的百分比发生相对改变。

2. 血液气体和组织气体的分压（张力） 液体中气体分压称为气体张力（P），其数值与分压相同。不同组织 PO_2 和 PCO_2 不同，同一组织 PO_2 和 PCO_2 还受组织活动水平影响。

二、气体在肺交换的过程

（一）肺泡气体交换过程

在空气、肺泡、肺动脉和肺静脉各部的 PO_2 和 PCO_2 数值是不同的（如图5-2所示）。当混合静脉血流经肺毛细血管时，血液 PO_2 是 40 mmHg，比肺泡气的 104 mmHg 低，肺泡气中 O_2 便顺分压差向血液扩散，血液的 PO_2 便逐渐上升，最后接近肺泡气的 PO_2。CO_2 则向相反方向扩散，从血液到肺泡，因为混合静脉血 PCO_2 是 46 mmHg，肺泡气 PCO_2 是 40 mmHg（图5-11）。O_2 和 CO_2 扩散都极为迅速，仅需 0.3 s，即可达到平衡。通常情况下血液流经肺毛细血管全长约 1/3 时，已经基本上完成交换过程。可见，通常情况下肺换气时间充足有余。

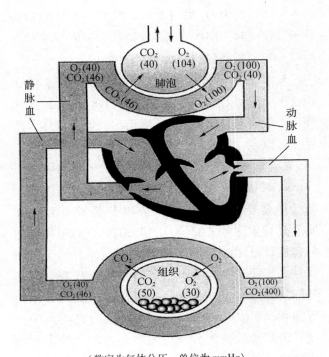

（数字为气体分压，单位为 mmHg）

图 5-11 肺换气和组织换气示意

（二）影响肺泡气体交换的因素

影响肺泡气体交换的因素，除前面已经提到气体扩散速率受分压差、扩散面积、扩散距离、温度和扩散系数的影响外，这里还需介绍扩散距离和扩散面积，以及通气/血流比值对肺泡气体交换的影响。

1. 呼吸膜的厚度　在肺部肺泡气通过呼吸膜与血液气体进行交换。气体扩散速率与呼吸膜厚度成反比关系。临床上任何使呼吸膜增厚或扩散距离增加的疾病，都会降低扩散速率，减少扩散量，如肺纤维化、肺水肿等，可出现低氧血症。特别是运动时，由于血流加速，缩短了气体在肺部的交换时间，这时呼吸膜的厚度和扩散距离的改变显得更为重要。

2. 呼吸膜的面积　气体扩散速率与扩散面积成正比。健康成人肺约有 3 亿个肺泡，总扩散面积约 70 m²。安静状态下，仅有 40 m² 参与气体交换，故有相当大的贮备面积。运动时，因肺毛细血管开放数量和开放程度增加，扩散面积也大大增大。肺不张、肺实变、肺气肿或肺毛细血管关闭和阻塞均可使呼吸膜扩散面积减小。

3. 通气/血流比值（Ventilation/Perfusion Ratio,

V_A/Q）是指每分肺泡通气量（V_A）和每分肺血流量（Q）之间的比值，简写为 V_A/Q。健康成人安静时约为 0.84（肺泡通气量 4200 mL/肺血流量 5000 mL）。气体交换是在肺泡气和流经肺毛细血管的血液之间进行的，因此只有在适宜的 V_A/Q 下才能进行正常的气体交换。如果 V_A/Q 明显大于0.84（比值增大），这就意味着肺通气过剩或血流不足，部分肺泡气未能与血液气体充分交换，相当于增加了无效腔。反之，如果 V_A/Q 明显小于0.84（比值减小），则意味着肺通气不足或血流过剩，部分血液流经通气不良的肺泡，混合静脉血中的气体未能得到充分更新，未能成为动脉血就流回了心脏，犹如发生了动-静脉短路。

由此可见，V_A/Q 增大，相当于增大肺泡无效腔；V_A/Q 减小，相当于发生功能性动-静脉短路。两者都妨碍了气体的有效交换，可导致血液缺 O_2 或 CO_2 潴留，但主要是血液缺 O_2。这是因为：①动、静脉血液之间 O_2 分压差远远大于 CO_2 的分压差，所以动-静脉短路时，动脉血 PO_2 下降的程度大于 PCO_2 升高的程度；②CO_2 的扩散系数是 O_2 的 20 倍，所以 CO_2 的扩散较 O_2 为快，不易潴留；③动脉血 PO_2 下降和 PCO_2 升高，可以刺激呼吸，增加肺泡通气量，有助于 CO_2 的排出，却几乎无助于 O_2 摄取，这是由氧解离曲线和 CO_2解离曲线的特点所决定的。肺气肿患者，因许多细支气管阻塞和肺泡壁的破坏，上述两种 V_A/Q 异常都可以存在，致使肺换气速率受到极大损害，这是造成肺换气功能异常最为常见的一种疾病。

健康成人就整个肺而言 V_A/Q 是 0.84。但是肺内肺泡通气量和肺毛细血管血流量的分布不是很均匀的，因此，各个局部的 V_A/Q 也不相同。例如人在直立位时，由于重力等因素的作用，从肺尖部到肺底部，肺泡通气量和肺毛细血管血流量都逐渐增加，以血流量的增加更为显著，所以肺尖部的 V_A/Q 比值增大，可高达正常值 3 倍以上，产生肺泡无效腔；而肺底部的 V_A/Q 比值减小，可低至正常值的 0.6 倍，部分血液未能得到充分的气体交换就回到心脏，产生功能性动-静脉短路（图 5-12）。虽然正常情况下存在着肺泡通气和血流的不均匀分布，但从总体上来说，由于呼吸膜面积远远超过肺换气的实际需要，所以并未明显

影响 O_2 的摄取和 CO_2 的排出。在运动时，由于肺血流量增大，尤其肺上部的血流增多，可使全肺的 V_A/Q 得以改善。

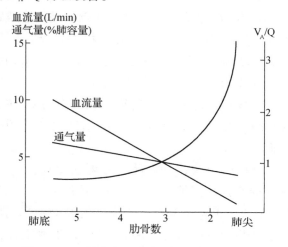

图 5-12 正常人直立时肺通气和血流量的分布

（三）肺扩散容量

气体在 1 mmHg 分压差作用下，每分钟通过呼吸膜扩散的气体毫升数称为肺扩散容量（Diffusion Capacity of Lung，D_L），即：$D_L = V/(P_A - P_C)$。V 是每分钟通过呼吸膜的气体容积（mL/min），P_A 是肺泡气中该气体的平均分压，P_C 是肺毛细血管血液内该气体的平均分压。肺扩散容量是测定呼吸气通过呼吸膜能力的一种指标。健康人安静时氧的 D_L 平均约为 20 mL/（min·mmHg），CO_2 的 D_L 约为 O_2 的 20 倍。运动时 D_L 增加，是因为参与气体交换的肺泡膜面积增加以及通气量、血流量的不均匀分布得到改善所致。D_L 可因有效扩散面积减小、扩散距离增加而降低。

三、组织换气

气体在组织的交换机制与肺泡处相似。细胞不断代谢消耗 O_2，产生 PCO_2。故组织内 PO_2 可低至 30 mmHg，PCO_2 可高达 50 mmHg。当动脉血流经组织毛细血管时，在气体分压差作用下，O_2 由血液扩散到组织，CO_2 由组织扩散到血液（如图 5-11 所示）。

影响组织换气的因素与肺换气相似，所不同的是交换发生在液相（血液、组织液、细胞内液之间），而且扩散膜两侧的 O_2 和 CO_2 分压差随细胞内氧化代谢的强弱和组织血流而异。

综上所述，在肺循环中，血液从肺泡获得 O_2，并释放出 CO_2；在体循环中，血液向组织释放出 O_2，并获得 CO_2。这样，肺换气和组织换气同步进行，相互协调，共同完成机体的气体交换过程。

第三节 气体在血液中的运输

经肺换气摄取的 O_2，必须通过血液循环运输到机体各组织器官供细胞利用；由细胞代谢产生的 CO_2，经组织换气进入血液后，也必须经循环系统运输到肺部排出体外。

一、氧和二氧化碳在血液中存在的形式

O_2 和 CO_2 在血液中的存在形式，也即运输形式有两种：物理溶解与化学结合。

气体在溶液中溶解的量，与分压、溶解度成正比，与温度成反比。温度 38% 时，1 个大气压（760 mmHg）下，O_2 和 CO_2 在 100 mL 血液中溶解的量分别是 2.36 mL 和 48 mL。按此计算，动脉血 PO_2 为 100 mmHg，则每 100 mL 血液含溶解的 O_2 为 0.31 mL；静脉血 PCO_2 为 46 mmHg，则每 100 mL 血液含溶解的 CO_2 为 2.91 mL。但事实上，血液中实际的 O_2 和 CO_2 含量却远远高于物理溶解的理论值。在表 5-3 中，以溶解形式存在的 O_2、CO_2 比例极小，显然单靠溶解形式来运输 O_2、CO_2 不能适应机体代谢的需要，还需要极为有效的化学结合性运输方式。

表 5-3 血液 O_2 和 CO_2 的含量（mL/100 mL 血液）

气体	动脉血			混合静脉血		
	物理溶解	化学结合	合计	物理溶解	化学结合	合计
O_2	0.31	20.0	20.31	0.11	15.2	15.31
CO_2	2.53	46.4	48.93	2.91	50.0	52.91

表 5-3 中，虽然物理溶解形式的 O_2、CO_2 量很少，但却不可缺少。因为在肺换气或组织换气时，进入血液的 O_2、CO_2 都是先溶解，提高分压后，再发生化学结合。O_2、CO_2 从血液释放时，也是溶解的先逸出，分压下降，结合的再分离出来补充所失去的溶解的气体。溶解的和结合的两者之间处于动态平衡。本节主要讨论 O_2 和 CO_2 化学结合形式的运输。

二、氧的运输

（一）血液中氧的运输形式

血液中，物理溶解的 O_2 量仅占血液 O_2 总运输量的 1.5%，化学结合的占 98.5% 左右。O_2 的结合形式是氧合血红蛋白（HbO_2）。血红蛋白（Hemoglobin，Hb）是红细胞内的色蛋白，它的分子结构特征使之成为有效地运输 O_2 工具。Hb 还参与 CO_2 的运输，所以在血液气体运输方面，Hb 具有极为重要的作用。

（二）血红蛋白是运输氧的工具

1. Hb 的分子结构　每一 Hb 分子由 1 个珠蛋白和 4 个血红素（又称亚铁原卟啉）组成（图 5-13）。每个血红素又由 4 个吡咯基组成一个环，中心为一个 Fe^{2+}。每个珠蛋白有 4 条多肽链，每条多肽链与 1 个血红素相连接，构成 Hb 的单体或亚单位。Hb 是由 4 个单体构成的四聚体。不同 Hb 分子的珠蛋白的多肽链组成不同。成人的 Hb（HbA）由 2 条 α 链和 2 条 β 链组成，为 $α_2β_2$ 结构。多肽链中氨基酸的排列顺序已被研究清楚，每条 α 链含 141 个氨基酸残基，每条 β 链含 146 个氨基酸残基。血红素的 Fe^{2+} 连接在多肽链的组氨酸残基上，这个组氨酸残基若被其他氨基酸取代，或其邻近的氨基酸有所改变，都会影响 Hb 功能。

Hb 的 4 个亚单位之间和亚单位内部由盐键连接。Hb 与 O_2 的结合或解离将影响盐键的形成或断裂，使 Hb 四级结构的构型发生改变，Hb 与 O_2 的亲和力也随之而发生变化，这是 Hb 氧解离曲线呈 S 形和波尔效应的基础（见后叙）。

2. Hb 与 O_2 结合的特征　血液中的 O_2 主要以 HbO_2 形式运输。O_2 与 Hb 结合有以下几个重要特征。

（1）反应快、不需酶、为可逆反应：O_2 与 Hb 的结合反应是可逆的。反应不需酶参与，反应方向取决于 PO_2 的高低。当血液流经 PO_2 高的肺部时，Hb 与 O_2 结合，形成 HbO_2；当血液流经 PO_2 低的组织时，Hb 与 O_2 迅速解离，释放出 O_2，成为去氧 Hb。

$$Hb + O_2 \underset{PO_2 \text{ 低}}{\overset{PO_2 \text{ 高}}{\rightleftharpoons}} HbO_2$$

（2）O_2 与 Hb 结合是氧合反应：氧合（Oxygenation）反应是 Fe^{2+} 与 O_2 结合后离子价位仍然是二价铁，故 O_2 与 Hb 的结合过程不是氧化（Oxidation）反应。

（3）1 分子 Hb 可以结合 4 分子氧：每一个 Hb 分子含有 4 个血红素，每个血红素含有一个能与 O_2 结合的 Fe^{2+}。因此，1 分子 Hb 可以结合 4 分子 O_2，即 1 mol Hb 可结合 4 molO_2。

理想气体的摩尔容积为 22.4 L，成年人 Hb 相对分子质量 64458，所以在 100% O_2 饱和的状态下，理论上 1g 的 Hb 可以结合最大 1 分子 O_2 量为 1.39 mL（即 22.4 L × 1000 × 4 ÷ 64458 = 1.39 mL）。实际上 1 g 的 Hb 结合的 O_2 量低于 1.39 mL，通常按 1.34 mL 计算。100 mL 血液中，Hb 所能结合的最大 O_2 量称为 Hb 氧容量（Oxygen Capacity），而 Hb 实际结合的 O_2 量称为氧含量（Oxygen Content）。Hb 氧含量占氧容量的百分比为 Hb 氧饱和度（Oxygen Saturation）。例如，Hb 浓度在 15 g/100 mL 血液时，Hb 氧容量为 1.34 × 15 = 20.1（mL/100 mL 血液），如 Hb 氧含量是 20.1 mL，则 Hb 氧饱和度为 100%；如果 Hb 氧含量是 15 mL，则 Hb 氧饱和度为 15/20 × 100% = 75%。通常情况下，血液中溶解的 O_2 极少，可忽

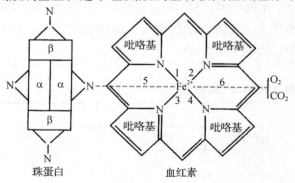

图 5-13　血红蛋白组成示意

略不计。因此，Hb 氧容量、Hb 氧含量和 Hb 氧饱和度可分别视为血氧容量、血氧含量和血氧饱和度。

（4）Hb 与 O_2 的结合或解离曲线呈 S 形：O_2 与 Hb 的结合或解离能影响 Hb 与 O_2 的亲和力，这与 Hb 的变构效应有关。目前认为 Hb 有两种构型：去氧 Hb 为紧密型（Tense Form，T 型），氧合 Hb 为疏松型（Relaxed Form，R 型）。R 型 Hb 对 O_2 的亲和力高，大约为 T 型的 500 倍。在 O_2 与 Hb 结合或解离过程中，Hb 的构型会因变构效应而发生相应转换。当 O_2 与 Hb 中的 Fe^{2+} 结合后，Hb 分子中的盐键逐步断裂，其分子构型逐步由 T 型变为 R 型，对 O_2 的亲和力逐步增加；相反，Hb 由 R 型逐步变为 T 型时，Hb 对 O_2 的亲和力逐步降低。也就是说，Hb 的 4 个亚单位无论结合 O_2 或释放 O_2 时，彼此间有协同效应。例如，Hb 的 1 个亚单位与 O_2 结合后引起变构效应，使其他亚单位更容易与 O_2 结合；反之，当 HbO_2 的 1 个亚单位释出 O_2 后，其他亚单位更容易释放 O_2。此特点决定了 Hb 氧解离曲线呈特殊的 S 形（Sigmoid Shape）。

（5）氧合 Hb 和去氧 Hb 的颜色不同：氧合 Hb 呈鲜红色，去氧 Hb 呈紫蓝色。当体表表浅毛细血管床血液中去氧 Hb 含量达 50g/L 以上时，皮肤、黏膜呈浅蓝色，称为发绀（Cyanosis）。发绀一般是缺氧的标志，但缺氧的严重程度与发绀程度并不成正比。也有例外情况：①严重贫血的患者虽然存在缺氧，但由于 Hb 含量太少，以致毛细血管床血液中去氧 Hb 含量达不到 50 g/L，不会出现发绀；②有些高原性红细胞增多症患者，虽然不存在缺氧，但因为 Hb 总量太多，以致毛细血管床血液中去氧 Hb 含量达到 50 g/L 以上，也会出现发绀；③煤气中毒时，CO 与 Hb 形成一氧化碳血红蛋白（Carboxyhemoglobin，HbCO）可使机体严重缺 O_2，但口唇呈樱桃红色，而不出现发绀。

（三）氧解离曲线

氧解离曲线（Oxygen Dissociation Curve）是表示 PO_2 与 Hb 氧结合量或 Hb 氧饱和度关系的曲线（图 5-14）。该曲线既表示不同 PO_2 下 O_2 与 Hb 的解离情况，同样也反映不同 PO_2 下 O_2 与 Hb 的结合情况，上面已经提到由于 Hb 的变构效应，曲线呈 S 形。曲线的 S 形具有重要的生理意义。

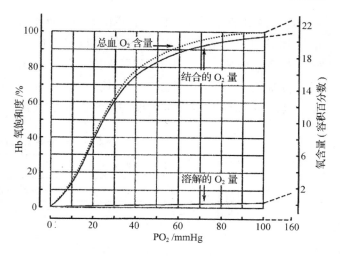

（测定条件：温度 37 ℃，血液 pH 7.4，PCO_2 40 mmHg，Hb 浓度 15 g/100 mL）

图 5-14　氧解离曲线

1. 氧解离曲线上段　相当于 PO_2 60～100 mmHg，是 Hb 与 O_2 结合的部分。这段曲线较平坦，表明 PO_2 的变化对 Hb 氧饱和度影响不大。例如，PO_2 为 100 mmHg 时（相当于动脉血 PO_2）Hb 氧饱和度为 97.4%，血 O_2 含量约为 19.4 mL%。如将吸入气 PO_2 提高到 150 mmHg，Hb 氧饱和度为 100%，只增加了 2.6%，这就解释了为何 V_A/Q 不匹配时，肺泡通气量的增加几乎无助于 O_2 的摄取。反之，如使 PO_2 下降到 70 mmHg，Hb 氧饱和度为 94%，也仅降低了 3.4%。因此，即使在高原、高空或某些呼吸系统疾病时，吸入气或肺泡气 PO_2 有所下降，但只要 PO_2 不低于 60 mmHg，Hb 氧饱和度仍能保持在 90% 以上，血液仍可携带足够量的 O_2，不致发生明显的低氧血症。

2. 氧解离曲线中段　该段曲线较陡，相当于 PO_2 40～60 mmHg，是 HbO_2 释放 O_2 的部分。PO_2 为 40 mmHg，即相当于混合静脉血的 PO_2 时，Hb 氧饱和度约为 75%，血 O_2 含量约 14.4 mL%，即每 100 mL 血液流过组织时释放了 5 mL O_2。血液流经组织时释放出的 O_2 容积占动脉血 O_2 含量的百分数称为 O_2 的利用系数（Utilization Coefficient of Oxygen），安静时为 25% 左右。以心输出量为 5 L 和每 100 mL 血液流经组织时释放 5 mL O_2 计算，人体每分钟耗 O_2 量约为 250 mL。因此，氧解离曲线中段反映了机体在安静状态下血液 Hb 对组织的供氧情况。

3. 氧解离曲线下段　相当于PO_2 15 ~ 40 mmHg，也是HbO_2 与O_2 解离部分，是曲线坡度最陡的一段，即PO_2 稍有降低，HbO_2 就可大大下降。在组织活动加强时，PO_2 可降至 15 mmHg，HbO_2 进一步解离，Hb 氧饱和度降至更低的水平，血氧含量仅约 4.4 mL/100 mL 血液。这样，每 100 mL 血液能供给组织 15 mLO_2，O_2 的利用系数可提高到 75%，是安静时的 3 倍，可满足机体对O_2 需求的增加。可见该段曲线代表O_2 的储备。各段的特征及其生理意义归纳总结见表 5-4。

表 5-4　氧解离曲线各段的特征与生理意义

项目	曲线上段	曲线中段	曲线下段
横坐标	60 ~ 100 mmHg	40 ~ 60 mmHg	15 ~ 40 mmHg
纵坐标	90% ~ 97.4%	75% ~ 90%	22% ~ 75%
各段特点	比较平坦	较陡	最陡
携O_2 情况	Hb 与O_2 结合部分	HbO_2 释放O_2 部分	HbO_2 进一步释放O_2 部分
受PO_2 影响	不大	较大	很大
生理意义	肺泡处PO_2 高，Hb 氧饱和度大，利于肺泡毛细血管血液对O_2 的结合	安静时组织细胞PO_2 低，HbO_2 易释放O_2，保证组织的供O_2 需要	组织活动增强时PO_2 下降，O_2 进一步向组织供应，O_2 利用更加充分，反映血液中O_2 的储备

（四）影响氧解离曲线的因素

Hb 与O_2 的结合和解离可受多种因素影响，使氧解离曲线的位置发生偏移（图 5-15），即 Hb 对O_2 的亲和力发生变化。通常用P_{50} 表示 Hb 与O_2 的亲和力。P_{50} 是使 Hb 氧饱和度达 50% 时的PO_2，正常情况下为 26.5 mmHg（3.52 kPa）。P_{50} 增大即氧解离曲线右移，表明 Hb 对O_2 的亲和力降低；P_{50} 降低即氧解离曲线左移，表示 Hb 对O_2 的亲和力增加。

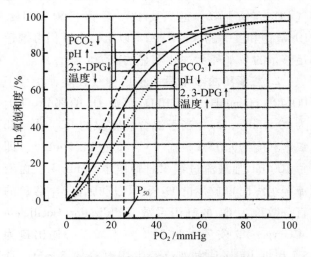

图 5-15　影响氧解离曲线的主要因素

1. pH 和PCO_2 的影响　pH 降低或PCO_2 升高，Hb 对O_2 的亲和力降低，P_{50} 增大，氧解离曲线右移；反之，氧解离曲线左移。PCO_2 的影响，一方面是PCO_2 改变时，可通过 pH 改变发生间接效应；另一方面可通过CO_2 与 Hb 结合而直接影响 Hb 与O_2 的亲和力。

酸度对 Hb 与氧亲和力的这种影响称为波尔效应（Bohr Effect）。波尔效应既可促进肺毛细血管血液的氧合，又有利于组织中毛细血管内的血液释放O_2。当血液流经肺时，CO_2 从血液向肺泡扩散，血液PCO_2 下降，H^+ 浓度也降低，均使 Hb 对O_2 的亲和力增大，血液结合的O_2 量增加。当血液流经组织时，CO_2 从组织扩散进入血液，血液PCO_2 和H^+ 浓度升高，Hb 对O_2 的亲和力降低，曲线右移，促进HbO_2 解离，向组织释放O_2。

2. 温度的影响　温度升高时，氧解离曲线右移，促进O_2 的释放；温度降低时，曲线左移，不利于O_2 的释放。组织代谢活跃时，局部温度升高，CO_2 和酸性代谢物增加，都有利于HbO_2 解离，使活动组织可获得更多的O_2，以适应代谢增强的需要。

3. 2, 3 - 二磷酸甘油酸（2, 3 - DPG）　是红细胞无氧糖酵解的产物。在缺O_2 的情况下，糖酵解加强，红细胞 2, 3 - DPG 增加，氧解离曲线右移，有利于O_2 的释放。

4. 其他因素　Hb 与O_2 结合还受其自身性质

的影响。Hb 的 Fe^{2+} 氧化成 Fe^{3+}，即失去运输 O_2 的能力。异常 Hb 的运输 O_2 的功能也降低。

三、二氧化碳的运输

(一) CO_2 的运输形式

血液中物理溶解的 CO_2 约占 CO_2 总运输量的 5%，化学结合的占 95%。化学结合的形式主要是碳酸氢盐和氨基甲酰血红蛋白，其中碳酸氢盐形式占 CO_2 总运输量的 88%，氨基甲酰血红蛋白形式占 7%。表 5-5 为血液中各种形式的 CO_2 的含量、各种形式所占的百分比和各种形式释出 CO_2 所占的百分比。

表 5-5　血液中各种形式 CO_2 的含量

	动脉血		静脉血		动、静脉血含量差值/(mL/100mL)	释出量所占百分比/%
	含量/(mL/100mL)	百分比/%	含量/(mL/100mL)	百分比/%		
CO_2 总量	48.5	100	52.5	100	4.0	100
溶解的 CO_2	2.5	5.15	2.8	5.33	0.3	7.5
HCO_3^- 形式的 CO_2	43.0	88.66	46.0	87.62	3.0	75
氨基甲酰血红蛋白形式的 CO_2	3.0	6.19	3.7	7.05	0.7	17.5

从组织扩散入血的 CO_2 首先溶解于血浆，一小部分溶解的 CO_2 缓慢地与水结合生成 H_2CO_3，H_2CO_3 又解离成 HCO_3^- 和 H^+，H^+ 被血浆缓冲系统缓冲，pH 无明显变化。溶解的 CO_2 也与血浆蛋白的游离氨基反应，生成氨基甲酰血红蛋白，但形成的量极少，而且动静脉血中的含量接近，表明它对 CO_2 的运输所起作用不大。在血浆中溶解的 CO_2 绝大部分扩散进入红细胞，在红细胞内以碳酸氢盐和氨基甲酰血红蛋白形式运输。

1. 碳酸氢盐的形式　从组织扩散进入血液的 CO_2，大部分进入红细胞。在碳酸酐酶催化下，CO_2 与 H_2O 反应生成 H_2CO_3，H_2CO_3 进一步解离为 HCO_3^- 和 H^+。碳酸酐酶催化的反应是双向的。如图 5-16 中反应式所示。

反应中产生的 HCO_3^-，在红细胞内主要与 K^+ 结合形成 $KHCO_3$，在血浆则主要与 Na^+ 结合生成 $NaHCO_3$，碳酸氢盐随血流运向肺部；而反应产生的 H^+，大部分与去氧 Hb 结合形成 HHb。

由于红细胞内有较高浓度碳酸酐酶，反应极为迅速（为血浆同样反应速度的 5000 倍）。随着红细胞内 HCO_3^- 浓度不断增加，HCO_3^- 便通过红细胞膜扩散进入血浆。与此同时，Cl^- 由血浆扩散进入红细胞，这一现象称为氯转移（Chloride Shift）。在红细胞膜上有特异的 HCO_3^-、Cl^- 载体，运载这两种离子进行跨膜交换。这样，HCO_3^- 便不会在红细胞内堆积，有利于反应向右进行，便于 CO_2 的运输。

当静脉血液流经肺部时，反应向左进行。碳酸氢盐解离形成 HCO_3^- 和阳离子。血浆中的 HCO_3^- 进入红细胞以补充消耗了的 HCO_3^-，Cl^- 则

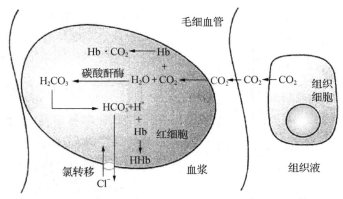

图 5-16　CO_2 在血液中的运输示意

返回到血浆。与此同时，红细胞内碳酸酐酶催化 H_2CO_3 分解成 CO_2 和 H_2O，CO_2 由红细胞扩散入血浆。因为肺泡气 PCO_2 比静脉血 PCO_2 低，血浆中溶解的 CO_2 扩散进入肺泡。这样，以碳酸氢盐形式运输的 CO_2，在肺部被释放并被排出。

2. 氨基甲酰血红蛋白形式 一部分 CO_2 与 $HbNH_2$ 的氨基结合生成氨基甲酰血红蛋白（Carbam Inohemoglobin，HHbNHCOOH），这一反应无须酶的催化，而且迅速、可逆，其反应方向取决于 PCO_2。

$$HbNH_2 + CO_2 \underset{\text{在肺}}{\overset{\text{在组织}}{\rightleftharpoons}} HbNHCOO^- + H^+$$

调节这一反应的主要因素是氧合作用。HbO_2 与 CO_2 结合形成氨基甲酰血红蛋白的能力比去氧 Hb 小。在组织中，HbO_2 解离释出 O_2，部分 HbO_2 变成去氧 Hb，与 CO_2 结合生成氨基甲酰血红蛋白。此外，去氧 Hb 酸性较 HbO_2 弱，去氧 Hb 与 H^+ 结合，也促进反应向右进行，并缓冲 pH 变化。在肺部 HbO_2 生成增多，促使氨基甲酰血红蛋白解离释放 CO_2 和 H^+，反应向左进行。氧合作用的调节有重要意义，从表 5-5 可以看出，虽然以氨基甲酰血红蛋白形式运输的 CO_2 仅约占总运输量的 7.05%，但在肺排出的 CO_2 中却有 17.5% 是从氨基甲酰血红蛋白释放出来的。

（二）CO_2 解离曲线

CO_2 解离曲线（Carbon Dioxide Dissociation Curve）是表示血液中 CO_2 含量与 PCO_2 关系的曲线（图 5-17）。血液 CO_2 含量随 PCO_2 上升而增加。与氧解离曲线不同，两者之间接近线性关系而不是 S 形曲线，而且没有饱和点。因此，CO_2

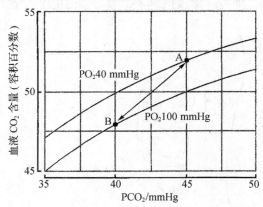

图 5-17 CO_2 在血液中的运输示意

解离曲线的纵坐标不用饱和度而用含量表示。

图 5-17 的 A 点是静脉血 PO_2 为 40 mmHg，PCO_2 为 45 mmHg 时的 CO_2 含量，约为 52 mL%；B 点是动脉血 PO_2 为 100 mmHg，PCO_2 为 40 mmHg 时的 CO_2 含量，约为 48 mL%。可见，血液流经肺时每 100 mL 血液释出 4 mL CO_2。

（三）O_2 与 Hb 的结合对 CO_2 运输的影响

O_2 与 Hb 结合可促使 CO_2 释放，这一现象称为何尔登效应（Haldane Effect）。从图 5-17 可以看出，在相同的 PCO_2 下，动脉血（HbO_2 多）携带的 CO_2 比静脉血少。因为 HbO_2 酸性较强，而去氧 Hb 酸性较弱，所以去氧 Hb 容易与 CO_2 结合，生成氨基甲酰血红蛋白，也容易与 H^+ 结合，使 H_2CO_3 解离过程中产生的 H^+ 被及时移去，有利于反应向右进行，可提高血液运输 CO_2 的量。因此，在组织中，由于 HbO_2 释出 O_2 而成为去氧 Hb，何尔登效应可促使血液摄取并结合 CO_2；在肺换气时，则因 Hb 与 O_2 结合，促使 CO_2 释放。可见，O_2 和 CO_2 的运输不是孤立进行的，而是相互影响的。CO_2 通过波尔效应影响 O_2 的结合和释放，O_2 又通过何尔登效应影响 CO_2 的结合和释放。

第四节 呼吸运动的调节

呼吸运动是整个呼吸过程的基础，它既是一种随意运动，又是一种自动节律性活动。呼吸的深度和频率随着机体内外环境的变化而发生相应的变化，以适应机体物质代谢的需求。例如，肌肉活动时代谢增强，呼吸加深加快，肺通气量增大，以摄取更多的 O_2，排出更多的 CO_2，满足机体代谢需要。此外，机体在完成其他功能活动（如说话、唱歌、吞咽）时，呼吸运动也将受到相应的调控，使机体得以实现其他功能活动。

一、呼吸中枢与呼吸节律的形成

（一）呼吸中枢

呼吸中枢（Respiratory Center）是指位于中枢神经系统内，与呼吸的产生和调节有关的神经元群。这些神经元群分布在脊髓、延髓、脑桥、间脑和大脑皮质等部位。各级中枢在呼吸节律的产生和调节中所起的作用不同，正常呼吸运动是在它们的相互配合下进行的。

1. 脊髓的作用 支配呼吸肌的运动神经元分别位于第 3 ~ 5 颈段（支配膈肌）和胸段（支配肋间肌和腹肌等）脊髓前角。实验中，在动物的延髓和脊髓之间做一横切，其呼吸立刻停止（图5-18），此说明节律性呼吸运动不是在脊髓产生的。脊髓只是联系上位脑与呼吸肌的中继站，以及整合某些呼吸反射的初级中枢。

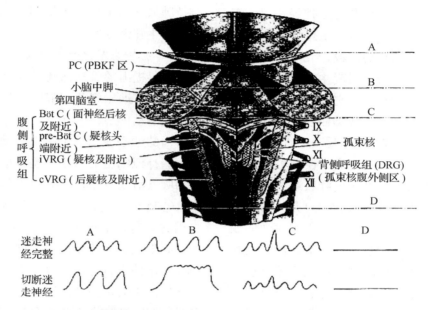

图 5-18 脑干呼吸神经核团（上）和在不同平面横切脑干后（下）呼吸的变化示意

2. 低位脑干的作用 是指脑桥和延髓。横切脑干的实验研究表明，呼吸节律产生于下位脑干，且呼吸运动的变化因脑干横断的平面高低而异。

（1）三级呼吸中枢学说的形成：在动物的中脑和脑桥之间进行横切（图 5-18A 平面），呼吸节律无明显变化，但在延髓和脊髓之间横切（图 5-18D 平面），呼吸运动立刻停止，表明呼吸节律产生于下位脑干，延髓可独立地产生节律呼吸，上位脑对节律性呼吸不是必需的；如果在脑桥上、中部之间横切（图 5-18B 平面），呼吸将变慢变深，如再切断双侧迷走神经，吸气便大大延长，仅偶尔为短暂的呼气所中断，这种形式的呼吸称为长吸式呼吸（Apneusis）。这一结果提示脑桥上部有抑制吸气的中枢结构，称为呼吸调整中枢（Pneumotaxic Center），来自肺部的迷走神经传入冲动也有抑制吸气的作用，当延髓失去来自这两方面对吸气活动的抑制作用后，吸气活动不能及时中断，便出现长吸式呼吸；再在脑桥和延髓之间横切（图 5-18C 平面），不论迷走神经是否完整，长吸式呼吸都消失，而呈喘息样呼吸（Gasp-ing），呼吸节律不规则，因而认为脑桥中下部位有活化吸气的长吸中枢。三级呼吸中枢学说认为：延髓有呼吸节律基本中枢，脑桥上部有呼吸调整中枢，脑桥中下部存在结构特定的长吸中枢。

（2）呼吸神经元的类型与主要功能：20 世纪 60 年代以后采用微电极等新技术研究发现，在中枢神经系统内，与呼吸周期相关神经元呈节律性放电，这些神经元被称为呼吸神经元。这些呼吸神经元有不同类型，就其自发放电的时间而言，在吸气相放电的为吸气神经元（Inspiratory Neu-ron），在呼气相放电的为呼气神经元（Expiratory Neuron），在吸气相放电并延续至呼气相的为吸气呼气神经元，在呼气相放电并延续到吸气相者，为呼气吸气神经元，后两类神经元均是跨时相神经元。

在延髓，呼吸神经元主要集中在背侧（孤束核的腹外侧部）和腹侧（疑核、后疑核和面神经后核附近的包氏复合体）两组神经核团内，分别称为背侧呼吸组（Dorsal Respiratory Group，DRG）和腹侧呼吸组（Ventral Respiratory Group，VRG）

图中标注：
PC (PBKF 区)
小脑中脚
第四脑室
腹侧呼吸组：
Böt C（面神经后核及附近）
pre-Böt C（疑核头端附近）
iVRG（疑核及附近）
cVRG（后疑核及附近）
IX
X 孤束核
XI
XII 背侧呼吸组 (DRG)（孤束核腹外侧区）
A B C D
迷走神经完整
切断迷走神经

（图 5-18 文字所示）。背侧呼吸组的神经元轴突主要交叉到对侧，下行至脊髓颈段，支配膈运动神经元。疑核主要含吸气神经元，其轴突下行投射到脊髓，支配膈肌和肋间外肌的前角运动神经元，引起吸气；此区还含有其他吸气和呼气运动神经元，其轴突随同侧舌咽神经和迷走神经传出，支配咽喉部呼吸辅助肌。后疑核，主要含呼气神经元，其轴突下行投射到脊髓胸段，支配肋间内肌和腹肌运动神经元，兴奋时引起主动呼气。包钦格复合体主要含呼气神经元，它们的轴突主要与背侧呼吸组的吸气神经元形成抑制性联系，此区也含有调节咽喉部辅助呼吸肌的呼吸运动神经元。

由于延髓呼吸神经元主要集中在背侧呼吸组和腹侧呼吸组，所以曾推测背侧呼吸组和腹侧呼吸组是产生基本呼吸节律的部位。可是，后来的某些实验结果不支持这一看法。有人用化学的或电解的方法毁损这些区域后，呼吸节律没有明显变化，这些结果提示背侧呼吸组和腹侧呼吸组可能不是呼吸节律的唯一发源地，呼吸节律可能源于多个部位，产生呼吸节律的神经结构相当广泛，所以不容易因局灶损害而丧失呼吸节律。

（3）脑桥 PBKF 的功能：在新生大鼠的离体脑干脊髓制备中，用微细切割的方法去除前包钦格复合体（Pre - Bötzinger Complex）后，颈神经根的呼吸节律样放电消失；在含有前包钦格复合体的脑片，可以从舌下神经根记录到类似呼吸节律的放电活动。因此，有人认为前包钦格复合体可能是呼吸节律起源的关键部位。在脑桥上部，呼吸神经元相对集中于臂旁内侧核（NPBM）和相邻的 Kölliker Fuse（KF）核，合称 PBKF 核群。PBKF 和延髓的呼吸神经核团之间有双向联系，形成调控呼吸的神经元回路。在麻醉猫，切断双侧迷走神经，损毁 PBKF 可出现长吸式呼吸，提示早先研究即已发现的呼吸调整中枢乃位于脑桥的 PBKF，其作用为限制吸气，促使吸气向呼气转换。

3. 高位中枢的作用　呼吸还受脑桥以上高位脑中枢，如大脑皮质、边缘系统、下丘脑等的调节。大脑皮质可以随意控制呼吸，发动说、唱等动作，在一定限度内可以随意屏气或加强加快呼吸。大脑皮质对呼吸的调节系统是随意呼吸调节系统，低位脑干的呼吸调节系统是自主节律呼吸

调节系统，这两个系统的下行通路是分开的。临床上有时可以观察到自主呼吸和随意呼吸分离的现象。例如，在脊髓前外侧索下行的自主呼吸通路受损，甚至自主节律呼吸停止后，患者仍可进行随意呼吸。这类患者靠随意呼吸或人工呼吸来维持肺通气，如不进行人工呼吸，一旦患者入睡，可能发生呼吸停止。

（二）呼吸节律形成的假说

近年提出的吸气活动发生器和吸气切断机制等学说，有助于解释安静时中枢的呼吸节律主要是吸气活动的节律（图 5-19）。吸气切断机制被三方面的冲动激活：①吸气活动发生器。延髓内有一些神经细胞的活动与整体吸气发动相关，称之为吸气活动发生器。②位于脑桥的呼吸调整中枢。③吸气过程中引起的肺牵张反射。随着吸气过程的进行，来自这三方面的冲动均逐渐增强，当达到吸气切断机制的阈值时，相关神经细胞兴奋并发出冲动，抑制吸气活动发生器的活动，于是吸气停止而转为呼气。但有关吸气活动发生器和吸气切断机制的确切神经结构尚未得到证实。

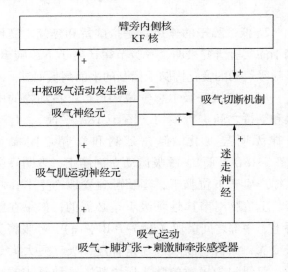

（+ 表示兴奋作用　－表示抑制作用）

图 5-19　呼吸节律形成机制示意

近些年研究表明，在延髓的前包钦格复合体中有自发的节律活动，这些自发放电的细胞可能是形成呼吸节律的"起搏细胞"。它们的活动受到呼吸神经功能网络中兴奋性或抑制性突触的影响。这些"起搏细胞"的活动还受体表和体内感受器的反馈作用以及高位神经中枢的调节，从而产生

一定频率和规律的呼吸运动。

二、呼吸的化学感受性调节

化学因素对呼吸运动的调节是一种反射性调节。这里的化学因素是指动脉血液、组织液或脑脊液中的 PO_2、PCO_2 和 H^+。机体通过呼吸运动调节以维持血液中的 PO_2、PCO_2 和 H^+ 的水平，而动脉血中 PO_2、PCO_2 和 H^+ 水平的变化，又通过化学感受器调节着呼吸运动，如此形成的控制环，维持着内环境中这些因素的相对稳定。

（一）化学感受器

化学感受器（Chemoreceptor）的适宜刺激是 O_2、CO_2 和 H^+ 等化学物质。参与呼吸运动调节的化学感受器因其所在部位不同，分为外周化学感受器和中枢化学感受器。

1. 外周化学感受器 颈动脉体和主动脉体是调节呼吸运动和循环活动重要的外周化学感受器（Peripheral Chemoreceptor）。当动脉血 PO_2、PCO_2 和 H^+ 降低、PCO_2 或 H^+ 浓度升高时感受器受到刺激而兴奋，冲动经窦神经和迷走神经传入延髓，反射性地引起呼吸加深加快和血液循环的变化。其中，颈动脉体主要调节呼吸，而主动脉体在循环调节方面较为重要。由于颈动脉体有利的解剖位置，所以，对外周化学感受器的研究主要集中在颈动脉体。记录游离的颈动脉体传入神经单纤维的动作电位，观察改变灌流液成分时动作电位频率的变化，可以了解颈动脉体所感受刺激的性质以及刺激与反应之间的关系。结果发现当灌流液 PO_2 下降、PCO_2 或 H^+ 浓度升高时，传入冲动增加。如果保持灌流液的 PO_2 在 100 mmHg，仅减少灌流量，传入冲动也增加。因为血流量下降时，颈动脉体从单位血液中摄取的 O_2 量相对增加，细胞外液 PO_2 因供 O_2 少于耗 O_2 而下降。但在贫血或 CO 中毒时，血 O_2 含量虽然下降，但 PO_2 正常，只要血流量充分，化学感受器传入冲动并不增加，所以化学感受器所感受的刺激是 PO_2，而不是动脉血 O_2 含量，而且是感受器所处环境的 PO_2。从实验中还可看出上述三种刺激对化学感受器有相互增强的作用。两种刺激同时作用时比单一刺激的效应强。这种协同作用有重要意义，因为当机体发生循环或呼吸衰竭时，总是 PCO_2 升高和 PO_2 降低同时存在，它们的协同作用加强了对化学感受器的刺激，从而促进了代偿性呼吸增强的反应。

2. 中枢化学感受器 摘除动物外周化学感受器或切断其传入神经后，吸入 CO_2 仍能增加肺通气。改变脑脊液 CO_2 和 H^+ 也能刺激呼吸。过去认为这是 CO_2 直接刺激呼吸中枢所致。后来用改变脑表面灌流液成分和 pH、局部冷阻断、电凝固损伤、电刺激、记录神经元电活动、离体脑组织块的电生理研究等方法对多种动物做了大量实验，结果表明在延髓有一个不同于呼吸中枢，但可影响呼吸的化学感受器，称为中枢化学感受器（Central Chemoreceptor）。中枢化学感受器位于延髓腹外侧浅表部位，左右对称，可以分为头端、中间、尾端三个区（图 5-20A）。头端和尾端区都有化学感受性，中间区不具有化学感受性。但如果局部阻滞或损伤中间区后，可以使动物通气量降低，并使头端、尾端区受刺激时的通气反应消失，提示中间区可能是头端区和尾端区传入冲动向脑干呼吸中枢投射的中继站。应用胆碱能激动剂和拮抗剂的研究结果表明，在中枢化学感受器传递环节中可能有胆碱能机制参与。

中枢化学感受器的生理刺激物是脑脊液和局部细胞外液的 H^+。因为如果保持人工脑脊液的 pH 不变，用含高浓度 CO_2 的人工脑脊液灌流脑室时所引起的通气增强反应消失，可见有效刺激不是 CO_2 本身，而是 CO_2 所引起的 H^+ 的增加。在体内，血液中的 CO_2 能迅速通过血脑屏障，使化学感受器周围液体中的 H^+ 升高，从而刺激中枢化学感受器，再引起呼吸中枢的兴奋（图 5-20B）。可是，脑脊液中碳酸酐酶含量很少，CO_2 与 H_2O 的水合反应很慢，所以对 CO_2 的反应有一定的时间延迟。血液中的 H^+ 不易通过血脑屏障，故血液 pH 的变化对中枢化学感受器的直接作用不大，也较缓慢。中枢化学感受器与外周化学感受器不同，它不感受缺 O_2 的刺激，但对 CO_2 的敏感性比外周化学感受器高，反应潜伏期较长。中枢化学感受器的作用可能是调节脑脊液的 H^+，使中枢神经系统有一稳定的 pH 环境，而外周化学感受器的作用主要是在机体低 O_2 时，维持对呼吸的驱动。

（二）CO_2、H^+ 和 O_2 对呼吸运动的影响

1. CO_2 对呼吸运动的影响 CO_2 是调节呼吸

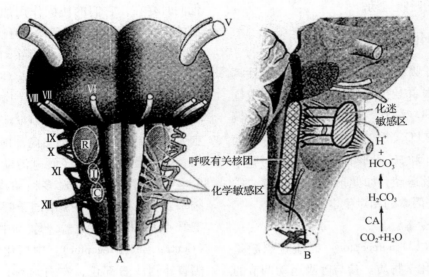

A. 延髓腹外侧的化学敏感区（R 为头端区，I 为中间区，C 为尾端区）　B. 血液或脑脊液 PCO_2 升高刺激呼吸的中枢机制

图 5-20　中枢化学感受器示意

的最重要的生理性体液因子。一定水平的 PCO_2 对维持呼吸和呼吸中枢的兴奋性是必要的，如果动脉血液 PCO_2 过低可发生呼吸暂停。因此，吸入含一定浓度 CO_2 的混合气，将导致肺泡气 PCO_2 升高，动脉血 PCO_2 也随之升高，呼吸加深加快，肺通气量增加（图 5-21）。通过肺通气量的增大可增加 CO_2 的清除，肺泡气和动脉血 PCO_2 还可维持于接近正常水平。但是，当吸入气的 CO_2 陡升，CO_2 堆积，压抑中枢神经系统的活动，包括呼吸中枢，将发生呼吸困难、头痛、头昏，甚至昏迷，出现 CO_2 麻醉。对 CO_2 的反应，有个体差异，还受许多因素影响，如疾病或药物。总之 CO_2 在呼吸调节中是经常起作用的最重要的化学刺激，在一定范围内动脉血 PCO_2 的升高，可以加强对呼吸的刺激作用，但超过一定限度则有压抑和麻醉效应。

CO_2 刺激呼吸是通过两个途径实现的：①通过刺激中枢化学感受器再兴奋呼吸中枢；②刺激外周化学感受器，冲动经窦神经和迷走神经传入延髓呼吸有关核团，反射性地使呼吸加深、加快，增加肺通气。但两条途径里中枢途径是主要的。因为去掉外周化学感受器之后，CO_2 的通气反应仅下降约 20%，可见中枢化学感受器在 CO_2 通气反应中起主要作用。动脉血 PCO_2 只需升高 2 mmHg 就可刺激中枢化学感受器，出现通气加

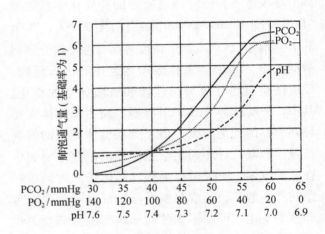

图 5-21　动脉血液 PCO_2、PO_2、pH 改变对肺泡通气的影响

强反应，如刺激外周化学感受器，则需升高 10 mmHg。不过，因为中枢化学感受器的反应慢，所以当动脉血 PCO_2 突然大增时，外周化学感受器在引起快速呼吸反应中可起重要作用。当中枢化学感受器受到抑制，对 CO_2 的反应降低时，外周化学感受器也起重要作用。CO_2 的作用途径如图5-22 所示。

2. H^+ 对呼吸运动的影响　动脉血 H^+ 增加，呼吸加深加快，肺通气量增加；H^+ 降低，呼吸受到抑制（图 5-21）。H^+ 对呼吸的调节也是通过外周化学感受器和中枢化学感受器实现的。中枢化

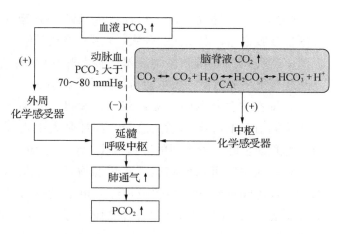

图 5-22　CO_2 对呼吸运动的调节示意

学感受器对 H^+ 的敏感性较外周的高，约为外周的 25 倍。但是，H^+ 通过血液屏障的速度慢，限制了它对中枢化学感受器的作用。脑脊液中的 H^+ 才是中枢化学感受器的最有效的刺激。

3. 缺 O_2 对呼吸运动的影响　吸入气 PO_2 降低时，肺泡气及动脉血液的 PO_2 也随之降低，呼吸加深、加快，肺通气量增加（图 5-21）。同 CO_2 一样，机体对低 O_2 的反应也有个体差异。一般在动脉血 PO_2 下降到 80 mmHg 以下时，肺通气才出现可觉察到的增加，可见动脉血 PO_2 对正常呼吸的调节作用不大，仅在特殊情况下低 O_2 刺激对呼吸的调节才有重要意义。如严重肺气肿、肺心病患者，肺换气受到障碍，导致低 CO_2 和 CO_2 潴留。长时间 CO_2 潴留使中枢化学感受器对 CO_2 的刺激作用发生适应，而外周化学感受器对低 O_2 刺激适应很慢，这时低 O_2 对外周化学感受器的刺激成为驱动呼吸的主要刺激。低 O_2 对呼吸的刺激作用完全是通过外周化学感受器实现的。切断动物外周化学感受器的传入神经或摘除颈动脉体，急性低 O_2 的呼吸刺激反应完全消失。可见，低 O_2 对中枢的直接作用是压抑作用。但是低 O_2 可以通过对外周化学感受器的刺激而兴奋呼吸中枢，这样在一定程度上可以对抗低 O_2 对中枢的直接压抑作用。在严重低 O_2 时，外周化学感受性反射已不足以克服低 O_2 对中枢的压抑作用，终将导致呼吸障碍。如果由于慢性肺通气功能低下而导致缺 O_2 时，吸入纯 O_2，由于解除了外周化学感受器的低 O_2 刺激，会引起呼吸暂停，临床上给 O_2 治疗时应予以注意。

（三）CO_2、H^+ 和 PO_2 在影响呼吸中的相互作用

图 5-23 所示保持其他两个因素不变而只改变其中一个因素时的单因素通气效应。可以看出 PO_2 下降对呼吸的影响较慢、较弱，在一般动脉血 PO_2 变化范围内作用不大，要在 PO_2 低于 80 mmHg 后，通气量才逐渐增大。PCO_2 和 H^+ 浓度与低 O_2 不同，只要略有升高，通气就明显增大，PCO_2 的作用尤为突出。

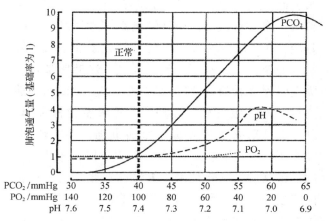

图 5-23　动脉血液 PCO_2 升高、PO_2 降低、pH 降低对肺泡通气率的影响

但实际情况不可能是单因素改变，而其他因素不变。往往是一种因素的改变会引起其余一或两种因素相继改变或存在几种因素的同时改变，三者间相互影响、相互作用，既可因相互总和而加大，也可因相互抵消而减弱。图 5-23 为一种因素改变，另两种因素不加控制时的情况。可以看出：PCO_2 升高时，H^+ 浓度也随之升高，两者的作用总和起来，使肺通气较单独 PCO_2 升高时为大。H^+ 浓度增加时，因肺通气增大使 CO_2 排出，PCO_2 下降，抵消了一部分 H^+ 的刺激作用；CO_2 含量的下降，也使 H^+ 浓度有所降低。两者均使肺通气的增加较单独 H^+ 浓度升高时为小。PO_2 下降时，也因肺通气量增加，呼出较多的 CO_2，使 PCO_2 和 H^+ 下降，从而减弱了低 O_2 的刺激作用。

三、呼吸的机械反射性调节

呼吸节律虽然产生于脑，但其活动可受到各种机械性刺激引起的呼吸器官本身以及骨骼肌、其他器官系统感觉器传入冲动的反射性调节，主要的机械反射性调节有以下几个反射。

（一）肺牵张反射

由肺扩张或肺缩小引起的吸气抑制或兴奋的反射称肺牵张反射，也称黑伯反射（Hering - Breuer Reflex），它有两种形式。

1. 肺牵张反射（Pulmonary Inflation Reflex）是肺吸气或扩张时抑制吸气的反射，感受器位于从气管到细支气管的平滑肌中，是牵张感受器，阈值低，适应吸气时肺扩张牵拉呼吸道，使之也扩张，感受器兴奋，冲动经迷走神经粗纤维传入延髓，在延髓内通过一定的神经联系使吸气切断机制兴奋，切断吸气，转入呼气。这样便加速了吸气向呼气转换，使呼吸频率增加。所以切断迷走神经后，吸气延长、加深，呼吸变得深而慢。肺牵张反射有种属差异，兔的最强，人的最弱。在人体当潮气量增加至 800 mL 以上时，才能引起肺扩张反射，可能是由于人体肺扩张反射的中枢阈值较高所致。所以，平静呼吸时，肺扩张反射不参与人的呼吸调节。但在初生婴儿，存在这一反射，在出生 4～5 天后，反射就显著减弱。病理情况下，肺顺应性降低，肺扩张时使呼吸道扩张较大，刺激较强，可以引起该反射，使呼吸变浅变快。

2. 肺萎缩反射（Pulmonary Deflation Reflex）又称肺缩小反射，是肺萎陷时引起的吸气反射。感受器同样位于呼吸道平滑肌内，但其性质尚不十分清楚。肺缩小反射在肺较强的缩小时才出现，它在平静呼吸调节中意义不大，但对阻止呼气过深和肺不张等可能起一定作用。

（二）其他机械性反射

1. 呼吸肌本体感受性反射　肌梭和腱器官是骨骼肌的本体感受器，当肌梭受到牵张刺激而兴奋时，冲动经神经节传入脊髓中枢，反射性地引起呼吸运动增强，称为呼吸肌本体感受性反射。该反射在维持正常呼吸运动中起一定的作用，尤其在运动状态或呼吸道阻力加大时，可反射性地加强呼吸肌的收缩力，克服呼吸道阻力，以维持正常肺通气功能。

2. 肺毛细血管旁感受器　J 感受器位于肺泡毛细血管旁，在肺毛细血管充血、肺泡壁间质积

液时受到刺激，冲动经迷走神经传入延髓，引起反射性呼吸暂停，继以浅快呼吸。J 感受器在呼吸调节中的作用尚不清楚。肺栓塞、肺水肿和肺炎等病理情况下的急促呼吸可能与该类感受器有关。

3. 某些穴位刺激的呼吸效应　针刺机体的某些穴位能引起的呼吸运动的改变。如针刺人中穴可以急救因全麻过程出现的呼吸停止。研究表明，针刺动物人中穴可以使膈肌呼吸运动增强，电刺激人中穴对膈神经和脊髓呼吸神经元电活动有特异性影响。穴位的呼吸效应及其机制尚未明确。

四、防御性呼吸反射

在整个呼吸道都存在着感受器，它们是分布在黏膜上皮的迷走传入神经末梢，受到机械或化学刺激时，引起防御性呼吸反射，以清除激惹物，避免其进入肺泡。

1. 咳嗽反射　是常见的重要防御反射。它的感受器位于喉、气管和支气管的黏膜。大支气管以上部位的感受器对机械刺激敏感，二级支气管以下部位的对化学刺激敏感。传入冲动经迷走神经传入延髓，触发系列协调的反射反应，引起咳嗽反射。当咳嗽时，先是短促或深吸气，接着声门紧闭，呼气肌强烈收缩，肺内压和胸膜腔内压急速上升，然后声门突然打开，由于气压差极大，气体便以极高的速度从肺内冲出，将呼吸道内异物或分泌物排出。剧烈咳嗽时，因胸膜腔内压显著升高，可阻碍静脉回流，使静脉压和脑脊液压升高。

2. 喷嚏反射　是和咳嗽类似的反射，不同的是刺激作用于鼻黏膜感受器，传入神经是三叉神经，反射效应是腭垂下降，舌压向软腭，而不是声门关闭，呼出气主要从鼻腔喷出，以清除鼻腔中的刺激物。

第五节　中医脏腑功能与呼吸生理

中医对于肺的认识主要包括两个方面，一方面在形态上与现代医学的肺几乎是一致的，如肺位于各脏腑之上，名之"华盖"。另一方面中医对

肺认识更多侧重功能，即肺主气，朝百脉，主治节。"肺主气"的含义很广，除现代医学所讲的呼吸，还包括肺主一身之气，有宣发肃降之功，调节全身气机的升降出入。肺不仅是呼吸的器官，对全身"气"的运行，以及津液和血的运行都起重要作用。此外，肾主纳气，也辅助肺完成呼吸功能。

一、肺主气，司呼吸

（一）肺主气的体现

对肺主气功能的认识，首先是从呼吸开始的。中医很早就认识到肺与呼吸的紧密联系。《素问·金匮真言论》曰："西方白色，人通于肺，开窍于鼻，藏精于肺"。《素问·阴阳应象大论》曰："天气通于肺"。都从解剖上阐明，肺与鼻相通，与外界气体相通。《医源》更加准确的描述肺脏的呼吸功能表现为"一呼一吸，与天气相通"。通过呼吸活动，在肺脏实现清气与浊气的交换，这应属于现代生理学的肺通气和肺换气的环节。《医宗金鉴》描述为："肺主呼吸，司清浊之运化，为人身之橐龠"。生理状态下，呼吸道通畅，呼吸运动表现的均匀、平缓、调和。病理状态下，肺不能充分吸入清气或不能充分呼出浊气，也有清气浊气交换不充分。轻者表现咳嗽、喘促、胸闷等症状，中医解释为肺失宣降；重者影响全身功能，出现少气懒言、疲倦乏力、声低气弱、不足以息等症状，严重可以导致死亡。这些生理和病理的状态证明了中医的肺主气和司呼吸功能的准确性。

（二）肺气的宣发与肃降作用

中医认为，肺主气的功能，不仅体现在呼吸之气，还促进全身之气的升、降、出、入等运行，而且气的运行能够推动人体的津液以及血液生成、运行、输布和排泄。《素问·五脏生成》曰："诸气者皆属于肺"。这里的气，不是狭义的呼吸之气，而是泛指一身之气。肺对气的运动影响，主要体现在宣发和肃降方面。

1. 肺气的宣发作用　"宣发"是宣布、发散之意。是肺气向上、向外升宣和散布的过程。气、血、津液需要气的推动，方能散布全身，而肺的呼吸功能可以帮助推动气、血、津液的运行。《诸病源候论》曰："五脏六腑，俱受气于肺"，就是

这个意思。《素问·经脉别论》详细记述了精气输布的过程："饮入于胃，游溢精气，上输于脾。脾气散精，上归于肺，通调水道，下输膀胱。水精四布，五经并行"。肺气的宣发作用有三方面：①肺气的宣发有利于呼出体内的浊气；②肺气的宣发可将脾胃所转输的津液和水谷精微布散周身，外达皮毛；③肺气的宣发还有利于宣发卫气，故有"肺主皮毛"之说。"肺主皮毛"是指通过肺的宣发，把水谷精微输布于肌表，以对皮肤、毛发、肌肉等起到濡养作用。因此，肺气实，卫气得宣，则卫气实腠理，肌肤光泽，皮肤腠理的开合有度，能防御外邪。肺气虚，不能宣发，皮毛失去营养，肌肤憔悴、枯槁，而且卫气不固，腠理的开合失司，表现为自汗、盗汗、抗御外邪能力低下，易受外邪侵袭，正所谓"邪之所凑，其气必虚"。

2. 肺气的肃降作用　"肃降"是清肃、下降之意。是肺气向下、向内、通降和清肃的过程。肺气以清肃下降为顺。若肺气不能肃降，会出现气机上逆，或气郁闭于肺，出现胸闷、咳嗽、喘息等症状。肺的肃降对全身气机有三方面作用：①肺气的肃降有利于吸入清气；②肺为华盖，在五脏中位置最高，肺气的肃降可将清气、津液和水谷精微向下布散，云行雨施，五脏六腑得以滋养，故中医称"肺为水上之源"；③肺气的肃降还具有肃清肺脏及呼吸道的异物的功能；同时，肺与大肠相表里，肺气肃降还利于大肠排出粪便。

宣发和肃降是肺脏对于全身气机升、降、出、入调节的总括。宣发和肃降既对立又统一。生理状态下，宣发和肃降相辅相成；病理状态下，宣发和肃降也是互相影响的。肺失宣发，往往伴随肃降失常，如外邪袭表，肺气不能宣发，则可出现喘息，咳嗽等肺气不降的症状；同时肃降的失常，也往往伴随肺脏和全身气机宣发不利，如痰湿内阻，肺失肃降，同样可引起胸满、咳逆等肺气不宣的表现。肺气的宣发和肃降有促进水液代谢的作用，又称为"通调水道"，是将人体代谢多余的水液排出体外。此外，多余的水分通过宣发形成汗液、呼吸排出体外，或通过肃降下归于肾形成尿液排出。所以在宣降失常时，会出现水肿、尿少等水液的代谢异常，治疗时可从肺论治，如

宣肺以利水消肿，此所谓的"提壶揭盖"法。

二、肺朝百脉，主治节

1. 肺朝百脉的形态学意义　中医对于肺朝百脉，主治节的认识，可以从形态学上获得证据。《素问·经脉别论》曰："脉气流经，经气归于肺，肺朝百脉"。朝，即聚会、朝向、会合之意；百脉，泛指人体的血脉，这里主要涉及汇聚到肺脏的血脉。现代医学将人体血液循环分为肺循环和体循环两部分，在肺循环中，右心室射出的血液经肺动脉入肺，在肺内经肺泡周围毛细血管进行气体交换，之后沿肺静脉汇入左心。大量的血管汇聚在肺脏，这与"肺朝百脉"论述基本相符。《内经知要》曰："肺如华盖，居于至高，而诸脏腑皆处于其下，各经之血无不上会于肺"。故"肺朝百脉"，虽未言及动脉、静脉、体循环、肺循环，但就其论述是有依据的。

2. 肺朝百脉的功能学意义　中医对于"肺朝百脉"的认识不仅仅局限于解剖形态，对于气与血的关系，心与肺的关系，以及肺脏在气血之间的作用，也有论述。在血液的运行过程中，必须依赖宗气的推动，而宗气的生成和运行都与肺息息相关。中医认为，宗气"贯心脉"可以决定心气的运行与盛衰，可以影响心搏的强弱与节律。说明肺在气血循环的过程中起到重要作用。《灵枢·刺节真邪》中说得更加具体："宗气不下，脉中之血，凝而留止"。中医对于"肺朝百脉"的论述，虽未言及血红蛋白、氧合血红蛋白、心功能、心律不齐、冠脉、脑循环及其他器官供氧等，但对于心和肺之间的关系，以及肺对气血的影响都有深入的认识。现代医学也证明肺脏除了呼吸功能外，还具有储血的功能。肺循环具有大量小血管和毛细血管床，尤其是小静脉，可作为储血器，呼吸的过程中，对于左心回心血量和心输出量起着调节作用，进而调节循环系统的血压、血流速、血流量以及毛细血管的渗透压等。这些都证明，肺的呼吸对于心脏射血的影响。另有实验证明，肺组织还能产生多种血管活性物质，如前列腺素、激活血管紧张素等，同时参与多种生物活性物质的代谢，如灭活 5 - 羟色胺、去甲肾上腺素、乙酰胆碱和缓激肽等，对于心血管和血液系统的功能产生影响。这些都可以证明，中医关于宗气积于胸中，贯心脉而行呼吸的描述是确切的。

3. 肺主治节的意义　"肺主治节"出自《素问·灵兰秘典论》曰："肺者，相傅之官，治节出焉"。治，有治理之意；节，是调节的含义。"肺主治节"是对肺主一身之气，以及肺所有生理功能的高度概括。"肺朝百脉"的作用，依赖于肺主气司呼吸的过程，对心脏功能和气血在体内的运行产生影响。因此"肺朝百脉，主治节"是从生理和病理角度对肺与心，气与血关系的总结和概括。

三、肾主纳气

纳，是受纳、摄纳之意。气，指肺吸入的自然界的清气。肾主纳气是指肾能够摄纳肺吸入的自然界的清气，防止呼吸表浅，协助肺脏完成呼吸功能。人的呼吸虽然是肺所主，但吸入的清气必须下纳于肾，才能保持吸气的深度，保证气体充分地交换。《类证治裁·喘证论治》描述为："肺为气之主，肾为气之根，肺主出气，肾主纳气，阴阳相交，呼吸乃和。"这种肾主纳气的功能，对人体呼吸有重要的意义。体现了肾脏闭藏功能对呼吸的影响。肾的精气充沛，纳气正常，则肺的呼吸道通畅，呼吸均匀，具有深度。如肾虚，精气不足，根本不固，则肺气上浮，不能归纳于肾，就会出现久病咳喘、呼多吸少、吸气困难、动则喘息等肾不纳气的病证。

关于"肾主纳气"的论述，现代医学证明肾和呼吸功能之间存在关系，如肾脏分泌的红细胞生成素可以调节红细胞、血红蛋白的量，进而影响氧的运输与供应。肾脏还可以通过肾素－血管紧张素系统，调节血管口径和血液分布，从而调节体内氧的分配。肾上腺分泌的糖皮质激素以及肾上腺素、去甲肾上腺素等都对机体氧的供需产生影响和调节。因此，"肾主纳气"是中医对呼吸的生理和病理状态缜密观察的结果，是中医对肺与肾关系的经典概括。

（毕明俊　倪同上）

第六章

消化和吸收

第一节 概述

消化系统由消化道和消化腺组成，其主要功能是为机体提供水、电解质及各种营养物质，以满足机体新陈代谢的需要。这一功能的实现涉及以下几方面的活动：①将摄入的食物进行研磨并同消化液混合形成食糜，通过消化道的运动将内容物向前推进；②分泌消化液并对各种食物进行消化；③各种营养物质的吸收；④消化活动的调节。

食物中小分子营养物质（如水、维生素和无机盐等）可被机体直接吸收，但大分子的蛋白质、脂肪和淀粉类物质等均不能被机体直接吸收，须在消化道内分解为小分子物质后，才能被机体吸收利用。食物在消化道内被分解成可吸收的小分子物质的过程称为消化（Digestion）。消化道内的水、维生素、无机盐及其他营养物质透过消化道黏膜上皮细胞进入血液和淋巴液的过程称为吸收（Absorption）。消化又可分为两种形式：①机械性消化（Mechanical Digestion）是指食物通过消化道肌肉的运动，使其磨碎并与消化液充分混合形成食糜，以一定速度向远端推进的过程。②化学性消化（Chemical Digestion）是指在各种消化酶的作用下食物中大分子物质被分解成小分子物质的过程。在消化过程中，机械消化和化学消化同时进行，相互配合，为消化道内各种营养物质分解为可吸收状态创造有利条件。

中医学"胃"的概念，与现代医学的胃是基本一致，但"脾"的概念，与现代医学的脾基本不同。中医认为"脾"助"胃"消化食物，并具有运输和转化消化后的精华与糟粕的功能，以及营养物质能量转化的功能。因此，中医的"脾胃"的运化功能，实际上包含了现代消化生理学的全部内容，以及营养生理学的部分内容。

人的消化道是由口腔、咽、食管、胃、小肠、大肠和肛门共同组成的肌性管道。除了消化道两端（口腔和肛门）为骨骼肌外，其余均为平滑肌。机械性消化主要是由胃肠平滑肌的收缩活动来完成的。临床上，由胃肠平滑肌运动障碍引起的胃肠功能紊乱（Functional Gastrointestinal Disorders，FGID）十分常见（表6-1）。

表6-1 常见胃肠动力障碍性疾病的类型、病因及临床表现

类型	主要病因	主要表现
胃食管反流	食管下括约肌张力减弱，同时胃排空延迟等因素，导致胃内容物（如胃酸）反流至食管或咽喉，反复刺激引起	表现为反酸、胃灼烧等，部分患者可发生食管炎、咽喉炎等

续表

类型	主要病因	主要表现
功能性消化不良	胃张力和胃蠕动减弱，使胃的排空明显延迟	为一组临床综合征，表现为上腹痛、上腹胀、早饱、食欲缺乏、恶心、呕吐等，经检查排除引起这些症状的器质疾病（如溃疡病、胃癌、胃炎等）后可确诊

各段消化道的运动既有普遍性，又有特征性。消化道不同部位的运动形式与其结构和功能特点密切相关。消化和吸收是两个相辅相成、紧密联系的过程，受神经、体液因素的调节，不能消化和吸收的食物残渣形成粪便，经肛门排出体外。

一、消化道平滑肌的生理特性

（一）一般生理特性

消化道平滑肌具有肌肉组织的所有共性和特性，但又具有自身的五大功能特性。①兴奋性：消化道平滑肌与骨骼肌相比兴奋性较低，有明显的潜伏期、收缩期和舒张期。一次舒缩时程可达20 s以上，而且变异大。②自律性：若将离体的消化道平滑肌置于适宜的环境内，仍能进行良好的节律性收缩活动，但较心肌而言，频率慢且不稳定。③紧张性：消化道平滑肌经常保持微弱的持续收缩状态称为紧张性或紧张性收缩。其意义在于：保持消化道腔内一定的基础压力和容积；维持胃、肠道的正常形态和位置；作为消化道平滑肌的各种收缩活动发生的基础。④伸展性：消化道平滑肌能适应实际需要作较大程度的伸展。这一特性使中空的消化器官（尤其是胃）可容纳数倍自身体积的食物而不发生明显的压力变化和运动障碍。⑤敏感性：消化道平滑肌对化学、温度、机械牵张刺激很敏感，但对电、烧灼、切割等刺激不敏感。

（二）电生理特性

消化道平滑肌的电活动形式要比骨骼肌复杂，包括静息电位、慢波电位和动作电位三种形式。平滑肌的电生理特性与其收缩特性密切相关。

1. 静息电位　消化道平滑肌在静息状态下，细胞膜内外也存在着内负外正的电位差。消化道平滑肌细胞的静息电位不稳定，为 $-60 \sim -50$ mV，其产生机制是 K^+ 外流。许多因素可影响消化道平滑肌静息电位的水平，如机械牵张、刺激迷走神经等可使静息电位水平上移，肾上腺素、交感神经兴奋可使静息电位水平下移。

2. 慢波电位　指安静状态下，消化道平滑肌在静息电位基础上自动产生的节律性去极化和复极化电位波动，频率较慢，简称慢波。因其决定着消化道平滑肌的收缩节律，故又称基本电节律（Basic Electrical Rhythm，BER）。BER波幅变动于 $5 \sim 15$ mV，持续时间由几秒至十几秒，发生频率随消化道部位不同而异，人胃部为 3 次/min，十二指肠为 $11 \sim 12$ 次/min，回肠末端为 $8 \sim 9$ 次/min。

目前认为慢波起源于纵行肌与环行肌之间的Cajal细胞，该细胞可通过低电阻的缝隙连接将慢波快速传给平滑肌。Cajal细胞功能变化与胃肠动力紊乱性疾病有关，如消化道动力性疾病（如糖尿病性胃轻瘫、结肠动力迟缓等）与Cajal细胞数目异常减少有关。

3. 动作电位　当慢波电位去极化达到阈电位水平时（如 -40 mV），就可触发一个或多个动作电位，随后出现肌肉收缩。消化道平滑肌细胞动作电位的去极化是由慢钙通道开放，Ca^{2+}（以及少量 Na^+）内流引起的，复极化是由 K^+ 通道开放，K^+ 外流引起。幅度较低，持续时间为 $10 \sim 20$ ms，频率 $1 \sim 10$ 次/s。动作电位数目的多少与肌肉收缩的幅度之间存在很好的相关性，每个慢波上出现的动作电位数目越多，触发平滑肌收缩的 Ca^{2+} 内流量越多，肌肉收缩力越大（图6-1）。

二、消化道的神经支配及其作用

消化道平滑肌运动、腺体分泌和血管运动是在神经、体液因素的调节下完成的。支配胃肠道的神经包括外来神经（Extrinsic Nervous System）和内在神经系统（Intrinsic Nervous System）。

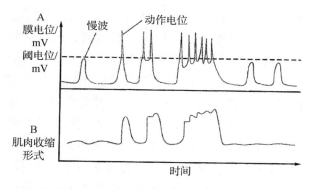

A. 消化道平滑肌的膜电位，动作电位出现在慢波基础上　B. 消化道平滑肌的收缩曲线，收缩只出现在有动作电位时；动作电位数目越多，收缩幅度越大

图6-1　消化道平滑肌的电活动与收缩的关系

（一）外来神经系统

支配胃肠道的外来神经系统（即自主神经系统）包括副交感神经和交感神经（图6-2）。除口腔、咽、食管上段和肛门外括约肌外，几乎整个消化道都受副交感神经和交感神经双重支配，其中以副交感神经对胃肠功能的作用为主。

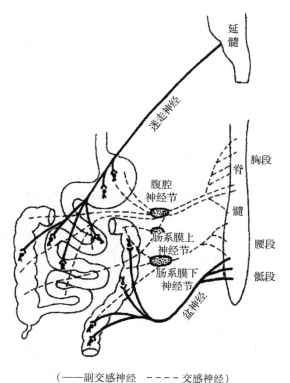

（——副交感神经　– – – – 交感神经）

图6-2　胃肠道的外来神经支配

1. 副交感神经　主要是迷走神经和盆神经。迷走神经起源于延髓迷走神经背核、疑核，分布至横结肠及其以上的消化道；盆神经起源于脊髓

骶段（S_{2-4}），分布至降结肠及其以下的消化道。副交感神经兴奋时末梢释放的递质是乙酰胆碱（Acetylcholine，ACh），ACh作用于M型胆碱受体，引起胃肠运动加强，腺体分泌增加。而消化道括约肌舒张，这一作用可被阿托品（Atropine）阻断。近年发现，少数副交感神经节后纤维为肽能神经（Peptidergic Nerve），其作用可能与胃肠道和血管平滑肌的舒张等活动有关。

2. 交感神经　支配胃肠道的交感神经起源于脊髓胸腰节段（$T_5 \sim L_2$）的灰质侧角。交感神经节后纤维为肾上腺素能纤维，主要分布于内在神经系统的神经元上，抑制其兴奋性，或直接支配胃肠平滑肌、血管平滑肌及胃肠道腺细胞。交感神经末梢释放的递质是去甲肾上腺素（Noradrenaline，NA），NA作用于胃肠平滑肌和腺体细胞肾上腺素能受体，引起胃肠道运动减弱，腺体分泌减少，而消化道括约肌收缩。

支配胃肠道的副交感神经与交感神经都是混合神经，含有传入和传出纤维。胃肠交感神经中传入纤维占50%，迷走神经中有80%的纤维是传入纤维。当消化道感受器接受刺激后，在传入纤维上产生的兴奋可传导到壁内神经丛，并引起肠壁的局部反射；还可通过脊髓或脑干将兴奋传导至上位中枢，反射性调节胃肠道活动，如胃—胃、胃—胰、肠—胰等迷走—迷走反射（Vago – Vagal Reflex），即来自于胃或肠的信号经迷走神经的传入纤维传到中枢，其传出冲动又经迷走神经的传出纤维传到消化器官，调节消化器官的功能活动。

（二）内在神经系统

胃肠道的内在神经系统又称为肠神经系统（Enteric Nervous System，ENS），是由无数不同类型的神经元和神经纤维所组成的复杂神经网络，分布于食管中段至肛门的绝大部分消化道壁内。ENS的神经元数量约10^8个，相当于脊髓内的神经元总数。这些神经元中有大量的感觉神经元、中间神经元和运动神经元，其功能分别是：①感觉神经元可感受来自胃肠道壁或黏膜上的机械、温度、化学等刺激，并将信息传入中枢神经系统和其他的内在神经元；②中间神经元参与内在神经元信息的综合和处理，将总和的信息传递给运动神经元；③运动神经元支配胃肠道平滑肌、腺体和血管，以控制胃肠道平滑肌的紧张性、腺体的分泌和血流。各种神经元之间通过短的神经纤维形成网络联系，把胃肠壁的各种感受器和效应器联系在一起，构成了一个相对独立而完整的网络整合系统，因此有肠脑（Gut Brain）之称，可通过局部反射对胃肠道活动发挥重要的调节作用。切除外来神经后，食物对胃肠道的刺激仍能引起胃肠运动及腺体分泌，主要是通过内在神经系统的局部反射完成的，但在完整的机体内，ENS 的活动受副交感和交感神经的调节。

ENS 包括肌间神经丛和黏膜下神经丛，两者合称为壁内神经丛（图 6-3）。①肌间神经丛（Myenteric Plexus），位于纵行肌与环行肌之间，主要支配胃肠平滑肌，调节胃肠运动，包括胃肠紧张性收缩、节律性收缩的强度与频率等。肌间神经丛具有兴奋和抑制的双重调节作用，其中兴奋性神经元释放 ACh 和 P 物质，抑制性神经元释放血管活性肠肽（VIP）和 NO。②黏膜下神经丛（Submucosal Plexus），位于消化道黏膜下层，主要支配腺细胞和上皮细胞，也可支配黏膜下血管，从而调节胃肠道的腺体分泌和局部血流量，运动神经元末梢释放 ACh 和 VIP。外来神经系统与壁内神经丛的关系及反射通路如图 6-4 所示。

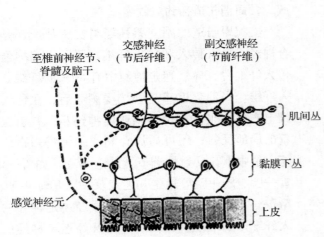

图 6-3　胃肠壁内神经丛及其外来神经的联系

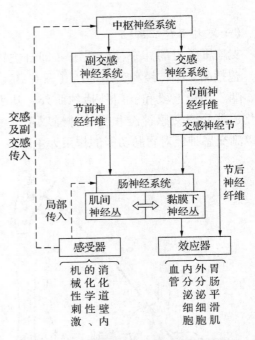

图 6-4　消化道的局部性和中枢性反射通路

三、消化道的分泌功能

（一）消化道的外分泌功能

化学性消化是通过各种消化腺分泌的消化液而实现的。消化腺包括唾液腺、胃腺、肝、胰腺和肠腺等，分别分泌唾液、胃液、胆汁、胰液、小肠液和大肠液。每天消化液分泌的总量高达 6～8 L（表 6-2）。

表 6-2　各种消化液的主要成分及作用

消化液	分泌量（L/天）	pH	主要成分	酶的底物	酶的水解产物
唾液	1.0～1.5	6.0～7.1	黏液		
			α-淀粉酶	淀粉	麦芽糖
胃液	1.5～2.5	0.9～1.5	黏液、盐酸		
			胃蛋白酶（原）	蛋白质	脉、胨、多肽
			内因子		

续表

消化液	分泌量（L/天）	pH	主要成分	酶的底物	酶的水解产物
胰液	1.0～2.0	7.8～8.4	HCO_3^-		
			胰淀粉酶	淀粉	麦芽糖
			胰蛋白酶（原）	蛋白质	氨基酸、寡肽
			糜蛋白酶（原）	蛋白质	氨基酸、寡肽
			胰脂肪酶	三酰甘油	脂肪酸、甘油、单酰甘油
胆汁	0.8～1.0	6.8～7.4	胆盐、胆固醇、胆色素		
小肠液	1.0～3.0	7.5～8.0	黏液		
			肠致活酶肠激酶	胰蛋白酶原	胰蛋白酶
大肠液	0.5	8.3～8.4	黏液、HCO_3^-		

消化液主要成分是水、无机盐（Na^+、K^+、HCO_3^-、Cl^-等）和有机物（各种酶、黏液、抗体等），特别是消化酶，其主要完成对食物的化学性消化。消化液主要功能有：①稀释和溶解食物，使之与血浆渗透压相等，以利于消化和吸收；②所含各种电解质可改变消化道内的 pH，以适应于消化酶活性的需要；③消化酶能水解食物中复杂的大分子物质成为小分子物质，以利于吸收；④黏液、抗体和大量液体，能保护消化道黏膜，防止机械、化学和生物因素的损伤。

（二）消化道的内分泌功能

目前认为，消化器官是机体最大、功能最复杂的内分泌器官，从胃到结肠管壁分布有 40 多种内分泌细胞，由这些分布于消化管壁的内分泌细胞分泌的激素，统称为胃肠激素（Gastrointestinal Hormone）。在胃肠道分布约 40 多种内分泌细胞，其总数远远超过体内其他内分泌细胞的总和。主要内分泌细胞及分泌的胃肠激素情况归纳为表6-3。

表6-3　主要内分泌细胞及分泌的胃肠激素

细胞名称	分泌产物	分布部位	细胞名称	分泌产物	分布部位
A 细胞	胰高血糖素	胰岛	I 细胞	缩胆囊素（CCK）	十二指肠、空肠
B 细胞	胰岛素	胰岛	K 细胞	抑胃肽（GIP）	十二指肠、空肠
D 细胞	生长抑素（SS）	胰岛、胃、空肠、回肠、结肠	L 细胞	肠高血糖素	空肠、回肠、结肠
D_1 细胞	血管活性肠肽（VIP）	胃、空肠、回肠、结肠	Mo 细胞	胃动素	空肠、回肠
EC 细胞	5 - 羟色胺（5 - HT）、P 物质	胃、空肠、回肠、结肠	N 细胞	神经降压素（NT）	回肠
ECL 细胞	组胺	胃	PP 细胞	胰多肽（PP）	胃、空肠、结肠
G 细胞	促胃液素	胃窦、十二指肠	S 细胞	促胰液素	十二指肠、空肠、回肠

胃肠激素在化学结构上都是由氨基酸残基组成的肽类，相对分子质量大多在 5kD 以内，故也称之为胃肠肽（Gastmintestinal Peptides）。迄今已发现和鉴定的胃肠肽有约 30 余种，其中对胃肠道功能影响较大的胃肠激素有促胃液素（Gastrin，又称胃泌素）、促胰液素（Secretin）、缩胆囊素（Cholecystokinin，CCK）、抑胃肽（Gastric Inhibitory Polypeptide，GIP）等。

1. 消化道内分泌细胞的特点　消化道内分泌细胞总是分散地分布于胃肠黏膜层的非内分泌细胞之间，可以分为两种类型。①开放型细胞：大部分胃肠道内分泌细胞属于开放型细胞，呈锥形，顶端有微绒毛突起伸入胃肠腔内，直接感受胃肠内食物成分和 pH 的刺激而引起细胞的分泌活动，如分泌促胃液素的 G 细胞。②闭合型细胞：少数胃肠内分泌细胞属于闭合型细胞。细胞顶端无微绒毛，与胃肠腔无直接接触。主要存在于胃底和胃体的泌酸区和胰腺内。它们的分泌受神经兴奋或周围内环境变化的调节，如分泌 SS 的 D 细胞（图 6-5）。

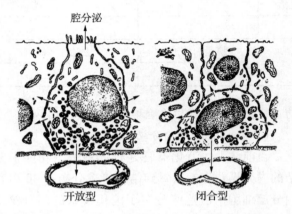

图 6-5 开放型与闭合型消化道内分泌细胞模式

消化道内分泌细胞的分泌方式主要有，远距分泌、旁分泌、自分泌、神经分泌和腔分泌等几种。其中腔分泌（Sotinocrine）是消化道等中空器官较常见的一种分泌形式，是消化道的胃肠激素沿着细胞与细胞之间的缝隙被直接释放进入胃、肠腔，再作用于靶细胞，如促胃液素、胰多肽（Pancreatic Polypeptide，PP）等（后文详述，可见图 11-1）。

2. 胃肠激素的作用 极为广泛，主要作用表现为：①调节作用，调节消化管的运动和消化腺的分泌，如促胃液素能促进胃液、胰液、胆汁等分泌，同时又能促进消化道平滑肌的运动（表 6-4）。②营养作用，许多胃肠激素能促进消化道黏膜的代谢和生长，如促胃液素能刺激胃泌酸腺和十二指肠黏膜的生长。③调节其他激素的释放，一些胃肠激素对其他激素的释放具有调节作用，如抑胃肽能刺激胰岛素分泌，生长抑素能抑制促胃液素释放等。

有些胃肠肽既可由胃肠黏膜内分泌细胞分泌发挥胃肠激素作用。又可由中枢神经系统的神经元释放发挥神经递质作用。这些在消化道和中枢神经系统中同时存在的激素被称为脑-肠肽（Brain-Gut Peptide）。迄今已知的脑-肠肽有 20 余种，这些肽类物质双重分布的生理意义已经引起人们的重视。

表 6-4 主要胃肠激素简介

名称	胃肠道内分泌细胞	氨基酸组成	主要生理作用	引起释放的刺激因素
促胃液素	G	17 肽	促进胃酸和胃蛋白酶原分泌；使胃窦和幽门括约肌收缩，延缓胃排空；促进胃肠运动和胃肠上皮生长；促进胰液（主要是酶）分泌、胆汁分泌	蛋白质消化产物、迷走神经兴奋、胃窦部扩张
促胰液素	S	27 肽	促进胰液及胆汁（主要是水和 HCO_3^-）的分泌，抑制胃酸分泌和胃肠运动，收缩幽门括约肌，抑制胃排空，促进胰腺外分泌部生长	盐酸、蛋白质消化产物、脂肪酸
缩胆囊素（促胰酶素）	I	33 肽	促进胰液分泌、胆囊收缩，增强小肠和结肠运动，抑制胃排空，增强幽门括约肌收缩，松弛 Oddi 括约肌，促进胰腺外分泌腺生长	蛋白质消化产物、脂肪酸、盐酸
抑胃肽	K	42 肽	促进胰岛素分泌，抑制胃酸和胃蛋白酶分泌，抑制胃排空	葡萄糖、脂肪酸、氨基酸
胃动素	Mo、肠嗜铬细胞	22 肽	在消化间期刺激胃和小肠的运动	迷走神经、盐酸、脂肪

第二节 消化道各段的消化功能

一、口腔内消化

食物的消化过程从口腔开始，其停留的时间为 15～20 s。食物在口腔内经咀嚼磨碎，与唾液混合，形成食团而被吞咽。唾液对食物有较弱的化学性消化作用。

中医学认为："脾气通于口""口为脾窍""涎为脾液""舌为脾之外候""脾和则口能知五谷"。口腔器官与"脾"的运化功能相关。

（一）唾液的分泌

人体口腔内分布有三对大唾液腺（腮腺、颌下腺、舌下腺）和众多散在的小唾液腺。这些腺体均有导管开口于口腔黏膜，其分泌物总称为唾液（Saliva）。

1. 唾液 是由腮腺、颌下腺和舌下腺及许多小唾液腺分泌的混合液，无味而黏稠，呈弱酸性（pH 6.0～7.0）。每日分泌量为 1.0～2.0L。唾液中水分占 99%，有机物主要为黏蛋白、免疫球蛋白（IgA、IgG、IgM）、唾液淀粉酶、舌脂酶、溶菌酶、激肽释放酶和血型物质等，无机物的种类与血浆大致相同。

2. 包括 ①湿润和溶解食物，唾液能湿润口腔和溶解食物，便于说话，利于咀嚼、吞咽和引起味觉。②化学性消化，唾液淀粉酶可将食物中的淀粉分解为麦芽糖。此酶最适 pH 为 7.0，食物进入胃后，仍可继续发挥作用，直至胃酸分泌增多使 pH 小于 4.5 时，其作用才终止。③清洁和保护作用，唾液可以清除口腔中的食物残渣，稀释、中和进入口腔的有害物质。④杀菌作用，唾液中含有溶菌酶、免疫球蛋白、硫氰酸盐、乳铁蛋白等，可起杀灭细菌和病毒的作用。⑤排泄作用：进入体内的某些异物（铅、汞、碘、药物等）可随唾液排出；有些毒性很强的微生物（狂犬病毒、脊髓灰质炎病毒）也可随唾液分泌，具有传染性。

3. 唾液分泌的调节 在安静时，唾液腺会不断分泌少量唾液（0.5 mL/min），以湿润口腔，称为基础分泌。唾液分泌的调节完全依赖于神经反射，包括非条件反射和条件反射。进食前，食物的形状、颜色、气味、进食环境及有关语言描述等所引起唾液分泌，属于条件反射。"望梅止渴"就是条件反射引起唾液分泌增加的典型例子。进食时，食物对口腔黏膜的机械、化学、温度刺激所引起的唾液分泌，属于非条件反射。

（二）口腔的运动

食物的消化从口腔开始，口腔的运动主要为咀嚼和吞咽。食物在口腔内经过咀嚼被切割、磨碎并经咀嚼运动和舌的活动使食物与唾液混合形成食团。食物在口腔中经过短暂停留后，再经吞咽进入胃内进行消化。

1. 咀嚼（Mastication） 是由咀嚼肌按一定顺序收缩而完成的。咀嚼肌是骨骼肌，由躯体运动神经支配，因此咀嚼是随意运动。咀嚼的作用是：①将食物切碎、磨碎，使之与唾液充分混合，形成食团便于吞咽，减少大块、粗糙食物对消化道黏膜的机械性损伤；②促进食物与唾液淀粉酶充分接触，利于化学性消化作用；③加强食物对口腔内各种感受器的刺激，反射性引起胃、胰、肝、胆囊等的活动加强及胰岛素分泌，为下一步消化吸收做好准备。

2. 吞咽（Deglutition） 是指口腔内的食团经咽和食管入胃的过程。吞咽过程是一个复杂的反射活动。根据食团在吞咽时所经过的解剖部位不同分为 3 期。①口腔期，指食团由口腔进入咽，是随意运动，此期是由舌的运动将食团运抵口咽部而进入咽的过程。②咽期，指食团由咽部进入食管上端，此期由于咽壁的骨骼肌运动，封闭鼻咽和喉咽交通，呼吸暂停，将食团挤入食管上段。③食管期，指食团沿食管内下行，经贲门入胃的过程。此期食管壁平滑肌触发蠕动，在食团上方形成收缩波，在食团下方形成舒张波，从而顺利推动食团经贲门进入胃。

吞咽反射的基本中枢在延髓，食团刺激软腭（第 V、IX 对脑神经）、咽后壁（第 IX 对脑神经）、会厌和食管（第 X 对脑神经）等部位的感受器，兴奋经相应脑神经的传入纤维传到中枢，而传出神经为第 V、IX、XII 对脑神经（支配舌、喉、咽部肌肉）和第 X 对脑神经（支配食管）。当吞咽反射发生障碍时，食物易误入气管。

从解剖结构上，食管下段和胃连接处并不存在括约肌。但正常情况下，胃内容物并不能反流到食管。这是因为在食管下端有一宽度为 1~2 cm 的高压区，该处内压比胃内压高 5~10 mmHg，可阻止胃内容物反流入胃，起到生理性括约肌的作用，故称为食管下括约肌（Lower Esophageal Sphincter，LES）。LES 受迷走神经干的兴奋性纤维和抑制性纤维的支配，引起收缩的主要神经递质是 ACh，而 VIP 和 NO 等递质可引起舒张。此外，LES 的舒缩还受体液因素调控，当食团入胃后，在促胃液素、胃动素的作用下加强 LES 收缩，从而阻止胃内容物反流。临床上，LES 若不能弛缓导致食管推送食团入胃受阻，引起吞咽困难，称为贲门失弛缓症；反之，LES 张力减弱造成酸性胃液反流入食管，损伤食管黏膜而诱发反流性食管炎（Reflux Esophagitis）。

二、胃内的消化

胃是消化道中最膨大的部分，成人的胃容量为 1~2 L。胃可分为胃底、胃体和胃窦。胃底和胃体近端组成胃的头区，其主要功能是暂时储存食物；胃体的远端和胃窦组成胃的尾区，主要功能是初步消化食物。食物入胃后，受到机械性、化学性消化，与胃液充分混合成半流体的消化物，即食糜（Chyme），然后被逐步、分批地通过幽门排入十二指肠。《黄帝内经》曰："胃者，五脏六腑之海也，水谷皆入于胃"。胃主"受纳""腐熟"和"通降"，即"胃"具有接受食物、容纳食物和消磨食物的功能，还有以"降为和"的运动规律、把食糜推进入小肠的功能。

（一）胃液的分泌及其调节

胃的全部内表面覆盖着一层黏膜组织。胃黏膜是胃完成化学消化功能的最重要结构，含有三种外分泌腺和多种内分泌细胞。

外分泌腺主要有 3 种：①贲门腺（Cardiac Gland），分布于胃的贲门部黏膜，是主要由黏液细胞组成的黏液腺，分泌碱性稀薄的黏液。②泌酸腺（Oxyntic Gland，又称胃底腺），分布于胃底和胃体部黏膜，主要由壁细胞、主细胞和黏液颈细胞组成。壁细胞主要分泌盐酸和内因子，主细胞分泌大量胃蛋白酶原，黏液颈细胞主要分泌黏液和少量胃蛋白酶原。③幽门腺（Pyloric Gland），分布于幽门部黏膜，主要由黏液细胞构成，分泌碱性黏液，也分泌少量胃蛋白酶原。此外，每种腺体还含干细胞（Stem Cell），可分化为上皮细胞、壁细胞、黏液细胞、主细胞和 G 细胞等。胃液是胃黏膜外分泌腺分泌的混合物。

胃黏膜中还含有多种内分泌细胞，主要有：①G 细胞，分布于胃窦部，分泌促胃液素和促肾上腺皮质激素样物质；②D 细胞，分布于胃体、胃底、胃窦的黏膜内，分泌 SS；③肠嗜铬样细胞（Enteroehromaffin – Like Cell，ECL）：分布于胃底、胃体黏膜，合成和释放组胺。

1. 胃液的性质、成分和作用 纯净的胃液是一种无色透明的酸性液体，pH 为 0.9~1.5。正常成人分泌的胃液为 1~2.5L/d，其中除含大量水外，主要成分包括无机物如盐酸、钠和钾的氯化物，有机物如胃蛋白酶原、黏蛋白及内因子等。

（1）盐酸（Hydrochloric acid，HCL）：也称胃酸，由泌酸腺中壁细胞分泌。正常人空腹时胃酸排出量（基础酸排出量）为 0~5 mmol/h。在食物或某些药物（组胺或促胃液素）刺激下，胃酸的排出量明显增多，正常人的胃酸最大排出量可达 20~25 mmol/h。一般认为，胃酸排出量与壁细胞数量和功能状态有关，男性的酸分泌量多于女性。

盐酸有两种存在形式：①解离状态的游离酸；②与蛋白质结合的盐酸蛋白盐，称结合酸。两者酸度的总和，称为总酸度。纯净的胃液中游离酸占绝大部分，胃液中 H^+ 浓度最高可达 150 mmol/L，比血浆中的 H^+ 浓度高约 300 万倍，提示 H^+ 的分泌是逆着巨大的浓度差主动进行的，须消耗大量的能量。现已证明，H^+ 的分泌是靠壁细胞顶膜上的质子泵（Proton Pump，也称 H^+ 泵，即 H^+ – K^+ – ATP 酶）实现的。盐酸中的 H^+ 来源于壁细胞内物质氧化产生的水，水经解离产生 H^+ 和 OH^-，其中 H^+ 被细胞膜上的质子泵主动转运到分泌小管内，CO_2 在碳酸酐酶（CA）的催化下，与 H_2O 形成 H_2CO_3，H_2CO_3 解离成 H^+ 和 HCO_3^-，其中 H^+ 与水解离产生的 OH^- 重新生成 H_2O，而 HCO_3^- 在基底侧与 Cl^- 交换后进入血液。Cl^- 进入细胞后，在细胞顶膜通过膜上特异的通道转运至小管腔，与 H^+ 结合形成 HCl 并进入胃腺腔

（图6-6）。HCO_3^-与Cl^-交换进入血液后，使胃静脉血中的pH高于动脉血，并使尿中pH升高，形成"餐后碱潮"。

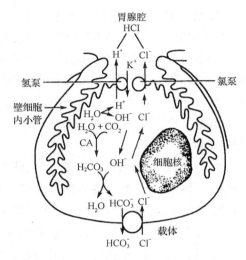

图6-6 壁细胞分泌盐酸的过程
CA—碳酸酐酶

通过上述的离子交换过程，可以看出质子泵在壁细胞泌酸过程中的重要作用，质子泵是各种因素引起胃酸分泌的最后通路。壁细胞顶膜上的质子泵可被质子泵抑制剂如奥美拉唑（Omeprazole）等抑制，故临床上可用这类药物治疗胃酸分泌过多。

盐酸的主要生理作用：①在酸性环境中，将无活性的胃蛋白酶原激活成有活性的胃蛋白酶；②为胃蛋白酶发挥作用提供最适pH环境；③促进食物中蛋白质变性，使之易于消化；④高酸度能杀灭随食物入胃的细菌；⑤盐酸进入小肠后可促进促胰液素、缩胆囊素的释放，从而促进胰液、胆汁和小肠液的分泌；⑥酸性环境有助于钙和铁在小肠的吸收。临床上，胃酸分泌不足，常引起食欲缺乏、腹胀、腹泻等消化不良和贫血症状，如萎缩性胃炎；而胃酸过多，对胃和十二指肠黏膜有侵蚀作用，使黏膜层受损（糜烂），严重者会诱发胃溃疡和十二指肠溃疡。

（2）胃蛋白酶（Pepsinogen）：主要由主细胞合成和分泌，另外，黏液颈细胞、贲门腺和幽门腺的黏液细胞及十二指肠近端的腺体也有少量分泌。胃蛋白酶原无活性，在胃酸或有活性的胃蛋白酶作用下，激活成有活性的胃蛋白酶（Pepsin）。胃蛋白酶为内切酶，主要作用是水解食物中的蛋白质，生成䏡、胨及少量多肽和氨基酸。胃蛋白酶的最适pH为2.0～3.5，随pH升高，胃蛋白酶的活性逐渐降低，当pH大于6.0时就会发生不可逆变性而完全丧失活性。临床上因胃酸分泌不足而导致的消化不良时，可服用胃蛋白酶与稀盐酸。

（3）内因子（Intrinsic Factor，IF）：是胃壁细胞合成和分泌的维生素B结合蛋白（一种糖蛋白，相对分子质量为55kDa）。IF有两个活性部位：一个活性部位与维生素B_{12}结合形成IF-维生素B_{12}复合物，以保护维生素B_{12}，不受小肠内蛋白水解酶的破坏；另一个活性部位能与存在于远端回肠黏膜刷状缘的特异性受体结合成F-B_{12}受体复合，从而促进维生素B_{12}的吸收。在肠上皮细胞中，维生素B_{12}与一种称为钴胺蛋白（Transcobalamin Ⅱ，TCⅡ）的物质结合进行运输。但TCⅡ-B_{12}的出胞机制还不清楚（图6-7）。当内因子缺乏（如胃大部切除、慢性萎缩性胃炎或泌酸功能降低等），或产生抗内因子抗体时，可发生维生素B_{12}吸收不良，导致红细胞内DNA合成障碍，出现巨幼红细胞性贫血。

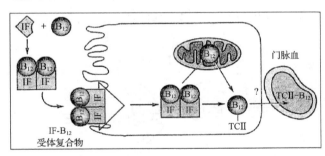

图6-7 回肠上皮细胞吸收维生素B_{12}机制

（4）黏液和碳酸氢盐：黏液（Mucus）的主要成分是糖蛋白，有两种类型：①可溶性黏液，由贲门腺、胃底腺的颈黏液细胞、幽门腺的黏液细胞分泌，迷走神经兴奋时主要引起可溶性黏液分泌。②凝胶性黏液，由胃黏膜表面上皮细胞分泌，有较强的黏滞性，黏附在胃黏膜表面，其黏稠度为水的30～260倍；胃内的机械性刺激和化学性刺激可使其大量分泌。

黏液的主要生理作用是：①润滑作用。黏液具有良好的润滑性，有利于食糜在胃内的运动。②保护作用。具有保护胃黏膜免受粗硬食物摩擦损伤的功能。③中和作用。呈中性或弱碱性，可降低胃液的酸度，并减弱胃蛋白酶的活性。④防止 H^+ 扩散。具有较强黏滞性，形成的黏液层能减慢胃腔中的 H^+ 向胃壁扩散的速度。

胃内 HCO_3^- 主要是由胃黏膜的非泌酸细胞分泌的。分泌的 HCO_3^- 并非直接进入胃液中，而是与胃黏膜表面黏液混合形成屏障。胃有两种屏障：①黏液 – 碳酸氢盐屏障（Mucus – Bicarbonate Barrier）也称胃黏液屏障，是由大量凝胶黏液和碳酸氢盐共同构成的一种厚为 0.5～1.0 mm 的保护胃黏膜的屏障。此屏障可中和，不仅避免了 H^+ 对胃黏膜的直接侵蚀作用，也使胃蛋白酶原在胃黏膜上皮细胞侧不能被激活，有效防止了胃蛋白酶对胃黏膜的消化作用（图 6-8），是保护胃黏膜的第一道防线。②胃黏液屏障（Gastric Mucosal Barrier）是由胃黏膜膜上皮细胞的腔面膜和相邻细胞间的紧密连接所构成的生理屏障。该屏障的生理作用是：防止 H^+ 由胃腔向胃黏膜逆向扩散及阻止 Na^+ 从黏膜向胃腔内扩散；并能合成某些物质（如前列腺素、表皮生长因子等）增强胃黏膜抵御有害因子如强酸、强碱、乙醇、胃蛋白酶等侵蚀的能力，是保护胃黏膜的第二道防线。

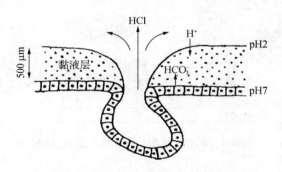

图 6-8　胃黏液 – 碳酸氢盐屏障模式

某些因素，如乙醇、胆盐、阿司匹林类药物、肾上腺素和幽门螺旋杆菌感染等，均可破坏或削弱黏膜的屏障作用，造成胃黏膜损伤，引起胃炎或胃溃疡。

2. 胃液分泌的调节　通常将空腹 12～24 小时后的胃液分泌称为基础胃酸分泌。正常人空腹时胃液分泌量很少，含黏液和少量胃蛋白酶且酸度低。强烈情绪刺激可使消化间期胃液分泌明显增加（高达 20 mL/h），含大量胃蛋白酶且酸度高，这可能是应激性溃疡的原因之一。

进食后的胃液分泌称为消化期胃液分泌。食物是引起胃液分泌的自然刺激物，进食后在神经体液因素的调节下，胃液大量分泌。

（1）影响胃酸分泌的主要内源性物质

1）乙酰胆碱：大部分支配胃的迷走神经节后纤维释放 ACh，ACh 作用于壁细胞膜上的 M 受体，引起盐酸分泌，该作用能被 M 受体阻断剂阿托品所阻断。此外，ACh 还可以作用于胃泌酸腺内的肠嗜铬样细胞（ECL），引起组胺分泌增加，也促进胃液的分泌。

2）促胃液素：是由胃窦及十二指肠黏膜 G 细胞分泌的肽类激素，经血液循环作用于壁细胞上的促胃液素受体而刺激胃酸分泌，丙谷胺（Proglumide）是该受体的阻断剂。促胃液素作用较为广泛：①可促进胃酸和胃蛋白酶原的分泌；②刺激 ECL 引起组胺分泌，而间接促进胃液的分泌；③促进消化道黏膜的生长和刺激胃、肠、胰的蛋白合成；④加强胃肠运动和胆囊收缩，促进胆汁的分泌。

体内存在的促胃泌素有多种分子形式，主要有大促胃液素（G – 34）和小促胃液素（G – 17）两种，后者比前者作用强 5～6 倍。目前，人工合成了具有天然促胃液素活性的四肽或五肽促胃液素，并广泛应用于临床。

3）组胺（Histamine）：由胃黏膜固有层的 ECL 细胞释放，通过旁分泌作用于邻近壁细胞膜上的 H_2 受体，可刺激胃酸的大量分泌。它还能增强 ACh 和促胃液素引起的胃酸分泌。临床上，H_2 受体阻断剂西咪替丁（Cimetidine）等可有效地减少胃酸的分泌，治疗胃酸分泌过多引起的消化性溃疡。

现已证明，ECL 细胞上存在促胃液素受体和胆碱受体。促胃液素和 ACh 可通过作用于各自的受体引起 ECL 细胞释放组胺而调节胃酸分泌。可见，三种内源性泌酸物质不仅可各自独立刺激壁细胞分泌胃酸，三者之间还存在着复杂的相互关系（图 6-9）。组胺被认为是胃酸分泌的重要调控因素，临床上使用组胺受体阻断剂西咪替丁治疗消化性溃疡时，不仅可阻断壁细胞对组胺的反应，而且还能降低壁细胞对促胃液素和 ACh 的敏感性。

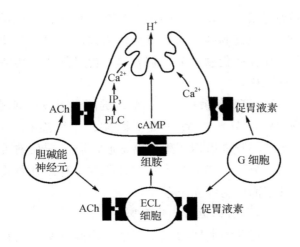

PLC—磷脂酶C　IP$_3$—三磷酸肌醇

图6-9　组胺、促胃液素、乙酰胆碱对壁细胞的作用及相互关系

4）生长抑素（Somatostatin，SS）：是由胃窦、

胃底及胃体部黏膜 D 细胞分泌的，作用是抑制胃酸的分泌。其作用机制是通过直接抑制壁细胞的功能和抑制促胃液素和组胺的作用来间接抑制胃液的分泌。

（2）消化期的胃液分泌：进食 5～10 分钟后胃液分泌大大增加，一般按食物刺激部位的先后将消化期胃液分泌分为头期、胃期和肠期。实际上胃液分泌的三个时期几乎是同时开始，互相重叠的，并受神经和体液因素的调节（图6-10）。

1）头期胃液分泌，是指由进食动作刺激头面部感受器而导致的胃液分泌。其机制可用"假饲"实验证实，即预先将狗的食管和胃做成食管瘘和胃瘘（图6-11）。当食物进入食管后，随即由食管瘘流出，而不能进入胃，但却在胃瘘处收集到大量胃液。

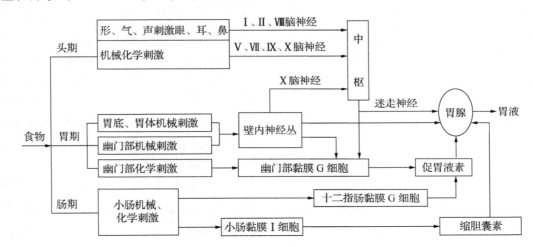

图6-10　消化期胃液的分泌调节

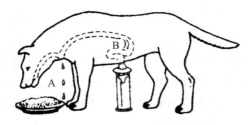

A—食管瘘　B—胃瘘

图6-11　假饲实验方法示意

其机制主要通过非条件反射和条件反射来完成：①条件反射，由食物形象、气味、声音等刺激视、嗅、听感受器，神经冲动沿第Ⅰ、Ⅱ、Ⅷ对脑神经到达中枢；②非条件反射，食物入口后，刺激口腔和咽的机械和化学感受器，神经冲动沿

第Ⅴ、Ⅶ、Ⅸ、Ⅹ对脑神经传至中枢。两种反射的共同传出神经为迷走神经。迷走神经兴奋时，节后纤维一方面释放 ACh 直接作用于壁细胞引起胃液的分泌，另一方面通过释放 ACh，刺激 ECI 细胞释放组胺，刺激胃窦 G 细胞分泌促胃液素，间接促进胃液分泌。如切断迷走神经可导致头期胃液分泌消失，可见，迷走神经是头期胃液分泌的唯一传出通路。

头期的特点：①持续时间长，可达 2～4 小时；②胃液分泌量大、酸度高、胃蛋白酶含量更高，故消化能力强，其分泌量占消化期分泌总量的 30%；③分泌量与情绪、食欲有很大关系。

2）胃期胃液分泌，是指进食后食物的机械和化学刺激作用于胃部感受器,继而引起的胃液分泌。胃期胃液分泌机制既有神经调节也有体液调节:①食物扩张胃底和胃体部的感受器,通过迷走迷走神经长反射和壁内神经丛的短反射,直接或间接通过促胃液素引起胃液分泌;②食物扩张刺激胃幽门部,经壁内神经丛作用于胃窦G细胞释放促胃液素,引起胃液分泌;③食物中的化学成分(以蛋白质消化产物刺激作用最强,如多肽、氨基酸)直接刺激G细胞释放促胃液素,促进胃液分泌。

胃期的特点:①持续时间很长,可达3~4小时;②胃液酸度较高而胃蛋白酶含量较头期低,消化力比头期弱,其分泌量占消化期分泌总量60%;③胃酸的最大分泌率发生在进食后1小时左右。

3)肠期胃液分泌,是指食糜进入十二指肠后所引起的胃液分泌。实验将食糜、蛋白胨由瘘管直接注入十二指肠内,仍可引起少量的胃液分泌,这是由食糜对肠壁的机械扩张和化学刺激促使十二指肠黏膜的G细胞释放促胃液素和小肠黏膜释放肠泌酸素(Entero-Oxyntin)引起的,主要为体液调节。

肠期的特点:分泌量少,仅占进食后胃液总分泌量10%;胃蛋白酶含量也较少,消化能力也较弱。因此,胃液的分泌以头期、胃期最为重要,而肠期的分泌则较次要。

(3)胃液分泌的抑制性调节:进食可刺激胃液的分泌,同时,也有很多因素抑制胃液的分泌。盐酸、脂肪和高张溶液是抑制胃液分泌的3种重要因素。

1)盐酸:当胃液中盐酸分泌过多,胃窦内pH降至1.2~1.5时,盐酸能抑制胃腺的活动,这是典型的负反馈调节,对于防止胃酸过多,保护胃黏膜有重要意义。盐酸可通过3条途径抑制胃酸分泌:①盐酸可刺激胃窦部D细胞分泌SS,抑制促胃液素和组胺的作用而间接抑制胃液的分泌;②盐酸可抑制胃窦部G细胞分泌促胃液素,使胃液分泌减少;③当胃酸排到十二指肠时,可刺激促胰液素的释放,也可刺激十二指肠球部释放球抑胃素(Bulbogastrone),抑制胃液的分泌。

2)脂肪:其消化产物通过刺激上段小肠释放

肠抑胃素(Enterogastrone),抑制胃酸分泌。但至今尚未提纯肠抑胃素,目前认为该激素可能是小肠中存在的促胰液素、抑胃肽、神经降压素等激素的总称。

3)高张溶液:十二指肠内的高张溶液是抑制肠期胃液分泌的另一重要因素,作用途径有:①激活小肠内渗透压感受器,通过肠-胃反射抑制胃液分泌;②刺激小肠黏膜释放一种或几种胃肠激素而抑制胃液分泌。

(二)胃的运动及其调节

胃运动的生理功能是容纳、磨碎食物,使食物与胃液充分混合形成食糜,并将食糜分批排入十二指肠。进食后,胃运动明显加强。

1. 胃的运动形式

(1)容受性舒张:食物刺激咽、食管、胃壁等处的感受器时,反射性引起胃底和胃体部肌肉舒张,使胃容积增加,与进入胃内的食物量相适应,称为受容性扩张(Receptive Relaxation)。胃容受性舒张是由迷走-迷走反射完成,传出纤维是抑制性的,其递质可能是某种肽类物质(如VIP)或NO。胃容受性舒张的生理意义:容纳和贮存食物;防止食糜过早地排入十二指肠;有利于食物在胃内消化。

(2)紧张性收缩:消化管平滑肌总是保持一种缓慢、轻度的收缩状态,称为紧张性收缩(Toniccontraction)。其主要作用:①使胃内保持一定水平的基础压力,有利于保持胃的形态和位置;②食物入胃后,有助于胃液渗入食物中,促进化学性消化;③是胃其他运动形式发生的基础。

(3)蠕动:是指食物入胃约5分钟后,开始出现胃体中部的平滑肌有力收缩,并向幽门方向传递而且收缩逐渐加强的运动形式。这种平滑肌强有力收缩表现出蠕动波,一般每分钟产生3次,每个蠕动波传递到幽门需时1分钟,通常可同时见到2~3个蠕动波(图6-12)。胃蠕动的生理作用:①促进食糜与胃液充分混合;②进一步研磨食物;③使食糜向十二指肠推进。

(4)胃排空:食糜由胃排入十二指肠的过程称为胃排空(Gastric Emptying)。一般食物入胃后5分钟就开始胃排空。胃排空的速度因食物的种类、性状和胃的运动情况而异。颗粒较小的食物

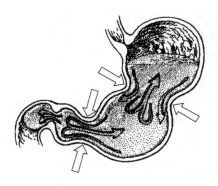

（所示小部分液体食物被推挤过幽门进入十二指肠，大部分食糜则被强力推回到胃体进一步磨碎及混匀）

图 6-12　胃的蠕动

比大块的食物排空快。液体食物排空比固体食物快。等张溶液排空比高张或低张溶液要快。在三大食物成分中，糖类排空最快，蛋白质次之，脂类最慢。混合食物由胃完全排空通常需要 4~6 小时。

2. 胃运动的调节　胃蠕动受神经、体液因素的调节。迷走神经末梢释放 ACh，可使胃的慢波和动作电位频率增加，胃蠕动增强；交感神经末梢释放去甲肾上腺素（NE），可降低慢波频率和传导速度，使胃蠕动减弱。正常情况下，迷走神经的作用占优势。食物对胃壁的机械和化学刺激，可通过壁内神经丛引起蠕动波传播的速度加快。胃肠激素如促胃液素、胃动素可使慢波和动作电位频率加快，胃的蠕动加强；而 CCK、促胰液素、GIP 等则抑制胃的运动。

胃排空的动力来自于胃运动造成的幽门两侧的压力差，胃排空的速度受到来自胃和十二指肠两方面因素的控制。

（1）胃内容物促进胃排空：胃内容物的容量与胃排空的速度呈线性关系。胃内食糜对胃壁的机械扩张刺激，通过迷走-迷走反射和壁内神经丛反射，使胃运动增强、胃排空加快。胃迷走神经切断术后的患者，胃尾区的收缩减弱，对固体食物排空减慢。人的情绪也可影响胃的运动和排空。情绪高涨时排空加速，而忧虑、悲伤及疼痛时排空减慢。胃内容物（尤其是蛋白质消化产物）可引起胃泌素释放，而增强胃体和胃窦的收缩、增强幽门括约肌的收缩，能延缓胃的排空。

（2）十二指肠内容物抑制胃排空：十二指肠内食糜中的盐酸、脂肪及蛋白质消化产物、高渗溶液和机械性扩张刺激在调节胃排空中起抑制作用。其途径有：①肠-胃反射，食糜中的刺激因素作用于十二指肠壁上的各种感受器，反射性抑制胃运动，延缓胃排空，称为肠-胃反射（Entero-Gastric Reflex），其传出冲动是迷走神经。②胃肠激素，食糜（特别是胃酸和脂肪）进入十二指肠后，刺激小肠黏膜释放 CCK、促胰液素、GIP 等多种激素，均可抑制胃运动和胃排空。

随着食糜中的胃酸被中和、消化产物被吸收，抑制胃排空的作用渐渐减弱并消失，而促进胃运动的因素逐渐增强，胃排空又开始，如此反复，直至食糜全部排入十二指肠。因此，胃排空是间断的，使胃内容物的排空能较好地适应十二指肠内消化和吸收的速度。

三、小肠内的消化

食糜进入小肠，在胰液、胆汁、小肠液的化学性消化和小肠运动的机械消化作用下，被分解为可吸收的小分子物质。小肠内消化是整个消化过程中最重要的阶段。食物在小肠内停留的时间同样随食物的性状而异，一般混合性食物为 3~8 小时。食物经过小肠后，消化过程基本完成，食物残渣则进入大肠。

（一）胰液分泌

胰腺分为外分泌部和内分泌部。胰液（Pancreatic Juice）由胰腺外分泌部的腺泡细胞和导管细胞分泌，经胰腺导管排入十二指肠。胰液是最重要的消化液。从历代医籍考证，过去中医可能将"脾"和胰腺混为一谈。《难经·四十二难》曰："脾重二斤三两，扁广三寸，长五寸，有散膏半斤，主裹血，温五脏"，所指散膏即为胰腺。

1. 胰液的性质、成分和作用　胰液为无色、无味的透明碱性液体，pH 7.8~8.4。渗透压与血浆相等。正常成年人分泌量为 1~2L/d。胰液中水约占 97.6%；无机物主要有 HCO_3^-、Na^+、Cl^-、K^+ 等，以 HCO_3^- 为主，主要由导管细胞分泌；有机物主要是各种消化酶，由腺泡细胞分泌。

（1）碳酸氢盐（Bicarbonate），导管细胞内含丰富的碳酸酐酶。胰液中 HCO_3^- 的浓度最高可达 145 mmol/L，比血浆浓度高 5 倍，是胰液呈碱性的主要原因。HCO₃⁻ 的主要作用：①中和胃酸，使肠黏膜免受胃酸侵蚀；②为小肠内多种消化酶活动提供适宜的 pH 环境。

（2）胰淀粉酶（Pancreatic Amylase），是一种 α-淀粉酶，最适 pH 为 6.7~7.0。其作用是水解淀粉、糖原及其他糖类，水解产物为二糖及少量单糖，如糊精、麦芽糖等，但不能水解纤维素。胰淀粉酶水解效率高、速度快，淀粉与胰液接触约 10 分钟就完全水解。

（3）胰脂肪酶（Pancreatic Lipase），是分解脂肪的主要消化酶，属于糖蛋白，最适 pH 为 7.5~8.5。其作用是水解三酰甘油为脂肪酸、单酰甘油和甘油，但需辅酯酶（colipase）的帮助，胰脂肪酶才可牢固地吸附在脂肪颗粒表面。辅酯酶是脂肪酶的辅因子，以酶原形式由胰腺分泌，经胰蛋白酶激活，它对胆盐微胶粒有较高亲和力，在脂肪表面形成胰脂肪酶—辅脂酶—胆盐复合物，防止胆盐从脂肪表面将胰脂肪酶置换下来。

胰液还含有胆固醇酯酶和磷脂酶 A₂，分别水解胆固醇酯和磷脂。

（4）胰蛋白酶（Trypsin）和糜蛋白酶（Chymotrypsin），是蛋白质水解酶，均以酶原形式分泌。胰蛋白酶原经小肠液中肠致活酶激活，变为具有活性的胰蛋白酶。胰蛋白酶可激活糜蛋白酶原，也可激活胰蛋白酶原，形成一种正反馈，生成更多的胰蛋白酶和糜蛋白酶。此外，胃酸、组织液等也可激活胰蛋白酶。胰蛋白酶和糜蛋白酶的作用相似，都能将蛋白质水解为胨和胨，当二者同时作用于蛋白质时，可将蛋白质水解为小分子多肽和氨基酸。

胰液还含有氨基肽酶、弹性蛋白酶、核糖核酸酶、脱氧核糖核酸酶等多种水解酶。

正常情况下，胰腺分泌的蛋白水解酶呈酶原形式，同时还分泌胰蛋白酶抑制物（Trypsin Inhibitor）。胰蛋白酶抑制物是一种多肽，在 pH 3~7 的环境内可与胰蛋白酶结合，并使其失活，防止少量胰蛋白酶在腺体内被激活发生自身消化。但由于其浓度比胰蛋白酶原低得多，故不能阻止病理情况下大量胰蛋白酶原的激活所致的胰腺自身消化，从而引起急性胰腺炎。

由于胰液中含有水解三大营养物质的消化酶，因此是最重要的消化液。当胰液分泌出现障碍，即使其他消化腺分泌正常，也会明显影响脂肪和蛋白质消化吸收，但对糖的消化和吸收影响不大。由于大量脂肪和蛋白质不能消化和吸收，可引起胰性腹泻（脂肪泻）。同时也可影响脂溶性维生素吸收，产生相应的维生素缺乏症。

2. 胰液分泌的调节　在消化间期胰液分泌很少，呈短暂的周期性分泌。进食后 1~3 分钟胰液开始大量分泌。胰液分泌受神经和体液因素的双重控制，以体液调节为主（图 6-13）。

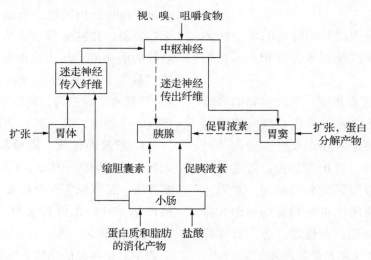

（实线表示引起水样分泌，虚线表示引起酶的分泌）

图 6-13　胰液分泌的神经和体液调节

（1）神经调节：食物的形状、气味等刺激和食物对口腔、食管、胃、小肠的刺激，分别通过条件反射和非条件反射，引起胰液分泌。反射的传出神经主要是迷走神经，其节后纤维末梢释放 ACh 直接作用于胰腺；也可通过引起胃蛋白酶的释放，间接引起胰腺分泌。主要作用于胰腺腺泡细胞，对导管细胞的作用较弱，因此，迷走神经兴奋引起胰液分泌的特点是：酶的含量很丰富，H_2O 和 HCO_3^- 很少。

（2）体液调节：胰液分泌受很多胃肠激素的调节，主要有三种。

1）促胰液素（Secretin）：是由小肠上部黏膜的 S 细胞分泌，其主要作用于胰腺小导管壁上皮细胞，分泌大量的水和碳酸氢盐，故胰液分泌量大，但酶的含量低。

2）促胰酶素（Pancreozymin）：也称缩胆囊素（Eholecystokinin，CCK），是由小肠上部黏膜的 I 细胞分泌，其主要作用于胰腺的腺泡细胞，促进胰液中各种酶的分泌。

3）促胃液素：是由胃窦部和小肠上部黏膜的 G 细胞分泌。可促进胰液中淀粉酶、胰蛋白酶原和糜蛋白酶原的分泌。

胃肠激素之间、激素与神经因素之间的相互加强作用对进食后胰液的分泌有重要意义。同时，体内有许多抑制胰液分泌的因素，如 PP、胰高血糖素、SS 等。正常情况下，调节胰液分泌的刺激因素和抑制因素相互作用，使胰液分泌处于相对稳定水平。

（二）胆汁的分泌和排泄

中医学的"胆"与现代医学的胆囊在形态学方面相似。"胆与肝相连，附于肝之短叶间"，互为表里。《东医宝鉴》曰："肝之余气，泄于胆，聚而成精"。胆汁（Bile）由肝细胞持续生成和分泌。在非消化期，胆汁由肝管、胆囊管转入胆囊储存；在消化期，胆汁可直接由肝以及胆囊排出，进入十二指肠。

1. 胆汁的分泌 肝细胞能不断地生成胆汁酸和分泌胆汁，后者通过毛细胆管、肝胆管和胆囊管进入胆囊，再由胆总管分泌到十二指肠。胆汁的分泌是持续的，但食糜进入小肠后可刺激其分泌。胆管上皮细胞分泌含大量水和 HCO_3^- 的胆汁

进入胆管。在消化期间，肝胆汁可直接经胆总管进入十二指肠。在消化间期（空腹时），肝胆汁则先进入胆囊储存。胆汁对脂肪的消化和吸收均有重要作用。通过分泌胆汁，机体还可排泄胆固醇、胆色素、无机盐和某些药物等。

2. 胆汁的性质、成分 胆汁味苦，颜色取决于其中胆色素的含量。初分泌的胆汁呈金黄色，pH 为 7.8～8.6；在胆囊储存的胆汁因浓缩而呈棕绿色，并因碳酸氢盐被吸收而呈中性或弱酸性（pH 为 6.8）。成人每日分泌胆汁为 600～1200 mL。胆汁成分复杂，除水外，还有胆色素、胆盐、胆固醇、脂肪酸、卵磷脂、血浆中所含的无机盐及少量重金属离子（如 Cu^{2+}、Zn^{2+}、Mn^{2+} 等），但不含消化酶。弱碱性胆汁进入十二指肠后，有助于中和食糜中的部分胃酸，从而保护十二指肠黏膜免受胃酸侵蚀，并提供小肠内消化酶所需的 pH 环境。

3. 胆汁的主要成分及作用

（1）胆盐（Bile Salts）：是肝细胞利用胆固醇合成的胆汁酸与甘氨酸或牛磺酸结合，再与 Na^+、K^+、结合而形成的钠盐或钾盐，占胆汁固定成分的 50%。胆盐是胆汁参与消化和吸收的主要成分，特别对脂肪的消化和吸收具有重要意义。①对脂肪的乳化作用（Emulsification），以促进脂肪消化。胆盐使脂肪微粒分散于水溶液而形成混悬液，从而增加脂肪酶作用的面积，使脂肪易于分解。②可促进脂肪吸收，因为胆盐为双嗜性分子（其疏水面朝向内部，亲水面朝外与水接触），可在水溶液中形成圆筒形的微胶粒（Micelles）。胆汁中的胆固醇、磷脂以及食物中的脂肪酸和脂溶性维生素均可渗入到微胶粒的内部，共同形成混合微胶粒（Mixed Micelles）。混合微胶粒使不溶于水的脂肪酸、单酰甘油和脂溶性维生素等处于溶解状态，并被转运到小肠黏膜纹状缘而被吸收。③利胆作用，胆盐随肝胆汁排入小肠后，大约 95% 在回肠末端被吸收入血，经门静脉返回肝后再组成胆汁排入肠内。此过程称为胆盐的肠 - 肝循环（Enterohepatic Circulation of Bilesalt）（图 6-14）。胆盐经肠 - 肝循环返回肝后，又可刺激胆汁分泌，因此临床上胆盐还是一种重要的利胆剂。胆道被阻塞时胆汁不能进入十二指肠，饮食脂肪中将有

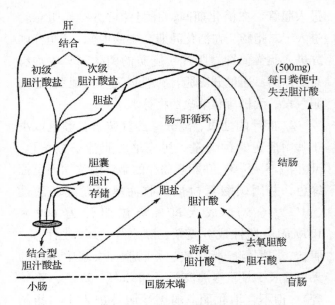

图6-14　胆盐的肠-肝循环

40%不能被消化和吸收，引起脂肪泻。

（2）磷脂：主要是卵磷脂（Lecithin），占胆汁固体成分的30%~40%，也是双嗜性分子，参与脂肪的乳化和混合微胶粒的形成。磷脂促进胆固醇溶解于微胶粒中。

（3）胆固醇：约占胆汁固体成分的4%，不溶于水，但可溶于微胶粒。当胆汁中胆固醇含量过高、超过微胶粒的溶解能力时，易形成胆固醇结晶，促进胆道或胆囊内胆固醇结石的形成。因而长期高脂肪饮食，胆汁中胆固醇含量增高，易诱发胆结石。阻止胆盐肠-肝循环的药物（如考来烯胺，Cholestyramine）可使胆盐在回肠的吸收减少。肝需要利用更多的胆固醇来合成新的胆汁酸，从而降低血胆固醇水平。

（4）胆色素：占胆汁固体成分的2%，是血红蛋白在体内分解代谢的产物，包括胆红素、胆绿素和胆素原等。胆红素为主要胆色素，呈金黄色。

4. 胆汁的分泌和排出的调节　食物是引起胆汁分泌和排出的自然刺激物，其中高蛋白食物刺激最强，其次为高脂肪或混合食物，而糖类食物的作用最小。胆汁的分泌与排放受神经和体液双重调节。但以体液调节为主。

（1）神经调节，进食或食物的扩张刺激均兴奋迷走神经，通过释放递质ACh，作用于肝细胞和胆囊，引起胆汁分泌少量增加和胆囊收缩轻度加强。

（2）体液调节，参与体液调节的主要有4种物质。①胆盐：胆盐的肠-肝循环可直接刺激肝细胞促进肝胆汁的分泌，因而有很强的利胆作用。②促胃液素：可通过血液循环直接刺激肝细胞和胆囊，促进肝细胞分泌胆汁和胆囊收缩。③促胰液素：能直接作用于肝的胆管系统，主要促进水和碳酸氢盐的分泌，使胆汁分泌增加，但对胆盐分泌无影响。④缩胆囊素：可引起胆囊强烈收缩，并同时促进Oddi括约肌舒张，从而促进胆汁大量排入十二指肠。

（三）小肠液的分泌

小肠液是由十二指肠腺和小肠腺分泌的。其分泌量是消化液中最多的一种。

1. 小肠液的性质、成分　小肠液是无色透明的碱性液体，pH为7.6，渗透压与血浆相近，成人每日分泌量为1~3 L。小肠液中除水和无机盐外，还含有肠激酶、黏蛋白等有机物。

2. 小肠液的作用　①稀释作用：大量的小肠液可稀释消化产物，降低其渗透压，有利于营养物质吸收。②保护作用：十二指肠腺分泌的碱性黏液，黏度很高，可保护十二指肠黏膜免受胃酸的侵蚀；IgA可防止小肠受到有害抗原物质的损害等。③消化作用：小肠液中的肠致活酶可激活胰蛋白酶原，促进蛋白质的消化。另外，小肠上皮细胞的纹状缘含有各种消化酶，如肽酶（可将多肽分解成单个氨基酸）、蔗糖酶、麦芽糖酶、异麦芽糖酶和乳糖酶（均可将二糖分解成单糖）、脂肪酶（将中性脂肪分解成甘油和脂肪酸），以对进入上皮细胞的一些营养物质继续进行消化。阿卡波糖（Acarbose）可抑制小肠上皮细胞纹状缘的α-葡萄糖苷酶而抑制二糖的分解和吸收，能有效降低餐后血糖。

3. 小肠液分泌的调节　小肠液的分泌是经常性的，最重要的调节机制是肠壁内在神经丛的局部反射，其中对扩张刺激最敏感。另外，一些胃肠激素也参与小肠液分泌的调节。

（四）小肠的运动

小肠平滑肌有内层较厚的环形肌和外层较薄的纵行肌，小肠运动就是靠这两层平滑肌的舒缩活动来完成的。空腹时，小肠运动很弱，进食后逐渐增强。

1. 小肠运动的形式

（1）紧张性收缩：空腹时小肠就有一定的紧张性收缩活动，可使小肠保持基本形状，并使小肠腔内维持一定的腔内压。紧张性收缩活动也是小肠进行其他形式运动的基础。当紧张性收缩增强时（如进食），有利于小肠内容物的混合和向前推进；反之，当紧张性收缩减弱时，肠腔易于扩张，肠内容物的混合和推进减慢。

（2）分节运动（Segmentation Contraction）：是一种以小肠环行肌节律性收缩和舒张为主的运动（图6-15）。是小肠特有的运动形式，空腹时几乎不存在，进食后分节运动才逐步增强。在有食糜的一段肠管，环行肌以一定的间隔在许多点同时收缩或舒张，把食糜分割成许多节段；数秒钟后，原来收缩处发生舒张，而原来舒张处发生收缩。使原来的食糜节段又分割为两半，邻近的两半又合拢为新的节段，如此反复进行，使肠管内的食糜不断分开，又不断混合。分节运动的主要作用：①进一步研磨、搅拌食糜，使食糜与消化液充分混合，利于消化；②使食糜与小肠壁紧密接触，促进小肠黏膜对消化分解产物的吸收；③挤压肠壁，有助于血液和淋巴液回流，从而促进吸收。

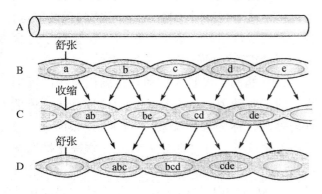

A. 肠管表面观 B、C、D. 肠管切面观，图示不同阶段的食糜节段分割和合拢情况

图6-15 小肠分节运动模式

（3）蠕动：小肠的蠕动是环行肌和纵行肌由上而下依次发生的推进性收缩运动。小肠的任何部位均可发生蠕动，其速度为0.5～2.0 cm/s，近端小肠的蠕动速度比远端的快，小肠蠕动较弱，通常仅推进3～5厘米便消失。由于食糜在小肠内实际的推进速度仅约1 cm/min，所以，食糜从幽门部到回盲瓣需要3～5小时。蠕动的意义是使经

过分节运动的食糜向前推进，到达新的肠段后，又开始新的分节运动。

小肠蠕动时推送肠管内气体和液体而产生的声音，称为肠鸣音（Borborygmus）。临床上在腹部用听诊器可以听到肠鸣音，其强弱可反映肠蠕动的情况，当肠鸣音亢进，提示肠蠕动增强，可能是由于腹泻引起的；肠鸣音减弱或消失，常提示肠麻痹。

大多数小肠蠕动波是从十二指肠向回肠方向推进，这是由小肠慢波的方向及频率梯度决定的。在回肠末端可出现一种与蠕动方向相反的运动，称为逆蠕动（Antiperistalsis），它可使食糜在小肠内来回移动，有利于食糜充分消化吸收。小肠还有一种行进速度快（2～25 cm/s）、传播较远且强有力的蠕动，称为蠕动冲（Peristaltic Rush），它可将食糜从小肠始段推送到末端，甚至到达大肠，其意义是迅速清除食糜中的有害刺激或解除肠管的过度扩张。

2. 消化期间小肠的移行性复合运动 移行性复合运动（Migrating Motor Complex，MMC）（图6-16）是起源于胃的下部（每次60～90分钟），向肛门方向缓慢移行，经60～90分钟返回肠末端。MMC主要作用是：①将肠道内上次进食后遗留的食物残渣、脱落上皮细胞及细菌等清除干净。②阻止结肠内的细菌迁移到终末回肠。如果MMC减弱，则肠道内细菌可过度繁殖，引起腹胀或腹泻。③使小肠平滑肌在消化间期或禁食期间仍保持良好的功能状态。

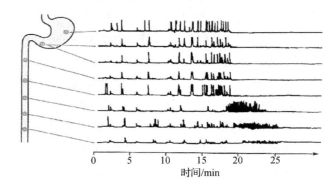

图6-16 各段肠道的移行性复合运动的情况

3. 回盲括约肌的功能 回肠末端与盲肠交界处的环行肌明显增厚，起着括约肌的作用。称为回盲括约肌（Ileocecal Sphincter），长约4 cm，其

内压力约 20 mmHg，较结肠内压力高。平时，回盲括约肌保持轻度的收缩状态。进食时，食物对胃的机械扩张刺激，通过胃－回肠反射引起回肠蠕动，当蠕动波到达回肠末端时，回盲括约肌舒张，将大约 4 mL 食糜从回肠排入结肠；而当盲肠扩张时，可通过肌间神经丛和外来神经反射，引起回盲括约肌收缩加强，回肠蠕动减弱，延缓回肠内容物向结肠排放。

回盲括约肌的作用有：①防止回肠内容物过快进入大肠，延长食糜在小肠内的停留时间，有利于小肠内容物被充分的消化吸收；②具有活瓣作用，可阻止大肠内容物反流入回肠。

4. 小肠运动的调节 小肠运动受到神经和体液因素的调节。

（1）神经调节：肌间神经丛反射是小肠运动的主要调节方式。食糜的机械性扩张和化学性刺激都可通过局部神经丛反射使小肠运动增加。此外，外来神经对小肠运动也有一定调节作用。一般来说，交感神经兴奋时抑制小肠运动，而副交感神经兴奋时可促进小肠运动。但是，外来神经的调节还是要通过肌间神经丛来实现。

（2）体液调节：一些胃肠激素能调节小肠的运动，如促胃液素、CCK 等能促进小肠的运动；而促胰液素、胰高血糖素、肾上腺素、VIP 和 GIP 等可抑制小肠运动。

四、大肠内的消化

大肠接受经过小肠泌别清浊所剩下的食物残渣，再吸收其中多余的水液，形成粪便经肛门排出体外。这种接上传下并将糟粕化为粪便的功能，在《素问·灵兰秘典论》中称为："大肠者，传导之官，变化出焉"。人类的大肠是消化道的末端，没有重要的消化功能，其主要生理功能是：①吸收水和电解质，参与机体对水、电解质平衡的调节；②吸收由结肠内微生物产生的维生素 B 和维生素 K；③完成对食物残渣的加工，形成粪便，并暂时储存，并最终排出体外。

（一）大肠液的分泌及肠内细菌的作用

1. 大肠液的分泌 大肠液是由大肠黏膜的柱状上皮细胞和杯状细胞分泌的。主要成分为黏液和碳酸氢盐，pH 为 8.3～8.4。大肠液的主要作用是保护肠黏膜免遭机械损伤，有助于粪便成形，中和细菌产生的酸性物质防止黏膜被侵害。

2. 大肠内细菌的种类 主要有大肠埃希菌、葡萄球菌等，总称为"肠道常居菌种"。这些细菌在大肠适宜的酸碱度、温度等环境下不断繁殖和活动。大肠内细菌还能合成维生素 B_1、维生素 B_2、维生素 B_{12}、维生素 K 和叶酸，由大肠黏膜吸收，供人体利用。若长期应用抗生素，肠内细菌被抑制，可引起肠道菌群紊乱和维生素缺乏。大肠内细菌还含有分解食物残渣相关的酶，能对糖、脂肪进行发酵，对蛋白质产生腐败。

（二）大肠运动和排便反射

1. 大肠运动的形式 大肠运动少而慢，对刺激的反应也迟缓，这些特点与大肠功能相适应。

（1）袋状往返运动（Haustral Shuttling）：由环行肌不规则地收缩形成许多呈袋状的节段，是空腹时最常见的一种运动形式。袋状往返运动的作用是有利于对肠内容物不断地研磨与混合，使肠黏膜与内容物充分接触，促进水和电解质的吸收。

（2）分节或多袋推进运动：是靠环形肌有规则的收缩完成的。若一个结肠袋收缩将其内容物推送到邻近肠段，称为分节推进运动；若一段结肠内多个结肠袋协同收缩，使内容物向远端推送，称为多袋推进运动。这类推进运动主要见于进食后或副交感神经兴奋时。

（3）蠕动：大肠的蠕动是将肠内容物向远端推送的主要动力。在大肠还有一种进行快、传播远的蠕动，称为集团蠕动（Mass Peristalsis）。通常始于横结肠，可将部分大肠内容物快速推送至乙状结肠或直肠。集团蠕动常见于进食后，尤其早餐后 60 分钟内最常发生。现将上述主要消化器官的运动形式及其生理意义总结归纳为表 6-5。

2. 排便反射 通常人的直肠内没有粪便。当粪便进入直肠时，便可引起排便反射（Defecation Reflex），它是受意识控制的脊髓反射。当大肠的蠕动将粪便推入直肠时，可刺激直肠壁内的感受器，冲动经盆神经和腹下神经传至脊髓腰骶段的初级排便中枢，同时上传到大脑皮质引起便意，如果条件许可，传出冲动经盆神经引起降结肠、乙状结肠和直肠收缩，肛门内括约肌舒张；同时，阴部神经传出冲动减少，肛门外括约肌舒张，使

表6-5 主要消化器官的运动形式及其生理意义

消化器官	运动形式	生理意义
口腔	咀嚼、吞咽	切割、磨碎食物；使食物与唾液混合形成食团，将食团推送入胃
胃	容受性舒张	容纳和储存食物，形成一定的胃内压；保持胃的形状和位置
	紧张性收缩	搅拌和研磨食物，使食物与胃液混合
	蠕动	实现胃排空
小肠	紧张性收缩	是小肠其他运动形式的基础
	分节运动	使食糜与消化液充分混合；促进血液和淋巴回流，以利于吸收
	蠕动	缓慢推进肠内容物
	蠕动冲	快速推进肠内容物
	逆蠕动	使食物反向运动，有利于消化与吸收；延长食糜在小肠内停留时间
大肠	袋状往返运动	使结肠袋内容物双向短距离移动
	多袋推进运动	使肠内容物向下一节段推进
	蠕动	推进肠内容物，速度慢、距离短
	集团蠕动	推进肠内容物，速度快、距离远

粪便排出体外。此外，支配膈肌和腹肌的神经兴奋，膈肌、腹肌收缩、腹内压升高，可协助排便。

正常人直肠感受器对粪便的压力刺激具有一定的阈值，当达到此阈值时便可引起便意和排便反射。如果经常有意识地抑制排便，会使直肠的敏感性逐渐降低，阈值升高，使粪便在肠腔内滞留，水分吸收过多导致粪便干结，引起排便困难，这是便秘常见的原因之一。

第三节 吸收

食物通过机械性和化学性消化后，可被吸收的营养物质将进入消化管壁的血液和淋巴，完成吸收被机体利用，从而保证机体正常新陈代谢。

一、吸收的部位和途径

消化道不同部位对物质的吸收能力和吸收速度取决于：各部分消化道的组织结构、食物在各部位被消化的程度，以及食物在各部位停留的时间。

（一）吸收的部位

食物在口腔和食管中停留时间非常短。口腔中只有唾液淀粉酶对淀粉进行初步消化，因此，口腔和食管基本上不能吸收营养物质，但口腔黏

膜可以吸收少量药物（如硝酸甘油，Nitroglycerine）。食物到达胃停留时间3~5小时，但胃黏膜没有绒毛，上皮细胞之间都是紧密连接。而且胃内食物的消化程度较低，因此，胃的吸收能力很弱，仅能吸收少量的水、高度脂溶性的物质（如乙醇）和某些药物（如阿司匹林）等。水、无机盐、维生素和糖类、蛋白质、脂肪的消化产物等绝大多数都是在十二指肠和空肠吸收。而回肠具有独特的吸收能力，可主动吸收胆盐和维生素B$_{12}$。可见，小肠是主要的吸收部位。大肠主要吸收水分和无机盐（图6-17）。

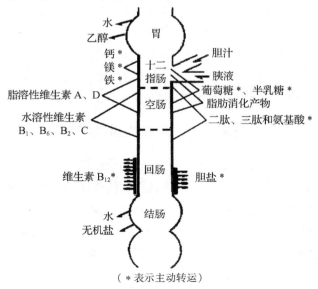

（* 表示主动转运）

图6-17 各种营养物质在消化道的吸收部位

小肠是吸收的主要部位，其原因有：①吸收面积巨大，小肠长 5 ~ 7 米，其黏膜有环行皱襞，皱襞上有绒毛，绒毛的上皮细胞上有微绒毛，使吸收面积增加了 600 倍，达到 200 ~ 250 米（图6-18）。②食物完成消化，食物在小肠经胰液、胆汁和小肠液的作用，已被消化为可吸收的小分子物质。③停留时间较长，被分解的食物在小肠内停留 3 ~ 8 小时，使营养物质有充分的时间被吸收。④结构有利吸收，小肠绒毛内有毛细血管、毛细淋巴管、平滑肌和神经，可使绒毛产生节律性的伸缩和摆动，加速绒毛内血液和淋巴的流动，有助于吸收。另外，小肠黏膜为单层柱状上皮细胞，有许多与吸收功能有关的转运蛋白质，如 Na^+ - 葡萄糖转运体等。

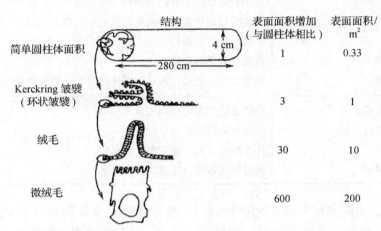

结构		表面面积增加（与圆柱体相比）	表面面积/m^2
简单圆柱体面积	4 cm / 280 cm	1	0.33
Kerckring 皱襞（环状皱襞）		3	1
绒毛		30	10
微绒毛		600	200

图6-18　小肠黏膜表面面积增加的 3 种机制

（二）吸收的途径和方式

食物分解后的小分子物质、水、无机盐和维生素被吸收入血液或淋巴的途径有两条：①跨细胞途径（Transcellular Pathway），小肠腔内物质通过绒毛柱状上皮细胞的腔面膜进入细胞内，再通过细胞基底侧膜转运到细胞间隙，然后进入血液或淋巴；②旁细胞途径（Paracellular Pathway），小肠腔内物质通过上皮细胞间的紧密连接进入细胞间隙，然后再转入血液或淋巴。

营养物质吸收的方式有被动转运（单纯扩散、易化扩散、渗透等）、主动转运（原发性和继发性主动转运），以及胞纳和胞吐。

二、小肠内主要营养物质的吸收

小肠各部位对各营养物质的吸收能力、速度和机制不完全相同。在小肠被吸收的物质除了由膳食供给外，还有各种消化腺分泌的大量消化液。正常情况下，小肠每天吸收几百克糖、100 g 以上的脂肪、50 ~ 100 g 氨基酸、50 ~ 100 g 各种离子等。

（一）水的吸收

成年人每日摄入的水分为 1 ~ 2 L，消化腺分泌的消化液为 6 ~ 8 L，所以每日由胃肠吸收到血液中的水可达 8 L 左右，随粪便排出的水仅 0.1 ~ 0.2 L。若水吸收障碍，将影响内环境稳态，如严重呕吐、腹泻。在短时间内丢失大量液体，可导致机体水、电解质平衡紊乱。

水主要靠渗透作用而被动吸收，各种溶质吸收（尤其是 NaCl 的主动吸收）所形成的渗透压差是促进水吸收的主要动力。由于上皮细胞膜及细胞紧密连接对水通透性很高，水可以经跨细胞途径和旁细胞途径进入血液。

（二）无机盐的吸收

小肠对各种无机盐的吸收率不同。一般单价碱性盐类吸收快，多价碱性盐类吸收很慢。如 NaCl 吸收最快，$MgSO_4$ 吸收最慢，而沉淀的钙盐（$CaSO_4$、$CaPO_4$ 等）则不被吸收。$MgSO_4$、Na_2SO_4 等盐类在肠内不易吸收，可维持肠内高渗透压以减少水吸收，故可作为泻药。

1. 钠的吸收　在小肠吸收中占有重要的地位，因为伴随着 Na^+ 的吸收，为葡萄糖、氨基酸、水、HCO_3^- 吸收提供动力。成人每日肠内容物的 Na^+，97% ~ 99% 被吸收回血液中。钠的吸收是主动转运的过程，先通过易化扩散的方式进入上皮细胞内，再通过细胞膜基底和侧膜上的钠泵主动转运进入血液（图6-19）。小肠和结肠均可吸收钠，单位面积吸收的钠量以空肠最多，回肠其次，结肠最少。从粪便排出的钠很少。

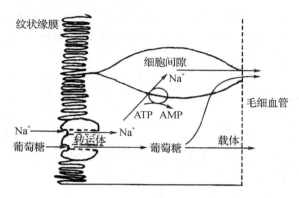

图6-19   Na⁺、葡萄糖吸收机制示意

2. 钙的吸收 小肠各部分均有吸收钙的能力，主要部位在十二指肠。食物中钙仅有一小部分被吸收，吸收形式为可溶性的钙离子（如$CaCl_2$、葡萄糖酸钙）。钙的吸收量受机体需要的调控，如在儿童、孕妇和哺乳期妇女等情况下，钙的需求增大而吸收量也增加。钙盐在酸性溶液中溶解度较高，当小肠腔内pH为3时，钙呈离子状态，最易被吸收，故盐酸可促进钙的吸收；活化的1，25 - $(OH)_2$维生素D_3可诱导钙结合蛋白及Ca^{2+}泵合成而促进小肠对钙的吸收；另外，食物中脂肪酸、乳酸、某些氨基酸（如赖氨酸、色氨酸和亮氨酸）等可促进钙的吸收，而食物中的草酸和植酸可与钙形成不溶性复合物而抑制钙吸收。

钙的吸收是主动过程。钙通过小肠黏膜纹状缘上的钙通道进入细胞内，胞内的Ca^{2+}由基底侧膜上Ca^{2+} - H^+ - ATP酶（即Ca^{2+}泵）及Na^+ - Ca^{2+}转运体转运到组织间隙，然后转入血液。也有部分钙可通过旁细胞途径被吸收。

3. 铁的吸收 铁主要在十二指肠和空肠被吸收。铁的吸收量约为1 mg/d，仅为每日膳食中铁含量的1/10左右。食物中的铁绝大部分是高价铁（Fe^{3+}），须还原为亚铁（Fe^{2+}）后才能被吸收。铁的吸收量与机体对铁的需要有关，如儿童生长发育期、孕妇及缺铁性贫血等对铁的需求增加，小肠对铁的吸收也增加。维生素C、果糖等还原性物质能将Fe^{3+}还原为Fe^{2+}而促进铁的吸收；酸性环境使铁易于溶解为Fe^{2+}，因此胃酸可促进铁的吸收。胃大部切除或慢性萎缩性胃炎患者，因长期胃酸分泌不足而影响铁的吸收，可引起缺铁性贫血。食物中植酸和草酸等可与铁形成不溶性复合物。从而抑制铁的吸收。

铁吸收是一个主动过程。十二指肠和空肠的肠上皮细胞释放转铁蛋白（Transferrin）进入肠腔，与Fe^{2+}结合为复合物后，通过转铁蛋白受体介导的入胞方式进入细胞内；随后转铁蛋白在胞内释放出Fe^{2+}，重新分泌到肠腔中再利用；进入胞内的铁，一部分从细胞基底侧膜以主动转运形式进入血液，其余部分与胞内的铁蛋白（Ferritin）结合而暂时留在细胞内以防止铁被过量吸收（图6-20）。

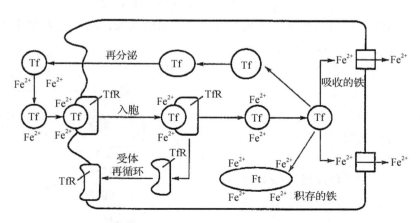

Tf—转铁蛋白   TfR—转铁蛋白受体   Ft—铁蛋白

图6-20   小肠上皮细胞吸收铁的机制

（三）糖的吸收

食物中的糖主要是低聚糖和多糖，必须在胃肠道中被彻底消化、分解为单糖才能被小肠上皮细胞吸收，为身体所利用。多糖进入消化道后先被唾液淀粉酶作用，以后受到胰淀粉酶作用形成α-糊精、麦芽丙糖和麦芽糖。这些多糖及双糖如乳糖和蔗糖，在小肠又进一步受到低聚糖酶水解而成单糖。低聚糖酶存在于上皮细胞的刷状缘部位，主要包括麦芽糖酶、异麦芽糖酶、乳糖酶和蔗糖酶，这些酶可使α-糊精、麦芽丙糖和麦芽糖水解为葡萄糖；使乳糖水解为半乳糖；使蔗糖水解为果糖和葡萄糖（图6-21）。被吸收的单糖主要是葡萄糖，约占总量的80%。糖的吸收部位主要在十二指肠和空肠上段。各种单糖吸收的速率不同，半乳糖和葡萄糖的吸收最快，果糖次之，甘露糖最慢。

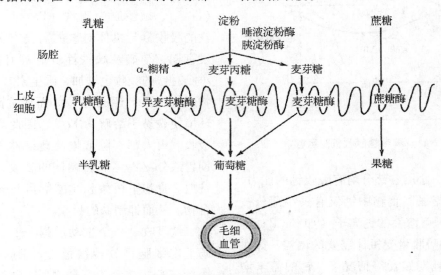

图6-21　糖的消化与吸收过程

葡萄糖的吸收是逆浓度差进行的主动转运过程，属于继发性主动转运，需要消耗能量。葡萄糖的吸收是与Na^+的吸收偶联进行的。在肠腔经Na^+-葡萄糖同向转运体进入肠黏膜上皮细胞内。进入细胞后Na^+由细胞膜上的钠泵主动转运，而葡萄糖经过载体易化扩散进入血液。钠泵在转运过程中，造成细胞内低Na^+，同时也为葡萄糖的转运间接提供能量。因此，葡萄糖与钠的吸收是偶联的，需要Na^+和钠泵参与。用毒毛花苷（Strophanthin，又称哇巴因）抑制钠泵后，葡萄糖的吸收也被抑制；而肠腔中的葡萄糖也易化Na^+的吸收，因此临床上治疗Na^+、水丢失的腹泻时，口服的NaCl溶液中常添加葡萄糖。

（四）蛋白质的吸收

食物中蛋白质吸收的形式是以氨基酸和寡肽的形式进入血液。吸收的主要部位是小肠。在十二指肠和空肠较快，回肠较慢。

食物蛋白质经胃蛋白酶和胰蛋白酶消化分解后，其产物包括自由氨基酸和寡肽。小肠黏膜上皮细胞纹状缘膜上存在水解寡肽的两组酶：膜肽酶及胞质肽酶，可将寡肽水解为自由氨基酸和二肽或三肽。肠腔内的氨基酸的吸收机制与葡萄糖相似。即与Na^+相偶联的继发性主动转运。但涉及的转运体较复杂，大多需要Na^+、K^+、Cl^-等参与，分别转运中性氨基酸、碱性氨基酸和酸性氨基酸（图6-22）。

目前认为，在小肠黏膜上皮细胞纹状缘上存

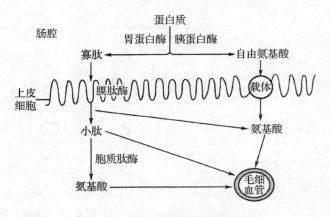

图6-22　蛋白质的消化与吸收过程

在二肽和三肽的 H^+ – 肽同向转运系统，可以顺浓度差将 H^+ 由肠腔向细胞内转运，同时逆浓度差将二肽和三肽转运至细胞内，进入细胞内的二肽、三肽可被胞内的二肽酶、三肽酶进一步水解为氨基酸，再经基底侧膜上氨基酸载体转运出细胞，进入血液循环。这一转运过程需要钠泵的活动维持 Na^+ 的跨膜势能，进而维持肠腔内和细胞内 H^+ 的浓度差，因此也是间接消耗能量的过程。

未经消化的蛋白质不能被吸收。若少量蛋白质通过入胞和出胞作用被小肠上皮细胞吸收入血液，不仅无营养作用，还可作为抗原引起过敏反应。

（五）脂类的吸收

脂肪吸收的主要形式是甘油、单酰甘油、脂肪酸和胆固醇。甘油溶于水，同单糖一起被吸收。其余形式均不溶于水，它们很快和胆盐结合形成水溶性的混合微胶粒，顺利通过肠黏膜上皮细胞表面的非流动性静水层而到达微绒毛上。其中，单酰甘油和脂肪酸通过细胞膜进入上皮细胞内，而胆盐则留在肠腔继续发挥作用。在上皮细胞内，长链脂肪酸（含 12 个碳原子以上）和单酰甘油重新合成为三酰甘油与细胞内的载脂蛋白形成乳糜微粒，以胞吐的方式进入淋巴（图6–23）。中、短链脂肪酸因能溶于水而以直接方式进入血液。

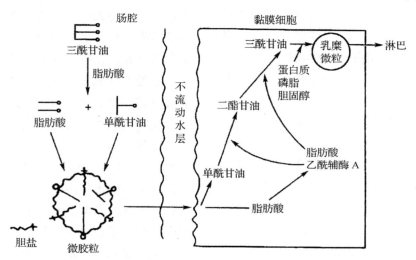

图6–23 小肠上皮细胞吸收脂肪的机制

胆固醇来自于食物和肝分泌的胆汁。食物中的胆固醇常为酯化形式不能被吸收，只有在胆固醇酯酶的作用下，水解为游离胆固醇才能被吸收。游离的胆固醇与胆盐结合成水溶性混合微胶粒，进入细胞后，胆固醇又被重新酯化，与载脂蛋白组成乳糜微粒，以胞吐的方式进入淋巴。

影响胆固醇吸收的因素很多。食物中胆固醇含量越多，吸收也越多，但有一定限度；食物中脂肪和脂肪酸能促进胆固醇吸收，若食物中缺乏脂肪，则胆固醇在胆盐微胶粒中很难溶解，使胆固醇几乎不能吸收；胆盐可与胆固醇形成混合微胶粒而促进其吸收；植物固醇如豆固醇、β – 谷固醇等可抑制胆固醇吸收；食物中纤维素、果胶、琼脂等易与胆盐形成复合物，可阻碍微胶粒形成，从而抑制胆固醇吸收等。

（六）维生素的吸收

大部分维生素在小肠上段被吸收，只有维生素 B_{12} 必须与内因子结合成复合物，才能在回肠被吸收。维生素可分为水溶性和脂溶性两大类，水溶性维生素主要以易化扩散方式被吸收，而脂溶性维生素 A、维生素 D、维生素 E、维生素 K 的吸收机制与脂肪吸收相似。

第四节 肝脏的生理

中医学"肝"的主要功能是"肝藏血"和"主疏泄"，其余如"肝主筋""其华在爪""肝开窍于目""肝受血而能视"等都是其主要功能的延伸。中医学的"肝"在"主疏泄"及"藏血"的功能方面，与现代医学的肝脏生理功能有相似之处。肝脏是人体内最大的腺体器官，参与机体的消化、代谢、排泄、解毒和免疫等许多过程，其中以代谢功能最为重要。

一、肝脏的功能特点

肝脏的许多功能与其血液循环特点和所含酶类密切相关。

1. 肝脏血流的特点 肝脏的血液供应极为丰富，成人肝血流量约占心输出量的 1/4。其血液有门静脉和肝动脉双重来源，两种血液在窦状隙内混合。进入肝脏的血流量为 1000～1200 mL/min，汇集来自腹腔内脏的血液，内含从胃肠道中吸收入血的大量营养物质，将在肝内代谢、储存或转运；门静脉血中的有害物质及微生物抗原性物质也将在肝内被解毒或清除。由肝动脉流入肝脏的血液约 800 mL/min，含有充足的氧，是肝脏耗氧的半数来源。门静脉和肝动脉的终支均流入肝血窦，肝血窦是肝小叶内血液流通的管道。正常情况肝血窦可储存一定量的血液，在机体失血时，可从窦内排出较多血液，以代偿循环血量的不足。《素问·五脏生成》曰："人卧血归于肝""肝藏盘，心行之，人动则血运于诸经，静则血归于肝脏"，说明"肝"具有储藏斑液和调节血量的生理功能。

2. 肝脏酶学的特点 肝是人体内含酶最丰富的器官，可见到几乎体内所有的酶类，因此，肝内各种代谢活动十分活跃。肝内酶蛋白含量约占肝总蛋白含量的 2/3，大致可分为 2 类：①肝内和肝外同时存在的酶，如磷酸化酶、碱性磷酸酶、组织蛋白酶、转氨酶、核酸酶和胆碱酯酶等；②仅在肝内存在的酶，如组氨酸酶、山梨醇脱氢酶、精氨酸酶、鸟氨酸氨基甲酰转移酶等。

二、肝脏的主要功能

（一）肝脏分泌胆汁的作用

肝细胞能够不断地生成胆汁酸和分泌胆汁。胆汁可促进脂肪在小肠内的消化和吸收。如胆汁缺乏，摄入的脂肪将有 40% 从粪便中丢失，且伴有脂溶性维生素吸收不良。

（二）肝脏对物质代谢的作用

几乎所有营养物质的代谢，都需要肝脏参与。

1. 糖代谢 单糖经小肠黏膜吸收后，由门静脉到达肝脏，在肝内转变为肝糖原而储存。成年人肝内约含 100 g 肝糖原，仅够禁食 24 小时内用。当血糖浓度超过正常时，葡萄糖合成糖原增加；当血糖浓度低于正常时，储存的肝糖原立刻分解为葡萄糖进入血液，以提高血糖水平。此外，许多非糖物质如蛋白质分解产物氨基酸、脂肪分解产物甘油等在肝内通过糖异生转变为糖，而葡萄糖也可在肝内转变为脂肪酸和某些氨基酸。

2. 蛋白质代谢 由消化道吸收的氨基酸通过肝脏时，仅约 20% 不经过任何化学反应而入体循环到达各组织，而大部分的氨基酸则在肝内进行蛋白质合成、脱氨、转氨等作用。

肝脏是合成血浆蛋白的主要场所，它是维持血浆胶体渗透压的主要成分，若血浆蛋白减少，可引起组织水肿。许多凝血因子的主要合成部位也是肝脏，如纤维蛋白原、凝血酶原等，肝病时可引起凝血时间延长和发生出血倾向。蛋白质氧化、脱氨作用也主要在肝内进行，脱氨后所生成的胺可转变为尿素由尿液排出，这对于维持机体内环境稳态有着重要意义。

3. 脂类代谢 肝脏是脂类代谢的主要场所和脂肪运输的枢纽。能够合成和储存各种脂类，部分供应自身需要，主要满足全身脏器的需求。饥饿时，储存的体脂先被运送到肝脏，然后进行分解，转化为机体可利用的能量。在肝内中性脂肪可水解为甘油和脂肪酸，此反应可被肝脂肪酶加速，甘油可通过糖代谢途径被利用，而脂肪酸完全氧化为二氧化碳和水。

（三）肝脏的解毒作用

肝脏是人体内主要的解毒器官。对机体的保护作用极为重要。有毒物质在肝脏经过氧化及结合反应等，使毒物转化为比较无毒的或溶解度大的物质，随胆汁或尿液排出体外。

胆红素是血红蛋白的分解产物。经过肝脏时能结合葡萄糖醛酸形成水溶性结合胆红素并分泌进入微胆管，由胆汁排出（图 6-24）。肠内细菌降解胆红素形成尿胆红素原，尿胆素原在肠中重吸收，部分从尿液中排泄。尿液的颜色取决于被

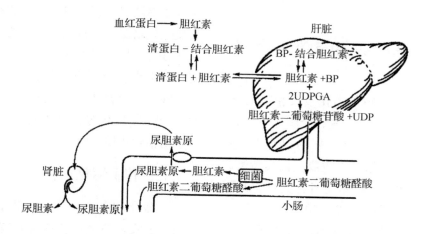

UDPGA—二磷酸尿苷葡萄糖醛酸　BP—结合蛋白　UDP—尿核苷氯喹

图6-24　胆红素的代谢过程示意

氧化的尿胆素原（尿胆素）。临床上常见肝脏不能清除血液中的胆红素，皮肤就会显现出特有的颜色称为黄疸。

　　肝脏解毒的方式有，①化学作用：通过氧化、还原、分解、结合和脱氨等作用，其中结合作用是一种重要方式。毒物在肝内与葡萄糖醛酸、硫酸、氨基酸等结合后变为无害物质，随尿排出。体内氨基酸脱氨和肠道内细菌分解含氮物质时所产生的氨，是有害的代谢产物，氨的解毒主要是在肝内合成尿素。随尿排出。当肝功能衰竭时血氨含量升高，可导致肝性脑病。②分泌作用：一些重金属如汞，以及来自肠道的细菌可由胆汁分泌排出。③蓄积作用：某些生物碱如士的宁和吗啡，可在肝脏蓄积，然后逐渐小量释放，以减少中毒程度。④吞噬作用：肝血窦的内皮层含有大量库普弗细胞（Kupffer Cell），具有很强的吞噬能力，能吞噬血液中的异物、细菌及其他颗粒。据估计，门静脉血液中的细菌有99%在经过肝血窦时被吞噬。

　　（四）肝脏对激素代谢的作用

　　肝脏是许多激素生物转化、灭活或排泄的重要场所。许多激素如雌激素、雄激素、甲状腺激素、胰岛素、肾上腺皮质激素等，在肝脏内经类似上述方法处理后被灭活、降解、随胆汁排泄。如某些肝病患者可因雌激素灭活障碍而在体内积蓄，引起性征改变；醛固酮和抗利尿激素灭活的障碍可引起钠和水在体内潴留。

三、肝脏的储备功能及肝脏的再生

　　成熟的肝细胞呈静息而又高度分化状态，具有强大的功能储备和再生能力。动物实验证明，当肝被切除70%～80%后，并不显示出明显生理功能紊乱，而且残余肝脏可生长至原有的重量和体积后停止，这称为肝脏的再生。肝脏再生机制目前尚不清楚，可能与肝脏内两种物质有关：一种能够刺激肝脏再生，引起DNA和蛋白质合成增加；另一种则抑制肝细胞再生。在被部分切除肝脏的大鼠，促进再生的作用较强，引起肝脏再生。但若肝受到不断的损伤，在肝细胞再生的同时，会产生大量结缔组织破坏其正常结构，从而导致肝硬化。

四、肝脏在免疫反应中的作用

　　肠黏膜因感染而受损伤时，致病性抗原物质便可穿过肠黏膜（为肠道免疫系统的第一道屏障）进入肠壁内毛细血管和淋巴管，因此，肠系膜淋巴结和肝脏便构成了肠道免疫系统的第二道防线。实验证明，来自肠道的大分子抗原可经淋巴结至肠系膜淋巴结，而小分子抗原则主要经过门静脉至肝脏。肝脏中的单核－巨噬细胞可吞噬这些抗原物质，经过处理的抗原物质可刺激机体的免疫反应。因此，健康的肝脏可发挥其免疫调节作用。

第五节　中医脏腑功能与消化生理

中医学有许多关于脏腑与消化吸收相关的著述，如《黄帝内经》曰："脾胃者，仓廪之官，五味出焉""小肠者，受盛之官，化物出焉""中焦……此所受气者，泌糟粕，蒸津液，化其精微，上注于肺脉，乃化而为血，以奉生身，莫贵于此""故水谷者，常并居于胃中，成糟粕而俱下于大肠，而成下焦，渗而俱下，济泌别汁，循下焦而渗入膀胱焉"。

"脾胃"的生理功能一体化，在"肝胆""大肠"和"小肠"等多脏腑共同参与下，完成现代医学的消化、吸收和物质代谢等生理活动。脏腑之间彼此密切联系，它们既相互制约又相互为用，相辅相成，共同维持生理活动的正常进行，在病理上亦相互影响。

一、胃主受纳腐熟

胃主受纳腐熟水谷，主通降，以通为和，以降为顺。

1. 受纳与腐熟的概念　"受纳"指胃具有接受和容纳水谷的作用；"腐熟"指胃对饮食物进行初步消化形成食糜的过程。胃的受纳功能不仅是其腐熟功能的基础，也是整个消化功能的基础。胃的受纳是依赖胃气的作用，只有胃腑通降，才能不断受纳饮食物，胃的通降包括饮食物经胃腐熟后的食糜下传入小肠，小肠将食物残渣下输于大肠，以及大肠传化糟粕的功能活动在内，相当于西医学胃、小肠和大肠的功能联系，以及回肠驱动食糜通过回盲括约肌至大肠，以及大肠的蠕动、粪便的形成和排便反射等。胃的通降是受纳的前提条件，胃失通降，不仅影响食欲，还因浊气上逆而发生口臭、脘腹胀满疼痛、恶心、呕吐等病证。

2. 受纳与腐熟的功能　胃主受纳和腐熟水谷功能是与脾运化功能密切配合，纳运协调完成的。脾气升则健，胃气降则和。脾助胃气消腐水谷，脾气不传，则胃中水谷不得消磨。脾胃合作，胃司受纳，脾司运化，才能使水谷化为精微，以化

生气血津液，供养全身，故脾胃合称为后天之本，气血生化之源。脾胃之气的升降相因，协调平衡，又是维持内脏位置相对恒定的重要因素。研究发现，脾虚患者出现胃的位置下移、运动异常、张力下降、排空延迟等改变；同时胃电节律发生异常、振幅高低不均和频率紊乱，经健脾补气方四君子汤治疗可明显改善。

二、脾主运化水谷

1. 运化的概念　"运"即转运输送；"化"即消化吸收。脾主运化指脾具有把饮食水谷化为水谷精微并转输至全身的生理功能，包括运化水谷精微和运化水液。

2. 运化的功能　脾的运化功能是以升清为主，即指脾对水谷精微等营养物质的吸收和上输于心、肺、头、目，通过心肺的作用化生为气血，营养全身。饮食入胃后，人体对饮食物的消化虽在胃和小肠内进行，但必须依靠脾的运化功能，才能将水谷化为精微，并依赖脾的转输与散精作用，才能把精微布散到周身。脾运化水谷的功能正常，称为"脾气健运"。此时，营养物质得到充分吸收与利用，全身脏腑才能得到充分的营养，以维持其正常的生理活动。正如食物在胃和小肠的机械、化学性消化的作用下，分解为可吸收小分子物质，小分子物质和水、无机盐被小肠黏膜吸收入血，运输到全身，供全身组织细胞利用。

3. 脾主运化的研究　完整的胃肠道形态结构是脾主运化功能得以正常进行的基础。动物实验及临床观察均发现脾虚时胃肠道黏膜、平滑肌及神经末梢等出现明显的损伤或增生，说明中医学"脾"的解剖定位一部分是胃肠道平滑肌、黏膜和神经等组织。脾虚患者胃液、胰液、小肠液等分泌出现不同程度地改变，唾液淀粉酶、胃酸、胃蛋白酶、胰淀粉酶、胰脂肪胰蛋白酶原、糜蛋白酶原、碳酸氢盐等分泌不足。因此认为，脾的运化功能可能包括了消化道多种消化腺体的分泌，尤其是胰腺的分泌。

三、肝主疏泄胆汁

在消化方面，肝主疏泄，分泌胆汁，胆附于肝，藏泄胆汁。肝胆功能相辅相成，协调合作，

同主疏泄，共同发挥协助脾胃消化的作用，促进食物的消化、吸收。

1. 肝主疏泄的概念与功能　肝主疏泄是指肝具有升发、舒畅、条达的生理特性和调畅人体全身气机的功能。肝主疏泄功能是指肝可协调脾的升清和胃的降浊之间的平衡，促进脾胃气机升降，保证胆汁的正常分泌和排泄，以助脾胃运化功能。

胆居六腑之首，与肝相连，互为表里。胆汁来源于肝，是肝之余气所化生，并在肝的疏泄作用下注入小肠，以助饮食物消化和吸收，是脾胃运化能够正常进行的重要条件。肝主疏泄与西医学中肝脏对糖类、脂肪和蛋白质代谢的作用相符。胆汁进入十二指肠，参与脂类物质的消化，消化道吸收的物质除脂质外全部经门静脉进入肝，在肝细胞内进行合成、分解、转化和储存。

2. 肝主疏泄消化生理的研究　实验发现，肝气郁滞时机体常出现明显的情绪变化，并伴有不同程度的交感 - 肾上腺髓质系统、下丘脑 - 腺垂体 - 肾上腺皮质轴、下丘脑 - 腺垂体 - 甲状腺轴等功能的亢进。肝气郁结患者由于各种因素而长期处于精神紧张状态，大脑皮质兴奋与抑制功能紊乱，主要是抑制功能减弱，影响下丘脑活动而表现为交感神经活动增强或副交感神经活动降低，引起消化道蠕动减弱、肠壁紧张性降低、消化液分泌减少以及食物在消化道滞留、发酵等症状。说明肝主疏泄对消化功能的影响是通过高位中枢的活动调控的。

四、小肠主受盛化物

小肠的主要生理功能是受盛化物和泌别清浊。受盛即接受，以器盛物之意；化物即化生精微之意。小肠接受由胃初步消化的食物，并对其作进一步消化，将水谷化为精微。《素问·灵兰秘典论》曰："小肠者，受盛之官，化物出焉"。小肠功能异常，可导致消化吸收障碍，表现为腹胀、便溏等。小肠主泌别清浊是指小肠将胃下降的食糜进一步消化，分清别浊成水谷精微和食物残渣，并将水谷精微（清）吸收，将食物残渣（浊）向大肠输送。同时，小肠吸收大量的水液，而无用水液则渗入膀胱排出体外。因而，小肠的泌别清浊功能，还与大小便的质与量有关。小肠的受盛化物和泌别清浊，是人体整个消化吸收过程的重要阶段，并强调其与脾胃的纳运功能的关系，故临床上对小肠的功能失常多从脾胃论治。

五、大肠主传化糟粕

大肠接受经过小肠泌别清浊后所剩下的食物残渣，将其中多余的水分吸收，使食物残渣形成粪便，经肛门而排出体外。大肠的这一功能是胃的降浊功能的延伸，如大肠传导失常，可出现大便质、量以及次数的异常变化，如大便秘结或泄泻、里急后重、下痢脓血等。大肠吸收水分，参与调节体内水液代谢的功能，即"大肠主津"。若此功能失常，则可见便秘或肠鸣、腹痛、腹泻等症。

肺与大肠相表里，主要体现在肺气的肃降与大肠传导功能之间的相互依存；大肠传导功能正常。则有助于肺气的肃降，肺气清肃下行，气机调畅，津液布散，则可促进大肠传导下行。临床研究发现。大部分支气管哮喘发作、肺气肿、慢性阻塞性肺疾病的患者出现大便异常，而且大便秘结者居多，归属于肺气的宣发、肃降和通调功能的失常所造成腑气不通等病证。同时血浆中胃动素、促胃液素、血管活性肠肽的含量明显降低。因而推测，肺对大肠的宣发而濡润、肃降而传导、通调而燥化等，与刺激大肠组织分泌和释放的脑 - 肠肽等物质有关。其途径与肺组织所释放的血管紧张素、血栓素 B_2 和前列腺素 F 等物质作用于大肠并影响其运动和分泌功能有关；或者是呼吸方式的改变通过肺牵张反射影响神经中枢的兴奋性，进而通过自主神经系统来调节包括大肠在内的消化系统功能。

（邵圆愿　徐颖婕）

第七章

能量代谢和体温

第一节 能量代谢

新陈代谢是生命活动的基本特征之一，新陈代谢包括合成代谢和分解代谢。糖、脂肪、蛋白质三种营养物质，经消化吸收后在体内进行合成和分解代谢。在分解代谢过程中，营养物质蕴藏的化学能便释放出来，这些化学能经过转化，便成了机体各种生命活动的能源；而在合成代谢过程中，需要供给能量。通常把生物机体内物质代谢过程中所伴随发生的能量释放、转移、储存和利用称为能量代谢（Energy Metabolism）。

中医没有能量代谢这个名词，但此概念早有描述。《灵枢·营气》曰："营气之道，内谷为宝，谷入于胃，乃传之肺，流溢于中，布散于外，精专者，行于经隧，常营无已。"《灵枢·脉度》曰："其流溢之气，内溉脏腑，外濡腠理。"这些论述概括了水谷精微的输布、滋润脏腑，温煦肌肤腠理的作用。

一、机体能量的来源和转化

（一）能量的来源

人体不能直接利用太阳的光能，唯一能够利用的能量是来源于食物中的糖、脂肪和蛋白质。食物中的这三类物质在消化道内经机械性和化学性的消化方式被分解成小分子物质后吸收入血。经代谢过程参与机体组织细胞的成分构成，同时

为生命活动提供必需的能量。

1. **糖**（Carbohydrate） 是人体最重要的能源物质。人体生命活动所需能量的 50% ~ 70% 由糖类物质氧化分解提供。经消化吸收进入血液的单糖主要是葡萄糖（Glucose），血液中的葡萄糖称为血糖。可被组织细胞摄取利用。1 mol 葡萄糖在细胞内完全氧化时所释放的能量可合成 38 mol ATP；缺氧时，葡萄糖进行无氧酵解，此时 1 mol 葡萄糖只能合成 2 molATP。体内的葡萄糖也可以肝糖原和肌糖原的形式储存于肝脏和肌肉中。肝糖原的作用是维持血糖浓度相对稳定，而血糖浓度的相对稳定对完全依赖葡萄糖有氧氧化供能的脑组织是至关重要的。低血糖时，可引起脑功能障碍，出现头晕，严重时可发生抽搐甚至昏迷。肌糖原是骨骼肌随时可以动用的储备能源，用来满足骨骼肌紧急情况下的需要。

2. **脂肪**（Fat） 也称三酰甘油（Triglyceride），是机体内重要的储能和供能物质。一般情况下，人体所需能量的 30% ~ 40% 来自体内脂肪。脂肪主要来自食物，也可在体内由糖或氨基酸转化而成。每克脂肪在体内氧化所释放的能量约为糖的两倍。通常脂肪的氧化分解提供的能量不超过机体消耗总能量的 30%。但在饥饿时，由于大量糖原被消耗，机体则主要动用体内的脂肪氧化供能。储存的脂肪所提供的能量可供机体使用多达 10 天至 2 个月。

3. **蛋白质**（Protein） 基本组成单位是氨基酸。不论是由肠道吸收的氨基酸，还是由机体组

织蛋白质分解所产生的氨基酸，都主要用于重新合成蛋白质，以实现组织的自我更新，或用于合成酶、激素等生物活性物质，并不作为主要的供能物质。只有在某些特殊情况下，如长期不能进食或能量消耗量极大时，体内的糖原和储存的脂肪大量消耗，能量极度缺乏时，机体才开始分解蛋白质，依靠氨基酸供能，以维持基本的生理活动。

（二）机体能量的转化与利用

三大能源物质在氧化过程中，所蕴含的化学能95%可在体内释放、转化和利用。释放的全部能量中，50%以上转化为热能。其余部分以化学能的形式储存在于腺苷三磷酸（Adenosine Triphosphate，ATP）等高能化合物的高能磷酸键中，1 mol分子ATP断裂一个高能磷酸键生成二磷酸腺苷（Adenosine Diphosphate，ADP）时，可产生30.5 kJ的能量（标准状态下）或50.16 kJ的能量（体温状态下）。如果ATP同时断裂两个高能磷酸键则生成一磷酸腺苷（Adenosine Monophosphate，

AMP），产生的能量更多。供给机体完成各种生理功能需要，如肌肉的收缩和舒张、生物活性物质的合成、物质跨膜转运、神经冲动传导、腺体的分泌和神经递质的释放等。所以，ATP既是体内直接的供能物质，又是体内能量储存的重要形式。ATP分解所释放的能量被细胞利用后，其绝大部分最终转化为热能。只有骨骼肌运动时，有15%~20%的能量转化为机械外功。其余也都转化为热能而散发于体外。ATP在体内能量释放、转移、储存和利用中起着关键性作用，当体内能量过剩时，ATP还可将高能磷酸键转移给肌酸，生成磷酸肌酸（Creatine Phosphate，CP），磷酸肌酸在肌肉组织中含量丰富，是机体能量的另一种储存形式。当机体消耗ATP过多导致ADP含量增多时，磷酸肌酸便将高能磷酸键转移给ADP生成ATP，从而使ATP的含量满足机体生理活动的需求。机体能量的来源、释放、转移、储存和利用之间的关系如图7-1所示。

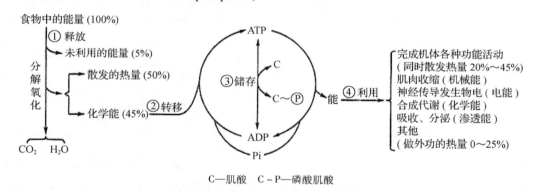

C—肌酸　C~P—磷酸肌酸

图7-1　体内能量的释放、转移、储存和利用示意

人体的能量平衡是指机体的能量摄入与能量消耗之间的平衡。如果能量代谢的收支平衡，体重可保持相对稳定；如果饥饿或是能源物质摄取不足，则因体内能源物质消耗过多而出现消瘦；反之，如果能源物质的摄取多于消耗，多余的能量则转变为脂肪，机体脂肪组织增多，体重增加。若脂肪组织的量过多，则引起肥胖。临床上常用体重指数（Body Mass Index，BMI）、腰围和腰臀比作为检测肥胖的指标。BMI=体重（kg）/［身高（m）］^{2}。在我国体重指数24为超重界限，28为肥胖界限。腰围和腰臀比反映了脂肪总量和脂肪分布的情况。所以人们要根据自身实际状况，调整

能量的摄入和消耗量，以维持机体的能量平衡。

二、能量代谢的测定

能源物质、气体和能量三者之间有着密切的关系。某种特定的能源物质当其氧化分解时总会消耗一定量的氧，产生一定量的二氧化碳，同时释放出一定量的能量，利用这三者之间的关系就可以进行能量代谢的测定和计算。

（一）与能量代谢测定有关的几个概念

1. 食物的热价　1 g某种食物氧化时所释放的能量，称为这种食物的热价（Thermal Equivalent of Food）。食物的热价通常用焦耳（J）作计量单位。

食物的热价分为物理热价和生物热价。前者是指食物在体外燃烧时释放的能量，后者则指食物在体内氧化时所产生的能量。糖和脂肪在体内可以彻底氧化成 CO_2 和 H_2O，故物理热价和生物热价相等。蛋白质在体内不能彻底氧化，有一部分包含在尿素、尿酸和肌酐等分子中的能量从尿中排出，还有很少量含氮产物随粪便排出，因此，蛋白质的物理热价大于生物热价（表7-1）。

2. 食物的氧热价　某种食物氧化时消耗 1 L 氧所产生的热量，称为该食物的氧热价（Thermal Equivalent Oxygen）。氧热价反映了某种物质氧化时的耗氧量和产热量之间的关系。由于不同营养物质分子结构中所含的碳、氢及氧等元素的比例不同，所以，它们的氧热价也各不相同（表7-1）。

3. 呼吸商　某种营养物质在体内氧化时，需要消耗 O_2，并产生 CO_2。一定时间内机体的 CO_2 产生量与耗 O_2 量的比值，称为呼吸商（Respiratory Quotient，RQ）。测算呼吸商时，严格来讲应该以

CO_2 和 O_2 的摩尔数来表示，但由于在同一温度和气压条件下，摩尔数相同的不同气体的容积是相等的，所以通常可以用 CO_2 和 O_2 的容积数（mL 或 L）来计算呼吸商。即 $RQ = CO_2$ 产生量（mL）÷ O_2 消耗量（mL）。葡萄糖氧化时，产生的 CO_2 量与消耗的 O_2 量是相等的，所以糖氧化时的呼吸商等于 1.00，蛋白质和脂肪氧化时的呼吸商分别为 0.8 和 0.71。脂肪的呼吸商较小，是因为脂肪分子结构中氧的含量远较碳和氢少，氧化时需要消耗更多氧的缘故。

一般认为，呼吸商能够反映某一特定时间内机体氧化营养物质的种类和比例。如果某人的呼吸商接近于 1.00，说明此人在这段时间内所利用的能量主要来自糖的氧化；若呼吸商接近于 0.71，表明机体能量主要来自脂肪的分解。糖尿病患者因葡萄糖的利用发生障碍，机体主要依靠脂肪氧化供能，其呼吸商接近 0.71。正常人食入混合食物时，呼吸商常在 0.85 左右。

表 7-1　糖、脂肪和蛋白质氧化时的热价、氧热价和呼吸商

营养物质	热价/J		耗氧量/(L/g)	CO_2 产量/(L/g)	氧热价/(kJ/L)	呼吸商/RQ
	物理热价	生物热价				
糖	17.2	17.2	0.83	0.83	21.1	1.00
脂肪	39.8	39.8	2.03	1.43	19.6	0.71
蛋白质	23.4	18.0	0.95	0.76	18.9	0.80

4. 非蛋白呼吸商　一般情况下，体内能量主要来自糖和脂肪的氧化，蛋白质的代谢量可以忽略不计。由糖和脂肪氧化时产生的 CO_2 量和消耗的 O_2 量的比值称为非蛋白呼吸商（Non Protein Respiratory Quotient，NPRQ）。非蛋白呼吸商与氧热价之间有一定的比例关系（表7-2）。已知非蛋白呼吸商，就可从表中查找氧热价，用氧热价乘以耗 O_2 量即可得到非蛋白质代谢的产热量，再加上蛋白质分解的产热量。最终就可得出机体总产热量。

（二）能量代谢测定原理与方法

机体的能量代谢遵循能量守恒定律，即所有形式的能量包括动能、热能、电能、化学能等，由一种形式转化为另一种形式的过程中，它既不增加，也不减少。因此，在机体能量代谢过程中，

由营养物质氧化所释放的能量应等于机体散发的热能与骨骼肌所做外功之和。若没有外力做功，机体所产生的能量最终应全部以热的形式散发于体外。因此，测定机体一定时间内所散发的热量就可以反映机体在同一时间内所消耗的能量。

测定整个机体在单位时间内能量代谢的水平有直接测热法、间接测热法和简化测定法 3 种。①直接测热法由于仪器复杂，使用不便，因而极少应用。②间接测热法是利用机体内产生的热量，进而计算能量代谢水平。③简化测定法是利用测得的一定时间内的耗 O_2 量和 CO_2 产生量，求出混合呼吸商，可将蛋白质代谢的呼吸商忽略不计，把该混合呼吸商值认为是非蛋白呼吸商，然后根据表7-2查出对应的氧热价，用耗 O_2 量乘以氧热价，便得出该时间内的产热量。

表7-2 非蛋白呼吸商和氧热价

非蛋白呼吸商	氧化百分比/%		氧热价/(kJ/L)	非蛋白呼吸商	氧化百分比/%		氧热价/(kJ/L)
	糖	脂肪			糖	脂肪	
0.707	0.00	100.00	19.62	0.86	54.10	45.90	20.41
0.71	1.10	98.90	19.64	0.88	60.80	39.20	20.51
0.73	8.40	91.60	19.74	0.90	67.50	32.50	20.61
0.75	15.60	84.40	19.84	0.92	74.10	25.90	20.71
0.77	22.80	77.20	19.95	0.94	80.70	19.30	20.82
0.79	29.00	70.10	20.05	0.96	87.20	12.80	20.93
0.80	33.40	66.60	20.10	0.98	93.60	6.37	21.03
0.82	40.30	59.70	20.20	1.00	100.00	0.00	21.13
0.84	47.20	52.80	20.31				

三、影响能量代谢的主要因素

影响能量代谢的主要因素有肌肉运动、精神活动、食物的特殊动力效应以及环境温度等。

（一）肌肉活动

人体肌肉约占体重的40%~50%，肌肉运动对能量代谢的影响最为显著。机体任何轻微的运动都可提高能量代谢率。在肌肉中参与氧化的能量物质主要是葡萄糖和游离脂肪酸，这必然导致机体的耗 O_2 量显著增加，能量代谢率大大提高。机体耗 O_2 量的增加与肌肉活动的强度成正比关系，机体持续运动或劳动时的耗 O_2 量可达安静时的10~20倍。肌肉活动的强度也称为劳动强度，通常用单位时间内机体的产热量来表示。表7-3所示为机体在不同强度劳动或运动时能量代谢率的变化情况。

表7-3 机体不同状态下的能量代谢率

肌肉活动形式	平均产热量 [kJ/(m²·min)]	肌肉活动形式	平均产热量 [kJ/(m²·min)]
静卧	2.73	扫地	11.37
开会	3.40	打排球	17.50
擦玻璃窗	8.30	打篮球	24.22
洗衣	9.89	踢足球	24.98

（二）精神活动

脑组织的代谢水平很高，耗 O_2 量多。安静状态下，脑组织的耗氧量约3.5 mL/min，相当于安静时等量肌肉组织耗氧量的20倍。人在平静状态下思考问题时，能量代谢受到的影响并不大，产热量增加一般不超过4%。但在精神处于紧张状态，如烦恼、恐惧和情绪激动时，产热量可显著增加，能量代谢率明显增高，这是由于此时无意识的肌紧张增强以及促进机体代谢的激素，如甲状腺激素、肾上腺素和生长素等的释放增多所致。

（三）食物的特殊动力效应

人在进食后一段时间内（从进食后1小时开始，延续7~8小时），虽然处于安静状态，但所产生的热量却要比进食前增加。这种进食能使机体产生额外能量消耗的现象称为食物的特殊动力效应（Specific Dynamic Effect of Foods）。如进食含100 kJ热量的蛋白质，在进食后的一段时间内，机体的产热量将比进食前增加30 kJ，即总产热量为130 kJ，蛋白质的特殊动力效应约为30%；进食糖和脂肪的特殊动力效应相对较低，分别为6%和4%。这一现象提示，在计算所需能量摄入量时，应考虑到该效应所引起的能量的额外消耗从而给予相应补充。

（四）环境温度

人体（裸体或只穿单衣）安静时并处在 20 ~ 30℃的环境中的能量代谢最为稳定。当环境温度低于 20℃时，由于寒冷刺激，使肌肉紧张性增强并反射性引起寒战，代谢率提高；当环境温度高于 30℃，体内化学反应速度增加，发汗功能旺盛、呼吸和循环功能增强等，代谢率也将增加。

四、基础代谢

（一）基础代谢的概念

基础代谢（Basal Metabolism）是指人体在基础状态下的能量代谢。基础代谢率（Basal Metabolism Rate，BMR）是指基础状态下单位时间内的能量代谢。所谓基础状态，是指满足以下条件的一种状态：清晨、清醒、静卧，未作肌肉活动；前夜睡眠良好，测定时无精神紧张；测定前至少禁食 12 小时；室温保持在 20 ~ 25℃。在这种状态下，体内能量的消耗只用于维持一些基本的生命活动，能量代谢比较稳定。BMR 比一般安静时的代谢率要低些，但并不是最低的，因为熟睡时的代谢率更低（比安静时低 8% ~ 10%，但做梦时可增高）。健康人的 BMR 是相当稳定的。

（二）基础代谢率的测定及其变化

通常采用间接测热法测定基础代谢率，即只

测单位时间内的耗氧量，将呼吸商定为 0.82，氧热价为 20.20 kJ/L 来计算产热量，然后将产热量除以体表面积，即为 BMR，以 kJ/（m² · h）来表示。在实际工作中，常用 BMR 的相对数值表示：

$$BMR = \frac{实际测得值 - 正常平均值}{正常平均值} \times 100\%$$

由表 7-4 可见，BMR 随着性别、年龄等不同而有生理变动。年龄段相同时，男子的 BMR 比女子高，幼年比成年高。总趋势为年龄越大，BMR 越低。但是，同一个体的 BMR，只要测定时严格按照规定的条件，重复测定的结果都基本相同。判定某受试者被测得的 BMR 是否正常，是将其 BMR 与所对应的正常平均值相比较，算出实测值与正常平均值相差的百分比，若相差值在 ±10% ~ ±15% 以内属于正常。当相差超过 ±20% 时，则可能有病理变化，如甲状腺功能亢进时 BMR 可高出正常值 25% ~ 80%；甲状腺功能减退时，BMR 可比正常值低 20% ~ 40%。发热时，BMR 升高，一般体温升高 1℃，BMR 约升高 13%；糖尿病、红细胞增多症、白血病以及伴有呼吸困难的心脏病等，也常伴有 BMR 的升高；当机体处于病理性饥饿、肿瘤或营养不良性疾病时，BMR 降低；其他如肾上腺皮质或脑垂体的功能低下时，BMR 也降低。因此，BMR 的测定可作为临床辅助诊断手段之一。

表 7-4 我国人体正常的基础代谢率平均值

年龄/岁	11 ~ 15	16 ~ 17	18 ~ 19	20 ~ 30	31 ~ 40	41 ~ 50	51 以上
男性 [kJ/（m² · h）]	195.5	193.4	166.2	157.8	158.6	154.0	149.0
女性 [kJ/（m² · h）]	172.5	181.7	154.0	146.5	146.9	142.4	138.6

第二节 体温及其调节

在机体的生命活动中，包含许多复杂的由各种酶催化的生物化学反应，体温过高或过低都将使酶的活性改变，从而影响体内生物化学反应的正常进行，严重者可导致机体死亡。因此，维持体温的相对恒定。是人和一切高等动物进行新陈代谢和正常生命活动所必需的。

一、人体正常体温及其生理变动

（一）表层温度与深部温度

机体各部位的温度并不相同，可分为表层温度和深部温度两个部分。表层温度（Shell Temperature）包括皮肤、皮下组织和肌肉等部位的温度。其中，最外层皮肤表面的温度为皮肤温度。表层温度比深部温度低，并且易受环境温度、血液供应量、衣着和散热量的影响。一般手、足部的皮肤温度较低，额部较高，躯干居中，四肢末梢温度最低。皮肤温度与局部血流量有密切关系，凡是能影响皮肤血管舒缩的因素（如环境温度变化或精神紧张等）都能改变皮肤的温度。深部温度（Core Temperature）是指心、肺、脑和腹腔内脏等机体深部组织器官的温度。深部温度较高并相对稳定。尽管各器官代谢水平不同，它们的温度也略有差异，但不超过1℃。安静时肝代谢最活跃，温度最高约为38℃，脑组织产热量较多，温度也接近此值；其次是心脏和消化腺；直肠温度更低些。在不同环境中，深部温度和表层温度的分布区域会发生比例改变。在较寒冷的环境中，深部温度分布区域缩小，主要集中在头部与胸腹内脏，而且表层与深部之间存在明显的温度梯度。在炎热环境中，深部温度可扩展到四肢（图7-2）。

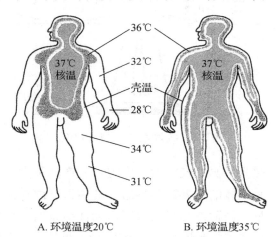

A. 环境温度20℃　　B. 环境温度35℃

图7-2　不同环境下人体体温分布

一般所说的体温（Body Temperature）是指机体深部的平均温度，但机体深部温度不易测量，所以临床上通常用下列部位的温度来代表机体的深部温度，常用的方法有：直肠测量、口腔测量、腋窝测量、鼓膜测量和食道测量等。相应部位温度的正常值见表7-5。测量直肠温度时应将温度计插入直肠6 cm以上，才能比较接近深部温度。口腔温度的特点是测量方便，所测数值较准确，但不适用于不配合的患者，如哭闹或躁狂的患者，还要注意经口呼吸及进食冷热食物的影响。腋窝温度不能代表深部温度，所以测量时应要求被测者将上臂紧贴胸廓，测量时间要持续10分钟左

右，且腋窝要保持干燥，才能使腋下温度接近于深部温度。此外，鼓膜及周围组织接近下丘脑体温调节中枢，鼓膜下部和下丘脑同属颈内动脉供血，可选用鼓膜或其附近的温度代表脑组织的温度。

表7-5　健康人不同部位体温

部位	正常范围/℃
腋窝	36.0～37.4
口腔	36.7～37.7
直肠	36.9～37.9
鼓膜	36.8～37.5

（二）人体正常体温的生理变动

在生理情况下，体温可随昼夜、年龄、性别、环境温度、精神紧张和体力活动等因素的影响而发生变化（图7-3）。但这些因素引起的体温变化幅度一般不超过1℃。

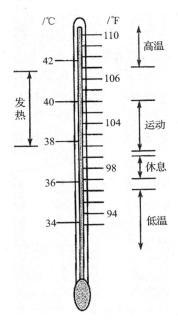

图7-3　体温的变动

1. 昼夜变化　人体体温在一昼夜之中呈周期性波动，清晨2～6时体温最低，午后1～6时最高，波动幅值一般不超过1℃。体温的这种昼夜周期性波动称为昼夜规律（Circadian Rhythm）或日节律。研究表明，体温的昼夜节律以及体内多种生物节律现象可能受下丘脑视交叉上核的控制。体温的昼夜周期与地球自转周期是相吻合的。

2. 性别影响　虽然成年女性的代谢率比同年

龄的男性低 10% ~ 15% ，但女性的体温平均比男子高 0.3℃ ，这可能与女性的皮下脂肪较多，出汗　　少，散热能力差有关。而且女性的基础体温随月经周期而变动（图 7-4）。

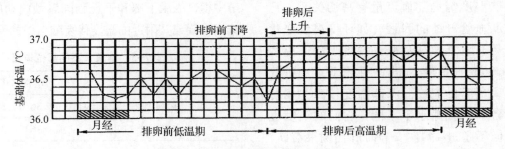

图 7-4　月经周期中基础体温的变化

在排卵前体温较低，排卵即时最低，排卵后体温升高 0.3 ~ 0.6℃ ，这种体温升高一直持续至下次月经开始。这种现象可能与血中孕激素及其代谢产物有关。临床上可通过连续测定基础体温，以确定排卵日期和月经周期中有无排卵。妊娠期的体温稍高于正常。

3. 年龄影响　一般来说，儿童的体温较高，老年人活动减少，基础代谢率低，其体温低于健康成人。新生儿特别是早产儿，由于体温调节机制发育还不完善，调节体温的能力较差，体温容易受环境温度的影响而变动，所以对新生儿应加强保温护理。

4. 肌肉活动　肌肉活动时机体代谢增强，产热量明显增加，可导致机体体温升高。在剧烈肌肉活动时，体温可升高 1 ~ 2℃ 。所以，在测量体温时先让受试者休息一定的时间，以排除肌肉活动对体温的影响。

5. 其他因素　进食、情绪激动、精神紧张和环境温度的变化等对体温都有影响，在测量体温时，应考虑到这些因素。此外，麻醉药物可通过抑制体温调节中枢的活动、扩张皮肤血管以及增加机体散热而使体温下降，故应注意手术麻醉时和术后患者的保温。

二、机体的产热与散热

在体温调节机制的控制下，人的体温维持在 37℃ 左右，这是机体的产热与散热两个生理过程取得动态平衡，即体热平衡的结果（图 7-5）。

（一）产热过程

1. 主要产热器官　机体任何器官组织的代谢活动都会产热，不同的器官组织因代谢水平不同

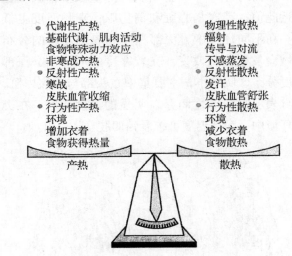

图 7-5　机体的产热与散热平衡

而产热量各异。安静时，内脏器官产热量大且稳定，是机体的主要产热器官。其中以肝内代谢最为旺盛，因而产热量最大。运动或劳动时，骨骼肌则成为主要产热器官（表 7-6）。虽然在安静状态下每块骨骼肌的产热量并不很大，但由于骨骼肌的总重量占全身体重的 40% 左右，因而具有巨大的产热潜力。骨骼肌的紧张度稍有增强，产热量即可发生明显的改变，在剧烈运动时，产热量可为安静时的数十倍。

表 7-6　几种组织器官在不同状态下的产热量

器官组织	占体重的百分比/%	产热量（占总产热量,%）	
		安静状态	劳动或运动
脑	2.5	16	1
内脏(肝脏)	34.0	56	8
肌肉及皮肤	56.0	18	90
其他	7.5	10	1

2. 产热的形式　机体的产热形式有多种，如基础代谢产热、运动产热、食物的特殊动力效应产热、寒战产热（Shivering Themogenesis）和非寒战产热（Non-Shivering Thermogenesis）等。当机体安静并处于寒冷环境之中时，主要依靠寒战产热和非寒战产热方式增加产热量。

（1）寒战产热，寒战是指寒冷环境中骨骼肌发生不随意地节律性收缩，其节律为 9~11 次/min。寒战时由于是屈肌和伸肌同时收缩，基本上不做外功，所消耗的能量全部转变为热量，因而产热量很高，代谢率可增加 4~5 倍，有利于维持寒冷环境下的体热平衡。

（2）非寒战产热，又称代谢产热，是一种通过提高组织代谢率来增加产热的形式。体内非寒战产热最强的组织是褐色脂肪组织（Brown Fat Tissue），褐色脂肪组织的细胞线粒体内膜上存在解偶联蛋白（Uncoupling Protein，UCP），UCP 可解除氧化磷酸化和 ATP 合成之间的偶联，使代谢反应中释放的能量不能合成 ATP，而直接转化为热量散发。人类的褐色脂肪组织只存在于新生儿体内。由于新生儿体温调节机制不完善，不能发生寒战，所以非寒战产热对新生儿具有重要的生理意义。

3. 产热活动的调节

（1）体液调节：甲状腺激素是调节产热最重要的体液因素。在寒冷环境中数周，体内甲状腺激素分泌量可增加两倍以上，代谢率增加 20%~30%。甲状腺激素调节特点是作用缓慢，但持续时间长。肾上腺素、去甲肾上腺素、生长激素等也调节产热，特点是起效较快，维持时间较短。

（2）神经调节：寒冷刺激可引起位于下丘脑后部的寒战中枢兴奋，经下行通路引起寒战，增加产热。寒冷刺激也可兴奋交感神经系统，增强交感-肾上腺髓质系统的活动，使肾上腺素、去甲肾上腺素分泌增多，刺激产热。寒冷促使甲状腺激素释放也是通过神经系统完成的。

（二）散热过程

1. 散热部位　人体的主要散热部位是皮肤。此外，也可通过呼吸道、泌尿道、消化道等部位向外界散发热量。机体深部的热量可以通过热传导和血液循环的方式到达皮肤，但以后者为主。

传递到皮肤的热量，通过辐射、传导、对流和蒸发等方式散发到外界环境（图7-6）。

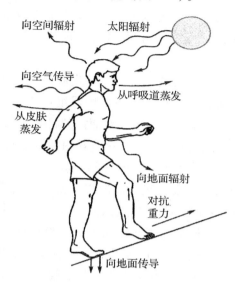

图 7-6　机体与环境的能量交换

2. 散热方式

（1）辐射散热：体热以热射线（电磁波）的形式传给外界较冷物体的散热方式称为辐射散热（Thermal Radiation）。辐射散热量的多少主要取决于皮肤与周围环境的温度差；其次取决于机体的有效散热面积，有效散热面积越大，散热量也就越多。由于四肢面积较大，因而在辐射散热中起重要作用。当人体安静且处于气温较低的环境中时，辐射是散热的主要形式。

（2）传导散热：机体将热量直接传给与体表相接触的较冷物体的散热方式称为传到散热（Thermal Conduction）。传导散热需要物质媒介，其传导速度取决于媒介物质的导热性和温度差（体表与所接触物体之间的温差）。温差越大和（或）媒介物的导热性越高，热的散发越快。空气的导热性很小。棉衣之所以能御寒就是因为棉花中包含大量空气，使体热不易因传导而散失。人体的脂肪是不良导热体，肥胖的人由深部传导到皮肤的热量要少，在炎热的天气里就特别容易出汗。水的导热度较大，临床上用冰帽、冰袋给高热患者降温，就是利用这个道理。

（3）对流散热：通过气体流动来交换热量的散热方式称为对流散热（Thermal Convection）。人体周围总是围绕着一薄层同皮肤接触的空气，人体的热量传给这一层空气，由于空气不断流动便将体热散发到空间。对流是传导散热的一种特殊形式。对流散热量的多少，受风速影响极大。风速越大，对流散热量也越多；反之，散热量就越少。

上述三种散热方式均是在皮肤温度高于环境温度的前提下进行的。当环境温度等于或高于皮肤温度时，辐射、传导及对流散热都将失去作用，此时，蒸发将成为机体唯一有效的散热方式。

（4）蒸发散热：蒸发（Evaporation）是指体表的水分汽化时吸收热量而散发体热的一种散热方式。水、乙醇、乙醚等液体在汽化时要吸收周围的热。如若它们是附着在皮肤上，就吸收皮肤的热，于是起到散热的作用。热空气的对流无助于传导散热，但能起加速蒸发的作用。蒸发散热是一种很有效的散热途径，体表每蒸发 1 g 水分，可带走 2.43 kJ 的热量。当环境温度等于或高于皮肤温度时，辐射、传导和对流三种散热对机体不再有用，蒸发成为皮肤唯一有效的散热形式。患有无汗症的人，在热环境中，由于不能借助于汗液蒸发散热。因而极易发生中暑。临床上用乙醇给高热患者擦浴，增加蒸发散热，以达到降温的目的。人体蒸发散热又表现为不感蒸发和发汗两种形式。

1）不感蒸发（Insensible Perspiration）是指体内的水分直接透出皮肤和呼吸道黏膜，在未形成明显的水滴之前就蒸发掉的一种散热方式。其中皮肤的水分蒸发又称为不显汗，即这种水分蒸发不为人们所觉察，与汗腺的活动无关，即使在低温环境中也可发生。在 30℃ 以下的环境中，人体每天的不感蒸发量较为恒定，一般为 1000 mL 左右，其中通过皮肤蒸发的水分为 600～800 mL，通过呼吸道黏膜蒸发的水分为 200～400 mL。临床上给患者补液时，也应将不感蒸发的水分计算在内。婴幼儿不感蒸发的速率比成人高，机体缺水时，婴幼儿更容易发生脱水。

2）发汗（Sweating）是通过汗腺主动分泌汗液的过程。汗液蒸发可有效地带走热量。因为发汗是可以感觉到的，所以又称为可感蒸发（Sensible Evaporation）。人在安静状态下，当环境温度达到 30℃ 左右时，机体便开始发汗；如果空气湿度大，气温达 25℃ 便可发汗；劳动或运动时，由于

产热量增加，虽然环境温度低于 20℃ 也可发汗。

正常情况下，汗液中的水分占 99% 以上，固体成分不到 1%。固体成分中，大部分为 NaCl，也有少量 KCl、尿素、乳酸等。汗腺刚分泌的汗液与血浆是等渗的，在汗液经汗腺导管流向体表时，由于汗腺管受醛固酮的调节，其中一部分 NaCl 被导管细胞重吸收，使得最后排出的汗液是低渗的。因此，当机体大量发汗时会导致血浆晶体渗透压升高，造成高渗性脱水。但是当发汗速度过快时，汗腺管不能充分吸收 NaCl，可使排出汗液的 NaCl 浓度增高。这时如不注意及时补充大量丢失的水分和 NaCl，就会引起电解质紊乱，重者可影响神经肌肉组织的兴奋性。

3. 散热的调节

（1）发汗的调节：发汗是重要的体温调节反应之一。人体有大汗腺和小汗腺。前者局限地分布于腋窝和外阴部等处，其活动可能与性功能有关；后者广泛地分布于全身皮肤，其活动与体温调节有关。发汗是一种反射活动。其反射中枢位于中枢神经系统各个部位，但以下丘脑的发汗中枢最重要。小汗腺主要接受交感胆碱能纤维的支配，故乙酰胆碱有促进汗腺分泌的作用，阿托品能阻断它们的活动。位于手、足及前额等处的小汗腺有一些受肾上腺素能纤维支配，在精神紧张时能引起发汗，称为精神性发汗（Mental Sweating），与体温调节关系不大。在温热刺激作用下引起的全身小汗腺分泌活动称为温热性发汗（Thermal Sweating），在体温调节中起主要作用。精神性发汗常伴随温热性发汗同时出现。

（2）皮肤血流量的调节：皮肤通过辐射、传导、对流方式发散热量的多少，取决于皮肤和环境之间的温度差，而皮肤温度的高低由皮肤的血流量控制。分布到皮肤的动脉穿透皮下脂肪等隔热组织，在真皮乳头层下形成动脉网，再经异常曲折的毛细血管延续为丰富的静脉丛。另外，在皮下还有大量的动－静脉吻合支。这些结构特点决定了皮肤血流量可在很大范围内发生变动，有利于机体根据实际需要通过改变皮肤血流量来调节散热量。

支配皮肤血管的神经是交感缩血管神经。在炎热环境中，交感神经紧张性降低，皮肤小动脉

舒张，动-静脉吻合支开放，皮肤血流量大大增加，于是皮肤温度升高，增强了散热作用。相反，在寒冷环境中，交感神经活动增强，皮肤血管收缩，血流量减少，皮肤温度降低，使散热量大幅下降，以保持正常体温。

（三）中医学"汗法"的意义

关于汗的记载《灵枢·五癃津液》曰："天暑衣厚则腠理开，故汗出……天寒则腠理闭，气湿不行，水下留于膀胱，则为溺与气"。阐明了寒暑气湿与出汗的关系，在体温调节方面与现代生理学的看法相似。中医对汗的本质也有研究，《灵枢·决气》曰："腠理发泄，汗出溱溱，是谓津"；《温病条辨》曰："汗也者，合阳气阴津蒸化而出者也"；《素问·评热病论》曰："人之所以出汗者皆生于谷。谷生于精，今邪气交争于骨肉而得汗者，是邪却而精胜也……汗者，精气也"。所以汗液是水谷精微所化，是构成津液的重要成分；津液是汗液产生的物质基础，阳气是汗液产生的动力，腠理（玄府、汗孔）是汗出的通道，通道开合是由卫气调节的。生理性的出汗是阳气充沛，津液和调，卫固邪却的反映。

对病理性的出汗中医也有独特见解，如风邪所蒸，卫气不固则汗泄；《灵枢·营卫生会》曰："外伤于风，内开腠理，毛蒸理泄，卫气走之……曰漏泄。"《灵枢·决气》曰："津脱者，腠理开，汗大泄"；但若亡血、失血可导致无汗；《灵枢·营卫生会》曰："夺血者无汗，夺汗者无血"。还有卫阳不足，气虚不固，会出现自汗；阴虚内热，阴津外泄，则出现盗汗；外感发热则致无汗等。

中医学提出了不同的治汗方法：①《素问·阴阳应象大论》曰："其有邪者，渍形为汗；其在皮者，汗而发之"。《素问·生气通天论》曰："体若燔炭，汗发而散"。认为因寒邪而致发热者，可出汗以散邪退热。②《临证指南·汗》曰："阳虚自汗，治宜补气以卫外；阴虚盗汗，当以补阴以营内"。"汗法"被列为中医治疗学八大法之一。中医学对汗法有审因施治的讲究，认为汗法有祛邪于外，透邪于表，使气血通畅，营卫调和，腠理开合的作用。发汗的意义远远超出单纯调节体温的范畴。

三、体温调节

体温的相对稳定有赖于自主性和行为性体温调节的功能活动，通过产热与散热达到相对平衡而实现。自主性体温调节（Automatic Thermoregulation）是指在下丘脑体温调节中枢控制下，通过增减皮肤血流量、发汗、寒战等生理反应，调节体热的散发和产生，使体温保持相对恒定的体温调节方式，这是体温调节的基础。行为性体温调节（Behavioral Thermoregulation）是指机体有意识地通过一定的行为来保持体温相对稳定的体温调节方式。如在不同温度环境中，为了保暖或降温而主动地采取特殊的姿势和行为。这两种调节机制相互关联和补充，从而使人体能更好地适应自然环境的变化。

（一）温度感受器

根据温度感受器存在的部位可将其分为外周温度感受器和中枢温度感受器 2 类。

1. 外周温度感受器（Peripheral Thermoreceptor）是指分布于皮肤、黏膜和内脏中的对温度变化敏感的游离神经末梢。依据其感受温度的性质分为对热刺激敏感的热感受器和对冷刺激敏感的冷感受器。人体皮肤的冷感受器数目比热感受器多 5 ~ 11 倍。这两种温度感受器各自对一定范围的温度变化发生反应。如人体在皮肤温度为 30℃ 以下时产生冷觉，35℃ 以上时产生温觉。值得提出的是，皮肤温度感受器对皮肤温度变化的感受有空间总和的特征，即大面积皮肤对温度的感觉比小块皮肤的感觉灵敏得多。

2. 中枢温度感受器（Central Thermoreceptor）是指存在于中枢神经系统内对温度变化敏感的神经元。在脊髓、延髓、脑干网状结构、下丘脑以及大脑皮质运动区都存在有对中枢温度变化敏感的神经元。根据它们对温度变化的反应又可分为温度升高时放电频率增多的热敏神经元（Warm Sensitive Neuron）和温度降低时放电频率增多的冷敏神经元（Cold Sensitive Neuron）两类。动物实验表明，在视前区-下丘脑前部（Preoptic Anterior Hypothalamus，PO/AH）热敏神经元居多；而在脑干网状结构和下丘脑的弓状核中冷敏神经元多见。它们对其局部的温度变化非常敏感，温度变化

0.1℃，它们的放电频率就会发生相应的变化，而且不出现适应现象。此外，PO/AH中某些温度敏感神经元除能感受局部脑的温度信息外，还能够对下丘脑以外的部位，如中脑、延髓、脊髓、皮肤等处的温度变化产生反应，表明外周温度变化的信息都会聚到这类神经元。而且它们还能直接对致热物质或5-HT、去甲肾上腺素以及各种多肽产生反应。

（二）体温调节中枢

虽然从脊髓到大脑皮质的整个中枢神经系统中都存在参与体温调节的神经元，但对多种恒温动物进行脑分段横断实验证明，只要保持下丘脑及其以下神经结构完整，动物虽然在行为等方面可能表现出障碍，但其仍具有维持体温相对恒定的能力。说明调节体温的基本中枢位于下丘脑。如前所述，PO/AH某些温度敏感神经元，既能感受它们所在的局部组织的温度变化信息，又能对下丘脑以外部位传入的温度信息发生反应，而且在广泛破坏动物PO/AH后，与体温调节有关的产热和散热反应都将明显减弱或消失。综合这些实验事实，说明下丘脑的PO/AH是体温调节中枢的关键部位。

（三）体温调节机制

现在多以调定点（Set Point）学说解释体温调节机制。该学说认为，体温的调节类似于恒温器的调节，机体根据一个设定的温度数值，如37℃，对产热和散热过程进行调节，使体温相对恒定于这一水平，这个温度值称为调定点。关于调定点的设置，目前有多种学说尚无定论，有Na^+/Ca^{2+}比值学说和神经元电生理特性学说。神经元电生理特性学说认为，调定点的水平取决于冷敏和热敏神经元对温度反应曲线的斜率：热敏神经元反应曲线的斜率减小，或冷敏神经元反应曲线的斜率增大时，调定点上移；反之，热敏神经元反应曲线的斜率增大，或冷敏神经元反应曲线的斜率减小时，调定点下移。不难看出，这些学说都归到一点，就是调定点是由PO/AH温度敏感神经元的工作特性决定的。

体温调节的具体过程如图7-7所示：下丘脑体温调节中枢包括调定点属于控制系统，它的传出指令控制着受控系统即产热和散热装置等的活动。当输出变量体温超过37℃时，通过外周和中枢温度感受器，将体温变化信息传给PO/AH神经元，导致热敏神经元活动增加，散热大于产热。使升高的体温降回到37℃；当体温低于37℃时，通过上述过程，热敏神经元活动减弱，冷敏神经元活动增强，产热大于散热，使降低了的体温回升到37℃。

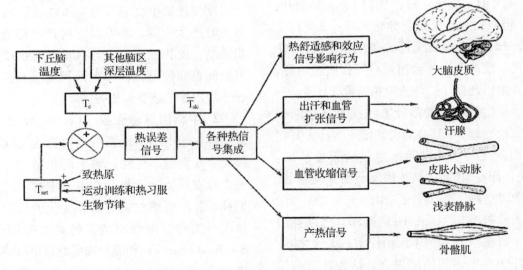

Tc 为温度比较设定点　Tset 为形成误差信号　Tsk 为核温和平均皮肤温度

图7-7　体温调节自动控制示意

依据调定点学说，由微生物、细菌所致的发热，是由于在致热原的作用下，PO/AH热敏神经元的温度反应阈值升高，而冷敏神经元的阈值则下降，引起调定点上移的结果。如调定点上移到

39℃，而实际体温为37℃，则可兴奋冷敏神经元，引起畏寒、寒战等产热反应，直到体温升高到39℃以上时才出现散热反应。只要致热因素不消除，产热和散热过程就继续在此新的体温水平上保持平衡，说明发热时体温调节功能并无障碍，而只是由于调定点上移，体温才升高到发热水平的。中暑时体温的升高则是由于体温调节功能失调引起的。

（四）体温相对恒定的调节

在正常体温范围内，参与体内生化代谢所需酶的活性处于最佳状态，保证了各种生理功能的正常进行。机体在寒冷或炎热的环境中，尽管体温可发生波动，但在一定时间内仍能保持在36.0~37.9℃，这是机体的体温调节机制使产热和散热活动处于动态平衡的结果。

环境温度降低时，体热散失多；环境温度升高时，体热散失减少。由于原有的产热和散热平衡被打破，故可引起体温降低或导致体温升高。环境温度和体温降低或升高的变化。通过刺激不同的外周和中枢温度感受器，将温度变化信息传至大脑皮质和下丘脑体温调节中枢，整合后的传出冲动调节体内的代谢水平和产热、散热器官的活动，进而使机体的产热量和散热量达到新的动态平衡，保持体温的相对恒定。可将机体的体温恒定调节形式和过程归纳，如图7-8所示。

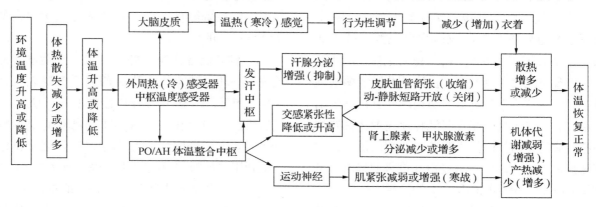

图7-8　体温相对恒定的调节过程

第三节　中医脏腑功能与能量代谢

中医学"气"的实质是为人体活动提供能量的一种物质。元气，是人体最根本、最重要的气，是人生命活动的原动力，由肾中精气化生，又有赖于后天水谷之气的培育。元气能推动人体生长发育和生殖，激发和推动各个脏腑、经络及组织器官的生理活动，故为人体生命活动的原动力。

气是不断地运动着的具有很强活力的精微物质。气只有处于不断地运动之中，才能流行于全身，推动和激发脏腑、经络等组织器官的生理活动以及血与津液的运行。所谓气化，是指在气的运动作用下产生的各种变化。随着气的运动变化，气以不同的形式组合成精、血、津液等物质；再由于气的运动变化，促进气、血、津液、精之间的相互转化。物质与功能（有形与无形）之间的相互转化也属气化。所以气化过程实际就是气、血、精、津液物质和能量的新陈代谢及其相互转化的过程。气化作用使机体把外界环境中的精微元气聚合转化为形体本身与生命物质。而在这个过程中获取生命运动所必需的能量，就是生命过程的气化本质。所以说，中医的气化功能类似西医的能量代谢过程。

一、脏腑功能与能量代谢

中医脏腑的功能与机体物质代谢和能量代谢有密切的关系。

1. 心与能量代谢　心主血脉，心藏神。心主血脉是指心气推动血液在脉中运行，流注全身，发挥营养和滋润作用。心藏神的功能，首先表现为主管意识思维活动；其次为主管着人的整个精神心理活动；最后体现在心主宰整个脏腑的功能活动。心的功能实际上可能是心以能量控制物质代谢活动的功能（主血脉）和维持相应精神神经活动的功能（主神志），心的功能与三磷腺苷（ATP）为状态因素的分子活动的功能一致。

2. 脾与能量代谢　脾主运化水谷，是指对饮食物的消化吸收及转输布散。脾主运化水谷的过程是饮食物由胃受纳、腐熟（初步消化），以及小肠的受盛化物，即小肠对水谷的彻底消化来进行的。胃与小肠的消化饮食物的功能在脾气的推动、激发作用下才能正常进行。水谷经胃、小肠消化后转化为水谷精微，经脾的转输作用输送到其他四脏，分别化为精、气、血、津液，内养五脏六腑，外养四肢百骸、皮毛筋肉。所以说，脾胃为后天之本，气血生化之源。实验研究发现，脾虚证胃肠系统重要细胞的线粒体均出现数量减少或肿胀、嵴断裂等病理改变。脾气虚时机体乳酸代谢异常，出现血乳酸含量增高，血清乳酸脱氢酶活性下降。而健脾益气方药对上述病理改变有良好的治疗作用。进一步实验研究表明健脾理气中药具有增加细胞能荷的作用，即促进腺苷酸激酶的活性，增加红细胞中 2，3 – DPG 的含量以促进氧的释放，增加 ATP 的生成，提供机体所急需的能量。

3. 肾与能量代谢　肾为气之根，在机体能量代谢中扮演着关键角色。肾中相火（肾阳）涵养肾中，潜藏不露，发挥温煦、推动等作用，即中医所说的"守位"。中医学认为机体温度主要依靠阳气的温煦作用维持相对稳定，而肾阳是全身阳气的根本。实验研究发现肾阳虚多表现为下丘脑－垂体－靶腺（甲状腺、肾上腺和性腺）轴功能障碍或低下。实验证明，肾阳虚大鼠肾上腺皮质束状带细胞线粒体嵴发生显著退行性改变，由功能旺盛的囊泡状嵴转变为功能低下的管状嵴。温肾阳中药能防止肾上腺束状细胞线粒体的退行性改变。肾阳虚患者和动物模型的皮肤温度下降，血清中 T_3、T_4 含量下降。应用温补肾阳的中药治疗后，皮肤温度与 T_3、T_4 明显回升，表明肾对能量代谢的影响可能与促进能量代谢的体液因素有关。另外，在研究肾阳虚的动物模型肝脏线粒体蛋白质组代谢发现，能量代谢相关酶的变化与肾阳虚证的虚寒症状有关，温补肾阳药可改善肾阳虚的糖、脂肪和蛋白质代谢。

4. 肝与能量代谢　肝主疏泄，在机体能量代谢中有中不可替代的作用。肝气的疏泄功能，对各脏腑经络之气升降出入运动的协调平衡起重要作用；肝藏血，具有储藏血液、调节血量的功能。现代研究认为中医"肝主疏泄，肝藏血"的功能可能表现为肝转化（主疏泄）和存储（藏血）代谢原料的功能，肝的功能与脂代谢活动转化和存储有氧代谢剩余的 α – 酮酸的功能一致。现代研究发现肝气（阳）虚证机体能量代谢水平降低，供能不足，肝气（阳）虚证组 T_3、T_4 显著降低，T_3、TSH 显著升高提示机体处于低 T_3 综合征状态，机体代谢率降低，组织器官供能不足。另外，肝血虚证患者的红细胞膜三种 ATP 活性及红细胞的耗氧率均显著降低。提示有红细胞能量代谢低下及结构形态的异常。

5. 肺与能量代谢　肺主呼吸，是能量代谢中重要的一环。肺与能量代谢的关系主要表现在吸入自然界清气（O_2）和呼出体内浊气（CO_2）。营养物质在体内氧化分解过程中，需要有氧的情况下才能被完全分解为 CO_2 和水，产生能量供组织细胞利用。如肺的呼吸功能障碍，血中含 O_2 量不足，可影响到细胞生物氧化过程，能量产生不足。导致细胞功能活动减弱，甚至引起细胞变性和坏死，出现气短懒言，声音低微，畏寒倦怠等能量代谢低下的症状。

二、经络与能量代谢

经络是运行全身气血，联络脏腑肢节，沟通上下内外，感应传导信息的通路系统。经络的生理功能主要表现为：运行全身气血以营养脏腑组织；联络脏腑器官以沟通上下内外；感应传导信息以调节人体各脏腑组织功能，使之协调平衡等方面。现代研究发现，机体组织互相联系和协调活动时所形成的一种能量分布不均匀区域，即具有明显能差或不同性质能的转化处，而"经气"则是该种场所中不同组织在相互联系过程中产生的一种与脏腑组织活动相关的能量物质，它们可以是光、磁、电、蛋白质链等。这些"气"在具有能差的经络线路中流行、聚集并活跃地转化，从而起到"通道""联络"和"调节"的功能。

（曹　宇　滕　蕾）

第八章

尿液的生成与排泄

机体将新陈代谢过程中产生的代谢终产物、多余的物质以及进入机体的各种异物（包括染料、药物等）经排泄器官排出体外的过程，称为排泄（Excretion）。机体排泄的途径主要有4条：①肺，通过呼吸排出 CO_2 和少量水分；②消化道，随粪便排出胆色素和一些无机盐类如钙、镁、铁等；③皮肤，由汗腺以汗液形式排出部分水分、少量氯化钠和尿素；④肾脏，以生成尿液的形式排出大部分代谢产物、水分和各种无机盐和有机物等。由于肾脏排泄的物质种类最多，数量最大，故肾脏是机体内最重要的排泄器官。

肾脏主要生理功能是生成尿液和排泄代谢产物。肾脏通过排泄实现对水、渗透压、电解质和酸碱平衡的调节，维持内环境的稳定。此外，肾脏还具有内分泌功能，能分泌多种激素，主要有肾素、促红细胞生成素、前列腺素和羟化维生素 D_3 等。

《素问·逆调论》曰："肾者，水藏，主津液，主卧与喘也"。即肾脏有主持和调节人体水液的作用，其功能严重失调可以导致平卧时出现气喘呼吸困难。提示肾脏在机体的水液调节方面起到了重要的生理作用。中医认为机体水液代谢调节除了肾的主导作用，还有肺、脾、三焦、膀胱共同参与。中医学所说的"肾"，包含了肾脏、生殖、内分泌、中枢神经系统、呼吸系统的部分生理功能。所以，中医所说的"肾"与现代医学的肾脏有较大区别。

第一节　肾脏的结构和血液循环特点

一、肾脏的结构特点

（一）肾单位

肾脏实现排泄的基本结构和功能单位是肾单位（Nephron），它与集合管共同完成尿的生成。人的两侧肾约有 200 万个肾单位，肾单位由肾小体和肾小管两部分组成（图 8-1）。集合管不包括在肾单位内，但在功能上和远端小管密切联系。它在尿生成过程中，特别是尿浓缩与稀释中起重要作用。每一条集合管收集多条远曲小管输送来的液体，许多集合管又汇入乳头管，最后形成的尿液经肾盏、肾盂、输尿管而进入膀胱。

（二）皮质肾单位和近髓肾单位

肾单位按其肾小体所在的部位，可分为皮质肾单位（Cortical Nephron）和近髓质肾单位（Juxtamedullary Nephron）。两种肾单位在结构和功能上具有明显的差别（图 8-2）。两者在结构与功能上的区别归纳比较见表 8-1。

（三）球旁器

球旁器（Juxtaglomerular Apparatus），主要分布在皮质肾单位，是由球旁细胞、致密斑和球外系膜细胞三种特殊细胞群组成（图 8-3）。

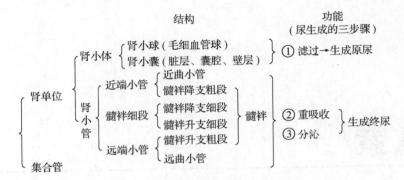

图 8-1　肾单位和集合管的结构和功能

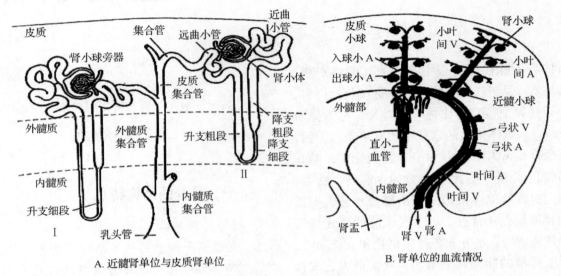

I — 近髓肾单位　　Ⅱ — 皮质肾单位

图 8-2　肾单位示意图

表 8-1　两类肾单位在结构与功能上的区别归纳比较

结构与功能	皮质肾单位	近髓肾单位
分布	外、中皮质层	近髓内皮质层
数量	多，占85%~90%	少，占10%~15%
肾小球体积	体积较小	体积较大
血管口径	入球小动脉口径＞出球小动脉	入球小动脉口径＝出球小动脉
出球小动脉分支	分布在皮质肾小管周围	形成肾小管周围毛细血管网和U形直小血管
髓袢	短，只达外髓质层	长，可达内髓质层
球旁器	有	无
肾素分泌	多	几乎没有
血流量	量多，流速快	量少，流速慢
生理功能	生成尿液，调节血压	浓缩与稀释尿液

1. 球旁细胞（Juxtaglomerular Cell）位于入球小动脉中膜内。细胞多数呈椭圆形。胞质内有含肾素的分泌颗粒。该细胞受交感神经支配，交感神经兴奋促进肾素分泌。

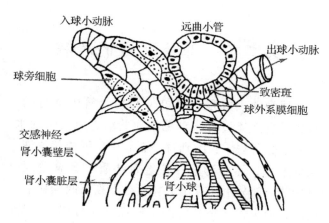

图 8-3　肾小球和球旁器结构示意

2. 致密斑（Macula Densa）　位于远曲小管的起始部，由高柱状的上皮细胞构成，在贴近球旁细胞处呈现斑状隆起，细胞核聚集且染色较深，故称为致密斑。致密斑可感受小管液流量及其中 NaCl 含量的变化，并将信息传递至球旁细胞，影响肾素的释放。

3. 球外系膜细胞（Extraglomerular Mesangial Cell）　又称间质细胞，是指入球、出球小动脉和致密斑三者构成的三角区之间的一群细胞，具有吞噬和收缩等功能。

此外，还有少量结缔组织、血管、神经等构成肾间质。髓质间质含有载脂间质细胞，能合成间质内纤维和基质，并分泌前列腺素；肾小管周围血管内皮细胞能分泌促红细胞生成素。

二、肾脏的血液循环特点

肾动脉由腹主动脉垂直分出，经肾门进入肾内后依次流动的路径（见图 8-2B：肾单位的血流情况）：叶间动脉—弓状动脉—小叶间动脉—入球小动脉—肾小球毛细血管网—出球小动脉—肾小管和集合管周围毛细血管网—小叶间静脉—弓状静脉—叶间静脉—肾静脉，而后经下腔静脉返回心脏。肾脏的血液循环具有三个特点。

1. 肾血流量大，分布不均　肾脏血液供应很丰富，血流量很大，正常成人安静时每分钟两侧肾脏血流量可达约 1200 mL，占心输出量的 20% ～ 25%。皮质血流量多，约占肾血流量的 94%，流速快，是保证肾小球的滤过的决定性因素；髓质血流量少，约占 6%，其中流经内髓的血流量不到

1%，流速慢，是保证尿液浓缩的重要条件。通常所说的肾血流量主要是指肾皮质血流量。

2. 经两次毛细血管网　肾血流要经过两次毛细血管网汇入静脉。肾小球毛细血管网的血压较高，为主动脉平均血压的 40% ～ 60%，有利于血浆滤过；肾小管周围毛细血管网的血压较低，而血浆渗透压较高，有利于肾小管的重吸收；直小血管血液的双向流动有利于肾髓质高渗透压的维持。

3. 肾血流量相对稳定　在离体肾动脉灌流实验中观察到，当肾动脉灌注压在 80 ～ 180 mmHg（10.7 ～ 24.9 kPa）范围内变动时，肾血流量可保持相对稳定（图 8-4）。

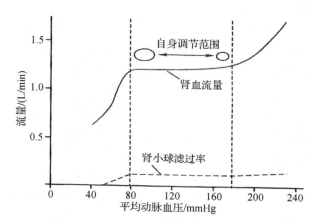

图 8-4　肾血流量和肾小球滤过率与动脉血压的关系

肾血流量的相对稳定有赖于肾血流量的自身调节，通过肾血流量的自身调节可使肾小球滤过率也保持相对的恒定，这是肾脏持续生成尿的基本条件。

三、肾血流量的调节

肾脏的血液循环与其泌尿功能有着极其密切的关系，其流量受自身调节、神经调节和体液调节的影响，以自身调节为主。

1. 自身调节　通常全身动脉血压在一定范围（80 ～ 180 mmHg）内变动时，肾血流量始终能保持相对的恒定。通过实验观察到，用灌流方法将肾动脉中的血压由 20 mmHg 提高到 80 mmHg 的过程中，肾血流量、肾小球滤过率将随着肾动脉压的升高而成比例地增加；而当灌流压在 80 ～ 180 mmHg 范围内变动时，肾血流量和肾小球滤过率却保持在一

个稳定的水平上不变；进一步加大灌流压，肾血流量、肾小球滤过率又将随灌流压的升高而增加（图8-4）。上述现象在去神经支配的肾脏或离体肾脏中都存在，表明这是一种自身调节现象。

关于自身调节的机制，目前主要用肌源性机制（Myogenic Mechanism）加以解释。此机制认为，当肾脏灌流压改变时，入球小动脉血管壁平滑肌的紧张性随之发生改变，使血管口径相应地变化，从而发挥自身调节作用，保持肾血流量的稳定。但当肾动脉灌注压低于80 mmHg或高于180 mmHg时，由于肾血管平滑肌的舒张或收缩已达极限，自身调节不能发挥作用，此时肾血流量不能再维持相对稳定，而是随肾动脉灌注压的变化而变动。

2. 神经调节　调节肾血流量的主要神经是交感神经。主要分布于皮质肾单位的入球小动脉和近髓肾单位的出球小动脉管壁的平滑肌层，也见于球旁细胞。通过兴奋血管壁平滑肌膜上的α受体，直接收缩血管。分布于球旁细胞的交感神经，通过兴奋β_1受体引起肾素分泌，进而通过肾素-血管紧张素系统调节肾血流量。当交感神经兴奋时，肾血管收缩，肾血流量减少。因此，肾血流的神经调节主要表现为交感神经兴奋时引起的缩血管反应。例如，在大失血、中毒性休克、严重缺氧，以及剧烈肌肉运动或环境温度升高等应激情况下，机体通过反射使交感神经活动增强，肾血管收缩，肾血流量减少，使血流转移到心、脑等重要器官，以适应全身血流分配的需要。

3. 体液调节　调节肾脏血流量的体液因素很多，其中，肾上腺素、去甲肾上腺素、血管紧张素、抗利尿激素、血管内皮素等体液因素促使肾血管收缩，肾血流量减少；而一氧化氮、前列腺素、缓激肽、心房钠尿肽等活性物质则可促使肾血管扩张，肾血流量增加。

总之，通常情况下，在正常血压变动范围内，肾脏是依靠自身调节来保持血流量的相对稳定，以维持正常的泌尿功能，在紧急情况下，则通过交感神经及体液因素作用来减少肾血流量，使脑、心脏等重要器官的血液供应得到保证。

第二节　尿液生成的过程

尿液的生成是在肾单位和集合管中进行的。首先是血液流过肾小球毛细血管时，血浆中的水分和小分子物质滤出到肾小囊腔中，形成超滤液，又称原尿，然后滤液在流经肾小管和集合管时，其中的一部分水和有用的物质被重新吸收回血液。同时，肾小管和集合管的上皮细胞又分泌或排泄一些物质加入到小管液中，形成终尿。因此，尿液生成的过程分为以下三个相互联系的步骤：①肾小球滤过；②肾小管与集合管的重吸收；③肾小管与集合管的分泌（图8-5）。

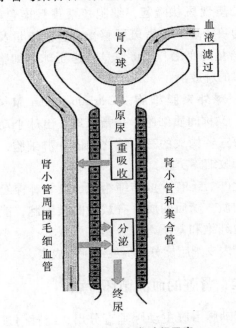

图8-5　尿液生成过程示意

一、肾小球的滤过

肾小球滤过（Glomerular Filtration）是指血液流过肾小球毛细血管时，除血浆蛋白外，血浆中的水分和小分子物质通过滤过膜滤出到肾小囊腔中，形成原尿的过程，是肾脏生成尿液的第一步。在实验中，用微穿刺法从动物肾小囊中直接抽取囊内液，进行微量化学分析，发现这些囊内液除了不含蛋白质外，其余各种晶体物质如葡萄糖、氯化物、碳酸盐、磷酸盐、尿素、尿酸、肌酐等的浓度均与血浆一致，而且囊内液的渗透压及酸碱度也与血浆相似，由此表明，肾小球的滤过是一种超滤过程，故原尿就是血浆的超滤液。

（一）滤过的结构基础——滤过膜

肾小球滤过膜是肾小球毛细血管内的血液与肾小囊中超滤液之间的隔膜，是肾小球滤过的结构基础。由内向外依次由肾小球毛细血管内皮细胞、基膜、肾小囊脏层上皮细胞（又称足细胞）三层组织构成，总厚度为 15 ~ 20 nm。滤过膜具有一定通透性，允许血浆中的水分和小分子物质滤过，但对血液中的有形成分和血浆中的大分子物质具有屏障作用（图 8-6）。

表 8-2 血浆、原尿和终尿的成分比较及每天的滤过量和排出量

成分	血浆/（g/L）	原尿/（g/L）	终尿/（g/L）	尿中浓缩/倍数	滤过量/（g/d）	排出量/（g/d）	重吸收率/%
蛋白质	80	0.3	0	—	微量	0	100（几乎）
葡萄糖	1.0	1.0	0	—	180.0	0	100（几乎）
Na^+	3.3	3.0	3.5	1.1	594	5.3	99
K^+	0.2	0.2	1.50	7.5	36.0	2.3	94
Cl^-	3.7	3.7	6.0	1.6	666.0	9.0	99
碳酸根	1.5	1.5	0.07	0.05	270.0	0.1	99
磷酸根	0.03	0.03	1.20	40.0	5.4	1.8	67
尿素	0.3	0.3	20.0	67.0	54.0	30.0	45
尿酸	0.02	0.02	0.5	25.0	3.6	0.75	79
肌酐	0.01	0.01	1.5	150.0	1.8	2.25	0
氨	0.001	0.001	0.4	400.0	0.18	0.6	0
水	900	980	960		180L	1.5L	99

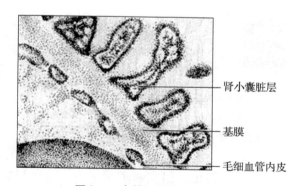

图 8-6 电镜下的滤过膜示意

肾小囊脏层
基膜
毛细血管内皮

1. 机械性屏障 肾小球滤过膜的三层结构的分子孔径起到机械屏障作用。对于电荷中性的物质来说，主要取决于物质的分子有效半径。分子有效半径 < 2.0 nm 的物质可通过滤过膜，如葡萄糖（相对分子质量 180）的有效半径为 0.36 nm，可自由滤过；有效半径 > 4.2 nm 的大分子物质则不能滤过；有效半径为 2.0 ~ 4.2 nm 的各种物质，随着有效半径的增加，它们在滤液中的量逐渐降低。即滤过量与有效半径成反比（图 8-7）。

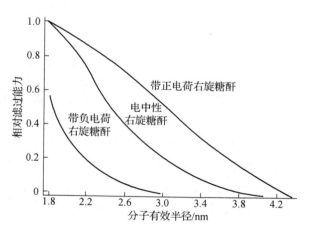

图 8-7 不同的分子有效半径和带不同电荷右旋糖酐的滤过能力

2. 电学屏障 滤过膜各层的表面富含唾液酸蛋白（又称蛋白，Sialoprotein）、蛋白聚糖等带负电荷的糖蛋白，能排斥带负电荷的各种物

质滤过，形成了肾小球滤过的电学屏障。即对于带正电荷的物质具有吸引作用，促进其滤过；而对于带负电荷的物质具有排斥作用，阻止其滤过。研究发现有效半径相同的右旋糖酐，带正电荷的较容易被滤过，而带负电荷的则较难通过滤过膜（图8-7）。血浆中的清蛋白虽然有效半径为3.6 nm，但因为通常是带负电荷的，所以仍很难被滤过。但当肾脏发生病变时，滤过膜上带负电荷的糖蛋白减少时，电学屏障作用降低，带负电荷的血浆清蛋白也能滤过而出现蛋白尿。

综上所述，血浆中的物质通过滤过膜时，既受滤过膜机械屏障的影响，又受电学屏障结构的控制。但二者相比，机械屏障作用更为重要。

（二）肾小球滤过的动力——有效滤过压

有效滤过压（Effective Filtration Pressure）是肾小球滤过的动力，是由肾小球毛细血管血压、血浆胶体渗透压和肾小囊内压三种力量相互作用而形成，其中肾小球毛细血管血压是推动滤过的动力，而血浆胶体渗透压和囊内压是对抗滤过的阻力。因肾小囊内超滤液中蛋白质浓度极低，故肾小囊内胶体渗透压可忽略不计，其关系可用下式表示：

有效滤过压 = 肾小球毛细血管血压 −
（血浆胶体渗透压 + 肾小囊内压）

肾小球毛细血管入球端和出球端的有效过滤压是一个逐渐递降的过程，在靠近入球端侧，有效滤过压为正值，故有滤过作用；当滤过有毛细血管入球端移行到出球端时，由于血浆蛋白不能滤出，而使血浆渗透压逐渐升高，有效滤过压随之下降（图8-8）。

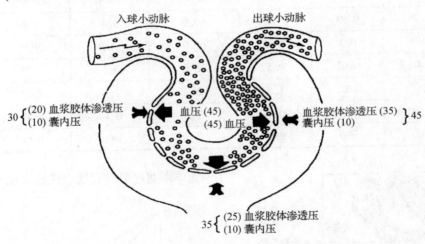

肾小球毛细血管入球端有效滤过压 = 45 − (20 + 10) = 15 mmHg
肾小球毛细血管出球端有效滤过压 = 45 − (30 + 10) = 0 mmHg

图8-8 肾小球有效滤过压的变化示意

当滤过阻力等于滤过动力时，有效滤过压则为零，称为滤过平衡（Filtration Equilibrium），滤过就停止。因此，肾小球毛细血管全段并不是都有滤出，滤液只产生于入球小动脉端到滤过平衡之前。

（三）影响肾小球滤过的因素

滤过膜、有效滤过压以及肾血浆流量是决定肾小球滤过的基本条件，也是影响肾小球滤过的3个因素。

1. 滤过膜的通透性和面积　生理情况下滤过膜的通透性较稳定，但在病理情况下，滤过膜的通透性可发生较大的变化。在某些肾脏疾病，可使滤过膜各层的糖蛋白减少或消失，或基膜层损伤、破裂，或足突融合及消失，使其电学屏障、机械屏障作用减弱，滤过膜的通透性增大，使带负电荷的血浆清蛋白，甚至红细胞也能滤出，从而出现蛋白尿和血尿。在急性肾小球肾炎时，由于肾小球毛细血管内皮细胞增生、肿胀，使毛细血管管腔变窄或完全阻塞，以致活动的肾小球数目减少，有效滤过面积显著减少，而使肾小球滤过率降低，产生少尿，甚至无尿。

2. 有效滤过压 是肾小球滤过的动力，组成有效滤过压的三个因素中任一因素发生变化时，均可影响肾小球滤过，其中，肾小球毛细血管血压较易改变，是影响有效滤过压的最主要因素。

（1）肾小球毛细血管血压的改变：当动脉血压在 80~180 mmHg 范围内变动时，由于肾血流量的自身调节，肾小球毛细血管血压可保持稳定，故肾小球滤过率基本不变。若超出自身调节范围，肾小球毛细血管血压、有效滤过压和肾小球滤过率会发生相应的改变。如在血容量减少、剧烈运动、强烈伤害性刺激或情绪激动等情况下，交感神经活动增强，引起入球小动脉强烈收缩，导致肾血流量、肾小球毛细血管血压下降，从而降低肾小球的滤过率。

例如，大失血或休克时，引起血压降至 80 mmHg 以下，肾小球毛细血管血压会相应下降，有效滤过压降低，肾小球滤过明显减少，产生少尿；当动脉血压降至 40~50 mmHg 以下则肾小球滤过率为零，尿生成停止。

（2）肾小囊内压的改变：正常情况下肾小囊内压稳定。当肾盂或输尿管结石、肿瘤压迫或其他原因引起的输尿管阻塞时，肾盂内压显著升高，囊内压随之升高，导致有效滤过压降低，肾小球滤过率减少。例如，当患某些溶血性疾病时，血红蛋白从肾脏排出可堵塞肾小管，引起囊内压升高而影响肾小球滤过。

（3）血浆胶体渗透压的改变：正常情况下，人体血浆胶体渗透压不会有大幅度变动。当全身血浆蛋白浓度降低时，血浆胶体渗透压下降，有效滤过压升高，肾小球滤过率随之增加。临床上，当静脉输入大量生理盐水，或因肝、肾功能严重受损，引起血浆蛋白浓度明显降低，血浆胶体渗透压下降，可使有效滤过压和肾小球滤过率增加。

3. 肾血浆流量（Renal Plasma Flow, RPF）主要通过影响滤过平衡点的位置来影响肾小球滤过率。肾血浆流量加大时，肾小球毛细血管内的血浆胶体渗透压上升速度较慢，滤过平衡点的位置会靠近出球小动脉端，具有滤过作用的毛细血管段较长，肾小球滤过率随之增加。在大鼠实验中观察到，如果肾小球的血浆流量比正常时增加

3 倍时，将不出现滤过平衡，则肾小球毛细血管的全段均有滤出，肾小球滤过率明显增加。相反，肾血浆流量减少时，血浆胶体渗透压的上升速度加快，从而使滤过平衡的位置靠近入球小动脉端，具有滤过作用的毛细血管段缩短，肾小球滤过率将减少。在严重缺氧、中毒性休克等病理状态下，由于交感神经兴奋致使血管收缩，肾血浆流量减少，肾小球滤过率也因之而减少。

（四）评价肾小球滤过功能的指标

肾小球滤过率和滤过分数是衡量肾小球滤过功能的重要指标。临床上常用肾小球滤过率与滤过分数评价肾功能的损害程度。

1. 肾小球滤过率 单位时间内（每分钟）两肾生成的超滤液量，称为肾小球滤过率（Glomerular Filtration Rate, GFR）。肾小球滤过率与体表面积有关，体表面积为 $1.73\ m^2$ 的正常人，其肾小球滤过率为 125 mL/min 左右。依此计算，两侧肾脏每昼夜从肾小球滤出的超滤液总量可高达 180 L 左右，且有时间差异，下午最高、夜间最低。GFR 的正常水平与最大值之间的差距可反映肾功能的储备力。

2. 肾小球滤过分数 肾小球滤过率与每分钟肾血浆流量的百分比值称为滤过分数（Filtration Fraction, FF）。据测定，每分钟流经两肾的血浆量约 660 mL/min，因此，滤过分数为 125/660 × 100% ≈ 19%。由滤过分数表明，流经肾脏的血浆约有 19% 经肾小球滤过进入了肾小囊腔，形成原尿。

二、肾小管和集合管的重吸收

比较原尿和终尿的量和质可以发现，成人每天生成的原尿量约有 180L，但终尿每天只有 1.5L 左右，表明肾小管的重吸收量约为 99%，排出量只占原尿的 1% 左右；原尿中葡萄糖和氨基酸的浓度与血浆中的相同，但终尿中则几乎没有葡萄糖和氨基酸，表明葡萄糖和氨基酸全部被肾小管重吸收；水和电解质，如 Na^+、K^+、Cl^- 等大部分被重吸收，尿素只有小部分被重吸收，肌酐则完全不被重吸收（表8-2）。

肾小管和集合管上皮细胞将小管液中的各种溶质重新转运回血液的过程，称肾小管与集合管

的重吸收（Renal Tubule and Collecting Duct Reabsorption）。肾小管和集合管的重吸收具有选择性，既能保留对机体有用的物质，又可有效地清除对机体有害的和过剩的物质，从而维持机体内环境的稳态。原尿流入肾小管与集合管后，即称为小管液。

（一）重吸收的部位

各段肾小管及集合管都具有重吸收的功能，但近端小管，特别是近曲小管的重吸收能力最强，是重吸收的最主要的部位，因为近曲小管重吸收

的量最大，占重吸收总量的 65%~70%，重吸收物质种类最多。原尿中的葡萄糖、氨基酸、维生素及微量蛋白质等，几乎全部在近曲小管被重吸收；Na^+、K^+、Cl^-、HCO_3^- 等无机盐以及水也绝大部分在此段被重吸收。余下的水和无机盐陆续在髓袢细段（占 15%~20%）、远端小管和集合管（约占 12%）被重吸收。虽然远端小管和集合管重吸收较少，但却受很多因素的影响和调节，因而对调节机体水、电解质和酸碱平衡起重要作用（图 8-9）。

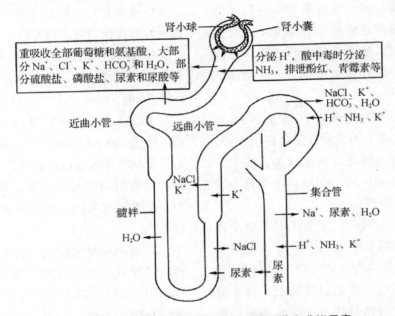

图 8-9 肾小管和集合管对各类物质的重吸收和分泌示意

（二）重吸收的途径与方式

1. 重吸收的途径　肾小管与集合管重吸收的途径有跨细胞途径和旁细胞途径。跨细胞途径实际上是以细胞内液为中间媒介的两次跨膜转运，即小管液内的物质先通过肾小管上皮细胞的管腔膜转运到细胞内液，然后再从细胞内液通过肾小管上皮细胞的管周膜转运到组织液中，进而通过毛细血管壁回到血液；旁细胞途径则是指小管液中的 Na^+、Cl^- 和水通过肾小管上皮细胞之间的紧密连接直接进入上皮细胞间隙的组织液随后进入毛细血管（图 8-10）。

2. 重吸收的方式　根据细胞膜两侧物质浓度的不同，肾小管与集合管重吸收的方式有主动重吸收和被动重吸收两种。主动重吸收是指肾小管及集合管上皮细胞通过耗能，将小管液中的溶质

逆浓度梯度或电位梯度转运到肾小管周围的组织液中的方式，主要由原发性主动转运（如钠泵、氢泵、钙泵等）、继发性主动转运（同向、逆向转运）和入胞来完成。被动重吸收是指小管液中的溶质顺浓度梯度、电位梯度或渗透压，进入肾小管周围组织液的方式，不需耗能，包括单纯扩散、易化扩散和渗透等方式。尿素、水和 Cl^-（髓袢升支粗段除外）等的重吸收就是被动重吸收的。

（三）几种物质的重吸收

滤液中 65%~70% 的 Na^+、Cl^- 在近端小管重吸收，25% 在髓袢重吸收，9% 在远端小管和集合管重吸收。

1. 钠和氯的重吸收

（1）近端肾小管：近端小管处 Na^+ 的重吸收中，2/3 是通过跨细胞途径主动重吸收，1/3 是通

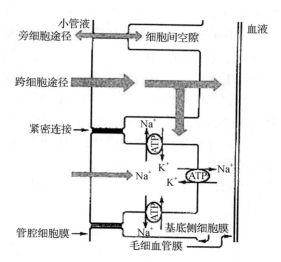

图 8-10　肾小管重吸收的跨细胞
途径和旁细胞途径示意

过旁细胞途径被动重吸收。

1）在近端肾小管前半段：Na^+ 的重吸收是与葡萄糖、氨基酸的同向转运以及 H^+ 的反向转运偶联在一起的一个主动转运过程（图 8-11）。

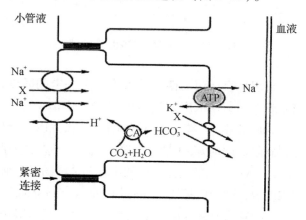

X—葡萄糖、氨基酸、磷酸盐等　CA—碳酸酐酶

图 8-11　近端肾小管前半段重吸收物质示意

在此段小管液内的 Na^+ 浓度远高于肾小管上皮细胞内液，同时管腔膜上存在 Na^+ - 葡萄糖、Na^+ - 氨基酸同向转运体和 Na^+ - H^+ 逆向转运体，因此，小管液中的 Na^+ 可通过与葡萄糖、氨基酸、H^+ 的同向和逆向转运，顺浓度梯度扩散进入细胞内，进入细胞内的 Na^+ 迅速被管周膜侧膜上的钠泵泵入细胞间隙，这样一方面使细胞内 Na^+ 的浓度降低，负性电荷增多，Na^+ 更易顺着电化学梯度进入细胞内。另一方面使细胞间隙中 Na^+ 的浓度升高，渗透压上升，在渗透压差的驱动下水也随

之进入细胞间隙，使其中的静水压升高，这一压力可促使 Na^+ 和水通过相邻的毛细血管基底膜进入毛细血管而被重吸收；同时也可使 Na^+ 和水通过紧密连接再返回小管腔内，后一现象称为回漏（Back-Leak），此模式称泵-漏模式（图 8-12）。

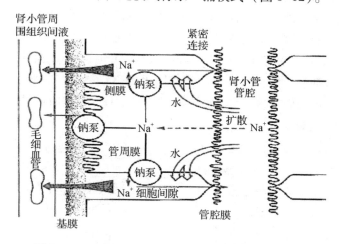

图 8-12　近端肾小管 Na^+ 主动重吸收的泵-漏模式

2）在近端小管的后半段：Na^+ 的重吸收除了通过跨细胞转运外，主要是通过细胞旁转运途径进行的。由于 Na^+ 和水在近端小管前半段大量被重吸收，致使小管液中的 Cl^- 浓度逐渐升高。当小管液到达近端小管后半段时，其中的 Cl^- 浓度比周围组织间隙液中的 Cl^- 浓度高 20% ~ 40%。因此，Cl^- 便顺浓度差通过紧密连接进入细胞间隙直接被重吸收回血液。这种重吸收造成肾小管内带正电，管外带负电，于是 Na^+ 顺电位差通过细胞旁途径被动重吸收回血液。

（2）髓袢：髓袢不同段对 Na^+ 和 Cl^- 的重吸收状况是不同的。

1）髓袢降支细段：对 Na^+ 的通透性极低，而对水的通透性较高，故不能重吸收 Na^+。由于水不断地渗透至肾小管周同组织液，使小管液中的 Na^+ 浓度逐渐升高。

2）髓袢升支细段：升支细段管壁细胞对水的通透性很低，但对 Na^+ 的通透性大，所以该段的 Na^+ 通过被动扩散顺浓度梯度被重吸收回血。

3）髓袢升支粗段：对 Na^+、Cl^- 的通透性很高，重吸收主要以 Na^+ - $2Cl^-$ - K^+ 同向转运模式进行。在髓袢升支粗段的管腔膜上有 Na^+ - $2Cl^-$ - K^+ 同向转运体，该转运体在肾小管腔面与

$Na^+ - 2Cl^- - K^+$ 结合形成 $Na^+ - 2Cl^- - K^+$ 同向转运复合体,然后顺着 Na^+ 电化学梯度将 $2Cl^-$ 和 K^+ 一起转运到细胞内,进入细胞内的 Na^+ 迅速被管周膜侧膜上的钠泵泵到细胞间隙和组织液中,进入细胞内的 Cl^- 则顺浓度梯度经管周膜基底侧进入组织液,K^+ 则顺着浓度梯度经管腔膜返回肾小管腔内继续参与 Na^+、K^+、Cl^- 的同向转运(图8-13)。临床上,利尿剂如呋塞米(Furosemide)就是抑制了髓袢升支粗段管腔膜上的 $Na^+ - 2Cl^- - K^+$ 同向转运复合体,使该段对 Na^+、Cl^- 的重吸收明显减少。

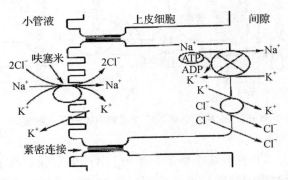

图8-13 髓袢升支粗段对 Na^+、Cl^- 的重吸收示意

(3)远端小管及集合管:在远端小管的起始段,Na^+、Cl^- 则是通过 $Na^+ - Cl^-$ 同向转运机制进入肾小管上皮细胞内。噻嗪类利尿药可抑制此处的 $Na^+ - Cl^-$ 同向转运,导致利尿。此外,远端小管及集合管对 Na^+ 的重吸收还受醛固酮的调节(详见尿生成调节),并与 H^+ 和 K^+ 分泌有关。

2. 水的重吸收 是靠渗透作用进行的。在肾小管由于溶质被重吸收而造成了小管液和组织液之间的渗透压差,于是水在渗透压差的驱动下被重吸收。水的重吸收有两种情况:一种是在近端小管伴随溶质的重吸收而被动吸收,是一种等渗性重吸收,与体内是否缺水无关,对尿量影响也不大;另一种是发生在远端小管和集合管,此段水的重吸收量取决于机体内含水量,并受抗利尿激素的调节,是一种非等渗性的重吸收,当机体缺水时,此段水的重吸收就增加,反之就减少,以此来调节机体水的平衡;若此段重吸收的量稍有改变,即使只减少1%,尿量都会成倍增加。

3. 葡萄糖的重吸收 正常情况下,原尿中的葡萄糖全部被重吸收,故终尿中不含有葡萄糖。

葡萄糖重吸收的部位仅限于近端小管,尤其是近端小管的前半段,其他各段都没有重吸收葡萄糖的能力。葡萄糖的重吸收是与 Na^+ 的重吸收偶联的继发性主动转运。首先葡萄糖、Na^+ 与管腔膜 Na^+ - 葡萄糖同向转运体相结合形成复合体后,葡萄糖和 Na^+ 迅速进入细胞内,然后进入细胞内的葡萄糖,通过基底侧膜的葡萄糖载体蛋白转运,经易化扩散进入组织间液或血液,而 Na^+ 通过基底侧膜的钠泵被泵入细胞间隙,然后回到血液中(图8-14)。

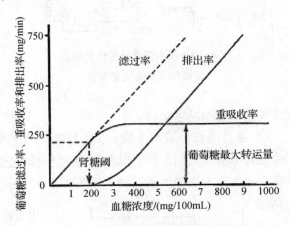

图8-14 葡萄糖的重吸收和排泄

近端小管对葡萄糖的重吸收具有一定的限度,当血液中葡萄糖浓度超过 160~180 mg/dL(8.8~10 mmol/L)时,部分肾小管对葡萄糖的重吸收已达到极限,此时尿中即可出现葡萄糖,称为糖尿(Glucosuria)。通常将尿中开始出现葡萄糖的最低血糖浓度值,称为肾糖阈(Renal Glucose Threshold)。超过肾糖阈后血糖浓度再继续增高,由于更多肾小管重吸收能力达到了极限,尿中排出的糖更多。当血糖浓度超过 300 mg/dL(16.7 mmol/L)时,则所有近端小管细胞重吸收葡萄糖的能力都达到了极限,即肾小管重吸收葡萄糖的最大转运率(Maximal Rate of Transport of Glucose),此后尿糖的增加与血糖的升高即呈线性关系。肾脏之所以对葡萄糖重吸收有极限量,可能与位于近端小管管腔膜上的 Na^+ - 葡萄糖同向转运体数量有限相关。

4. HCO_3^- 的重吸 小管液中的 HCO_3^- 是以 CO_2 的形式被重吸收的。HCO_3^- 不易通过管腔膜而被重吸收,故在肾小管内先与 H^+ 结合生成 H_2CO_3。H_2CO_3 在管腔膜上的碳酸酐酶作用下分解

为 CO_2 和 H_2O，脂溶性的 CO_2 很容易通过管腔膜进入肾小管上皮细胞内，在细胞内碳酸酐酶的作用下，CO_2 又与细胞内的 H_2O 结合生成 H_2CO_3，随后解离成 H^+ 和 HCO_3^-，H^+ 通过 Na^+-H^+ 交换分泌到小管腔中，HCO_3^- 则与交换回细胞内的 Na^+ 一起转运入血（图 8-15）。

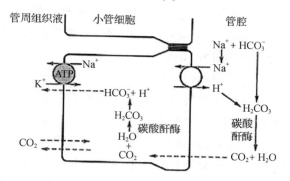

图 8-15　近端肾小管 HCO_3^- 重吸收示意

正常情况下，小管液中 85% 的 HCO_3^- 在近端肾小管被重吸收。HCO_3^- 的重吸收对维持机体的酸碱平衡有重要作用。

5. K^+ 的重吸收　每日从肾小球滤过的 K^+ 约为 35g，而每日尿中排出的 K^+ 为 2~4 g。微穿刺实验证明，肾小球超滤液中的 K^+ 绝大部分在近端小管被重吸收回血，而终尿中的 K^+ 主要是由远端小管和集合管分泌的。近端小管对 K^+ 的重吸收是一个主动转运过程。因为小管液中 K^+ 浓度为 4 mmol/L，大大低于细胞内 K^+ 浓度（150 mmol/L）；同时此处管腔内的电位低于小管周围组织液，所以 K^+ 重吸收是逆电位差和逆浓度差进行的。管腔膜是主动重吸收 K^+ 的关键部位。而细胞内的 K^+ 浓度比细胞外液高 30~40 倍，故 K^+ 通过管周膜入血是顺浓度梯度转运。

6. 其他物质的重吸收　小管液中氨基酸的重吸收与葡萄糖的重吸收机制是相同的，也是与 Na^+ 同向转运，但与转运葡萄糖的转运体不同；另外，Ca^{2+}、HPO_4^{2-}、SO_4^{2-} 的重吸收也与 Na^+ 同向转运；正常时进入原尿中的微量蛋白质，则以入胞方式重吸收。现将肾小管重吸收物质的情况总结为表 8-3。

表 8-3　肾小管重吸物质的情况总结

重吸收物质	重吸收率/%	重吸收部位和方式			重吸收机制和特点
		近端小管	髓袢	远端小管和集合管	
Na^-	99	65%~67% 主动	10%~20% 升支粗段主动 升支细段被动	10%~15% 主动	近端小管以泵－漏式和 Na^+-H^+ 交换 远端小管和集合管与 K^+、H^+ 分泌 并受醛固酮调节
Cl^-	99	65%~67% 被动	10%~20% 升支粗段继发主动	10%~15% 被动	升支粗段与 K^+、Na^+ 同向转运 其他部位伴随 Na^+ 重吸收
K^+	100	几乎全部 主动			远端小管集合管 Na^+-K^+ 交换 与 K^+-H^+ 交换重吸收有竞争作用
HCO_3^-	99	80%~90% 被动	10%~20% 被动		以 CO_2 重吸收，同时伴有 H^+ 的分泌
葡萄糖	100	100%（主动）			同向协同转运，有限度（肾糖阈）
H_2O	99	65%~67% 被动	10% 降支被动升支无通透	20%	浓缩与稀释尿液 集合管重吸收受 ADH 和醛固酮调节

三、肾小管和集合管的分泌

肾小管和集合管的分泌功能是指肾小管和集合管的上皮细胞将其本身新陈代谢所产生的物质分泌到小管液中的过程；排泄功能则指肾小管的上皮细胞将血液中原有的某些物质排入小管液中的过程。因为这两种过程有时难以严格区分，故统称为肾小管的分泌功能。现已证明，能够从肾小管和集合管上皮细胞分泌的物质主要有 K^+、H^+ 和 NH_3 等。

(一) H^+ 的分泌

各段肾小管和集合管都能分泌 H^+，但分泌 H^+ 的能力最强的是近端小管，约占 80%。H^+ 的分泌有 H^+ - Na^+ 交换和 H^+ 泵转运两种机制。实验观察，H^+ 来自肾小管上皮细胞内的 CO_2 和 H_2O。在碳酸酐酶的催化下，CO_2 与 H_2O 结合生成 H_2CO_3，随即在细胞内解离为 H^+ 和 HCO_3^-，在小管细胞内生成的 H^+ 与小管液中的 Na^+ 以 1:1 的量经管腔膜的载体逆向同步转运，即 H^+ 进入小管液，Na^+ 进入小管细胞内，这一过程称为 H^+ - Na^+ 交换，属于继发性主动转运。这一转运机制对体内酸碱平衡的调节具有重要的意义 (图 8-16)。

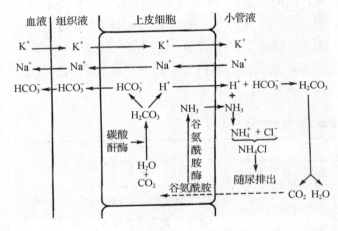

图 8-16　肾小管分泌 H^+、K^+ 和 NH_3 示意

目前研究认为，H^+ 分泌还有一种机制，即在管腔膜上有 H^+ 泵，可直接将细胞内的 H^+ 泵入小管腔内。

(二) K^+ 的分泌

尿中排出的 K^+ 主要是由远曲小管和集合管的主细胞分泌的，因为原尿中的 K^+ 绝大部分已在近端小管部位被重吸收入血液。远曲小管和集合管主细胞分泌的 K^+，与 Na^+ 的主动重吸收有密切的联系。当远曲小管和集合管主细胞主动重吸收 Na^+ 时，就在小管内外建立了电位差，小管腔内为负 (为 -10 ~ -4.5 mV)，这种电位差是促使 K^+ 分泌的动力。

由于 K^+ 的分泌与 Na^+ 的主动重吸收相偶联，所以将这种离子交换称为 K^+ - Na^+ 交换。在远曲小管和集合管处除有 K^+ - Na^+ 交换外，还存在有 H^+ - Na^+ 交换，由于 K^+ - Na^+ 交换和 H^+ - Na^+ 交换都依赖于 Na^+ 的主动重吸收，故两者之间存在相互抑制现象。例如，机体酸中毒时，由于小管细胞内的碳酸酐酶活动加强，生成的 H^+ 会增多，H^+ - Na^+ 交换则增多，于是 K^+ - Na^+ 交换则减少，从而使尿中排出的 H^+ 增多而排出的 K^+ 减少，导致血 K^+ 浓度升高。同理，当碱中毒时可导致低血钾 (图 8-16)。

(三) NH_3 的分泌

远曲小管和集合管的上皮细胞在代谢过程中不断生成 NH_3，这些 NH_3 主要由谷氨酰胺脱氨而来。NH_3 具有脂溶性，能通过细胞膜向小管周围组织间液和小管液中自由扩散。扩散入小管液的 NH_3 迅速与小管液中的 H^+ 结合生成 NH_4^+，小管液中 NH_3 浓度因此而下降，于是在管腔膜两侧形成了 NH_3 浓度差，此浓度差又进一步加速了 NH_3 向小管液中扩散。因此，H^+ 的分泌可促进 NH_3 的分泌。生成的 NH_3 可进一步与小管液中强酸盐 (如 NaCl) 的负离子 (如 Cl^-) 结合，生成 NH_4Cl^- (酸性铵盐) 随尿排出 (图 8-16)。而强酸盐的正离子 (如 Na^+) 则通过 H^+ - Na^+ 交换方式进入肾小管细胞，与细胞内 HCO_3^- 一起转运回血液。肾小管细胞分泌 NH_3，既通过铵盐的生成促进了排 H^+，又促进了 $NaHCO_3$ 的重吸收，增加了碱储，对调节体内酸碱平衡也具有重要的意义。

(四) 尿酸的分泌

尿酸是体内嘌呤代谢的产物，血中游离尿酸约 2/3 由肾脏排泄，1/3 由肠道排出。肾脏可通过肾小球滤过和肾小管分泌的两种方式排泄尿酸。正常情况下，肾小球滤过的尿酸约有 98% 被肾小管重吸收，而肾小管分泌的尿酸约占滤过量的一半，其中大多数又被肾小管重吸收入血。因此，肾小球滤过和肾小管分泌的尿酸只有 6% ~ 12% 从尿中排出。苯溴马隆 (Benzbromarone) 可抑制肾小管尿酸的重吸收和分泌，加速尿酸的排泄 (图 8-17)。

(五) 其他物质的分泌

体内的代谢产物肌酐既能从肾小球滤过，又可经肾小管和集合管分泌排入小管液。进入体内的酚红、青霉素、利尿药呋塞米等由于与血浆蛋

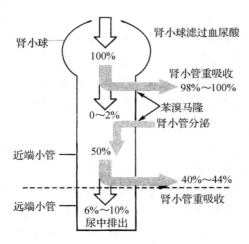

图 8-17 尿酸盐的分泌示意

白结合而不能被肾小球滤过，但可在近端小管被主动分泌到小管液中。

第三节 尿液生成的调节

尿的生成有赖于肾小球的滤过和肾小管、集合管的重吸收及分泌。因此机体对尿生成的调节也是通过这 3 个环节的调节而实现的。尿液生成的调节有 3 种方式，即肾内自身调节、体液调节和神经调节。本节重点阐述抗利尿激素、醛固酮在尿生成调节中的作用。

一、自身调节

自身调节（Renal Autoregulation）是指肾小球与肾小管通过本身活动的改变以及肾小管内溶质的改变来调节尿液生成的方式。

（一）小管液溶质的浓度

小管液中溶质所形成的渗透压，是对抗肾小管重吸收水分的力量。当小管液中溶质浓度增加时，可使肾小管内的渗透压增高，肾小管特别是近端小管对水的重吸收减少，因而尿量增加。这种由于渗透压升高而引起的尿量增多的现象，称为渗透性利尿（Osmotic Diuresis）。例如，糖尿病患者的多尿，就是由于血糖超过了肾糖阈，小管液中的葡萄糖不能完全被重吸收，从而使小管液中的溶质增加、渗透压升高、水重吸收减少，于是尿量增加，产生多尿。临床上常利用一些能经

过肾小球滤过，而又不被肾小管重吸收的药物如甘露醇和山梨醇等，来增加小管液中溶质的浓度及渗透压，使尿量增加，以达到利尿和消除脑水肿的目的。

（二）球-管平衡

近端小管对 Na^+ 和水的重吸收率始终占肾小球滤过率的 65% ~ 70%，这种现象称球-管平衡（Glomerulotubular Balance）。即当肾小球滤过率增加时，近端小管重吸收 Na^+ 和水的重吸收率也随之增加呈定比重吸收；反之，前者降低，后者也相应降低。球管平衡的生理意义在于通过肾小球与近端小管的功能活动的协调，使终尿量不致因肾小球滤过率的增减而出现大幅度的变动。

二、体液调节

尿液的生成受多种体液因素的调节，其中抗利尿激素与醛固酮最为重要。

（一）抗利尿激素

抗利尿激素（Antidiuretic Hormone，ADH）在生理浓度时有抗利尿作用，在较高浓度时又具有升压作用，因而又称为血管升压素（Vasopressin，VP）。ADH 是由下丘脑视上核和室旁核的神经元合成，沿神经元的轴浆经下丘脑-垂体束运输到神经垂体储存并由此释放进入血液循环。

1. 抗利尿激素的生理作用 是提高远端小管和集合管上皮细胞对水的通透性，从而促进水的重吸收，使尿液浓缩，尿量减少。此外，ADH 还可增加内髓部集合管对尿素的通透性、促进髓袢升支粗段对 NaCl 的主动重吸收，以提高肾髓质组织间液的渗透压梯度，有利于尿的浓缩。

关于 ADH 的作用机制，目前认为，它能与远端小管和集合管上皮细胞管周膜上的抗利尿激素受体相结合，通过兴奋性 G 蛋白与膜内的腺苷酸环化酶偶联，使细胞内的 cAMP 增加，进一步激活细胞内的蛋白激酶 A，使管腔膜的膜蛋白磷酸化而发生构型改变，导致上皮细胞内含水孔蛋白（AQP_2）的小泡镶嵌在上皮细胞的管腔膜上，形成水孔通道，从而提高了管腔膜对水的通透性。当 ADH 缺乏时，管腔膜上的 AQP_2，以胞纳的形式被摄入胞质内，形成胞质小泡，此时，远端小管和集合管对水的通透性明显降低。水通过管腔

膜上的水通道进入细胞后可自由通过基底侧膜进入毛细血管而被重吸收（图8-18）。

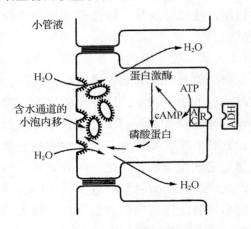

AC—腺苷酸环化酶   R—VP受体

图8-18 抗利尿激素的作用机制示意

2. 抗利尿激素的调节 调节ADH合成和释放的最有效刺激是血浆晶体渗透压的升高和循环血量的减少及动脉血压的改变。将影响抗利尿激素分泌调节的因素归纳为图8-19。

（1）血浆晶体渗透压的改变：血浆晶体渗透压是生理条件下调节ADH合成、释放的最重要因素。下丘脑视上核附近有渗透压感受器（Osmoreceptor），它对血浆晶体渗透压的改变十分敏感，只要血浆晶体渗透压升高1%~2%，即可以引起反应，使ADH分泌增加。

当机体大量出汗，严重呕吐或腹泻等造成体内水分不足时，血浆晶体渗透压则升高，对渗透压感受器的刺激增强，使下丘脑神经垂体合成、释放的ADH增多．远端小管和集合管对水的重吸收增加，尿液浓缩，尿量减少，从而有利于保存体内的水分，维持水的平衡；反之，当在短时间内大量饮清水后（图8-20），血浆被稀释，血浆晶体渗透压降低，对渗透压感受器的刺激减小，ADH合成和释放减少，远曲小管和集合管对水的重吸收减少，尿量增多，使体内多余的水分及时排出体外，这种大量饮清水后引起尿量增多的现象称为水利尿（Water Diuresis），它是临床上用来检测肾稀释能力的一种常用方法。

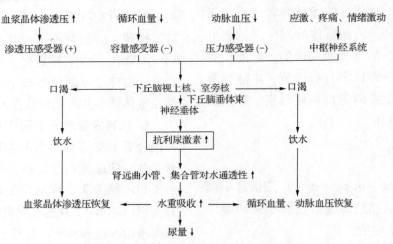

（+）表示兴奋或加强   （-）表示抑制或减弱

图8-19 抗利尿激素分泌调节示意

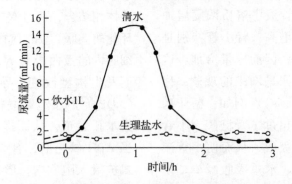

图8-20 饮清水与生理盐水对尿量影响的示意

（2）循环血量的改变：可作用于左心房和胸腔大静脉壁上的容量感受器（Volume Receptor），反射性地调节 ADH 的合成和释放。当循环血量增多时，心房内压增高，对容量感受器刺激增强，迷走神经传入冲动增多，反射性地抑制 ADH 的合成和释放，肾小管和集合管对水的重吸收减少，尿量增多，排出体内过剩的水分，使循环血量得以恢复。相反，当急性大失血、严重呕吐或腹泻等使循环血量减少时，对容量感受器的刺激减弱，迷走神经传入冲动减少，ADH 的合成和释放则增多，使肾小管和集合管对水的重吸收增加，尿量减少，有利于血容量的恢复。

（3）动脉血压的改变：动脉血压升高时，通过刺激颈动脉窦的压力感受器，也可以反射性地抑制 ADH 的释放。

此外，应激、疼痛刺激、情绪紧张等可促进 ADH 的释放，使尿量减少，而弱的冷刺激则可使其分泌减少，尿量增多。临床上当下丘脑病变累及视上核和室旁核或下丘脑－垂体束时，ADH 的合成和释放发生障碍，可导致尿量明显增加，每日可达 10 L 以上，称为尿崩症（Diabetes Insipidus）。

（二）醛固酮

1. 醛固酮的生理作用 醛固酮（Aldosterone）是肾上腺皮质球状带所分泌的一种激素，对肾脏的作用是促进远端小管和集合管对 Na^+ 的主动重吸收，同时促进 K^+ 的排出，所以醛固酮有保 Na^+ 排 K^+ 作用。由于 Na^+ 重吸收增加，造成了小管腔内的负电位，又促进了 K^+ 的分泌和 Cl^- 的重吸收，导致细胞外液量增多。

2. 醛固酮的作用机制 醛固酮进入远端小管和集合管的上皮细胞后，与胞质受体结合，形成激素－胞质受体复合物；后者进入胞核，通过基因调节，生成特异性 mRNA，进而导致醛固酮诱导蛋白（Aldosterone－Induced Protein）的合成。诱导蛋白则可能通过：①改变管腔膜的 Na^+ 通道蛋白构型，增加水的通透性，或增加管腔膜的 Na^+ 通道数量；②增加线粒体中合成 ATP 的酶，为上皮细胞 Na^+ 泵活动提供更多的能量；③增加管周膜基底侧的 Na^+ 泵的活性，促进细胞内的 Na^+ 泵回血液和 K^+ 进入细胞，提高细胞内 K^+ 浓度，有利于 K^+ 分泌（图 8-21）。

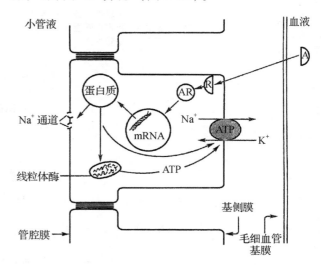

A—醛固酮　R—胞质受体　AR—激素－胞质受体复合物
图 8-21　醛固酮作用机制及生理作用示意

3. 醛固酮分泌的调节 醛固酮的分泌主要受肾素－血管紧张素－醛固酮系统，以及血 K^+、血 Na^+ 浓度等因素的调节。可将肾素－血管紧张素－醛固酮系统的影响因素归纳如图 8-22。

肾素－血管紧张素－醛固酮系统：血浆中肾素、血管紧张素、醛固酮在功能上相互联系，形成一个完整的功能系统，该系统称为肾素－血管紧张素－醛固酮系统（Rennin－Angiotensin－Aldosterone System，RAAS）。在这个系统中，肾素主要由球旁细胞分泌，是一种蛋白水解酶，能催化血浆中的血管紧张素原转变为血管紧张素Ⅰ（10 肽），血管紧张素Ⅰ在血液和组织中，特别是在肺组织中的血管紧张素转换酶的作用下，继续降解为血管紧张素Ⅱ（8 肽），血管紧张素Ⅱ除有较强的缩血管作用外，还可刺激肾上腺皮质球状带分泌醛固酮。血管紧张素Ⅱ在氨基肽酶的作用下，进一步水解为血管紧张素Ⅲ（7 肽），它也能刺激球状带分泌醛固酮。

RAAS 活动的强弱取决于肾素的释放量，而肾素的释放与肾内的球旁器有关。当动脉血压下降，循环血量减少，使肾血流量减少时，入球小动脉管壁受的牵张刺激减弱，从而激活了球旁细胞，使肾素释放量增加；同时，由于肾血流量减少，肾小球滤过率也随之降低，流经致密斑的 Na^+ 量也降低，可激活致密斑，进而使肾素释放量进一

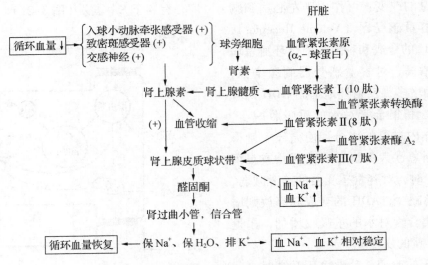

图 8-22　肾素－血管紧张素－醛固酮系统示意

步增加。此外，球旁细胞受交感神经支配，肾交感神经兴奋时，也能引起肾素的释放量增加。血中肾上腺素和去甲肾上腺素也可直接刺激球旁细胞，促使肾素释放增加。

4. 血 K^+、Na^+ 的浓度　当血 K^+ 浓度升高或血 Na^+ 浓度降低时，可直接刺激肾上腺皮质球状带分泌醛固酮，促进肾脏保 Na^+ 排 K^+，反之，血 K^+ 浓度降低或血 Na^+ 浓度升高时，则抑制醛固酮分泌，从而维持机体血 Na^+ 和血 K^+ 浓度的相对恒定。实验证明，血 K^+ 浓度改变对醛固酮的分泌调节更为灵敏。

（三）其他体液因素

心房钠尿肽（ANP）是血压升高和血容量增加时由心房肌细胞合成和分泌的肽类激素。ANP具有明显促进 NaCl 和水排出的作用。其作用机制包括：①抑制集合管对 NaCl 的重吸收；②使入球小动脉和出球小动脉，尤其是入球小动脉舒张，增加肾血浆流量和肾小球滤过率；③抑制肾素、醛固酮、抗利尿激素的分泌。因此，ANP 是体内调节水盐代谢、维持血容量、保持内环境相对稳定的重要激素之一。还有许多体液因素，如肾内的局部活性物质（如缓激肽、内皮素、NO、前列腺素），以及肾外活性物质（如肾上腺素、NE、多巴胺、血管紧张素、甲状旁腺激素等），均参与尿液生成的调节。

三、神经调节

参与调节尿液生成的神经主要是肾交感神经。

肾交感神经对尿液生成的调节是通过以下三方面实现的：①使入球小动脉收缩，肾血流量减少，进而使肾小球滤过率降低；②促进肾小管对 Na^+ 等溶质的重吸收；③促进近球细胞释放肾素，增加 RAAS 的活动。肾交感神经不但通过肾小球滤过率、肾小管和集合管直接调节尿液的生成，而且还可以通过影响体液因素间接调节尿液的生成。

第四节　尿液的浓缩与稀释

一、尿液的成分与理化性质

正常人一昼夜所排出的尿量为 1000 ~ 2000 mL，平均约为 1500 mL。生理情况下，尿量的变化很大，如摄入的水多或出汗很少时，尿量增多；如摄入的水少或出汗很多时，尿量减少。临床上，通常将每昼夜排出的尿量长期持续在 2500 mL 以上时，称为多尿（Polyuria）；每昼夜排出的尿量在 100 ~ 500 mL 范围内，称为少尿（Oliguria）；每昼夜排出尿量不足 100 mL，称为无尿（Anuria）。少尿或无尿可导致代谢产物排出障碍，而在体内堆积，引起尿毒症，因为正常成年人每天产生约 35 g 固体代谢产物，至少需要 500 mL 尿液才能将其溶解排出；而多尿则可引起机体脱水。

正常新鲜尿液呈淡黄色、透明。尿的颜色主要来自胆红素的代谢产物，并受食物和药物的影响。尿中含水分 95%~97%，溶解于其中固体物仅占 3%~5%，固体物可分为无机盐和有机物两大类。无机盐中主要是氯化钠，其余为硫酸盐、磷酸盐、钾盐和氨盐等；有机物中主要是尿素，其余为马尿酸、肌酐、尿色素等。尿液的比重随尿量多少而变动，一般为 1.015~1.025。尿液的 pH 为 5.0~7.0，最大变动范围为 4.5~8.0，尿的 pH 主要受食物性质的影响，习惯于荤素杂食的人，由于蛋白质分解后产生的硫酸盐、磷酸盐等随尿排出增多，尿呈酸性，而素食的人，由于植物中所含的酒石酸、苹果酸、枸橼酸等均可在体内氧化，产生酸性产物较少，故尿呈碱性。

正常人尿液的渗透压高于血浆，一般为 50~1200 mmol/L。当体内缺水时，肾脏将排出渗透压明显高于血浆渗透压的尿，称高渗尿（Hypertonic Urine），表示尿液被浓缩；当体内水过剩时，将排出渗透压低于血浆渗透压的尿，称低渗尿（Hypotonic Urine），表示尿液被稀释。若无论体内缺水或是水过剩，排出尿的渗透压总是与血浆的渗透压相等或相差无几，则称为等渗尿，表明肾脏的浓缩和稀释功能严重受损。

二、尿液浓缩与稀释的过程

采用冰点降低法，测定鼠肾分层切片组织液的渗透压，发现肾皮质部位的组织液都是与血浆的渗透压相等的，其与血浆渗透压之比为 1.0，而肾髓质的组织液的渗透压却远远高于血浆。从外向内，越接近肾乳头，渗透压越高，其比值分别 2.0、3.0、4.0（图 8-23）；用微穿刺法测定肾小

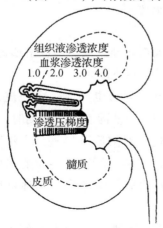

图 8-23　肾素－血管紧张素－醛固酮系统示意

管和集合管内小管液，发现只有当小管液通过髓袢时，其渗透压才发生变化，直到通过集合管尿液才会被浓缩。以上实验结果表明，尿液浓缩的部位在肾髓质，因此，肾髓质层越厚，浓缩尿液的能力越强。沙鼠肾的髓质层特别的厚，能产生 20 倍于血浆渗透压的高渗尿；猪的肾髓质层较薄，只能产生 1.5 倍于血浆渗透压的高渗尿；人肾髓质层中等厚，能产生 4~5 倍于血浆渗透压的高渗尿。

（一）尿液的浓缩

尿液的浓缩（Concentration of the Urine）是由于小管液中由于小管液中的水被重吸收而溶质仍留在小管液中造成的。当小管液从远端小管进入集合管，穿过肾髓质高渗区流向肾乳头方向时，在抗利尿激素（ADH）作用下，远端小管和集合管管壁对水的通透性提高，水分被从管内抽吸到管外，于是集合管内液的水分越来越少，渗透压越来越高，形成高渗尿，尿液浓缩。在高度缺水时，每日尿量可能只有 300~400 mL，而尿的渗透压可高达 1200~1400 mmol/L。比血浆高 4~5 倍。

（二）尿液的稀释

尿液的稀释（Dilution of the Urine）是由于小管液中的溶质被重吸收而水仍留在小管液中造成的。当体内水过多，ADH 释放减少时。远曲小管和集合管对水的通透性降低，来自髓袢升支粗段的低渗小管液在流经远端小管和集合管时，NaCl 被继续重吸收，而水不易被重吸收，于是小管液的渗透压进一步降低，可降低至 50 mmol/L，最后形成大量的低渗尿，尿液稀释。当 ADH 完全缺乏时，如严重尿崩症患者。每天可排出高达 20 L 的低渗尿，相当于 24 小时肾小球滤过量的 10%。实验证明，无论终尿是低渗还是高渗，由髓袢升支粗段进入远端小管的小管液总是低渗的。因此，尿液的浓缩和稀释过程主要是在远端小管和集合管中完成，它与肾髓质渗透梯度和 ADH 的作用有着密切关系。

三、肾髓质渗透梯度的形成和维持

（一）肾髓质高渗梯度的形成原理

肾髓质高渗梯度的形成原理，目前用各段肾小管对水和溶质的通透性不同（表 8-4）及逆流倍增（Counter-Current Multiplication）现象来解释。

表8-4　各段肾小管和集合管对 Na⁺、水和尿素的通透性

部位	NaCl	尿素	水
髓袢降支细段	不易通透	不易通透	高度通透
髓袢升支细段	高度通透	中等通透	不通透
髓袢升支粗段	不易通透，高度主动重吸收	不易通透	不易通透
远端小管	不易通透，主动重吸收	不通透	不通透（有 ADH 易通透）
集合管皮质部	不易通透，主动重吸收	不易通透	不通透（有 ADH 易通透）
集合管髓质部	不易通透，主动重吸收	易通透	不易通透（有 ADH 易通透，并增加尿素通透）

1. 逆流倍增　物理学中将在两个下端相通且并列的 U 形管道中，液体流动的方向相反的现象，称为逆流。如果液体在 U 形管道流动时，其两管间的隔膜允许液体中的溶质在两管间交换，称逆流交换（图8-24A），两者构成了一个逆流系统。在逆流系统的溶质交换的过程中，便会产生逆流倍增现象。

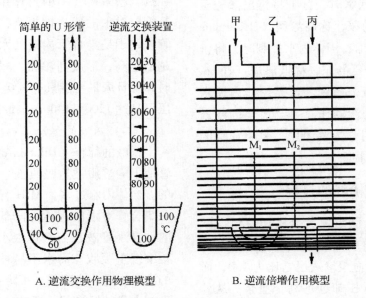

A. 逆流交换作用物理模型　　　　　B. 逆流倍增作用模型

B 图中甲管内液体向下、乙管内液体向上流，丙管内液体向下流。M₁ 膜能将

液体中的 Na⁺ 由乙管泵入甲管，且对水不易通透，M₂ 膜对水易通透

图8-24　逆流交换与逆流倍增作用的模式

逆流倍增现象可用图 8-24B 模型解释。模型中含有溶质的液体从甲管流进，通过管下端的弯曲部分折返流入乙管，然后从乙管反向流出。在溶液流动的过程时，由于 M₁ 膜能主动将溶质由乙管泵入甲管，且 M₁ 膜对水的通透性很低，因此，甲管中的溶液在向下流动的过程中将不断接受由乙管泵入的溶质，到甲管下端的弯曲部溶质浓度达到最高。当溶液折返流入乙管并向上流动时，由于 M₁ 膜将溶质泵入甲管，乙管溶液中的溶质浓度不断下降。这样，不论是甲管还是乙管，从上

往下溶质浓度均逐渐升高。形成溶质的浓度梯度，即出现了逆流倍增现象。

如果乙管和丙管也构成一个逆流系统，当渗透浓度较低的溶液从丙管向下流动时，而且 M₁ 膜对水有通透性，对溶质不通透，水将因渗透作用而进入乙管，这样，丙管内溶质的浓度从上到下逐渐增加。从丙管下端流出的液体就变成了高渗溶液。

在肾脏中，髓袢降支细段类似于甲管，髓袢升支粗段类似于乙管，集合管类似于丙管，髓袢

升支粗段的通透性与 M_1 膜相似，集合管膜的通透性与 M_1 膜相似（图8-25）。所以，肾髓质高渗梯度的形成可以用逆流倍增现象来解释。

2. 外髓部渗透压梯度的形成　由于位于外髓部的髓袢升支粗段能主动重吸收NaCl，而对水不易通透，因此，升支粗段内小管液流向皮质时，随着管腔内NaCl的重吸收，管外周组织间液中的 Na^+ 和 Cl^- 浓度逐渐升高，渗透压也逐渐升高，越靠近内髓部，渗透压越高，进而在外髓部形成一个由内向外的渗透压梯度（图8-26）。

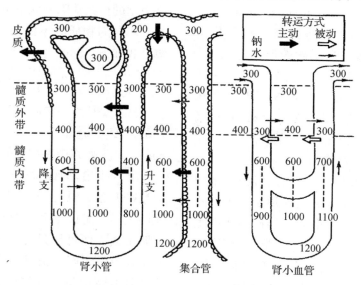

图8-25　逆流倍增作用示意

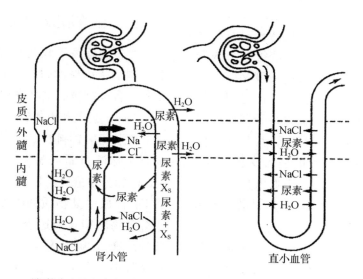

（粗箭头表示主动重吸收 Na^+ 和 Cl^-，X_S 表示未被重吸收的溶质）

图8-26　肾髓质渗透压梯度形成的示意

3. 内髓部渗透压梯度的形成　主要与NaCl在髓袢升支细段被动重吸收和尿素在集合管与髓袢升支细段间的再循环有关。

由于降支细段对NaCl不易通透，而对水则通透性较高，随着水的重吸收，管内NaCl浓度逐渐升高，故当小管液绕过髓袢顶端折回流入升支细段时，小管内液与管周组织间液之间的NaCl浓度差明显增大。此时由于升支细段对NaCl易通透，则NaCl顺浓度差扩散进入内髓部组织间液，使内髓部组织间液的NaCl浓度升高，渗透压升高；当小管液进入内髓部集合管时，由于管壁对尿素的通透性增大，小管液中尿素迅速通过管壁向内髓部组织间液扩散，造成内髓部组织间液中尿素浓度的增高，进入内髓部的尿素可再次进入升支细段，而后通过升支粗段、远曲小管、皮质和外髓部集合管，又回到内髓部集合管处再扩散到内髓部组织间液中，形成尿素再循环（Urea Recirculation），尿素循环进一步使内髓部渗透压升高。两者共同参与内髓部组织间液渗透压梯度的形成。

综上所述，肾髓质渗透压梯度的形成，在外髓部是由髓袢升支粗段主动重吸收 NaCl 形成，在内髓部是由髓袢升支细段被动重吸收 NaCl 和尿素在集合管与髓袢升支细段间的再循环形成。

（二）肾髓质渗透压梯度的维持

肾髓质渗透梯度的保持主要依靠肾髓质的 U 字形直小血管所形成的逆流交换作用实现的。直小血管是近髓肾单位的出球小动脉延伸形成的毛细血管，细长达髓质深部，呈 U 字形，与髓袢、集合管等紧邻且平行，行走于渗透梯度的髓质中。当血液流经直小血管降支时，由于其周围组织液中的 NaCl 和尿素浓度高于血管同一水平血液的浓度，故 NaCl 和尿素向血管降支扩散，而水则渗出。这样降支中的 NaCl 和尿素浓度逐渐升高，在直小血管折返处其浓度最高；当血液折返流入升支时，升支血管内的 NaCl 和尿素的浓度又高于同一水平的组织液，于是 NaCl 和尿素又向组织液扩散，因而绝大部分 NaCl 和尿素被保留于髓质的组织液中，而水又渗入直小血管升支，及时返回体循环。这一过程称为直小血管的逆流交换作用。通过直小血管的逆流交换作用，当血液离开肾髓质时，带走较多的水，较少的 NaCl 和尿素，从而保持了肾髓质的渗透梯度（图 8-26）。由此可见，尿液的浓缩与稀释的基本条件是：①肾髓质的渗透梯度；②抗利尿激素的存在。正常情况下，抗利尿激素的释放量是决定尿液浓缩程度的关键因素。

第五节　血浆清除率

一、血浆清除率的概念

血浆清除率（Plasma Clearance，PC）是衡量

肾功能的重要指标，是指肾脏在单位时间内能将多少毫升血浆中所含的某物质完全清除出去，这个被完全清除了某物质的血浆毫升数，就称为该物质的血浆清除率。例如，肾脏在 1 分钟内能将相当于 70 mL 血浆中所含的尿素完全清除掉，那么尿素的血浆清除率就是 70 mL/min。其他以此类推。不同的物质有不同的血浆清除率，其具体计算公式如下：

$$C = \frac{UV}{P} \ (mL/min)$$

式中，C 为某物质血浆清除率，U 为尿中某物质的浓度（mg/100 mL），V 为每分钟尿量（mL/min），P 为血浆中某物质的浓度（mg/100 mL）。

必须指出，所谓每分钟被完全清除某物质的血浆毫升数，只是一个理论上的推算数值。肾脏实际上不一定能把某一毫升血浆中的某物质完全清除出去，而可能只是清除了其中的一部分。但肾脏在单位时间内清除该物质的量可以相当于多少毫升血浆中所含该物质的量。因此，血浆清除率所表达的血浆毫升数是一个相对数。

二、血浆清除率的生理意义

测定清除率不仅可以了解肾的功能，还可以分别测定肾小球滤过率、肾血浆流量以及判断肾小管对各种物质的重吸收和分泌的情况。

（一）测定肾小球滤过率（CFR）

肾脏每分钟排出的某物质 X 的量（U_xV）应为肾小球滤过量与肾小管和集合管的重吸收量（R_x）和分泌量（S_x）的代数和。设肾小球滤过率为 F，原尿中某物质的浓度为 P_x（由于滤过膜对小分子物质能自由通透，因而原尿的浓度等于血浆的浓度）。则 $U_xV = FP_x - R_x + S_x$。如果某物质可从肾小球自由滤过，但既不被重吸收也不被分泌，即 P_x 和 S_x 都为零。则 $U_xV = FP_x$，经等式变换得到：

$$GFR = F = \frac{U_xV}{R_x} = C$$

研究发现，菊粉符合上述条件。菊粉（Inulin）是存在于植物根中的多糖，也称菊糖，相对分子质量为 5200。人和动物体内都不含有这种多糖，且对人体无毒性，进入体内不被分解，完全随尿排出，而且只从肾小球滤过，不被肾小管、

集合管重吸收和分泌，因此是测定肾小球滤过率（GFR）的理想物质。因此，菊粉的血浆清除率（C_{in}）即为肾小球滤过率，前述的肾小球滤过率为 125 mL/min，就是测定菊粉的血浆清除率而得到的。例如，静脉滴注 10% 菊粉溶液，使血浆中菊粉的浓度（P_{in}）稳定在 1 mg/mL 水平，测得尿量（V）为 1 mL/min，尿中菊粉的浓度（U_{in}）为 125 mg/mL，则菊粉的血浆清除率（C_{in}）为：

$$C_{in} = \frac{U_{in}}{P_{in}} = \frac{1 \text{ mL/min} \times 125 \text{ mg/mL}}{1 \text{ mg/mL}} = 125 \text{ mL/min}$$

用菊粉测定血浆清除率虽然精确，但测定的程序繁杂，不适于临床应用，故可用体内血液中所含有的某些物质的清除率来代替。例如，可以测定内生肌酐清除率。内生肌酐是组织代谢过程中产生的肌酐，它在血浆中的浓度相当稳定。肌酐可以自由地经肾小球滤过，但不被肾小管重吸收，而且其分泌量也极少，故可由分别测得的血浆肌酐浓度、24 h 混合尿液中肌酐的浓度及 24 h 尿量，计算出 24 h 的肌酐清除率，即：

$$\text{内生肌酐清除率} = \frac{\text{尿肌酐浓度(mg/L)} \times \text{尿量(L/24 h)}}{1 \text{ mg/mL}}$$

$$= \text{若干升血浆/24 h}$$

我国成年人的内生肌酐清除率平均约为 124 L/24 h。肾小球滤过率在正常成年人是相当恒定的，故可以用平均肾小球滤过率的正常值来衡量肾脏疾病患者肾小球的滤过功能。

（二）测定肾血浆流量和肾血流量

肾血浆流量（Renal Plasma Flow，RPF）也可用清除率进行测定。如果血浆中某一物质只需要经过肾循环一周后，通过滤过和分泌就可被完全清除掉，则该物质每分钟从尿中的排出量（U_xV）应等于每分钟通过肾脏的血浆中所含的量。设每分钟流过肾脏的血浆量为 X，血浆中该物质的浓度为 P_x，则 $U_xV = XP_x$，经等式变换得到：

$$X = \frac{U_xV}{P_x} = C$$

碘锐特（Diodrast）或对氨基马尿酸（PAH）的钠盐都符合以上条件。因此，这两种物质的血浆清除率可以代表有效肾血浆流量。前述的肾血浆流量为 660 mL/min，就是根据这两种物质的血浆清除率求得的。再根据红细胞比容，即可求得肾血流量。如果血浆占全血量的 55%，则肾血浆

流量 = 660/55 × 100 = 1200 mL/min。

（三）推测肾小管的功能

菊粉从肾小球滤过以后，既不被重吸收也不被分泌，所以菊粉的血浆清除率即为肾小球滤过率。如果某一物质的血浆清除率小于菊粉的血浆清除率，则说明该物质能被肾小管重吸收了一部分，如尿素；如果某物质的血浆清除率为零，表明肾小管能全部重吸收该物质，如葡萄糖；如果某物质的血浆清除率大于菊粉的血浆清除率，表明肾小管能分泌这一物质，如碘锐特（图 8-27）。

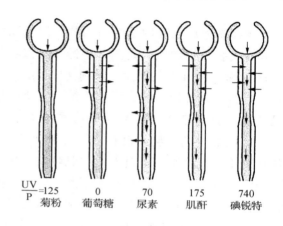

| $\frac{UV}{P}$=125 | 0 | 70 | 175 | 740 |
| 菊粉 | 葡萄糖 | 尿素 | 肌酐 | 碘锐特 |

图 8-27　各种物质的血浆清除率

（四）反映肾脏的排泄功能

肾脏的主要功能是排泄血液中的有害物质，正常时这些有害的物质都有一个基本的血浆清除率，这样才能保证内环境的相对稳定。如果有害物质的血浆清除率明显降低，说明肾脏的排泄功能发生了障碍。

第六节　尿液的排放

尿液的生成是个连续不断的过程，生成的尿液由集合管流出，汇入乳头管，经肾盏到肾盂，再通过输尿管运送到膀胱储存，当膀胱内储存的尿液达到一定量时引起排尿反射，将尿液经尿道排出体外。因此，尿液的排出是间歇的。

《素问·灵兰秘典论》曰："膀胱者，州都之官，津液藏焉，气化则能出矣"。肾与膀胱相表里，在肾气化作用下生成的尿液，输入并储存于膀胱，通过气化作用，排出体外。膀胱的储尿和

排尿功能，有赖于肾的气化功能。

一、膀胱与尿道的神经支配

膀胱是一个中空的肌性器官，膀胱壁由三层平滑肌构成，排尿时它们一起收缩，故称为逼尿肌；与尿道连接处的膀胱颈部平滑肌形成了内括约肌，它受自主神经的支配，不受意识控制，可防止膀胱内尿液外流；尿道穿过泌尿生殖膈，形成外括约肌。泌尿生殖膈属骨骼肌，受躯体神经支配，受意识控制，因此尿液的排出是受意识控制的。

支配膀胱逼尿肌和内括约肌的是盆神经和腹下神经，支配外括约肌的是阴部神经。盆神经起源于脊髓骶段 2 ~ 4 节的侧角，属副交感神经。当该神经兴奋时，可使膀胱逼尿肌收缩，尿道内括约肌松弛，促进排尿。腹下神经起源于脊髓胸 12 ~ 腰 2 段的侧角，属交感神经。当其兴奋时，可使膀胱逼尿肌松弛，尿道内括约肌收缩，从而阻止排尿。阴部神经起源于脊髓骶段 2 ~ 4 节的前角，属躯体神经，其活动受意识控制，当其兴奋时，使尿道外括约肌收缩，阻止排尿（图 8-28）。

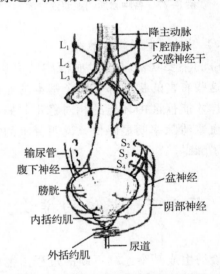

图 8-28　膀胱和尿道的神经支配示意

此外，在盆神经、腹下神经和阴部神经中都有传入神经纤维，将下尿路感觉信号传回到反射中枢。

二、排尿反射

排尿反射（Micturition Reflex）是自主神经和躯体神经共同参与完成的反射活动。当膀胱内尿量增多到 400 ~ 500 mL，内压超过 0.98 kPa（10 cm H_2O）时，膀胱壁牵张感受器受牵拉兴奋，冲动沿盆神经传入，在到达骶髓的初级排尿中枢的同时，冲动也上传到脑干和大脑皮质的高位排尿中枢，从而产生尿意。如果条件许可时，冲动便沿着盆神经传出，引起膀胱逼尿肌收缩，尿道内括约肌松弛，尿液便会进入尿道，此时尿液可以刺激尿道的感受器，冲动沿盆神经再次传到骶髓的初级排尿中枢，进一步加强其活动，并反射性抑制阴部神经的活动，使尿道外括约肌松弛，于是尿液就在膀胱内压的驱使下排出体外。这种由尿液刺激尿道感受器进一步反射性加强排尿中枢活动的过程是一种正反馈，它能促使排尿反射活动反复加强，直至尿液排完为止（图 8-29）。在排尿时，腹肌和膈肌的强力收缩，可以使腹内压增高，有协助排尿活动的作用。

大脑皮质的高级排尿中枢对骶髓初级排尿中枢有易化或抑制性的影响，控制着排尿反射活动。婴幼儿因大脑皮质发育尚未完善，对初级排尿中枢的控制能力较弱，故排尿次数较多，且常有遗尿现象。

三、排尿异常

由于排尿是一个反射活动，所以当该反射弧的任何一部分受损时，都会造成排尿异常。临床上常见的排尿异常有：尿失禁、尿潴留、尿频、遗尿等。若高位脊髓受损导致骶段脊髓初级中枢与大脑皮质高级中枢失去联系时，排尿便失去了意识控制，可出现尿失禁。当出现膀胱过度充盈时尿液不受意识控制而自动流出尿道，称为溢流性尿失禁（Overflow Incontinence）。膀胱中尿液充盈过多而不能排出者称为尿潴留（Urine Retention）。尿潴留多半是由于腰骶部脊髓损伤使排尿反射初级中枢的活动发生障碍所致，也可由尿路受阻（如男性前列腺肥大）引起。排放次数过多者称为尿频，常常是由于膀胱炎症或机械性刺激（如膀胱结石）而引起的。在 5 岁以后睡眠中仍不能自控而将尿液排泄在床上的现象称为遗尿（Enuresis），可能是大脑皮质对初级排尿中枢的控制能力较弱。

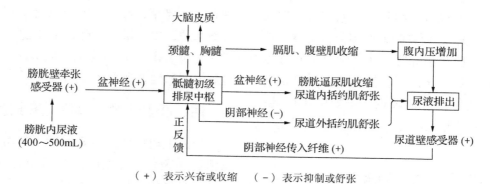

（+）表示兴奋或收缩 （－）表示抑制或舒张

图8-29 排尿反射的路径示意

第七节 中医脏腑功能与泌尿生理

中医把泌尿系统的各项功能主要归结于肺、肾及三焦、膀胱功能协调的水液代谢过程。《素问·经脉别论》曰："饮入于胃，游溢精气，上输于脾，脾气散精，上归于肺，通调水道，下输膀胱，水精四布，五经并行"。可知津液的生成主要在脾（胃），输布主要在肺，排泄主要在肾。

一、肺主通调水道，为水之标

肺为"华盖"，其在五脏六腑中位置最高，覆盖诸脏，并与大肠相表里，在表合皮毛。肺能通调水道，调节全身水液的分布和排泄。津液生成之后，通过脾的散精转输作用上输至肺，通过肺气的宣发肃降，使水液若雾露之溉，熏肤、充身、泽毛，而布敷全身，故有"肺为水之上源"之说。水液输布障碍常与肺气的宣降功能失常有关，中医对水液输布失常的痰饮、水肿等病证，可用"宣肺利水"和"降气利水"等治法，古人喻之为"提壶揭盖"，在《医学源流论》中亦称之为"开上源以利下流"。药理实验也证实，部分肺经药物确有利尿作用，《中华药海》记载麻黄、桑白皮、牛蒡子、胖大海、罗汉果、海浮石、海蛤壳等均有一定的利尿作用。

从生理学角度来看，肺通调水道的功能与神经和体液因素参与肾脏泌尿功能调节有关。实验研究表明，通过人工扩肺增加肺通气量，发现肺通气的深度和频率能改变尿量的多少，其作用是因为肺通气活动能影响ADH的分泌和释放，在扩张肺期间尿量减少，表现出显著的抗利尿效应，为肺通调水道功能提供了一定的实验依据。肺功能的完成有利于肾脏泌尿功能，并对尿液生成具有调节作用。肺主气司呼吸功能的实现能促进肾的血液循环，有利于尿液生成，若肺呼吸功能不足，导致血液含氧量下降时，能刺激肾小球旁细胞合成和分泌肾素，使肾素－血管紧张素－醛固酮系统活动增强，从而调节尿液生成。

二、肾主蒸腾气化，为水之主

"肾者，水藏，主津液"。肾气有阴阳之别，肾阴与肾阳对立统一，协调共济，共同完成肾主水液功能的正常进行。肾阴阳失衡，开合失调，将导致尿量失常，只有阴阳平衡，水液排出才能正常适量。若肾阳不足，蒸腾气化无力，则尿液增多。而肾阳虚不能控制膀胱开合而致膀胱开多合少时，则出现小便量多而清澈，即表现为小便清长的病理现象；肾阳虚不能控制膀胱开合而致膀胱开少合多时，则尿量减少而致水肿。尿液的生成和排泄是水液代谢的一个重要环节，各脏腑形体官窍代谢后的水液通过三焦水道下输于肾和膀胱，肾在水液代谢中有"升清降浊"的作用。

生理学对尿液生成三个过程的阐述，与中医学关于肾主水功能中肾气对水液代谢的升清降浊作用认识相似，肾气中肾阴肾阳的协调失衡，均可导致尿液生成障碍。有人认为，肾阳太盛导致的多尿症状，多与肾脏的功能性病变有关，如临床上因内分泌功能障碍引起的尿崩症、糖尿病、甲状腺功能亢进等症以及肾小管重吸收功能障碍等疾病，均可出现尿量增多的病理表现，该现象正如中医所述"肾气从阳则开，阳太盛则关口大开，水直下而为消"，而肾阴太盛多与肾脏器质性病变有关，如急性肾小球肾炎、慢性肾炎和肾盂肾炎、肾结石、肾动脉栓塞、肾病综合征等疾病时，出现尿量减少的病理表现，正如中医所述："肾气从阴而阖，阴太盛则关门常阖，水不通而为肿"。

三、脾主运化水液，为水之制

脾位于中焦，主升举、主统摄、主运化（水谷、水液）。脾运化水液是指脾气吸收、传输水液精微，调节水液代谢的功能。脾气运化水液的功能表现为：一方面是将胃和小肠消化吸收的津液，大肠吸收的水液以及经肾气蒸化回吸的水液，经脾气的传输作用上输于肺，由肺的宣发肃降作用输布于全身，即如《素问·经脉别论》所述"使水精四布，五经并行"；另一面脾在水液代谢过程中起枢转作用，为水液升降输布的枢纽，脾气散精，上输于肺，经肺的宣发肃降，内养五脏六腑，外润皮毛肌腠，水液精微被脏腑利用后化为浊液归肾和膀胱，经肾的蒸化作用吸收浊中之清，再经由脾气传输至肺，再次参与水液代谢，浊中之浊形成尿液排出体外。水液代谢中，脾气通过升降布散运动，使之上行下达，畅通无阻，从而维持水液平衡，使体内各组织器官既能得到津液的滋润濡养，又不致有水湿痰饮等病理产物潴留。若脾失运化，水液运化功能失常，则必然导致水液在体内停聚，形成水湿痰饮等病理产物，甚至导致水肿，故《素问·至真要大论》曰："诸湿肿满，皆属于脾"。临床上治疗此类病证，一般采用健脾燥湿和健脾利水之法。

四、肝主疏泄，通利三焦水道

肝的生理特性是主升主动，其功能主要是主疏泄和主藏血。肝主疏泄就是指肝气具有疏通、畅达全身气机，促进精血津液的运行输布、脾胃之气的升降通畅等作用。人体三焦水道的生理功能就是通行诸气和运行水液，即三焦是全身水液上下输布运行的通道。全身水液的输布和排泄，是在肺、脾、肾等脏腑的协同作用下，以三焦为通道进行的，而三焦水道的通畅，又是以气机的通畅为前提，气行则水行，气滞则水停。水液代谢的协调平衡作用，也称"三焦气化"，正如《类经·藏象类》所说："上焦不治则水泛高原，中焦不治则水留中脘，下焦不治则水乱二便。三焦气治，则脉络通而水道利"。肝的疏泄功能发挥正常，则气机通畅，气血调和，经络通利，三焦通道得以通畅，水液升降出入运行正常。若肝失疏泄，气机郁结，则三焦水道不通利，肺、脾、肾等脏腑的输布调节水液代谢的功能难以实现，导致水湿、痰饮等病理产物的产生。

　　　　　　　　　　　（于宝新　李　旭）

第九章

感觉器官

感觉（Sensation）是客观物质世界在人主观上的反映。人体内、外环境的各种变化信息，通过各种感受器或感觉器官的活动转化为电信号，并以神经冲动的形式经过一定的神经传导通路传到大脑皮质的特定部位，经大脑皮质的各种感觉中枢对传来的神经冲动加以分析、处理，最后产生相应的感觉。任何一种感觉的产生都是由感受器或感觉器官、神经传导通路和感觉中枢三部分共同活动完成的。需要指出的是，并不是所有从感受器发出的信息都在主观上产生特定的感觉。有些感受器只向中枢神经系统提供内、外环境中某些因素变化的信息，引起调节性反应，但在主观上并不产生特定的感觉，如颈动脉窦、主动脉弓的压力感受器等。

中医学对感觉器的研究较早。从河南殷墟发掘的甲骨文就有眼病（称"疾目"）的记载，距今有3000多年。据考证我国最早眼科书籍是《隋书·经籍志》，载有《陶氏疗目方》和《疗耳目方》。《灵枢·脉度》曰："肺气通于鼻，肺和则鼻能知臭香矣""肝气通于目，肝和则目能辨五色矣""一肾气通于耳，肾和则耳能闻五音矣"。唐代孙思邈《千金方》论及服用羊肝和猪肝治疗夜盲症，王焘《外治秘要》介绍白内障的手术疗法和青光眼是由眼孔不通所致。说明中医学对感觉器已有一定研究和认识。

第一节　概述

一、感受器、感觉器官的定义与分类

感受器（Receptor）指分布于体表或组织内部的专门感受机体内、外环境变化的结构或装置。感受器的结构、功能多样，分类方法也有多种。根据其所接受的刺激性质不同可分为机械感受器、化学感受器、电磁感受器、光感受器等；根据感受器分布部位不同可分为内感受器和外感受器。内感受器感受机体内部的环境变化，可进一步分为平衡感受器、本体感受器和内脏感受器；外感受器感受外界环境变化，可再细分为距离感受器（如视觉、听觉等）和接触感受器（如触觉、压觉、味觉等）。

有一些感受器由高度分化的感受细胞，如视网膜中的视锥、视杆细胞，耳蜗的毛细胞等，连同它们的附属结构，如眼的折光系统、耳的集音与传音装置等，构成复杂的感觉器官（Sense Organs）。通常把分布于人类和高等动物头部的视觉、听觉、嗅觉、味觉等感觉器官，称为特殊感觉感官（Special Sense Organs），人体主要感受器见表9-1。

表 9-1　人体的主要感受类型及感受器类型

感受类型	感受器结构	感受器类型	感受器官
视觉	视杆和视锥细胞	电磁感受器	眼
听觉	毛细胞	机械感受器	耳
嗅觉	嗅神经元	化学感受器	鼻
味觉	味蕾	化学感受器	舌
平衡觉	毛细胞	机械感受器	前庭器官
触压觉	神经末梢	机械感受器	皮肤和深部组织
温度觉	神经末梢/中枢神经元	温度感受器	皮肤、下丘脑
痛觉	游离神经末梢	化学感受器	皮肤和各种器官
肌肉长度	神经末梢	机械感受器	肌梭
肌肉张力	神经末梢	机械感受器	腱器官
动脉血压	神经末梢	机械感受器	血管
动脉氧分压	神经末梢	化学感受器	血管
血浆葡萄糖	下丘脑某些细胞	化学感受器	下丘脑
血浆渗透压	下丘脑前部某些细胞	化学感受器	下丘脑

二、感受器的一般生理特性

1. 感受器的适宜刺激　每一种感受器都只对一种特定能量形式的刺激最敏感，称为该感受器的适宜刺激（Adequate Stimulus）。例如，耳蜗毛细胞的适宜刺激是一定频率的声波，视网膜感光细胞的适宜刺激是一定波长的电磁波等。适宜刺激作用于感受器，必须达到一定的刺激强度和作用时间才能引起某种相应的感觉。引起感受器兴奋所需要的最小刺激强度称为感觉阈（Sensory Threshold）。感受器并不只是对适宜刺激有反应，对于一些非适宜刺激也起反应，只是所需的刺激强度常常要比适宜刺激大得多。

2. 感受器的换能作用　各种感受器在功能上的另一个共同特点是能把作用于它们的各种形式的刺激能量转换为传入神经纤维上的动作电位。这种能量转换过程称为感受器的换能作用（Transduction）。在换能过程中，感受器并不是直接把刺激能量转换为动作电位，而是先在感受器细胞或感觉神经末梢产生一种过渡性的电位变化，在感受器细胞的称为感受器电位（Receptor Potential），

在感觉神经末梢的称为启动电位或发生器电位（Generator Potential）。之后再以电紧张的形式沿所在的胞膜作短距离扩布，最终在相应的传入神经纤维上产生动作电位，完成感受器的换能作用。感受器电位或发生器电位与终板电位一样，具有局部兴奋的性质，可以发生总和。因此感受器电位或发生器电位可通过其幅度、持续时间和波动方向的改变真实地反映和转换外界刺激信号所携带的信息。

3. 感受器的编码作用　感受器把刺激转换成传入纤维上的动作电位的同时，也把刺激所包含的环境变化信息转换到了动作电位的序列中，这一过程称为感受器的编码（Coding）作用。感受器的编码作用表现在对外界刺激的性质和强度以及其他属性的编码，是一个非常复杂的过程。

4. 感受器的适应现象　当刺激强度持续不变地作用于同一感受器时，其感觉神经纤维上产生的动作电位频率将随着刺激作用时间的延长而逐渐下降。这种现象称为感受器的适应（Adaptation）。如"入芝兰之室，久而不闻其香"的感觉适应现象。感觉适应的机制与感受器的适应有关。

第二节　视觉器官

视觉（Vision）是指通过视觉系统的外周感受器接受外界环境中一定波长的电磁波刺激，经中枢进行编码、加工和分析后获得的主观感觉。其功能由眼、视神经和视觉中枢的共同活动完成。外界物体的大小、形状、颜色等都是通过视觉系统，才在脑中引起主观视觉的。人脑从外界获得的信息中，至少有70%以上来自视觉系统。

视觉的外周感觉器官是眼（图9-1）。通常根据眼球各部分的功能不同，把眼分成折光（Dioptric）和感光（Photographic）两大功能系统。眼的折光系统是由角膜、房水、晶状体和玻璃体四部分折光体所构成；眼的感光系统是由含有感光细胞的视网膜组成。人眼的适宜刺激是波长为380～760 nm的电磁波。来自外界物体的光线，透过眼的折光系统，成像在视网膜上。光线所包含的视觉信息，被视网膜上的感光细胞转换成电信号，再以动作电位的形式沿视神经传入视觉中枢，产生视觉。

成像过程：可见光—角膜—房水—晶状体—玻璃体—视网膜—形成物像。

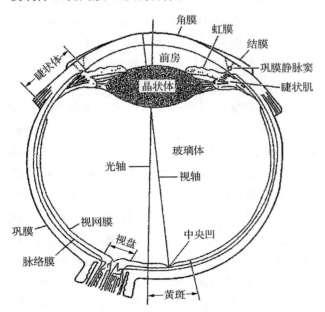

图9-1　眼球的水平切面（右眼）

一、眼的折光功能

（一）眼的折光系统及其光学特性

眼的折光系统是由四个折光率和曲率半径都不相同的折光体，即角膜、房水、晶状体和玻璃体组成。光线经空气入眼后，必须先经过角膜、房水、晶状体和玻璃体四种折光率不同的介质和四个曲率半径不同的球形界面（角膜的前后表面和晶状体的前后表面）。这些折光体在眼内形成一个"多个折光体的复合透镜组"，其节点、主焦点的位置与简单凸透镜的大不相同，要用一般几何光学的原理画出光线在眼内的行进途径和成像情况时，非常复杂。根据光学原理，主焦点的位置是平行光线经过折射后聚焦成一点的位置。每一个物体的表面，都可以认为是由无数的发光点或反光点组成。而由每一点发出的光线都是辐散的，只有当这些点和相应的折射面（如角膜）之间的距离趋于无限大时。到达该折射面的光线才能接近于平行，经折射后才能在主焦点所在的面上聚成一点。同理，整个物体才能在这个面上形成物像。在眼内，这个能使平行光线经过折射后聚焦成像的面就是视网膜。

按几何光学原理计算的结果表明，正常人眼处于安静状态（不需要进行任何调节的状态）时，来自6 m以外物体的光线都可以认为是近乎平行的，可以在视网膜上形成物像。但人眼并不能无条件地看清6 m以外任意距离的物体。如人眼可以看到月球表面较大的阴影，但不能看清其表面较小的物体或其特征。因为这些物体在眼内所形成的物像已小于眼的分辨能力，或光线强度已减弱到不足以兴奋视网膜上的感光细胞；因此不能被感知。另外，如果物体过小或离眼的距离过远，则在视网膜上成像就过小，如果小至视网膜分辨能力的限度以下时，也不能被感知。

（二）简化眼

眼的折光系统是由多个折光体所构成的复合透镜，其节点、主面的位置与薄透镜不大相同，按几何光学原理计算，可以根据光线经眼内多个折光面行进的途径，确定由这些折光率不同的折光体所组成的复合透镜所决定的后主焦点的位置。为了能简便分析眼的成像原理及计算物体在视网膜上成像的大小，根据眼的实际光学特性，设计了与正常眼折光效果相同，且更为简单的等效光学系统或模型，称为简化眼（Reduced Eye）。简化眼是一个假想的人工模型，其光学参数和其他特征与正常眼等值。该模型设想眼球为一单球面折光体，前后径为 20 mm，折光率为 1.333，外界

光线只在由空气进入球形界面时折射一次，该球面的曲率半径为 5 mm，节点在球形界面后 5 mm 的位置，后主焦点正好在此折光体的后极，这个模型和正常安静时的人眼一样，正好能使平行光线聚焦在视网膜上（图 9-2）。

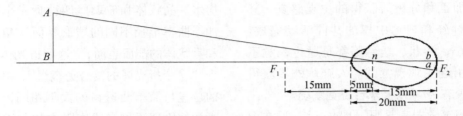

n 为节点，F_1 和 F_2 为前后主焦点，AnB 和 anb 是相似三角形，如果物距已知，就可以由物体的大小（AB）计算出物像的大小（ab），也可算出两三角形对顶角（即视角）的大小

图 9-2　简化眼成像示意

利用简化眼可以方便地计算出不同远近的物体在视网膜上成像的大小。如图 9-2 所示，△AnB 和 △anb 是具有对顶角的两个相似三角形，因而：

$$\frac{AB(物体的大小)}{Bn(物体至节点的距离)}=\frac{ab(物像的大小)}{nb(节点至视网膜的距离)}$$

式中，nb 固定不变，为 15 mm，根据物体的大小和它与眼睛的距离，就可以算出物像的大小。利用简化眼可以算出正常人眼能看清的物体在视网膜上成像的大小。正常人眼在光照良好的情况下，如果在视网膜上的像小于 5 μm，一般不能产生清晰的视觉。这表明正常人眼对物像的分辨能力有极限。这个极限只能用人所能看清的最小视网膜物像的大小来表示，而不能用所能看清的物体的大小来表示。因为视网膜上物像的大小不仅与物体的大小有关，也与物体和眼之间的距离有关。人眼所能看清的最小视网膜物像的大小，大致相当于视网膜中央凹处一个视锥细胞的平均直径。

计算结果表明，正常人眼处于安静而不需要调节时，它的折光系统后主焦点的位置恰好在视网膜上。对于正常人眼来说，来自 6 m 以外物体的光线，可以认为是平行的，可在视网膜上清晰成像。

（三）眼折光功能的调节

根据光学原理，当眼看远物（6 m 以外）时，从物体某一点发出的进入眼内的所有光线，都可以认为是平行光线，对正常眼来说，正好能使物

体成像于视网膜上，在主观上形成一个清晰的视觉物像；通常将人眼不作任何调节时所能看清的物体的最远距离称为远点（Far Point of Vision）。当眼看近物（6 m 以内）时，则从物体某一点发出进入眼内的不再是平行光线，这些光线通过眼的折光系统后，不能在视网膜上形成清晰的物像，只能在主观上形成一个模糊的视觉物像。但事实是，正常人眼在看近物时也非常清楚，是因为眼在看近物时已经对其折光系统等进行了调节，这一过程被称为眼的调节（Visual Accommodation）。眼的调节是通过反射活动完成的，其内容主要包括晶状体变凸、瞳孔缩小和眼球会聚，且以晶状体变凸为主。

1. 晶状体的调节　晶状体是一个透明、富有弹性的半固体组织，形似双凸透镜。晶状体由晶状体囊和晶状体纤维组成，周边由悬韧带将晶状体纤维与睫状体相连。当眼看远物时，睫状肌松弛，悬韧带被拉紧，使晶状体被牵拉而呈扁平；当视近物时，可反射性地引起睫状肌收缩，睫状体向前内移动，导致连于晶状体囊的悬韧带松弛，晶状体由于其自身的弹性而变凸，以其前表面的中央部分向前凸出最为显著（图 9-3）。晶状体的变凸曲率增加，折光能力增强，从而使物像前移而成像在视网膜上。通过对晶状体的调节，改变了眼的折光能力，使物像移动，最终在视网膜上形成清晰的物像。

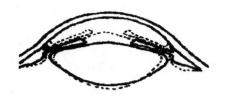

（实线为安静时的情况，虚线为看近物经过调节后的情况，注意晶状体的前凸比后凸明显）

图9-3 眼调节前后睫状肌位置和晶状体形状的改变

晶状体的最大调节能力可用眼能看清物体的最近距离来表示，这个距离称为近点（Near Point）。近点距眼的距离可作为判断眼的调节能力大小的指标，近点距眼越近，说明晶状体的弹性越好，亦即眼的调节能力越强。随着人年龄的增长，晶状体的自身弹性下降，变形能力逐渐降低，近点逐渐变远，这种现象称为老视（Presbyopia），即通常所称的老花眼。10岁儿童的近点平均约为8.3 cm，20岁左右成人约为11.80 m，60岁时可达到200cm。一般来说，人到45岁后，晶状体的最大调节能力明显减弱，要看清近物（如看书、读报等）就发生困难。老视眼远处平行光线仍能聚焦于视网膜上，但近处的光线却聚焦在视网膜的后方。因此，视近物时，须戴上适当折光度的凸透镜才能看清。

2. 瞳孔的调节 瞳孔为虹膜中间的开孔。正常人眼瞳孔的直径可变动于1.5～8.0 mm，瞳孔的大小可以调节进入眼内的光量。当视近物时，可反射性地引起双侧瞳孔缩小，称为瞳孔调节反射（Pupillary Accommodation Reflex）或瞳孔近反射（Near Reflex of the Pupil）。瞳孔近反射的生理意义是减少送入眼内的光线量并减少折光系统的球面像差和色像差，使视网膜上形成更清晰的像。虹膜内有两种平滑肌：①环形的瞳孔括约肌，收缩时可使瞳孔缩小；②辐形的瞳孔散大肌，收缩时可使瞳孔散大。当强光照射时，瞳孔缩小；反之，瞳孔散大，用以调节进入眼内的光量。这种随照射光线的强弱而出现瞳孔大小的改变，称为瞳孔对光反射（Pupillary Light Reflex）。瞳孔对光反射是眼的一种重要适应功能。这一反射的意义在于调节进入眼内的光量，使视网膜不致因光量过强而受到损害，也不会因光线过弱而影响视觉。

瞳孔对光反射的通路为：光照—视网膜—视神经—两侧视束—中脑动眼神经副核—两侧动眼神经—两侧瞳孔括约肌收缩—两侧瞳孔缩小。

当中脑受损害时，瞳孔对光反射失灵或出现两侧瞳孔在同一时间不等大。临床上通过检查瞳孔的直径和瞳孔对光反射可反映视网膜、视神经和脑干的功能状况，还常把它作为判断麻醉的深度和病情危重程度的一个指标。

3. 眼球会聚 当双眼视近物时，发生两眼的眼球内收及视轴同时向鼻侧聚拢的现象，称为眼球聚会（Convergence）。眼球会聚是由于两眼内直肌反射性地收缩所致，也称为辐辏反射（Convergence Reflex）。其生理意义是使双眼看近物时，物像能落在两眼视网膜的对称点上，从而产生单一清晰的视觉而避免复视。其反射途径是在上述晶状体调节中传出冲动到达正中核后，再经动眼神经核与动眼神经传至双眼内直肌，引起该肌收缩，从而使双眼球发生会聚（图9-4）。

（四）眼折光功能异常及其校正

正常人眼无须对其折光系统进行调节，就可使平行光线聚焦在视网膜上，因而可以看清远处的物体；经过调节的眼，只要物体离眼的距离不小于近点，也能在视网膜上形成清晰的物像而被看清，称为正视眼（Emmetropia）。如眼的折光能力异常，或眼球的形态异常，使平行光线不能在视网膜上形成清晰的物像，则称为非正视眼（Ametropia）。非正视眼包括近视、远视和散光眼（图9-5）。

1. 近视（Myopia） 其发生多数因眼球前后径过长（轴性近视）或折光系统的折光力过强（屈光性近视），使远物发出的平行光线聚焦成像在视网膜之前，而在视网膜上形成模糊的物像，故看远物不清；当看近物时，由于近物入眼的是辐散光线，则眼不需要进行调节或只需进行较小程度的调节，就可使光线聚焦在视网膜上，故可看清近物。因此，近视眼的近点比正视眼近。纠正近视需佩戴适当度数的凹透镜，使远物入眼的平行光线经适当分散后，再经眼的折光系统折光成像于视网膜上，就能看清所视物体。

2. 远视（Hyperopia） 其发生多数由眼球的前后径过短（轴性远视）或折光系统的折光能力过弱（屈光性远视），使来自远物的平行光线聚焦

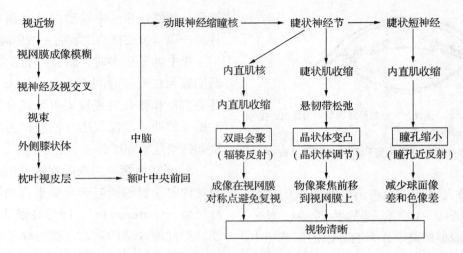

图9-4 视近物时眼的调节过程

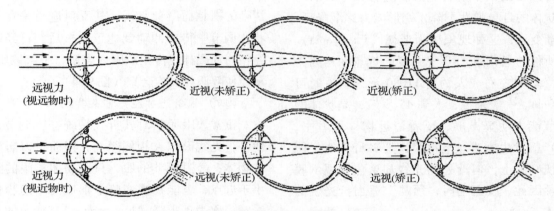

图9-5 眼的折光及折光异常与矫正

在视网膜后方，在视网膜上不能形成清晰的物像，故远视眼视远物不清；当视近物时，由于近物入眼的是辐散光线，故聚焦在视网膜后方，也看不清近物。临床上，中高度远视，远近物体都看不清；轻度远视，由于在晶状体的调节限度内，仍可使物像成像于视网膜上，故远近物体都能看清，但其近点较正视眼远。由于远视眼不论是看近物还是看远物都需要进行调节，故易发生疲劳，尤其是在做近距离作业或长时间阅读时，可因调节疲劳而引发头疼。纠正远视需佩戴适当度数的凸透镜，使物体入眼的光线经凸透镜适当聚合后，再经眼的折光系统方能折光成像于视网膜上，才能看清所视物体。新生儿的眼轴往往过短，多呈远视。在发育过程中眼轴逐渐变长，一般6岁后自然成为正视；到青春期，眼球前后径发育迅速，加之读书用眼过度，非常易于发展为近视。

3. 散光（Astigmatism）　正视眼的折光系统，

其各个折光面都是正球面，球面上各个方向的曲率半径都相等，因而达到角膜表面各个点上的平行光线经折射后均能聚焦于视网膜上。散光是指眼的角膜或晶状体不呈正球面，即其表面不同方位的曲率半径不相等，因此各点的光线不能同时聚焦于视网膜上，有的在视网膜的前方，有的在视网膜的后方。因此，平行光线经角膜表面各个方向入眼后不能在视网膜上形成焦点，而是形成焦线，造成在视网膜上物像不清晰或产生变形。散光常发生于角膜表面，少数发生在晶状体表面。纠正散光可用圆柱形透镜，在曲率半径过大的方向上增加折光能力，最终使视网膜上形成清晰的物像。

二、视网膜的感光功能

来自外界物体的光线，通过眼的折光系统在视网膜上形成清晰的物像，物像是一种物理范畴的像。它与外界物体通过照相机中的透镜组在底片上成像并无原则上的区别，但视觉系统最终在主观意识上形成的"像"，则是属于意识或心理范畴的主观影像，是由视网膜的神经信息最终在视觉中枢内形成。眼要看到物体，产生视觉，必须通过视网膜的感光作用，经过光电换能机制，将光能转换为视神经上的动作电位，最后传入视皮质才能完成。

（一）视网膜的结构特点

视网膜（Retina）是一层透明的神经组织膜，位于眼球最内层的神经组织，厚为 0.1～0.5 mm，可简化为 4 层，由外向内依次为：色素细胞层、感光细胞层、双极细胞层和神经节细胞层（图 9-6）。

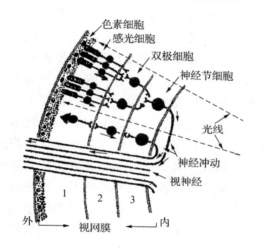

图 9-6 视网膜的基本结构和不同细胞层对光照的反应

入射光线作用于视网膜时，各层不同细胞的反应是不同的：色素细胞层含有黑色素颗粒和维生素 A，黑色素颗粒可吸收光线，因此能防止光线反射而影响视觉，也能消除来自巩膜侧的散射光线，对感光细胞起营养和保护作用。感光细胞分视杆细胞（Rod）和视锥细胞（Cone）两种，它们含有特殊的感光色素，而且在视网膜不同区域的分布很不均匀。在中央凹的中央只有视锥细胞，在此处它的密度最高，从中央凹向两侧递减，视杆细胞最高密度在偏离中央凹 6 mm 处，离开该处后则逐渐下降。它们在形态上都可分为：外段、内段、胞体和终足（图 9-7）。其中，外段是视色素集中的部位，在感光换能过程中起重要作用。视杆细胞的外段呈长杆状，胞质少，绝大部分空间被重叠成层而排列整齐的圆盘形结构所占据，这些圆盘状结构称为膜盘。其膜上镶嵌着蛋白质，这些蛋白质绝大部分是一种称为视紫红质（Rhodopsin）的视色素。

两种感光细胞通过终足和双极细胞发生突触联系，双极细胞再和神经节细胞发生突触联系。视杆细胞在与双极细胞及神经节细胞之间的联系存在着汇集现象。视锥细胞与双极细胞及神经节细胞之间的会聚程度却小得多，在中央凹处常可见到一个视锥细胞仅与一个双极细胞联系，而该双极细胞也只同一个神经节细胞联系的"单线联系"方式。视网膜中除纵向的细胞间联系外，还存在着横向联系，如在感光细胞层和双极细胞层之间有水平细胞，在双极细胞层和神经节细胞层之间有无长突细胞。这些细胞的突起在两层细胞间横向延伸，在水平方向传递信号；有些无长突细胞还可以直接向神经节细胞传递信号。

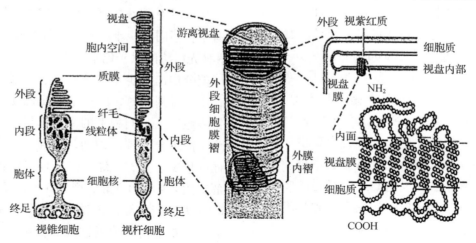

图 9-7 视网膜的基本结构和不同细胞层对光照的反应

近年来发现，视网膜内还存在一种网间细胞，其胞体位于内网状层与外网状层之间，其作用是从内网状层向外网状层逆向传递抑制性信号，通过外网状层的水平细胞来控制视觉信号向外侧扩散，与视觉成像对比度的控制有关。视网膜由黄斑向鼻侧约 3 mm 处有一直径约 1.5 mm、境界清楚的淡红色圆盘状结构，称为视盘。它是视网膜上视神经纤维汇集穿出眼球的部位，该处无感光细胞，不能感受光线刺激，不能产生视觉，称为生理盲点（Blind Spot）。但正常时由于用两眼看物，一侧眼视野中的盲点可被对侧眼的视野所补偿，因此人们并不会感到自己的视野中有盲点存在。

（二）视网膜的两种感光换能系统

在人和多数脊椎动物的视网膜中存在着两种感光换能系统：①由视杆细胞和与其相联系的双极细胞和神经节细胞等构成的视杆系统或称晚光觉系统（Scotopic Vision）。该系统对光的敏感度高，专司暗光觉，但对物体细微结构的分辨能力差，视物无色觉而只能区分明暗。②由视锥细胞和与其有关的传递细胞等组成的视锥系统或称昼光觉系统（Photopic Vision）。该系统对光的敏感度低，专司昼光觉，但视物时可以辨别颜色，且对物体细微结构具有高度的分辨能力，但其对光的敏感性较差，只有在强光的条件下才能被激活。比较解剖学证实，鸡视网膜中只有视锥细胞，猫头鹰视网膜中只有视杆细胞，所以鸡昼出夜宿，猫头鹰夜出昼宿。

1. 视杆细胞的感光换能机制　感光细胞接受光刺激后，能把光刺激转变成视神经冲动，这种换能作用的物质基础就是视色素。视杆细胞中所含的视色素是视紫红质（Rhodopsin）。这是一种结合蛋白质，由 1 分子视蛋白和 1 分子 11 - 顺视黄醛的生色基团组成。维生素 A 是一种不饱和醇，在体内可氧化成视黄醛。视紫红质对光非常敏感，在光线作用下，视紫红质可分解为全反型视黄醛和视蛋白，诱发视杆细胞出现感受器电位。在暗处又重新合成视紫红质。这是一个可逆的多阶段的反应，全反型视黄醛在异构酶催化下转变成 11 - 顺型视黄醛，是耗能的酶促反应。11 - 顺视黄醛与视蛋白结合成为视紫红质不耗能（图9-8）。

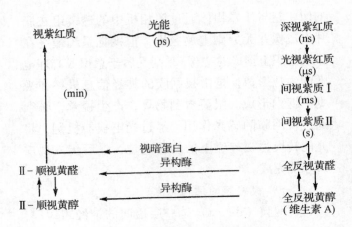

图 9-8　视杆细胞中视紫红质、视黄醛、视黄醇（维生素 A）循环的光化学反应

人眼在暗处视物时，视紫红质既有分解，也有合成，这是暗视觉的基础，但合成超过分解，视杆细胞中的视紫红质浓度较高，使视网膜对弱光的敏感度也增高。在亮处，视紫红质分解，浓度较低，眼对弱光的敏感度降低。事实上，此时人的视觉是依靠视锥系统来完成的，视锥系统在弱光线下不足以被刺激，而在强光下视杆细胞中的视紫红质较多地处于分解状态时，视锥系统就取而代之成为强光刺激的感受系统。在视紫红质的分解和再合成过程中，部分视黄醛被消耗。维生素 A 是生成视黄醛的主要原料，故被消耗的视黄醛可由血液中的维生素 A 来补充。当维生素 A 缺乏时，将导致视紫红质合成障碍，影响暗视觉，发生夜盲症（Nyctalopia）。

2. 视锥系统换能机制和颜色视觉　视锥细胞功能的重要特点是具有辨别颜色的能力。视锥细胞外段具有特殊的视色素。实验证明，视网膜上有三种不同的视锥细胞，分别含有对红、绿、蓝 3 种光敏感的感光色素。正常人眼在 380 ~ 760 nm 时能分辨出至少 150 种颜色。当某一波长的光线作用于视网膜时，以一定的比例使 3 种不同的视锥细胞产生不同程度的兴奋，信息经处理后转化为不同组合的神经冲动，传到大脑皮质就产生不同的色觉。如红、绿、蓝三种视锥细胞兴奋程度的比例为 4：1：0 时，产生红色色觉；比例为 2：8：1 时，产生绿色色觉等。个别人眼受遗传因素影响，缺乏相应的视锥细胞，对红、绿、蓝三种颜色中的一种或两种缺乏辨别能力，称为色盲。

色盲可分为全色盲和部分色盲。全色盲极为少见，表现为只能分辨光线的明暗，呈单色视觉。部分色盲又可分为红色盲、绿色盲及蓝色盲，其中以红色盲和绿色盲最为多见。色盲绝大多数是由遗传因素引起的，只有极少数是由视网膜病变引起的。某些人对三种颜色反应能力降低，称为色弱。色弱常由后天因素引起的，其产生并非由于缺乏某种视锥细胞，而只是由于某种视锥细胞的反应能力减弱所致。

三、几种视觉现象

（一）暗适应与明适应

1. 暗适应　当人从亮处进入黑暗的环境，最初任何物体都看不清楚，经过一段时间后，才能逐渐看清暗处的物体，称为暗适应（Dark Adaptation）。暗适应过程分为两个阶段：①视锥细胞的快暗适应过程，进入暗处后 5～8 min 视觉阈值明显下降，主要与视锥细胞中视色素合成增加有关；②视杆细胞的慢暗适应过程，慢暗适应的主要机制，进入暗处后 25～30 min 时，阈值下降到最低点，并维持在这一水平，要与视杆细胞中视紫红质合成增加有关。随着视紫红质合成逐渐增多，视网膜对弱光的敏感性逐渐升高，才能在暗处看清物体。

2. 明适应　从黑暗处初来到强光下时，起初感到一片耀眼光亮，不能看清物体，稍待片刻后才恢复视觉，称为明适应（Light Adaptation）。明适应出现较快，约需 1 min 即可完成。初到强光下时的耀眼光感主要是由于在暗处合成的视紫红质迅速分解的结果。在对光敏感的视紫红质迅速分解之后，随着视紫红质急剧减少，视锥系统逐渐恢复昼光觉作用。

（二）双眼视觉和立体视觉

有些哺乳类动物两眼长在头的两侧，因此两眼的视野完全不重叠，左眼和右眼各自感受不同侧面的光刺激，这个称为单眼视觉（Monocular Vision）。人和灵长类动物的双眼都在头部的前方，两眼的鼻侧视野相互重叠，因此落在此范围内的任何物体都能同时被两眼所见，两眼同时看一物体时所产生的视觉，称为双眼视觉（Binocular Vision）。两眼视物时只产生一个视觉物像，这是因

为人的两眼位于面部前方，两眼的视野有相当一部分重叠。当物体成像在两眼视野互相重叠的范围内，而且来自物体同一部分的光线，成像在两眼视网膜的对称点上，这样在主观视觉上就产生单一的像，称为单视。两眼视网膜的中央凹是对称点，中央凹之外，一眼的颞侧视网膜和另一眼的鼻侧视网膜互相对称，一眼的鼻侧视网膜与另一眼的颞侧视网膜互相对称。若物像不落在视网膜的对称点上，将产生复视（Diplopia）。双眼视觉的优点：①扩大单眼视觉的视野；②弥补单眼视野中的盲点缺陷；③增强判断物体大小和距离的准确性；④形成立体视觉。立体视觉指两眼视物时，能看到物体的高度、宽度和深度。它主要由两眼的视差造成同一物体在两眼视网膜上形成的像并不完全相同，右眼从右方看到物体的右侧面较多，左眼从左方看到物体的左侧面较多，经过中枢神经系统的综合，就能得到一个立体形象。

（三）临床检测的几个常用概念

1. 视力又称视敏度（Visual Acuity）　指眼对物体细小结构的分辨能力。一般以眼能分辨两点间的最小距离为衡量标准。眼前一定距离的两个光点发出的光线投射入眼后交叉通过节点时所成的夹角称为视角。在距离一定、光照良好的条件下，视角越大，表示两光点间距离越大。在视网膜上形成的物像也越大。在眼前方 5 m 远处视力表上，第 10 行 E 字开口间距离为 1.5 mm。来自该 E 字开口两点的光线在眼内形成的视角为 1 分，在视网膜上形成两点物像之间的距离为 4～5 μm，恰好相当于一个视锥细胞的直径。这样两条光线分别刺激两个视锥细胞，而且中间至少间隔一个未被刺激的视锥细胞（图 9-9）。在检查人的视力时，把人眼能分辨清该 E 字开口方向的视力，定为正常视力，以 1.0 表示。若同样距离，只能分辨清视角为 2 分角的 E 字的开口方向，其视力定为 1/2＝0.5，即用眼能够分辨出两个光点的最小

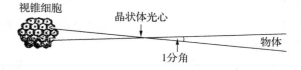

图 9-9　视敏度原理示意

视角的倒数来表示视力。人眼在视网膜的中央凹处，视锥细胞直径可小于 2 μm，因此该处的视力可超过 1.0 达到 1.5 或更高。

2. 视野（Visual Field）　指单眼固定注视正前方一点不动时，该眼所能看到的空间范围。视野的最大界限应以它和视轴形成的夹角大小来表示。可用视野计测定，并用图纸记录下来，称为视野图（图9-10）。

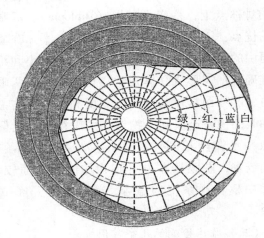

图9-10　人右眼视野

视野与视网膜上各点的对应位置是相反的，即视野图鼻侧部分成像在视网膜颞侧，视野图上侧部分成像在视网膜下侧。视野的大小取决于视网膜的结构、感光细胞的分布和视线被面部结构的阻挡程度。正常视野图中，颞侧视野大于鼻侧视野，下侧视野大于上侧视野。颜色视野以白色最大，其次是蓝、红、绿色，以绿色视野为最小。视野图表示眼所看到的面积，它能反映视网膜的普遍感光功能。因此临床上通过视野的检查来诊断疾病。它是了解视网膜疾病、视觉传导通路及视皮质病变的重要方法之一。

3. 房水循环和眼内压　房水为充盈于眼前房和后房中的无色透明液体，是眼折光系统的一个组成部分。

房水来源于血浆，由睫状体脉络膜丛生成，生成后由后房经瞳孔进入前房，然后流过前房角的小梁网，经许氏（Schlemm）管进入静脉，从而形成房水循环。

房水不断生成，不断回流入静脉，两者保持动态平衡，沟通于后房、前房之间，形成房水循

环，对维持眼内压的稳定起重要作用。房水的成分类似去蛋白血浆。但 HCO_3^- 和 Na^+ 的含量超过血浆，所以房水的渗透压比血浆为高。房水对角膜和晶状体有营养作用，是维持眼内压的重要因素。我国成人正常眼内压为 17～24 mmHg，平均 20 mmHg。眼内压相对稳定对保持眼球，特别是角膜的正常形状和眼的正常折光能力有重要意义。如刺破角膜，房水丢失，眼内压下降，可引起眼球和角膜变形，从而影响眼的折光功能。若房水循环障碍，导致眼内压过高而可引起角膜、晶状体以及虹膜等结构的营养代谢障碍，严重时造成角膜混浊、视力丧失，称为青光眼。

第三节　听觉器官

听觉（Audition）是由外耳、中耳和内耳的耳蜗以及听神经和听觉中枢的共同活动完成的。人耳的适宜刺激是声波。声源振动引起空气产生的疏密波，通过外耳道、鼓膜和听骨链的传递，引起耳蜗中淋巴液和基底膜的振动，使耳蜗螺旋器中的毛细胞受刺激而产生兴奋，将声波的机械能转变为听神经纤维上的神经冲动，然后传送到大脑皮质的听觉中枢，产生听觉。听觉对人类认识自然和动物适应环境有着重要的意义。在人类，有声语言更是交流思想、互通往来的重要工具。

一、人耳的听阈和听域

耳的适宜刺激是空气振动的疏密波，但振动的频率必须在一定范围内，并且达到一定强度，才能产生听觉。通常人耳能感受的振动频率范围为 20～20 000 Hz，强度范围为 0.0002～1000 dyn/cm。对于每一种频率的声波，都有一个刚能引起听觉的最小强度，称为听阈（Auditory Threshold）。当强度在听阈以上继续增加时，听觉的感受也相应增强，但当强度增加到某一限度时，引起的将不单是听觉，可能还有因鼓膜过度振动而引起的疼痛感觉，这个限度称为最大可听阈。人耳的听阈随着声音的频率变化而变化，而且每一种振动频率都有它自己的听阈和最大可听阈，因而就能绘制出人耳对振动频率和强度的感受曲线，两条

曲线所包围的区域称为听域（Audible Area）（图9-11）。从听域图上可以看出，人日常说话的频率和强度恰好在听域图的中间。临床上一般是

把20岁左右健康人听力的听阈平均值作为0 dB，测定受试者听力损失的分贝数，并把听力损失30 dB以上者，诊断为耳聋。

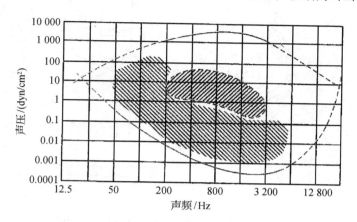

（上方斜线区域为通常的语言听域区，下方斜线为次要的语言听域区）

图9-11　人的正常听域

二、外耳和中耳的传音功能

（一）外耳的功能

外耳包括耳郭和外耳道。耳郭的形状有利于接受外界的声波，有集音作用，并有助于判断声源方向。有些动物能转动耳郭以探测声源的方向。人耳耳郭的运动能力已经退化，但可通过转动头部来判断声源的位置。外耳道是声波的传导通路，全长20～25 mm。其一端开口于耳郭，另一端终止于鼓膜。根据物理学原理，计算得其最佳共振频率约为3500 Hz，该频率的声波由外耳道口传到鼓膜附近时，其强度可以增加约10 dB。

（二）中耳的功能

中耳由鼓膜、听骨链、鼓室和咽鼓管等结构组成。中耳的主要功能是将声波振动的能量高效地传递给内耳淋巴液，其中鼓膜和听骨链在声音传递过程中起着重要的作用。

1. 鼓膜　呈椭圆形，面积50～90 mm²，厚度约0.1 mm，形状如同一个浅漏斗，其顶点朝向中耳，内侧与锤骨柄相连。鼓膜同电话机受话器的振动膜相似，是一个压力承受装置，具有较小的失真度和较好的频率响应性。当频率在2400 Hz以下的声波作用于鼓膜时，鼓膜都可以复制外加振动的频率，其振动可与声波振动同始同终，没有余振。

2. 听骨链（Chain of Ossicles）　由锤骨、砧骨和镫骨依次连接而成。锤骨柄附着于鼓膜。镫骨的脚板与前庭窗膜相接，砧骨居中，将锤骨和镫骨连接起来，使三块听小骨形成固定角度的杠杆。锤骨柄为长臂，砧骨长突为短臂。杠杆的支点刚好在听骨链的重心上起近似转运轴作用，因而在能量传递过程中惰性最小，效率最高。鼓膜振动时，如锤骨柄内移，则砧骨的长突和镫骨脚板也作相同方向的内移，如图9-12A所示。

3. 中耳的增压效应　声波由鼓膜经听骨链到达前庭窗膜时，其振动的压强增大，而振幅稍减小，这就是中耳的增压作用。其原因是：①鼓膜的实际振动面积约为59.4 mm²，而前庭窗膜的面积只有3.2 mm²，两者之比为18.6∶1。如听骨链传递的总压力不变，则作用于前庭窗膜上的压强为鼓膜上压强的18.6倍。②听骨链杠杆的长臂与短臂之比为1.3∶1，这样，作用在短臂一侧的压力将增大为原来的1.3倍。通过以上两方面的作用，在整个传递过程中，中耳的增压效应为18.6×1.3倍，即24.2倍。

4. 鼓膜张肌和镫骨肌的保护作用　中耳内的鼓膜张肌和镫骨肌（图9-12B）也与中耳的传音功能有关。当声强过大时（70 dB以上），可反射性地引起这两块肌肉的收缩，使鼓膜紧张，各听小骨之间的连接更为紧密，导致听骨链传递振动

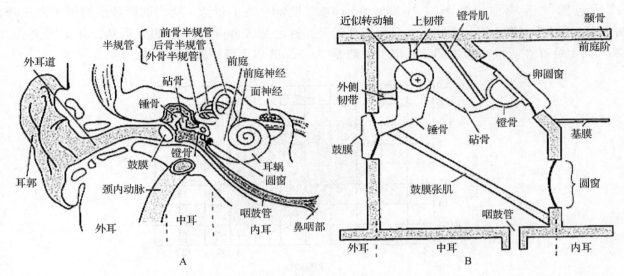

图 9-12　中耳和内耳的结构（A）与模式（B）

的幅度减小，阻力加大。这种作用一方面可降低中耳的传音功能，另一方面可阻止较强的振动传到耳蜗，从而保护感音装置。但由于该反射有一定的潜伏期，为 40 ~ 160 ms，所以对突发性爆炸声的保护作用不大。

5. 咽鼓管的压力平衡作用　咽鼓管是连接鼓室和鼻咽部之间的通道，其鼻咽部的开口常处于闭合状态，在吞咽、打哈欠时开放。咽鼓管开放的主要功能是调节鼓室和大气压之间的压力平衡，进而维持鼓膜的正常位置、形状和振动性能，在维持正常听力方面有重要意义。咽鼓管因炎症阻塞后，鼓室内空气被吸收，可造成鼓膜内陷并影响听力。

（三）声波传入内耳的途径

声波传入内耳的途径有气传导与骨传导两种。在正常情况下，以气传导为主。

1. 气传导　声波经外耳道引起鼓膜振动，再经听骨链和前庭窗膜进入耳蜗。这种传导途径称为气传导（Air Conduction）。气传导是声波传导的主要途径。此外，鼓膜的振动也可引起鼓室内空气的振动，再经圆窗膜的振动传入耳蜗。这一传导途径也属于气传导，但在正常听觉过程中并不重要，只有当听骨链运动障碍时才发挥一定的传音作用，但这时的听力较正常时明显降低。

气传导路径：

　　　　　　　↗鼓室内空气→圆窗膜↘
声波→外耳道→鼓膜→听骨链→卵圆窗→前

庭阶外淋巴→蜗管内淋巴→螺旋器→蜗神经→皮质听觉中枢

2. 骨传导　声波可直接引起颅骨的振动，引起位于颞骨骨质中耳蜗内淋巴的振动。这种传导途径称为骨传导（Bone Conduction）。骨传导的敏感性低得多，因此在正常听觉的引起中起的作用甚微。当鼓膜或中耳病变引起传音性耳聋时，气传导明显受损，而骨传导却不受影响，甚至相对增强；而当耳蜗病变引起感音性耳聋时，气传导和骨传导均受损。因此，临床上可通过检查患者气传导和骨传导受损情况来判断听觉异常的产生部位和原因。

三、内耳（耳蜗）的功能

内耳又称迷路，由耳蜗和前庭器官组成。耳蜗为声音的感受器官，前庭器官则与平衡感觉有关。耳蜗的主要作用有两个：①传音功能，将前庭窗所受的声能传送到毛细胞；②感音功能，将螺旋器感受到的声能转化为听神经的冲动。

（一）耳蜗的结构

耳蜗是由一条骨质管腔围绕一锥形骨轴向上盘旋转 21/2 ~ 23/4 周而成的，因形似蜗牛壳而得名。在耳蜗的横断面上有两个分界膜，一为斜行的前庭膜，另一为横行的基底膜，此二膜将管腔分为三个腔，分别称为前庭阶、鼓阶和蜗管（图 9-13）。前庭阶和鼓阶充满外淋巴液，并在蜗顶部通过蜗孔彼此沟通。蜗管是一个充满内淋巴

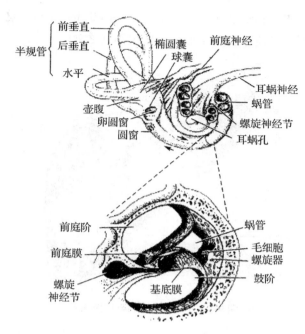

图9-13　耳蜗管的横断面

的盲管，声音的感受器螺旋器浸浴在其中。螺旋器也称柯蒂器，由毛细胞及支持细胞等组成。毛细胞是听觉的感受细胞，其底部与外淋巴相接触，具有丰富的听神经纤维末梢，其顶部与内淋巴相接触。毛细胞可分为内毛细胞和外毛细胞两类。在蜗管的近蜗轴侧有一行纵向排列的内毛细胞，靠外侧有3～5行纵向排列的外毛细胞。每一个毛细胞的顶部表面都有上百条排列整齐的纤毛，称为听毛。外毛细胞中较长的一些纤毛埋植于盖膜的胶冻状物质中。盖膜在内侧连耳蜗轴，外侧则游离在内淋巴中（图9-14）。

（二）耳蜗的感音换能作用

1. 基底膜的振动和行波理论　声波振动通过鼓膜、听骨链传到耳蜗，使耳蜗淋巴液和膜性结构振动。振动波转变为盖膜与基底膜之间的剪切运动，产生剪切力，并使与盖膜接触的毛细胞的纤毛发生弯曲或倾斜，引起毛细胞产生感受器电位，并进一步激发听神经纤维产生动作电位，传入中枢，引起听觉。如声波引起前庭窗膜内移，前庭膜和基底膜下移，前庭阶压力增大，鼓阶内压力增大，使圆窗膜外移；相反，当前庭窗膜外移时，又做反方向的移动，如此反复，形成振动。在正常气传导的过程中，圆窗膜起着缓冲耳蜗内压力变化的作用，是耳蜗内结构发生振动的必要条件。

实验表明，基底膜的振动从其底部开始，以行波（Travelling Wave）方式沿基底膜从耳蜗基底部向耳蜗顶部的方向传播。不同频率的声波引起的行波都是从基底膜的底部开始，但声波频率不同，行波传播的远近和最大振幅出现的部位也不同。振动的振幅，随着振动由前庭窗向前推进而逐渐增大，传播速度则逐渐减慢，行至一定距离时，振幅达到最大，而后又迅速减小乃至消失（图9-15）。耳蜗不同部位的谐振（共振）频率不同，声波频率越低，行波传播的距离越远，最大振幅出现的部位越靠近基底膜顶部；相反，声波频率越高，行波传播越近，最大振幅出现的部位越靠近前庭窗处。由于每一种频率的声波引起的基底膜振动都有一个特定的行波传播范围和最大振幅区，因此与该基底膜振动区域有关的毛细胞和听神经纤维就会受到最大的刺激，于是，来自基底膜不同区域的听神经纤维冲动传到听觉中枢的不同部位，就可产生不同音调的感觉，这就是耳蜗对声音频率初步分析的基本原理。由此可以理解，临床上观察到耳蜗底部受损时主要影响对高频声波的听力，而耳蜗顶部受损时主要影响对低频声波的听力。如图9-14所示，外毛细胞顶端的听毛有些埋植于盖膜的胶状物中，有的则与盖膜的下面相接触。由于基底膜与盖膜的附着点不在同一个轴上，故当行波引起基底膜振动时，盖

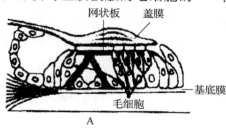
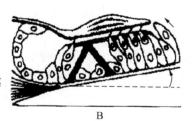

A. 静止时的情况　B. 基底膜在震动中上移时，因与盖膜之间的切向运动，听毛弯向蜗管外侧

图9-14　基底膜和盖膜震动时毛细胞顶部听毛受力情况示意

膜与基底膜便各自沿着不同的轴而上下移动，于是两膜之间便发生交错的移行运动，使听毛受到一个剪切力的作用而弯曲，引起毛细胞兴奋，并将机械能转变为生物电变化。

2. 耳蜗的生物电现象　如上所述，耳蜗将机械能转变为电信号，由此引起耳蜗内一系列过渡性的电变化，最后引起听神经纤维的动作电位，完成耳蜗的换能作用（图9-16）。

（1）耳蜗内电位，在耳蜗未受刺激时，如果以鼓阶外淋巴为参考零电位，那么便可测出蜗管内淋巴中的电位为+80 mV左右，称为耳蜗内电位（Endocochlear Potential）。在静息情况下，毛细胞膜内电位为-80～-70 mV，由于毛细胞顶端的浸浴液为内淋巴，因此该处毛细胞膜内外的电位差可达160 mV左右。而毛细胞周围的浸浴液为外

淋巴，该处膜内外的电位差只有80 mV左右。这是毛细胞电位与一般细胞电位不同之处。

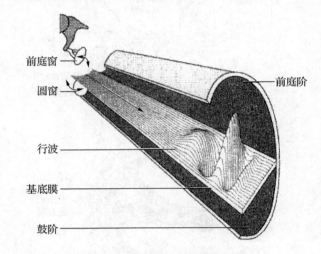

图9-15　基底膜振动与行波理论

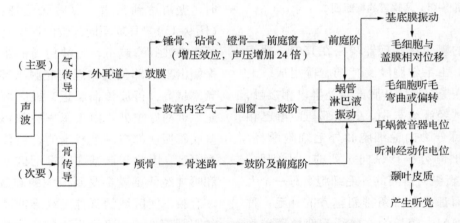

图9-16　声波传入内耳的途径及听觉产生的过程

（2）耳蜗微音器电位，当耳蜗受到声音刺激时，在耳蜗及其附近结构还可记录到一种具交流性质的电变化，这种电变化的频率和幅度与作用于耳蜗的声波振动完全一致，称为耳蜗微音器电位（Cochlear Microphonic Potential，CM）。微音器电位的特点是：无真正的阈值；潜伏期极短，小于0.1 ms；没有不应期。在一定范围内，微音器电位的振幅随声压的增大而增大，并且对缺氧和深麻醉相对不敏感。微音器电位不是听神经的动作电位，而是毛细胞活动产生的一种复合电位变化，即多个毛细胞在接受声音刺激时所产生的感受器电位的复合表现。毛细胞的静毛弯曲可使毛细胞的膜电阻发生变化，因而引起毛细胞出现感受器电位。

（3）听神经动作电位，是耳蜗对声音刺激所产生的一系列反应中最后出现的电变化，是耳蜗对声音刺激进行换能和编码的总结果。根据引导方法不同，可以记录听神经复合动作电位或单一听神经纤维动作电位。从整根听神经上记录的是复合动作电位，是听神经中所有纤维活动的综合反应。动作电位的振幅取决于声音的强度、发生兴奋的纤维数目及各纤维放电的同步化程度。

第四节　前庭器官与其他感受器

人和动物的身体必须保持正常的姿势才能进行各种活动。正常的姿势的维持，又依赖于前庭

器官（Vestibular Apparatus）、视觉器官和本体感受器的协同活动才能完成，其中前庭器官的功能最为重要。前庭器官由内耳中的三个半规管以及球囊和椭圆囊组成，是人体感受自身运动状态和头在空间位置的感受器，在保持身体的平衡中起重要的作用。

一、前庭器官的感受装置与适宜刺激

前庭器官的感受细胞是毛细胞，它们按一定的形式排列，具有类似的结构和功能。这些毛细胞有两种纤毛，其中有一条最长，位于细胞顶端的一侧边缘处，称为动纤毛；其余的纤毛较短，数量较多，称为静纤毛。每个细胞有静纤毛 60 ~ 100 条，在其排列上逐条变长，呈阶梯状。毛细胞的基底部有感觉神经纤维末梢分布。毛细胞的适宜刺激是与纤毛的生长面呈平行方向的机械力的

作用。当动纤毛和静纤毛都处于自然状态时，细胞膜的静息电位约 -80 mV；同时，与毛细胞相连的神经纤维上有一定频率的持续放电（基础放电）。当在外力作用下，使静纤毛朝向动纤毛的方向弯曲，毛细胞就去极化，达到一定阈值（约 -60 mV）时，毛细胞的传入神经纤维发放的冲动频率增加，表现为兴奋效应；相反，当外力使动纤毛朝向静纤毛的方向弯曲时，则毛细胞超极化，同时传入冲动减少，表现为抑制效应（图 9-17）。前庭器官中所有毛细胞感受外界刺激所进行的机械电换能机制与耳蜗毛细胞相似。在正常情况下，机体的运动状态和头部空间位置的改变都能以特定的方式改变毛细胞纤毛弯曲的方向，使相应神经纤维的放电频率发生改变。这些信息传到中枢后，能引起特殊的运动觉和位置觉，并出现各种躯体和内脏功能的反射性变化。

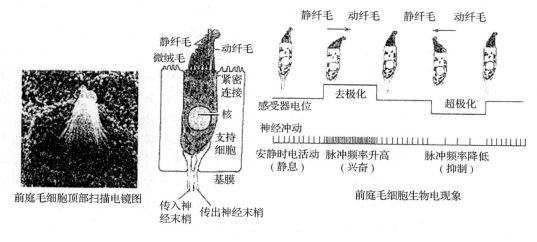

图 9-17　前庭迷路中的毛细胞换能示意

人体两侧内耳中各有三个相互垂直的半规管（Semicircular Canal），即外侧半规管（水平）、前半规管（上）和后半规管。它们分别位于相互垂直的 3 个平面上。每个半规管约占 2/3 个圆周，与椭圆囊连接处都有一个膨大的部分，称为壶腹。壶腹内有一块隆起的结构称壶腹嵴，其中有一排面对管腔的毛细胞，毛细胞顶部的纤毛都埋植在胶质性质的圆顶形终帽之中。毛细胞上动纤毛与静纤毛的相对位置是固定的。半规管的适宜刺激是旋转变速运动。当人体头部在冠状面和矢状面上进行旋转，比如前滚翻和侧翻时，前半规管和后半规管受到的刺激最大。而当人体直立并在水

平方向做旋转运动时，则水平半规管的感受器受刺激最大。以水平旋转为例，当旋转开始时，由于管腔内淋巴的惯性，它的启动将晚于人体和半规管本身的运动。如图 9-18 所示，人体向左旋转，开始时左侧水平半规管中的内淋巴压向壶腹的方向，该侧毛细胞兴奋而产生较多的神经冲动；与此同时，右侧水平半规管中的内淋巴压力作用的方向是由壶腹向半规管，于是由该侧壶腹传向中枢的冲动减少。伴随传向中枢的神经信息的变化，在主观上就产生特定的旋转变速感觉，同时，反射性地引起某些肌张力改变，以保持身体的平衡。当旋转达到匀速状态时，管腔中的内淋巴与

管腔呈同步运动，两侧壶腹中的毛细胞都处于不受力状态，中枢获得的信息与不进行旋转时相同。当旋转停止时，由于内淋巴的惯性，两侧壶腹中毛细胞的受力方向和冲动发放情况正好与旋转开始时相反。人脑正是根据来自两侧水平半规管传入信号的差异来判定旋转的方向和旋转状态的。由于三个半规管相互垂直，所以人体可接受不同平面和方向的旋转变速运动的刺激。

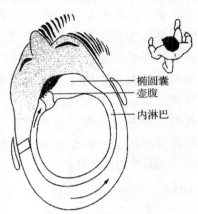

图9-18　头部向左转动时，左侧水平
半规管内淋巴流动方向示意

椭圆囊和球囊的适宜刺激是直线变速运动。它们的感受细胞是位于其囊斑的毛细胞。毛细胞的纤毛埋植于位砂膜中。位砂膜是一种胶质板，内含位砂。位砂主要由蛋白质和碳酸钙构成，比重大于内淋巴，因而具有较大的惯性。在这两个囊斑的水平面上，几乎每个毛细胞纤毛的排列方向都不完全相同。

当人体站立不动时，椭圆囊的囊斑与地面平行，其位砂膜在毛细胞纤毛的正上方；球囊的囊斑与地面垂直，其位砂膜悬在毛细胞纤毛的外侧。毛细胞纤毛的这种配置有利于分辨人体在囊斑所处平面上进行各种方向的直线变速运动。例如，当人体在水平方向作直线变速运动时，由于惯性作用，位砂膜有维持原位的趋势，而毛细胞则随人体在变速。由此导致毛细胞与位砂膜的相对位置发生改变，发生剪切运动，致使纤毛在剪切力的作用下侧弯。椭圆囊囊斑毛细胞纤毛的侧弯曲，就能引起某些特定的传入神经纤维上冲动发放的增加。这种变化了的神经冲动传到中枢后，就会在主观上产生特定的变速感觉。同理，球囊囊斑

上的毛细胞也以相似的机制感受头部在空间的位置。不同毛细胞的综合活动，可反射性地引起肌张力改变，以保持身体的平衡。

二、前庭反应与眼震颤

前庭器官的传入冲动，除引起运动觉和位置觉外，还可引起各种姿势调节反射和自主神经功能的改变。例如，当汽车突然加速时，会引起颈背肌紧张性增强而出现后仰的姿势；汽车突然停止时则出现相反的情况。这是前庭器官对变速运动反应而引起的姿势反射，其意义在于维持机体一定的姿势和身体平衡。另外，如果前庭器官受到过强或过长的刺激，或刺激未过量而前庭功能过敏时，常会引起迷走神经兴奋的症状，如恶心、呕吐、眩晕、皮肤苍白、心率减慢、血压下降、呼吸频率加快等现象，称为前庭自主神经反应，晕船、晕车等现象就是由于前庭器官功能失常引起的。前庭反应中有一种最特殊的反应，即当躯体做旋转运动时，引起两侧眼球出现同步的往复运动，称为眼震颤（Nystagmus），是眼球不自主的节律性运动，主要是由半规管受刺激后引起眼外肌反射性地活动。当人头部前倾30°，绕纵轴旋转时，两侧水平半规管受到刺激，引起水平方向的眼震颤；前、后半规管受刺激时引起垂直方向的眼震颤。人类在水平面上的活动较频繁（如转身、回顾等），故以水平方向的眼震颤为例来说明眼震颤的情况。当向左旋转时，由于内淋巴的惯性，使左侧壶腹嵴内的毛细胞受刺激增强，而右侧正好相反（图9-19A）。

反射性地引起某些眼外肌兴奋和另一些眼外肌抑制，于是出现两侧眼球向右侧移动称为眼震颤的慢动相；当眼球移动到两眼裂右侧端时，又快速返回到眼裂正中，称为眼震颤的快动相。以后再出现新的慢动相和快动相，反复不已，这就是眼震颤。当旋转变为匀速转动时，旋转虽在继续，但由于内淋巴与身体的旋转速度相同，故壶腹中的毛细胞回到未旋转时的位置，因此眼震颤停止。当旋转突然停止时，由于内淋巴的惯性而又出现眼震颤，但其慢动相和快动相的方向与旋转开始时正好相反（图9-19B）。眼震颤慢动相的方向与旋转方向相反，是由于对前庭器官的刺激

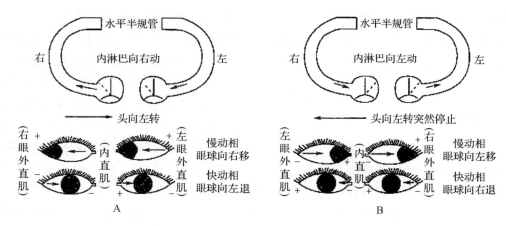

A. 头前倾30°，旋转开始时的眼震颤方向　　B. 旋转突然停止后的眼震颤方向

图9-19　旋转运动时的眼震颤方向示意

而引起的；而快动相的运动方向与旋转方向一致。是中枢矫正性运动。临床上常根据眼震颤试验来判断前庭功能是否正常。某些前庭器官有病变的患者，眼震颤消失。

三、嗅觉感受器

嗅觉（Olfactory Sensation）感受器即嗅细胞（Olfactory Cell），位于上鼻道及鼻中隔后上部的嗅上皮中，两侧总面积约5 cm²，是唯一的起源于中枢神经系统且能直接接受环境中化学物质刺激的神经元。嗅上皮由嗅细胞、支持细胞、基底膜等组成（图9-20）。嗅细胞属于神经元细胞，呈细长瓶形，顶部有6~8条短而细的纤毛，埋于Bowman（鲍曼）腺所分泌的黏液之中；细胞的底端（中枢端）是由无髓纤维组成的嗅丝，穿过筛骨直接进入嗅球。嗅觉感受器的适宜刺激是空气中有气味的化学物质。一般认为，众多的气味是由7种基本气味（樟脑味、麝香味、花草味、乙醚味、薄荷味、辛辣味、腐腥味）的组合所引起。嗅觉也和其他感觉系统类似，不同性质的气味刺激有其专用的感受位点和传输线路，各种气味是由于它们在不同的传导路上引起不同数量的神经冲动的组合，在中枢引起特有的主观嗅觉感受。通过呼吸，这些分子被鼻腔中的黏液吸收，并扩散到嗅纤毛，与纤毛表面膜上的受体蛋白结合，这种结合可通过G蛋白引起第二信使类物质（如cAMP等）产生，最后导致膜上门控式Na⁺通道开放，引起Na⁺内流。在嗅细胞的胞体膜上产生去极化

型的感受器电位，后者以电紧张方式触发轴突膜产生动作电位，后沿轴突传向嗅球，进而传向更高级的嗅觉中枢，引起嗅觉。

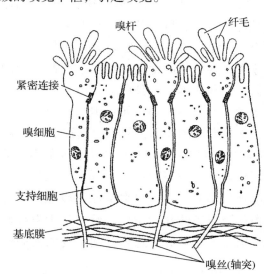

图9-20　嗅上皮的结构示意

嗅觉有两个特点：①阈值很低，空气中只要含有极微量的某一种气味物质，即可引起相应的嗅觉。人的嗅觉十分灵敏。当每毫升空气含有10⁷分子的丁硫醇时即能引起人的感觉，大约每次吸气时只要有8个分子便可达到阈值；②有明显的适应现象，当某种气味突然出现时，可引起明显的嗅觉；如果这种气味的物质继续存在，感觉很快减弱，甚至消失。但对某种气味适应后，对其他气味的嗅觉仍然不变。

对嗅觉生理的了解将有助于对某些疾病的认识。例如，嗅觉的减退或丧失是萎缩性鼻炎的典

型症状，中医称之为"鼻槁"，患者应注意改善环境，保持鼻腔清洁、湿润。另外，嗅觉的减退或丧失还可能是导致许多老人或患者厌食的重要原因之一。

四、味觉感受器

味觉（Gustation）的感受器是味蕾，主要分布在舌背部表面和舌缘，口腔和咽部黏膜的表面也有散在的味蕾存在。分布在人的舌部的味蕾有2000~5000个。每一个味蕾都由50~150个味细胞、支持细胞和基底细胞组成（图9-21）。味细胞的顶端有纤毛，称为味毛，是味觉感受的关键部位。味细胞的更新率很高，平均每10天更新一次。众多的味道都是由酸、甜、苦、咸四种基本的味觉组合而成。通常不同物质的味道与其分子结构有关。NaCl能引起典型的咸味；H^+是引起酸感的关键因素，有机酸的味道也与它们带负电的酸根有关；甜觉的引起与葡萄糖的主体结构有关；而奎宁和一些植物的生物碱结构能引起典型的苦味。另外，即使是同一种味质，由于其浓度不同所产生的味觉也不相同。如0.01~0.03 mol/L的食盐溶液呈微弱的甜味，只有当其浓度大于0.04 mol/L时才引起纯粹的咸味。人舌表面的不同部位对不同味刺激的敏感程度不一样，一般是舌尖部对甜味比较敏感，舌两侧对酸味比较敏感，舌两侧的前部则对咸味比较敏感，软腭和舌根部对苦味比较敏感。味觉的敏感度往往受食物或刺激物

本身温度的影响，在20~30℃时，味觉的敏感度最高。另外，味觉的辨别能力也受血液化学成分的影响，如肾上腺皮质功能低下的人，血液中低钠，喜食咸味食物。动物实验证实，摘除肾上腺的大鼠对辨别氯化钠溶液的敏感性显著提高。味觉强度与物质的浓度也有关，浓度越高所产生的味觉越强。中医可通过询问患者的口味，如口苦、口淡、口甜、口酸、口咸和口腻，来了解患者的病情。

研究表明，四种基本味觉的换能或跨膜信号的转换机制并不完全一样。味感受器细胞没有轴突，它产生的感受器电位通过突触传递引起感觉神经末梢产生动作电位，传向味觉中枢。中枢可能通过来自传导四种基本味觉的专用线路上的神经信号的不同组合来认知各种味觉。另外，味觉也有适应现象，某种味质长时间刺激时，味觉的敏感度迅速降低。但此时对其他物质的味觉并不影响。

第五节　中医脏腑功能与感官生理

中医关于感觉器官的理论有三大特点：①按五行归纳分类，目、舌、口、鼻、耳五官分别与木、火、土、金、水五行相应。目可视青、赤、黄、白、黑五色；口舌能分酸、苦、甘、辛、咸五味。②五脏以五官为窍，《黄帝内经》指出"心开窍于舌""肺开窍于鼻""肝开窍于目""脾开窍于口""肾开窍于耳"。窍有窗口之意，五脏精气的盛衰及功能的常变可从五窍的变化中得以反映，外环境也可通过五窍影响五脏活动。③五官与经络功能密切相关。通过经络的沟通与联系将内脏、孔窍及皮毛、筋肉、骨骼紧密联成一个统一的整体。对大脑和感官的密切联系，《医林改错》曰："两耳通脑""两目系如线长于脑""鼻通于脑"之说。

一、脏腑经络与视觉功能

眼能够明视万物，辨别颜色，有赖于五脏六腑精气的濡养。《灵枢·大惑论》曰："五脏六腑

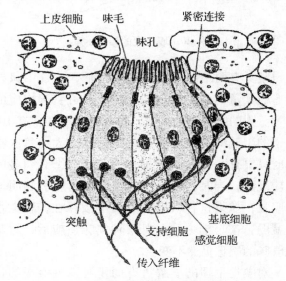

图9-21　味蕾的结构示意

之精气皆上注于目而为之精。"这里的"精",是指精明,即眼的视觉功能。视觉功能的正常,有赖五脏精气的充盛及脏腑功能的正常。

1. 肝藏血,肝气和则目能辨色 《灵枢·经脉》中直接指出了足厥阴肝经与目系相连。《素问·金匮真言论》在论述五脏应四时、同气相求、各有所归时说:"东方青色,入通于肝,开窍于目,藏精于肝。"指出了目为肝与外界联系的窍道。肝所受藏的精微物质,通过经络输送至眼,使眼受到滋养,从而维持其视觉功能。虽然五脏六腑之精气皆上注于目,但目为肝之窍,尤以肝血的濡养最为重要。正如《素问·五脏生成》所说:"肝受血而能视。"只有肝血充足,眼睛得到充分的濡养,才能维持其视物的功能。而《灵枢·脉度》曰:"肝气通于目,肝和则目能辨五色矣。"这就强调了只有肝气冲和条达,眼才能够辨色视物。《素问·宣明五气》曰:"五脏化液······肝为泪。"泪液对眼珠具有湿润和保护作用,它的分泌和排泄也要受肝气的制约,同样与肝的疏泄功能密切相关。

2. 心主血,目受血方能维持视觉 《素问·五脏生成》曰:"诸血者,皆属于心""心之合脉也""诸脉者,皆属于目"《素问·脉要精微论》曰:"脉者,血之府"。由此可知,心主全身血脉,脉中血液受心气推动,循环全身,上输于目,目受血养,才能维持视觉。而《素问·解精微论》则说:"夫心者,五脏之专精也,目者其窍也"。由于心为五脏六腑之大主,而目赖脏腑精气所养,视物又受心神支配,因此人体脏腑精气的盛衰及精神活动的状态,均能反映于目。故有目为心之外窍一说。

3. 脾主升,目得濡则可视物清明 胃为水谷之海,主受纳、腐熟水谷,下传小肠,其精微通过脾的运化,以供养周身,濡养眼络。所以,李东垣《脾胃论·脾胃虚实传变论》有"九窍者,五脏主之,五脏皆得胃气乃能通利"一说,并指出"胃气一虚,耳、目、口、鼻俱为之病。"由此可见胃气于眼之重要。此外,《素问·阴阳应象大论》曰:"清阳出上窍,浊阴出下窍。"脾胃为机体升降出入之枢纽,脾主升清,胃主降浊,二者升降正常,出入有序,清阳之气升运于目,目得

濡养则视物清明,浊阴从下窍而出,则不致上犯清窍。

此外,肺主气,气和则目明;肾藏精,眼得精气则目光敏锐。眼与五脏六腑功能息息相关。只有五脏六腑的功能正常,才能保证眼睛视物功能的正常。

二、脏腑经络与听觉功能

1. 肾藏精,精充耳窍 《灵枢·五阅五使》曰:"耳者,肾之官也。"耳的主要生理功能为司听觉,位于头部左右,是清阳之气上通之处,属清窍之一。《证治准绳》曰:"肾为耳窍之主",表明肾开窍于耳,肾和耳密切相关。肾为藏精之脏,受五脏六腑之精而藏之,肾之阴液充沛,精气健旺。上通于头面清窍,则耳聪目明。因此,肾的阴液常滋润耳窍,肾之精气上通于耳,耳窍听觉功能聪敏而闻五音。《景岳全书》曰:"肾气充足,则耳目聪明。若劳伤血气,精脱肾惫,必至聋聩"。肾阴为一身阴液之根本,生髓而化于脑以濡耳窍。若肾阴虚损,阴液不足,髓海空虚,头面清窍失养,耳窍失濡,则耳失聪敏,脑转耳鸣。《灵枢·脉度》曰:"肾气通于耳,肾和则耳能闻五音"。因此,只有肾精及肾气充盈,髓海得养,才能听觉灵敏,分辨力强;反之,若肾精及肾气衰少,则髓海失养,继而出现耳鸣、听力减退甚至耳聋。临床上常以耳的听觉的变化,作为判断肾精与肾气是否充盛的重要标志。

2. 心主血,血养耳脉 心为君主之官,主血脉而藏神,开窍于舌,寄窍于耳。《医贯》曰:"盖心窍本在舌,以舌无孔窍,固寄窍于耳。此肾为耳窍之主,心为耳窍之客尔"。心主全身之血,血行脉中而濡养五官九窍,血脉充盈,心气旺盛,输血于耳,则耳窍得养,聪敏而闻五音。若心血虚损,血不濡耳,则致耳鸣,听力障碍。《古今医统·耳证门》曰:"心虚血耗,必致耳聋耳鸣。"耳内幻听、持续耳鸣、头晕乏力、听音不真等。血行脉中,若血运不畅,脉络痹阻,血不能上达耳窍,耳窍失养,则可致耳鸣如蝉或听力逐渐减退。

3. 肝主疏泄,疏通耳脉 足少阳胆经从耳后入耳中,出于耳前。肝胆之气入通于耳。气机调

畅，气煦血濡，窍清而通，则耳闻五音。若情志不遂，肝气郁结、气机不利，瘀滞耳窍，则见耳鸣头晕或耳鸣耳聋等症。若肝火上逆，气火上炎，壅遏清窍，耳为火灼，则耳内胀疼、耳窍轰鸣、听力障碍，甚或鼓膜充血、穿孔、流脓血等。若肝血不足，不能上荣头面，耳窍失养，则头晕目眩，耳内虚鸣，听力障碍。

此外，耳与脾胃、肺都有较密切联系。耳为宗脉之所聚，其与脏腑之间的有机联系，主要依靠经络为之贯通。《灵枢·邪气脏腑病形》曰：

"十二经脉，三百六十五络，其血气皆上于面而走空窍……其别气走于耳而为听。"其中足少阳胆经，手少阳三焦经，均从耳后入耳中，走耳前；而手太阳小肠经，则由目锐眦入耳中。上述经脉若为外邪所犯，或失养则均可能影响听觉功能。手足少阳经皆入耳，故少阳病时，亦见耳鸣耳聋。同时，耳通过经络的循行与脏腑及全身有广泛的联系，这也是临床耳针诊治疾病的重要依据。

（安　平　于宝新）

第十章

神经系统

神经系统（Nervous System）是人体内起主导作用的调节系统，包括中枢和外周两部分。其主要功能是调节机体的反射活动和实现脑的高级活动。前者是通过直接或间接地调控体内各系统、器官、细胞的功能活动，使之相互联系与协调，以适应环境的变化和维持机体内环境的稳态；后者是通过大脑皮质，以实现学习与记忆、语言与思维以及觉醒与睡眠等高级神经功能活动。两千多年以前，《灵枢·大惑论》有"则随眼系以入于脑"的记载。"眼系"便是指视神经，阐述了眼通过视神经与脑的密切联系。《灵枢·海论》曰"脑为髓之海"；《素问·五藏生成》曰"诸髓者，皆属于脑"。可见当时已有了脑的概念。明代李时珍《本草纲目》中有"脑为元神之府"的记载，清代王清任《医林改错》则有"灵机记性，不在心在脑""两耳通脑，所听之声归于脑""两目即脑汁所生，两目系如线，长于脑，所见之物归于脑""鼻通于脑，所闻香臭归于脑"等，可见古代医著对脑的认识与近代神经系统解剖学和生理学相符合。

第一节　神经元与神经胶质细胞

一、神经元

（一）神经元的结构与功能

1. 神经元的基本结构　神经元（Neuron）是神经系统的基本结构和功能单位，由胞体和突起两部分组成。突起可分为树突（Dendrite）和轴突（Axon）。树突多而短，由细胞体发出后反复分支，直径不均匀，越向外周，直径越细。其功能主要是能与某些化学物质进行特异性结合，导致此处细胞膜产生局部兴奋或抑制。轴突较长，直径均匀，一般一个神经元只有一个轴突。神经纤维（Nerve Fiber）是神经元突起的延续，主要由轴突与外包有的轴膜组成。其主要功能是传导神经冲动。轴突从细胞体发出时常有一锥形隆起称轴丘，从轴丘至髓鞘的开始段称为始段，是产生动作电位的地方。轴突末端分成许多分支，每个分支末梢部分膨大成球形，称为突触小体（Synaptic Knob），能释放递质（图10-1）。

2. 神经元的功能　接受、整合和传递信息。

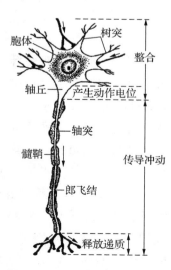

图10-1　有髓运动神经元模式

有些神经元还能分泌激素,将神经信号转变为体液信号。

（二）神经纤维的分类

生理学中常采用两种分类法:一是根据神经纤维的传导速度及后电位的不同,可将哺乳类动物的外周神经纤维分为 A、B、C 三大类。其中 A 类纤维又分为 α、β、γ 和 δ 四类（表 10-1）。二是根据神经纤维的直径大小及来源,可将其分成 Ⅰ、Ⅱ、Ⅲ、Ⅳ 等 4 类（表 10-2）。也可根据其神经冲动传导的方向分为传入神经纤维和传出神经纤维两类或根据其纤维有无髓鞘分为有髓神经纤维和无髓神经纤维。

表 10-1 神经纤维分类 （一）

纤维分类	来源	纤维直径/ μm	传导速度/ (m/s)	锋电位时程/ ms	绝对不应期/ ms
A（有髓） A_α	初级肌梭传入纤维和支配梭外肌的传出纤维	13～22	70～120	0.4～0.5	0.4～1.0
A_β	皮肤的触－压觉传入纤维	8～13	30～70	0.4～0.5	0.4～1.0
A_γ	支配梭内肌的传出纤维	4～8	15～30	0.4～0.5	0.4～1.0
A_δ	皮肤痛、温觉传入纤维	1～4	12～30	0.4～0.5	0.4～1.0
B（有髓）	自主神经节前纤维	1～3	3～15	1.2	1.2
C（无髓） sC	自主神经节后纤维	0.3～1.3	0.7～2.3	2.0	2.0
drC	后根传导痛觉传入纤维	0.4～1.2	0.6～2.0	2.0	2.0

表 10-2 神经纤维分类 （二）

纤维分类	来源	直径/μm	电生理分类
Ⅰ$_a$	肌梭的传入纤维	12～22	A_α
Ⅰ$_b$	腱器官的传入纤维	12 左右	A_α
Ⅱ	皮肤的机械感受器传入纤维（触－压、振动觉）	5～12	A_β
Ⅲ	皮肤痛觉、温度觉、肌肉的深部压觉传入纤维	2～5	A_β
Ⅳ	无髓的痛觉、温度觉、机械感受器的传入纤维	0.1～1.3	C

（三）神经纤维的传导

1. 神经纤维传导的特征 神经纤维的主要功能是传导兴奋。神经细胞产生动作电位,沿神经纤维传导,称为神经冲动（Nerve Impulse）。神经纤维通过神经冲动的传导,以完成神经元之间及神经元与效应器之间的兴奋传递。其传导特征如下:①完整性,神经纤维传导兴奋必须具备结构和功能的完整。如低温冷冻、药物麻醉或切断、损伤等因素作用于神经纤维某一局部,破坏其完整性,可造成神经冲动的传导阻滞。②绝缘性,一条神经干包含许多根神经纤维。但每根神经纤维在传导兴奋时一般不会互相干扰,这一特性称

为绝缘性。其生理意义在于保证神经调节的精确性。③双向性,刺激神经纤维上的任何一点使其兴奋,冲动可沿神经纤维向两端传导。但在整体内,由于神经冲动是由一个细胞沿轴突传向另一个细胞,故表现为单向传导。④相对不疲劳性,神经纤维能较持久地保持传导兴奋的能力,由于冲动传导耗能极少,相对比突触传递的耗能小得多,故不容易发生疲劳。

2. 神经纤维的传导速度 不同种类的神经纤维具有不同的传导速度（表 10-1 和表 10-2）。其传导速度的快慢主要与纤维的直径大小、有无髓鞘、髓鞘的厚薄和温度高低等有密切关系。一般

来说，纤维的直径越大，电阻越小，局部电流大，其传导速度越快，反之则传导速度越慢。由于髓鞘具有很高的阻抗，故髓鞘厚的神经纤维，其兴奋传导只能从一个郎飞结传到另一个郎飞结，呈现跳跃式传导，因而传导速度加快。温度对神经纤维的传导也有影响，温度在一定范围内升高，可使传导速度加快；相反，温度降低，则传导速度减慢，如恒温动物神经纤维的传导速度比变温动物的传导速度快。临床上可用降低局部温度，暂时阻断神经纤维的传导，可产生短期局部麻醉的效果。当周围神经发生损伤或病变时，神经纤维的传导速度将变慢，临床上测定神经纤维的传导速度，可评价神经纤维疾患中神经纤维的损伤程度。

3. 神经纤维的轴浆运输　轴突内的轴浆是经常流动的。轴浆在胞体和轴突末梢之间流动可起到运输物质的作用，故称为轴浆运输（Axoplasmic Transport）。轴浆的流动是双向的，由胞体向轴突末梢的流动称为顺向轴浆运输；由轴突末梢到胞体的流动称为逆向轴浆运输。轴浆运输以顺向为主，且可分为快速和慢速运输两种（图10-2）。快速运输主要运输具有膜的细胞器，如线粒体、递质囊泡和分泌颗粒等。在猴、猫等的坐骨神经内的运输速度为 410 mm/d。慢速运输主要运输微管、微丝等，其速度为 1 ~ 12 mm/d。有些神经性病毒，如破伤风毒素及狂犬病毒由外周进入中枢就是利用了这种逆向运输的机制。

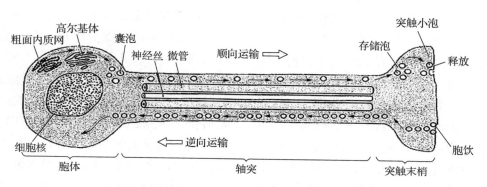

图10-2　轴突的顺向轴浆运输和逆向轴浆运输示意

（四）神经的营养性作用和神经营养因子

1. 神经的营养性作用　神经对所支配的组织、器官有两方面的作用。①通过神经纤维传导神经冲动，引起所支配的组织、器官的功能活动，产生生理效应，称为神经功能性作用；②神经纤维末梢能够持续地释放营养因子，调整所支配的组织、器官的代谢活动，影响其持久的生化、生理过程，称为神经营养性作用（Neurotrophic Action）。在切断支配肌肉的神经纤维，可观察到肌肉逐渐萎缩。局部麻醉药阻断神经冲动传导，并不能使所支配的肌肉发生代谢的改变，表明神经营养性作用与神经冲动无关。

2. 神经营养因子　神经纤维所支配的组织以及胶质细胞能够产生对神经元起营养作用的蛋白分子，称为神经营养因子（Neurotrophin，NT）。目前已发现并分离出来的 NT 主要有神经生长因子家族、其他神经营养因子和神经营养活性物质三类。三类中以神经生长因子家族较为重要。其中神经生长因子（Nerve Growth Factor，NGF）是较早被发现的、研究较多的一种。NGF 由神经末梢摄取后，经逆向轴浆运输运送到胞体，调节胞体合成相关蛋白质，从而维持神经元的生长、发育、保护与修复等功能。

二、神经胶质细胞

神经胶质细胞（Neuroglia）是神经组织的重要组成部分，广泛分布于中枢与周围神经系统中。人类胶质细胞的总数为神经元的 10 ~ 50 倍。在中枢神经系统，脑内胶质细胞约占脑重量的一半，胶质细胞也具有突起，但无轴突和树突之分，与相邻细胞不形成突触样结构。依据其形态、起源和功能的不同，可分为星形胶质细胞、少突胶质细胞和小胶质细胞等。

神经胶质细胞具有多种功能，主要作用是：

①支持作用。星形胶质细胞以其长突起在脑和脊髓内交织成网或互相连接构成支架,支持神经元的胞体和纤维。②修复和再生作用。胶质细胞中的星形胶质细胞。能通过增生来填充神经损伤发生变性后所留下的缺损。反应星形胶质细胞,能释放大量神经营养因子,刺激神经细胞及其突起的生长,有利于脑损伤的再生与修复。③引起神经元迁移。在神经系统发育时期,星形胶质细胞有引起神经元迁移作用,使神经细胞到达预定区域并与其他细胞建立突触连接。④绝缘和屏障作用。中枢神经系统中的少突胶质细胞形成中枢神经纤维的髓鞘,对神经纤维传导起一定的屏障作用。星形胶质细胞的部分突起包绕在毛细血管表面,构成血-脑屏障的重要组成部分。⑤维持合适离子浓度。神经元兴奋以后会造成细胞外 K^+ 浓度升高,星形胶质细胞能将 K^+ 摄入细胞内,并通过细胞间的缝隙连接扩散到其他胶质细胞内,维持细胞外液 K^+ 平衡,维持中枢神经系统内环境的离子成分稳定。⑥摄取和分泌神经递质。中枢神经系统中的一些递质,如谷氨酸、γ-氨基丁酸作用于突触后膜的受体后能被星形胶质细胞摄取,通过细胞内的酶将其转化。此外,星形胶质细胞有调节神经递质释放的作用,能释放其合成或摄入的某些递质。

第二节　神经元的功能联系

　　神经系统内的各种神经元之间的联系非常复杂,任何一种功能都要依靠神经元的共同活动来完成。神经元之间在结构上并无原生质的直接沟通,只是彼此密切接触,使一个神经元的信息传递给另一个神经元。其中最重要的基本联系方式就是突触联系。突触(Synapse)是指神经元之间传递信息的结构部位。信息在突触之间的传递过程称为突触传递。

　　根据突触间信息传递的媒介物质不同,将突触传递分为化学性突触传递和电突触传递两种类型。前者是以神经递质,后者以局部电流为信息传递媒介。化学性突触传递又根据递质释放后影响的范围和距离不同,分为定向突触传递(Direct-

ed Synapse Transmission)和非定向突触传递(Non Directed Synapse Transmission)。定向突触传递释放的递质仅作用于短距离的局限部位,如经典的突触和神经-骨骼肌接头;非定向突触传递释放的递质则可扩散较远、作用的空间比较广泛,又称之为非突触性化学传递(Non Synaptic Chemical Transmission),如神经-平滑肌接头。机体以定向的化学性突触传递最为普遍,本节加以重点叙述。

一、化学性突触传递

　　化学突触传递(Chemical Synaptic Transmission)是神经元通过释放化学递质作用于另一个神经元,而引起信息传递的过程。

　　(一)突触基本结构与分类

　　1. 突触的基本结构　突触由突触前膜、突触后膜和突触间隙三部分组成。突触前神经元的轴突末梢分成许多小支。每个小支的末梢部分膨大呈球状,称为突触小体。突触小体的膜称为突触前膜,与突触前膜相对的胞体膜或突起膜称为突触后膜,两膜之间的缝隙称突触间隙,宽 20~40 nm,间隙内有黏多糖和糖蛋白。在突触小体的轴浆内含有较多的线粒体和大量囊泡,后者称突触小泡(Synaptic Vesicle)。小泡直径为 20~80 nm,内含的特殊化学物质称为神经递质。在不同的突触后膜上存在有与相应神经递质结合的特异性受体,递质与受体结合后可发挥生理效应(图10-3)。

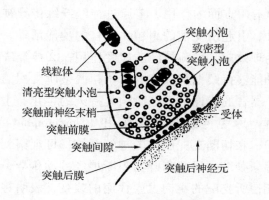

图10-3　化学性突触示意

　　一个神经元可通过轴突末梢的分支形成许多突触小体,与许多神经元发生突触联系,一个神经元可通过突触传递作用于许多神经元;同时,一个神经元也能接受许多来自不同神经元的突触小体而形成突触联系。

2. 突触的分类 根据神经元的接触部位不同，通常将经典的突触分为三类（图10-4左）：轴突－胞体突触、轴突－树突突触、轴突－轴突突触。根据突触前神经元对突触后神经元所引起的效应不同，可将突触分为兴奋性突触和抑制性突触两类。此外，由于中枢存在大量的局部神经元构成的局部神经元回路，因而还存在树突－树突式、树突－胞体式、树突－轴突式、胞体－树突式、胞体－胞体式、胞体－轴突式突触，以及两个化学性突触或化学性突触与电突触组合而成的串联性突触、交互性突触和混合性突触等（图10-4右）。

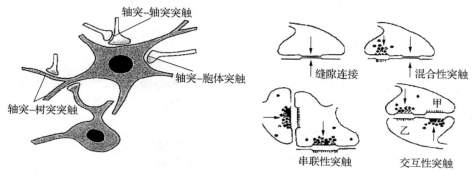

图10-4 突触的分类模式

（二）化学性突触传递的原理

1. 突触传递的基本过程

（1）突触前过程，主要步骤有：①突触前神经元兴奋、动作电位抵达神经末梢，引起突触前膜去极化；②去极化使前膜结构中电压门控式 Ca^{2+} 通道开放，产生 Ca^{2+} 内流；③突触小泡前移，与前膜接触、融合；④小泡内神经递质以"倾囊"出胞式释放入突触间隙。

（2）突触后过程，主要步骤有：①从间隙扩散到达突触后膜的递质，作用于后膜上特异性受体或化学门控式通道；②突触后膜离子通道开放或关闭，引起跨膜离子活动；③引起突触后膜产生去极化或超级化，即突触后电位（Postsynaptic Potential），使突触后神经元兴奋性改变；④递质与受体作用之后立即被分解或移除。

从以上全过程来看（图10-5），化学性突触传递是一个电—化学—电的过程。也就是说，突触前神经元的生物电活动，通过诱发突触前神经末梢化学递质的释放，最终导致突触后神经元的电活动变化。

2. 突触后神经元的电活动 突触前膜释放不同神经递质与突触后膜相应受体结合后，可使突触后神经元产生两种不同的后电位，对突触后神经元产生不同的效应（表10-3）。

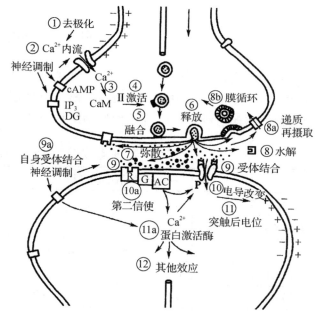

（图中数字序号表示主要过程顺序，与文字中数学序号不同）

图10-5 经典突触传递的主要步骤模式

（1）兴奋性突触后电位，突触后膜在递质作用下发生去极化，使突触后神经元的兴奋性升高，这种电位称为兴奋性突触后电位（Excitatory Postsynaptic Potential，EPSP）。兴奋性突触兴奋时，突触前膜释放兴奋性神经递质，递质经突触间隙扩散到突触后膜，与突触后膜上特异性受体结合使突触后膜对一价正离子（Na⁺、K⁺，尤其是 Na⁺）通透性增加，Na⁺内流，突触后膜产生局部膜的去极化（EPSP），突触后神经元的胞体对局部电位 EPSP 进行总和，使膜电位去极化达到阈电位水平时，就可引发动作电位的产生（图 10-6A）。

（2）抑制性突触后电位，突触后膜在递质作用下发生超极化，使突触后神经元兴奋性下降，这种电位称为抑制性突触后电位（Inhibitory Postsynaptic Potential，IPSIP）。在抑制性突触中，突触

前神经末梢兴奋，突触前膜释放抑制性神经递质，递质经突触间隙扩散到突触后膜，递质与突触后膜上特异性受体结合，突触后膜对某些小离子（Cl⁻、K⁺，尤其是 Cl⁻）通透性增加，Cl⁻内流，突触后膜产生局部膜的超极化（IPSP）。突触后神经元的胞体对局部电位 IPSP，进行总和，进而使突触后神经元的兴奋性降低，即突触后神经元被抑制（图 10-6B）。

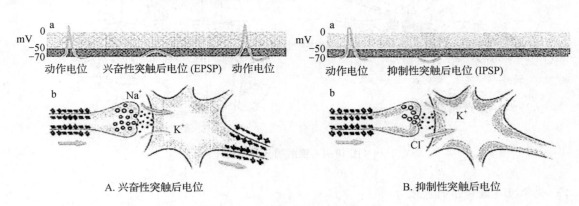

A. 兴奋性突触后电位   B. 抑制性突触后电位

a—电位变化　b—突触传递

图 10-6　突触后电位产生机制示意图

在中枢内每个神经元常与其他多个神经末梢构成突触，这些突触中既有兴奋性突触又有抑制性突触，突触后神经元的变化性质最终取决于同时产生的 EPSP 与 IPSP 的代数和。如果 EPSP 占优势并达阈电位水平时，突触后神经元产生兴奋；反之突触后神经元则呈现抑制状态。

表 10-3　兴奋性突触后电位和抑制性突触后电位的比较

	兴奋性突触后电位（EPSP）	抑制性突触后电位（IPSP）
突触前神经元	兴奋性神经元	抑制性神经元
释放递质	兴奋性递质	抑制性递质
突触后膜离子流	Na⁺内流、K⁺外流，以 Na⁺内流为主	Cl⁻内流、K⁺外流，以 Cl⁻内流为主
突触后膜电位	减少（去极化）	增大（超极化）
结果	突触后神经元易产生动作电位（兴奋性升高）	突触后神经元难产生动作电位（兴奋性下降）

（三）影响突触传递的因素

突触传递的基本环节包括递质释放、与受体结合、递质清除等环节，因此，影响上述环节的因素都可以影响突触的传递。

1. 影响递质释放的因素　递质的释放量主要决定于进入神经末梢的 Ca²⁺，细胞外 Ca²⁺浓度升高可使递质释放增多。到达末梢的动作电位的频率或幅度增加，也可使进入末梢的 Ca²⁺增加。此

外，突触前膜上存在突触前受体，可以调节前膜递质的释放量。如破伤风毒素可阻碍递质释放，引起痉挛性麻痹。

2. 影响递质清除的因素　递质与受体结合产生效应后需要及时清除。通常递质被突触前膜重新摄取或被酶降解。因此，凡能影响递质重新摄取和酶解代谢的因素均能影响突触传递。如有机磷农药、新斯的明（Neostigmine）可抑制胆碱酯

酶活性，从而影响突触的传递。

3. 影响受体的因素　递质与受体的结合是突触信息传递的基础。受体数量以及与递质亲和力的变化可影响突触传递，干预递质与受体的结合从而抑制突触传递也是临床上许多药物作用的机制。

（四）突触传递的可塑性

可塑性（Plasticity）是指突触传递的功能可发生较长时间的增强和减弱。在中枢神经系统内突触传递的可塑性是学习与记忆等大脑高级活动的基础。

突触的可塑性主要有以下几种形式。

1. 强直后增强　突触前末梢接受强直刺激后，突触后电位发生明显增强的现象称为强直后增强（Posttetanic Potentiation，PTP）。强直后增强的持续时间可长达 60 s，其机制是强直性刺激使突触前末梢内 Ca^{2+} 浓度持续升高，突触前膜释放的神经递质增多，导致突触后电位增强。

2. 习惯化和敏感化　反复给予温和的刺激时，突触对刺激的反应逐渐减弱甚至消失，这种可塑性称为习惯化（Habituation）。习惯化是由于重复刺激使前膜 Ca^{2+} 通道逐渐失活，Ca^{2+} 内流减少，导致神经递质释放减少。敏感化（Sensitization）则是重复出现较强的刺激，尤其是伤害性刺激，通过激活腺苷酸环化酶，cAMP 产生增多，使细胞内 Ca^{2+} 浓度升高，递质释放增多，导致突触对刺激的反应性增强。习惯化和敏感化均可作为长时记忆而保持。目前认为，短时记忆不需要蛋白质的合成，长时记忆则与新蛋白质的合成有关。

3. 长时程增强和长时程抑制　长时程增强（Long - Term Potentiation，LTP）是突触前神经元受到短时间的快速重复刺激后，在突触后神经元形成的持续时间较长的突触后电位的增强。实验发现，在海马的单突触传入通路上给予一短串强直刺激后，突触后电位幅度出现长达数天乃至数周的增强。LTP 被认为是学习和记忆的神经生理学基础。长时程抑制（Long - Term Depression，LTD）是指突触传递效率的长时程降低。LTD 也是突触可塑性的重要形式之一，并与学习记忆存在着密切的关系。

二、电突触传递

电突触传递的结构基础是缝隙连接（Gap Junction）。连接处相邻两个神经元紧密接触的部位上有沟通两细胞胞质的水通道蛋白，允许带电离子通过，动作电位以局部电流方式传递。由于其电阻低，因而传递速度快，几乎不存在潜伏期，一般为双向传递（图 10-7）。电突触传递广泛存在于中枢神经系统和视网膜中，主要发生在同类神经元之间，具有促进同步化活动的功能。可将电突触与化学性突触特征归纳比较见表 10-4。

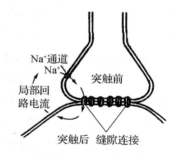

图 10-7　电突触示意

表 10-4　电突触与化学性突触特征的比较

特征	电突触	化学性突触
突触间隙	3.5 nm	30~50 nm
细胞间胞质连续性	有	无
超微结构	缝隙连接通道	突触前活性区与囊泡，突触后受体
传递因子	离子流	神经递质
突触延搁	基本无	明显，通常 0.3~0.5 ms 或更长
传递方向	通常双向	单向

三、神经－肌肉接头传递

神经－肌肉接头是神经轴突末梢在肌纤维上的接触点。从神经纤维传来的信号即通过接头传给肌纤维。神经－肌肉接头是一种特化的化学性突触。其类型有三种：神经－骨骼肌接头、神经－心肌接头和神经－平滑肌接头。

（一）神经－骨骼肌接头

运动神经元轴突末梢与骨骼肌之间形成的信息传递部位，称为神经－骨骼肌接头（Neuromuscular Junction），其信息传递过程和经典的化学性突触的信息传递非常类似。

1. 神经－骨骼肌接头的结构特点 运动神经元轴突末梢在接近骨骼肌时先失去髓鞘，以裸露的轴突末梢嵌入肌细胞膜的凹陷（终板膜）内，两者之间有 15～50 nm 的接头间隙（图10-8）。终板膜上有 N_2 型乙酰胆碱（ACh）受体。一个运动神经元轴突末梢大约含有 30 万个囊泡，每个囊泡中有 5000～10 000 个 ACh 分子。囊泡的胞吐释放是以囊泡为单位（1 个囊泡的 ACh 为 1 个量子）倾囊而出的，故称为量子式释放（Quantal Release）。终板膜上有 N_2 型胆碱受体（阳离子通道）。

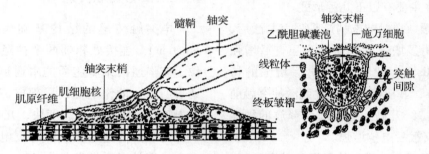

图10-8　神经－骨骼肌接头处的超微结构模式

2. 神经－骨骼肌接头的传递过程 在安静状态时，神经末梢可发生每秒 1 次的 ACh 量子自发释放，并引起终板膜电位变化。这种由 1 个 ACh 量子引起的微小终板膜电位变化称为微终板电位（Miniature End - Plate Potential, MEPP）（图10-9）。通常每个 MEPP 的平均幅度仅有 0.1～1.0 mV，不足以引起肌细胞的兴奋。实验证明，一次动作电位到达末梢，能使 200～300 个囊泡几乎同步释放，近 10^7 个 ACh 分子进入接头间隙。当 ACh 通过间隙扩散至终板膜时，便与膜上的胆碱能 N_2 型受体阳离子通道结合，并使之激活开放，使终板膜对 Na^+、K^+ 的通透性增加，出现 Na^+ 内流与 K^+ 外流，产生净的内向电流（Na^+ 内流大于 K^+ 外流），导致终板膜去极化，这种去极化局部电位，称为终板电位（End - Plate Potential, EPP）。终板电位以电紧张扩布的形式影响其邻近的肌细胞膜，使之去极化。当邻近肌细胞膜去极化达阈电位水平时，便爆发动作电位，并扩布到整个肌细胞，引起肌细胞收缩，从而完成神经和骨骼肌之间的信息传递。

应指出，EPP 类似于 EPSP，具有局部反应特点。但是运动神经元一次神经冲动到达时，EPP

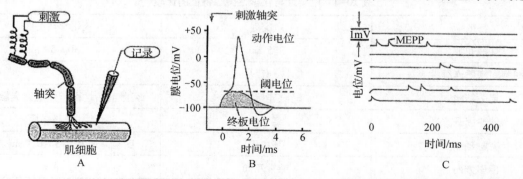

A. 实验布置　B. 终板区附近记录的终板电位和动作电位　C. 不施加刺激时，自发出现的微终板电位

图10-9　终板电位和微终板电位记录

幅度足够大（可达 50 ~ 70 mV），不需要总和，即可引起动作电位，使骨骼肌细胞的兴奋，即神经－骨骼肌接头处的兴奋传递是 1：1 的。这点和中枢神经系统内 EPSP 必须经过总和才能使突触后神经元兴奋不同。

（二）神经－心肌接头和神经－平滑肌接头

自主神经节后神经元的轴突末梢与心肌和平滑肌细胞之间形成的功能联系部位，分别称为神经－心肌接头和神经－平滑肌接头。这些接头处的信息传递仍然依靠神经末梢释放神经递质实现，不过这种信息传递不存在典型的突触结构。交感肾上腺素能神经元的轴突末梢有许多分支，在分支上形成串珠状的膨大结构，称为曲张体（Varicosity），内含有大量小而具有致密中心的突触囊泡，囊泡内含高浓度的去甲肾上腺素。但曲张体并不与平滑肌细胞（突触后成分）形成经典的突触联系，而是沿着分支穿行于平滑肌细胞间隙。当神经冲动到达曲张体时，递质从曲张体中释放，经组织液扩散到邻近的平滑肌细胞，与相应受体结合发挥生理作用，这种传递方式称为非突触性化学传递（Non - Synaptic Chemical Transmission），又称非定向突触传递。

非定向突触传递与定向突触传递具有以下特点：①不存在突触前膜与后膜的特殊结构；②不存在一对一的支配关系；③曲张体与效应器间距大于典型突触的间隙间距；④递质扩散距离较远，故传递时间大于突触传递；⑤释放的递质能否发挥效应，取决于效应器细胞上有无相应受体（图 10-10）。

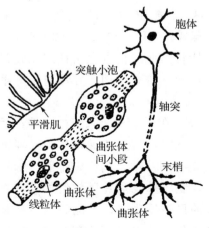

（左边部分为放大的曲张体和平滑肌）

图 10-10　非定向突触传递示意

四、神经递质

神经递质（Neurotransmitter）指由突触前神经元合成并释放，能特异性作用于突触后神经元或效应器细胞上的受体，产生一定效应的信息传递物质。在化学性突触传递和非突触性化学传递中，都有神经递质的参与。并非所有的神经细胞中存在的化学信息物质都是神经递质。神经递质必须具有下列条件：①在突触前神经元中合成，有合成递质的前体物质和相应酶系统，并能合成递质；②递质存在于突触小泡内，受到适宜刺激时，能从突触前神经元释放出来；③与突触后膜上的受体结合并产生一定的生理效应；④在突触中存在有使递质失活的酶或摄取机制；⑤有特异的受体激动剂或拮抗剂，能模拟或拮抗其生理效应。

自从第一个递质乙酰胆碱（Acetylcholine，ACh）发现以来，由于研究技术的发展，新的递质不断被发现，按化学性质分类主要有：①胆碱类，ACh。②单胺类，去甲肾上腺素、肾上腺素、多巴胺、5 - 羟色胺等。③氨基酸类，γ - 氨基丁酸（GABA）、甘氨酸、谷氨酸、门冬氨酸等。④多肽类，下丘脑调节肽、血管升压素、催乳素等。⑤其他，前列腺素、组胺、腺苷、NO 等。

（一）外周神经递质

在外周神经系统中，由传出神经纤维末梢释放的神经递质，称为外周神经递质。主要分为乙酰胆碱、去甲肾上腺素和肽类三类。

1. 乙酰胆碱　副交感神经与交感神经的节前纤维、副交感神经节后纤维、少部分交感神经节后纤维（支配汗腺与骨骼肌的交感舒血管纤维）以及躯体运动神经纤维，均释放 ACh 作为递质。这类神经纤维统称为胆碱能纤维。

2. 去甲肾上腺素　大多数交感神经节后纤维末梢释放去甲肾上腺素（Norepinephrine，NE 或 Noradrenaline，NA），释放 NE 作为递质的神经纤维称为肾上腺素能纤维。

3. 肽类　在支配消化道的神经纤维中，除胆碱能纤维和肾上腺素能纤维外，近年来发现存在有第三类神经纤维，其神经元胞体位于壁内神经丛中，末梢释放肽类化学物质，如血管活性肠肽、胃泌素（促胃液素）等。这类神经纤维称为肽能神经纤维。也有学者认为这类纤维末梢释放的是 ATP 和腺嘌呤类物质，属嘌呤能神经纤维。

（二）中枢神经递质

中枢递质主要分为乙酰胆碱、单胺类、氨基酸类和肽类 4 类（表 10-5）。

表 10-5　主要的中枢神经递质

名称		主要分布部位	功能特点
1. 乙酰胆碱		脊髓、脑干网状结构、丘脑、边缘系统	与感觉、运动、学习、记忆等活动有关
2. 单胺类	去甲肾上腺素	低位脑干网状结构	与觉醒、睡眠和情绪活动等有关
	多巴胺	多沿黑质 - 纹状体投射系统分布	为锥体外系的重要递质
	5 - 羟色胺	主要分布于中缝核	与镇痛、睡眠、自主神经功能等活动有关
3. 氨基酸类	γ - 氨基丁酸	小脑、大脑皮质	为抑制性递质
	甘氨酸	脊髓	为抑制性递质
	谷氨酸	大脑皮层和感觉传入系统	为兴奋性递质
4. 肽类	下丘脑神经肽	下丘脑	调节自主神经等活动
	阿片样肽	脑内	调节痛觉
	胃肠肽	脑内	与摄食活动等有关

1. 乙酰胆碱　在中枢神经系统中，释放 ACh 的神经元分布非常广泛，主要是脊髓前角运动神经元、脑干网状结构、丘脑、纹状体、尾状核和海马等部位的某些神经元内含有 ACh 递质，其作用以兴奋为主，为兴奋性递质。它与感觉、运动、学习记忆等活动有关。

2. 单胺类　包括多巴胺（Dopamine，DA）、NE、5 - 羟色胺（5 - Hydroxytryptamine，5 - HT）和组胺（Histamine）。具有兴奋和抑制两种作用，但以抑制作用为主。它们分别组成不同的递质系统。①DA，含 DA 的神经元主要位于黑质，沿黑质 - 纹状体投射系统分布，在纹状体内储存，主要起抑制效应，为锥体外系的重要递质。②NE，含 NE 的神经元多数位于中脑、脑桥和延髓内。上行纤维投射到大脑皮质，起兴奋作用，与觉醒、睡眠和情绪活动等有关。下行纤维达到侧角和前角，与躯体运动及内脏活动的调节有关。③5 - HT，含 5 - HT 的神经元主要集中于中脑下部、脑桥上部和延髓的中缝核群。其纤维向上投射到纹状体、丘脑、下丘脑和大脑皮质，与镇痛、睡眠、自主神经功能等活动有关。④组胺，组胺神经元

胞体位于下丘脑后部结节乳头核区，其纤维分布到大脑皮质和脊髓等中枢系统广泛区域，该递质系统可能与觉醒、性行为、腺垂体分泌、饮水、痛觉调节等有关。

3. 氨基酸类　根据氨基酸类递质对中枢神经系统作用的不同可分为两类：①兴奋性氨基酸，主要有谷氨酸、门冬氨酸。谷氨酸主要位于大脑皮质和感觉传入系统；门冬氨酸多见于视皮质的锥体细胞和多棘星状细胞；②抑制性氨基酸，主要有 GABA、甘氨酸。GABA 主要位于小脑和大脑皮质，甘氨酸主要位于脊髓。GABA 在调节内分泌活动，维持骨骼肌的正常兴奋性以及镇痛、抗焦虑等方面都起到重要作用，并参与了睡眠与觉醒等机制。

4. 肽类　在中枢神经系统内，神经元可释放一些多肽物质，起信息传递作用。已经发现的肽类物质主要有阿片肽，包括内啡肽、脑啡肽和强啡肽三类。脑啡肽与阿片受体常相伴存在，在脊髓后角胶质区浓度很高，可能是调节痛觉纤维传入活动的神经递质。脑内还存在脑 - 肠肽，如胆囊收缩素、血管活性肠肽、胃泌素等。

除递质外，神经元还能合成和释放一些化学物质，它们并不在神经元之间直接起信息传递作用，而是增强或削弱递质的信息传递效应，这类对递质信息传递起调节作用的物质称为神经调质（Neuromodulator）。调质所发挥的作用称为调制作用（Modulation），如阿片肽对交感末梢释放 NE 具有调制作用。由于递质在有的情况下也可起调质的作用，而在另一种情况下调质也可发挥递质的作用，因此两者之间并无明确的界限。

（三）递质的合成、储存、释放和失活

递质的种类很多，其中对 ACh 和去甲肾上腺素研究得比较多，现介绍如下。

1. 乙酰胆碱　是在神经元的胞质内由胆碱和乙酰辅酶 A 在胆碱乙酰化酶的催化作用下合成的。合成后由突触囊泡摄取并储存。当神经兴奋，动作电位到达轴突末梢时，ACh 被释放出来，与突触后膜相应受体结合，发挥生理作用。ACh 迅速被突触后膜上胆碱酯酶（AChE）水解而失活，AChE 的活性很强。一次神经冲动所释放的 ACh 在几毫秒内被完全分解，分解所产生的乙酸和胆碱进入血液，部分胆碱还可被神经末梢再摄取利用。新斯的明是一种抗胆碱酯酶药物，而有机磷农药是较强的胆碱酯酶抑制剂。

$$\text{胆碱} + \text{乙酰辅酶 A} \xrightarrow{\text{胆碱乙酰化酶}}$$

$$\text{辅酶 A} + \text{乙酰胆碱} \xrightarrow{\text{AChE}} \text{乙酸} + \text{胆碱}$$

2. 去甲肾上腺素　肾上腺素能神经元从血液摄取酪氨酸作为合成 NE 的原料，经过酪氨酸羟化酶的作用形成多巴，多巴在多巴脱羧酶的作用下合成多巴胺。然后被摄取入突触囊泡，在囊泡内经过多巴胺 β - 羟化酶进一步被催化合成 NE。NE 合成后储存于囊泡内，当神经冲动传到轴突末梢时被释放出来。NE 发挥作用后，70% ~ 80% 被突触前神经末梢重新摄取并储存于囊泡内，10% ~ 15% 在突触后神经元被儿茶酚胺氧位甲基移位酶（Catechol - O - Methyltrans - Ferase，COMT）和单胺氧化酶（Monoamine Oxidase，MAO）破坏灭活，另有 5% ~ 10% 被血液循环带走，再在肝脏中被破坏灭活。利舍平（Reserpine）能抑制 NE 再摄取进囊泡内和妨碍多巴胺进入囊泡，使囊泡中递质的储存逐渐减少，以致耗竭，神经张力降低，从而

导致小动脉舒张，血压降低，所以是临床上常用的降压药。

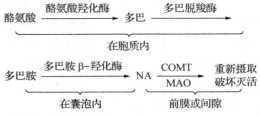

（四）递质的共存

过去一直认为一个神经元内仅合成一种递质，它的全部神经末梢均释放同一种递质，这一现象称为戴尔原则（Dale Principle）。但随着神经组织化学技术的发展，发现一些神经元可以同时释放多种神经递质。在外周，部分腹腔交感神经可同时释放 NE 和生长抑素；在中枢，5 - 羟色胺可与 P 物质，多巴胺可与胆囊收缩素同时存在等。一个神经元内可以存在两种或多种递质，有时还可共存于一个囊泡内，其末梢可同时释放这两种递质，这称为递质共存（Neurotransmitter Coexistence）。递质共存的意义在于协调某些生理过程。

五、受体

（一）受体的概念与分类

1. 受体的概念　受体（Receptor）是指细胞膜或细胞内能与某些化学物质（递质、调质、激素等）特异性结合并诱发生物效应的特殊生物分子。神经递质必须通过与相应受体结合后才能发挥作用。能与受体特异性结合并产生生物效应的化学物质，称为受体的激动剂（Agonist）；能与受体特异性结合，但不产生生物效应的化学物质称为受体的拮抗剂（Antagonist）或阻断剂（Blocker）。激动剂和拮抗剂统称为配体（Ligand），但多数情况下配体主要是指激动剂。受体与配体的结合具有结构特异性、饱和性、可逆性、高灵敏度和多样性（同一受体可广泛分布于不同组织；同一组织的不同区域，受体密度不同）。

2. 受体的分类　包括以下几种：①根据受体所在位置分为细胞膜受体、胞质受体和胞核受体。②根据结合的配体分类与命名，如以 ACh 为配体的受体称为胆碱能受体，以肾上腺素、去甲肾上腺素为配体的受体称为肾上腺素能受体。同一配

体可能有两种或两种以上不同的受体，如 ACh 有烟碱型和毒蕈碱型两种受体；去甲肾上腺素有 α 受体和 β 受体。每种受体还有不同的受体亚型。③根据受体分布的突触部位不同而分为突触后膜受体和突触前膜受体，因突触前膜受体能感受神经末梢自身释放递质量的变化，进而调节末梢的递质释放，又称为自身受体。④根据配体和受体结合后的胞内信号途径不同，膜受体可分为离子通道型受体（即促离子型受体）和 G 蛋白偶联受体（即促代谢型受体）。

3. 受体的调节　受体的数目以及与配体结合的亲和力可随递质的释放发生变化。若递质释放不足，受体的数量逐渐增加，称为受体的上调（Up－Regulation）；反之，若递质释放增加，受体的数量逐渐减少，称为受体的下调（Down－Regulation）。受体的活性增加，或与配体结合的亲和力，反应性也增加（致敏现象），而受体的活性降低，亲和力下降，反应性下降（脱敏现象）。

（二）神经系统的主要受体

根据受体分布的部位可将受体分为外周神经受体和中枢神经受体。外周神经受体主要分为胆碱能受体和肾上腺素能受体。以下就外周神经受体予以重点介绍。

1. 胆碱能受体　根据药理学特性，胆碱能受体可分为两类，一类能与天然植物中的毒蕈碱结合，称为毒蕈碱受体（Muscarinic Receptor），简称 M 受体；另一类能与天然植物中的烟碱结合，称为烟碱受体（Nicotinic Receptor），简称 N 受体。M 受体分布在副交感神经节后纤维和胆碱能交感节后纤维所支配的效应器细胞膜上。ACh 与 M 受体结合后产生 M 样作用，表现为副交感神经兴奋的效应，具体可有心率减慢，支气管、胃肠道平滑肌，膀胱逼尿肌与瞳孔括约肌收缩，消化腺、汗腺分泌。骨骼肌的血管舒张等。阿托品能与 M 受体结合，从而阻断 ACh 的 M 样作用，临床上常用于解除胃肠道平滑肌痉挛和有机磷农药中毒的特效解毒剂。M 受体已分离出 $M_1 \sim M_5$ 5 种亚型，它们均为 G 蛋白偶联受体。N 受体分为 N_1 和 N_2 两种亚型。N_1 受体分布在自主神经节的突触后膜上，又称为神经元型烟碱受体（Neuron-Type Nicotinic Receptor）。N_2 受体分布在神经－肌肉接头的终板膜上，又称为肌肉型烟碱受体（Muscle type Nicotinic Receptor）。产生 EPSP 和终板电位，导致节后神经元兴奋和骨骼肌兴奋，这种现象称为 N 样作用。六烃季铵可阻断 N_1 受体的作用，十烃季铵可阻断 N_2 受体的作用。筒箭毒碱（Tubocurarine）可阻断 N_1 和 N_2 受体的作用。有机磷农药中毒可抑制胆碱酯酶的活性，故用阿托品（Atropine）和胆碱酯酶复活剂进行治疗。

2. 肾上腺素能受体　能与肾上腺素或 NE 结合的受体称为肾上腺素能受体（Adrenergic Receptor），主要分为 α 型肾上腺素能受体（α 受体）和 β 型肾上腺素能受体（β 受体）两种。它们主要分布在肾上腺素能神经纤维所支配的效应器上。α 受体又分为 α_1 和 α_2 两个亚型。α_1 受体分布在突触后膜上，通常可简称 α 受体。α_1 受体主要位于平滑肌，产生平滑肌兴奋效应，包括血管收缩（尤其是皮肤、黏膜、胃肠与肾脏等内脏血管）、子宫收缩和扩瞳肌收缩等，这种现象称为 α 型作用。α_1 受体的阻断剂为哌唑嗪（Prazosin），产生降压作用，也可用于慢性心功能不全的治疗。α_2 受体主要存在于突触前膜，为突触前受体。对突触前膜的释放进行反馈调节。育亨宾（Yohimbine）能选择性阻断 α_2 受体。酚妥拉明（Phentolamine）能阻断 α_1 与 α_2 受体。β 受体可分为 β_1、β_2、β_3 三个亚型。β_1 受体存在于心肌细胞膜上，与去甲肾上腺素结合产生的效应是兴奋，引起心脏的活动加强。此外，在肾脏组织中也有，肾脏组织中能传导兴奋，促进肾素分泌。β_1 受体的阻断剂是美托洛尔（Metoprolol）。临床上治疗心绞痛伴有肺通气不畅的患者时，应选用 β_1 受体阻断剂。β_2 受体主要分布在血管的平滑肌上。去甲肾上腺素与 β_2 受体结合主要产生抑制性效应，引起骨骼肌血管、腹腔内脏血管、胃肠道、支气管、子宫平滑肌及膀胱逼尿肌舒张。β_2 受体的阻断剂是丁氧胺（Butoxamine）。β_1 和 β_2 受体阻断剂：普萘洛尔（Propranolol）。β_3 受体主要分布于脂肪组织，与脂肪分解有关。由于 β 受体兴奋所出现的心脏、血管、胃肠道、支气管、子宫平滑肌及逼尿肌等效应，统称为 β 型作用。

普萘洛尔能阻断 β_1 受体降低心肌的代谢，可用于治疗心绞痛和心动过速。但它同时又能阻断

β₂ 受体，引起支气管痉挛，故不宜用于伴有呼吸系统疾病的患者。

　　肾上腺素受体的分布极为广泛，在周围神经系统，多数交感节后纤维末梢到达的效应细胞膜上都有肾上腺素受体，但有些效应器只有 α 受体或 β 受体，有些既有 α 受体又有 β 受体。当去甲肾上腺素与效应器受体结合后，有的产生兴奋效应，有的产生抑制效应，这就是由于在效应器上分布有不同受体的缘故。

　　3. 中枢神经受体　中枢神经内的递质种类很多，相应的受体也多。除胆碱能的 M 和 N 受体，肾上腺素能的 α 和 β 受体外，还有多巴胺（DA）受体、5 - 羟色胺（5 - HT）受体、GABA 受体、甘氨酸受体和阿片受体等。DA 受体分为 D_1、D_2、D_3、D_4、D_5 这 5 种亚型。5 - 羟色胺受体有 $5 - HT_1$、$5 - HT_2$、$5 - HT_3$、$5 - HT_4$、$5 - HT_5$、$5 - HT_6$、$5 - HT_7$ 共 7 种亚型。GABA 受体分为 A、B 两种。阿片受体有 μ、κ、δ 三种亚型。中枢内受体也有相应的阻断剂，如纳洛酮（Naloxone）能阻断阿片受体等。中枢神经系统内的受体种类很多，有些受体又分出多个亚型，作用和分布非常复杂，许多问题还在继续研究之中。

第三节　中枢神经系统活动的一般规律

　　中枢神经系统神经元数以亿计，联系极为复杂，但在进行某一生理功能时，还是通过神经元的联系，按一定的规律来完成的。神经系统对机体功能调节的基本方式是通过反射来实现，反射的结构基础是反射弧。

一、反射中枢

　　反射中枢（Reflex Center）是指在中枢神经系统内参与调节某一特定生理功能的神经细胞群。它们分布在中枢神经系统的各个部位。反射中枢的范围可以相差很大。一般来说，较简单的反射活动，参与的中枢范围较为狭窄，如膝跳反射的中枢在脊髓的腰段，角膜反射的中枢在脑桥。但要完成一个复杂的反射活动，参与的中枢范围很

广，如调节呼吸运动的中枢分布在延髓、脑桥以及下丘脑、大脑皮质。在反射中枢中，起主导作用的部分，称为基本中枢。例如，调节心血管功能的基本中枢在延髓，调节体温的基本中枢在下丘脑。要完成一个反射，除基本中枢外，还需要其他中枢的参与，以使基本中枢的调节更趋完善。反射中枢内各种神经元之间有着复杂的结构和功能联系。传入神经和传出神经之间只有一个突触联系的反射弧为单突触反射弧。通过单突触反射弧所完成的反射称为单突触反射。机体内唯一的单突触反射是腱反射。传入神经和传出神经之间有两个以上突触联系的反射弧为多突触反射弧。通过多突触反射弧所完成的反射称为多突触反射。屈肌反射是典型的多突触反射。

二、中枢神经元的联系方式

　　中枢神经系统内，神经元数目巨大，仅以中间神经元组成的大脑皮质来说，就估计约有 140 亿，相互之间的联系既广泛又复杂，但基本的连接方式有以下几种（图 10-11）。

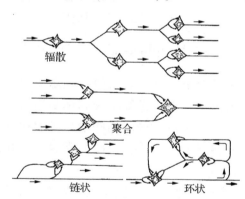

图 10-11　中枢神经元之间的联系方式示意

　　1. 单线式　一个神经元轴突仅与一个突触后神经元发生联系，称单线式联系。例如，视网膜中央凹处的一个视锥细胞只与一个双极细胞发生突触联系，而双极细胞也只与一个神经节细胞形成突触联系，这种联系可使视锥细胞具有较高的分辨能力，保持突触传递的精确性。

　　2. 辐散式　一个神经元轴突可通过其分支与许多神经元建立突触联系，称辐散式联系。例如，传入神经的轴突末梢进入中枢神经系统后，与其他神经元发生突触联系多以辐散式为主，所以在

感觉传导途径上多见这种联系方式。它通过一个神经元兴奋可使许多神经元同时兴奋或抑制，从而扩大其影响的范围。

3. 聚合式 多个神经元轴突末梢与一个神经元胞体或树突建立突触联系，称为聚合式联系。这种联系可以使许多神经元的作用集中到一个神经元，使得神经元发生兴奋或抑制总和。也可以是不同生理功能神经元作用于一个神经元，对神经元的活动起调节作用。在神经系统传出通路中常以聚合形式为主。

4. 环路式 一个神经元通过轴突侧支与中间神经元联系，中间神经元反过来再与该神经元发生突触联系，构成闭合的环路。这种联系是完成反馈作用的结构基础。其意义在于：一方面可能由于反复的兴奋反馈，使兴奋得到效应上的增强和时间上的延续，实现正反馈作用，引起后放现象；另一方面可能由于回返的抑制性反馈，在时间上使活动及时终止，实现负反馈调节，使兴奋及时终止。

5. 链锁式 神经元一个接一个地联系，同时都有侧支传出冲动，称为链锁式联系。它可在空间上加强扩大或时间上延长作用范围。

三、兴奋传递的特征

中枢神经系统神经元之间的信息传递是通过突触来完成的。由于突触结构和化学递质参与等因素的影响，使得突触之间的信息传递比神经纤维的兴奋传导复杂得多。主要表现为以下几方面的特征。

1. 单向传递 在中枢内，兴奋只能由突触前神经元传到突触后神经元，不能反向传递，这一现象称为单向传递（One – Way Transfer）。因为突触后膜不能合成、释放神经递质，所以不能逆向传递。突触前膜虽有受体，但主要起调节突触前神经递质释放的作用。这就使得兴奋沿一定方向传递，保证了神经系统活动有规律地进行。电突触传递则不同，由于其结构无极性，因而兴奋可双向传递。

2. 中枢延搁 兴奋通过突触传递较慢，历时较长的现象，称为中枢延搁（Central Delay）。因为突触传递要经历递质的合成、释放、扩散与突触后膜受体结合、发生效应等环节，故需要一定

的时间。据测定，兴奋通过一个突触所需的时间为 $0.3 \sim 0.5$ ms。中枢存在许多中间神经元，反射活动经过中枢时，与中间神经元发生联系，故要经过若干个突触。因此，反射进行过程中通过的突触数越多，中枢延搁所耗时间就越长。从刺激作用于感受器到反射活动出现所需的时间称为反射时。反射时的长短取决于反射过程中突触接替的次数。另外反射中枢的兴奋状态变化时，可以引起反射时的改变。

3. 总和 EPSP 和 IPSP 均可发生总和。总和分为时间总和及空间总和两种。前一次冲动引起的突触后电位与相继传来的冲动所引起的突触后电位可以相加，称为时间总和（Temporal Summation）。一个突触后神经元同时或几乎同时接受不同轴突末梢传来的冲动所产生的突触后电位相加，称为空间总和（Spatial Summation）。在反射活动中，若兴奋产生的 EPSP 去极化总和达到阈电位，即可暴发动作电位。中枢兴奋的总和也就是兴奋性突触后电位的总和。同理，抑制性突触后电位也可以产生总和。

4. 兴奋节律的改变 在反射活动中，传出神经发出的冲动频率往往与传入神经上的冲动频率不同。这是因为传出神经元的兴奋节律不仅受传入冲动频率影响，还与其自身功能状态和中间神经元的功能状态及联系方式不同有关。

5. 后放 在有些反射活动中，传入神经刺激停止后，传出神经仍可在一定时间内继续发放冲动，这种现象称为后放（After Discharge）。中枢内环路式连接是后放产生的结构基础。此外，在效应器发生反应时，效应器本身的感受器（如骨骼肌中的肌梭）又受到刺激，其冲动又可经传入神经传到中枢，这也是产生后放的原因之一。

6. 对内环境变化的敏感性和易疲劳性 在中枢内突触之间的兴奋传递容易受到内环境变化，如缺氧、CO_2 过多、pH 改变及一些药物等的影响。例如，士的宁（Strychnine，别名马钱子碱）可使神经递质的释放量减少，咖啡因（Caffeine）则使神经递质的释放量增加。

如果突触前神经元连续受到较高频率的刺激时，突触后神经元发放冲动次数会减少，这一现象称为突触传递的疲劳。由于化学突触传递需要

递质的合成、释放过程，如果连续刺激突触前神经元，有可能引起中枢递质耗竭。易疲劳性是防止中枢神经系统过度兴奋的一种保护性机制。

四、中枢抑制

在反射活动中，中枢内既有兴奋又有抑制。正常的神经活动是由于兴奋和抑制协调统一而完成的。如当机体运动，屈肌兴奋收缩时，伸肌被抑制而舒张，这样动作才能完成。中枢抑制有利于调整神经中枢兴奋的强度和广度，使反射活动适度、有效，并且使反射准确、协调。中枢抑制产生的部位主要在突触，根据抑制效应在突触中发生的部位不同，将中枢抑制分为突触后抑制和突触前抑制。

（一）突触后抑制

突触后抑制（Postsynaptic Inhibition）是由抑制性中间神经元引起的一种抑制。在中枢神经系统中存在着大量抑制性中间神经元，当它兴奋时其轴突末梢释放抑制性递质，作用于突触后膜。使突触后膜超极化，形成抑制性突触后电位（IP-SP），从而使突触后神经元呈现抑制状态。根据抑制性中间神经元的功能和联系方式的不同，可将突触后抑制分为传入侧支性抑制和回返性抑制。

1. 传入侧支性抑制　一个传入神经元兴奋一个中枢神经元的同时，经侧支兴奋另一个抑制性中间神经元，进而使另一个神经元抑制，称为传入侧支性抑制（Afferent Collateral Inhibition）或交互抑制（Reciprocal Inhibition）。例如，伸肌的肌梭传入纤维进入中枢后，一方面兴奋伸肌运动神经元，引起牵张反射，同时发出侧支，兴奋一个抑制性中间神经元，抑制性中间神经元再发出纤维抑制相应的屈肌。这种抑制使相互拮抗的两个中枢之间的活动协调一致，从而保证反射活动顺利进行（图10-12）。

2. 回返性抑制　兴奋从中枢发出后，通过反馈环路，再抑制原先发动兴奋的神经元及邻近的其他神经元，这种抑制称为回返性抑制（Recurrent Inhibition）。脊髓前角运动神经元和闰绍细胞之间的联系，就是这种抑制方式。当支配闰绍细胞的运动神经元兴奋时，闰绍细胞被兴奋，它反过来抑制运动神经元的兴奋。这种负反馈的抑制

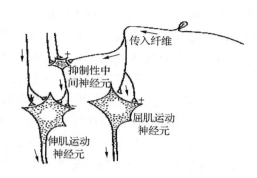

图 10-12　传入侧枝性抑制模式

可使运动神经元的兴奋活动及时中止，并促使同一中枢神经元之间的活动步调一致（图10-13）。例如，破伤风的发病就是由于破伤风杆菌破坏闰绍细胞，阻止抑制性递质的释放，从而通过阻断回返性抑制，使屈肌强烈收缩造成强直痉挛，表现为伤口附近肌肉痉挛，咀嚼肌痉挛引起牙关紧闭和吞咽困难，躯干及四肢肌肉强直呈特有的角弓反张体征，膈肌痉挛。

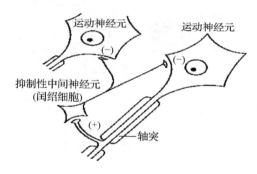

图 10-13　回返性抑制模式

突触后抑制在中枢神经系统内普遍存在，尤其在运动传出通路上多见，它能使传出效应灵活多样，从而更好地适应环境的变化。

（二）突触前抑制

突触前抑制（Presynaptic Inhibition）主要通过轴-轴式的突触活动，使突触前膜的兴奋性递质释放量减少，从而引起突触后神经元产生抑制效应的一种形式。如图10-14所示，神经元的轴突1与神经元的胞体3形成轴突-胞体型突触。神经元的轴突1兴奋时，胞体3产生EPSP。神经元轴突1与神经元轴突2形成轴突-轴突型突触。神经元轴突2先兴奋，轴突1再兴奋时，由于轴突1膜电位减小，产生动作电位幅值小，释放的兴奋

性递质减少，胞体 3 产生的 EPSP 减小或不能产生，突触后神经元不易暴发动作电位，而呈现抑制效应。因为抑制是发生在突触前膜，故称为突触前抑制。多见于感觉传入途径。它可控制从外周传入中枢的感觉信息，使感觉更加清晰和集中。目前认为神经元轴突，释放的神经递质是 GABA，它可使神经元轴突，去极化，膜电位减小。由于突触前抑制是在多个突触结构上形成的，所以它的潜伏期长，持续时间也长。在中枢内突触前抑制广泛存在于感觉传入系统的各级转换站。此外，皮质脑干下行束也可发出侧支到感觉传导束，与之形成轴突 – 轴突式突触，对感觉传导束进行突触前抑制。

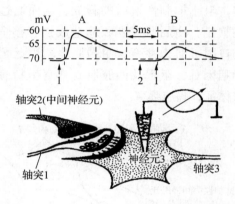

实验 A. 刺激轴突 1 时，胞 3 产生 10 mV 的 EPSP
实验 B. 先刺激轴突 2，再刺激轴突 1 时，产生 5 mV 的 EPSP

图 10–14　突触前抑制模式

兴奋和抑制是中枢神经系统两种最基本的活动过程。兴奋和抑制是既对立，又统一，从而使反射活动能够协调、有序地进行。两者在空间、时间和强度上适当配合而又互相制约，如果中枢抑制受到破坏，则反射活动就不能协调。

第四节　神经系统的感觉分析功能

机体内、外环境的各种刺激，由不同的感受器所感受，被转换成相应的神经冲动，再通过特定的神经通路传向中枢，经过中枢神经系统的整合，产生相应的感觉（Sensation）。

一、感觉传导通路

躯体感觉的传入通路一般经过 3 级神经元。第 1 级神经元是从身体的各种感受器到脊髓或脑干，其胞体位于脊神经节内或脑神经节；第 2 级神经元是从脊髓或脑干的神经核到丘脑；第 3 级神经元是从丘脑的神经核团到大脑皮质。其主要过程如下。

$$躯体感觉 \xrightarrow[第1级]{传导通路} 脊髓或脑干 \xrightarrow{第2级}$$

$$丘脑核团 \xrightarrow[第3级]{感觉投射系统} 大脑皮质代表区 \xrightarrow{整合}$$

产生感觉

（一）浅感觉和深感觉传导通路

由脊髓上传到大脑皮质的感觉传导路径可分为两大类。①浅感觉传导路径：传导痛觉、温度觉和触 – 压觉，其传入神经经后根进入脊髓，在脊髓后角更换神经元后，再发出纤维在中央管前交叉到对侧，脊髓丘脑侧束（痛、温觉）脊髓丘脑前束（触 – 压觉），上行至丘脑更换神经元，然后发出丘脑皮质束，分别到达中央后回上 2/3 区及顶叶区。②深感觉传导路径，传导肌肉本体感觉和深部压觉，其传入神经经后根进入脊髓，在脊髓同侧后索中上行，到延髓下部的薄束核和楔束核内换元，发出纤维交叉到对侧形成内侧丘系，在丘脑更换神经元后发出丘脑皮质束，分别到达中央后回及顶叶。因此，浅感觉的传导路径是先交叉再上行，而深感觉传导路径是先上行再交叉。脊髓半离断、脊髓空洞症的患者的浅感觉障碍出现在离断的对侧，而深感觉障碍出现在离断的同侧（图 10–15）。

（二）丘脑的核团

除嗅觉以外，全身大部分感觉冲动都在丘脑更换神经元，最后到达大脑皮质。丘脑的各种细胞群依照它们的功能不同大体上可分为三类。

1. 第一类细胞群　这类细胞群称为感觉接替核（Sensory Relay Nucleus），它们接受除嗅觉外所有的感觉投射纤维，换元后投射到大脑皮质感觉区，是特异性感觉传入系统的换元站。腹后外侧核为躯体感觉的接替核，腹后内侧核为头面部感觉的接替核，内侧膝状体为听觉的接替核，外侧膝状体为视觉的接替核。

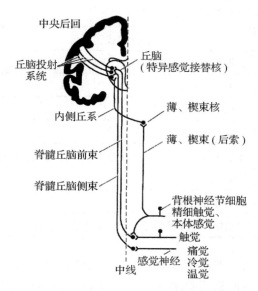

图 10-15 躯干和四肢躯体感觉的传导通路

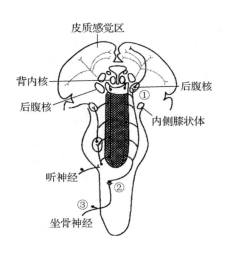

（网线区代表脑干网状结构；实线代表特异性投射系统；虚线代表非特异性投射系统；数字代表传导通路的三级神经元所在部位）

图 10-16 特异性投射系统和非特异性投射系统

2. 第二类细胞群 这类细胞群称为联络核（Associated Nuclei），它不直接接受感觉的投射纤维，但接受丘脑感觉接替核和其他皮质下中枢来的纤维，换元后发出纤维投射到大脑皮质的某一特定区域。例如，外侧腹核接受小脑、苍白球来的纤维，换元后投射到大脑皮质运动区，参与皮层对肌肉运动的调节等。

3. 第三类细胞群 这类细胞群靠近中线的所谓内髓板以内的各种结构，主要是髓板内核群，包括中央中核、束旁核、中央外侧核等。它不与大脑皮质直接联系，通过多突触接替，弥散地投射到整个大脑皮质，维持其兴奋状态。

（三）感觉投射系统

根据丘脑各部分向大脑皮质投射特征的不同，可把丘脑的投射系统分为特异性投射系统和非特异性投射系统（图 10-16）。

1. 特异投射系统 从丘脑感觉接替核发出的纤维投向大脑皮质的特定区域，具有点对点的投射关系的投射系统，称为特异性投射系统（Specific Projection System）。投射纤维主要终止于皮质的第四层，与该层内神经元形成突触联系，引起特定感觉。另外，其投射纤维通过若干中间神经元接替，与大锥体细胞形成突触联系，并激发大脑皮质发出传出冲动。通过联络核投射到大脑皮质的部分，不引起特定的感觉，但在大脑皮质有特定的区域，所以也属于特异性投射系统。

2. 非特异投射系统 丘脑的髓板内核群弥散地投射到大脑皮质广泛区域的非专一性投射系统，称为非特异投射系统（Nonspecific Projection System）。它是各种不同感觉的共同上行通路。当感觉冲动进入脑干网状结构后，由于经过网状结构神经元的错综复杂的联系并弥散投射到大脑皮质的各层，而且没有点对点的关系，所以没有严格的定位性特征，失去了感觉的特异性，因此不产生特定的感觉。其上行纤维进入皮质后，以游离末梢的形式与皮质神经元的树突构成突触联系，通过维持、改变大脑皮质的兴奋性，使机体处于觉醒状态。故又称之为网状结构上行激动系统（Ascending Reticular Activating System，ARAS）。由于非特异性投射系统在脑干网状结构中多次换元，突触较多，因而易受药物等因素影响，产生传导阻滞。一些麻醉药、催眠药（如巴比妥类）可能就是由于抑制了 ARAS 而起作用的。可将两者的结构和功能特征进行归纳比较为表 10-6。

二、大脑皮质的感觉代表区

各种感觉传入冲动最后必须到达大脑皮质，通过大脑皮质的分析和综合才能产生各种各样感觉。因此，大脑皮质是感觉分析的最高级中枢。特异性投射系统在大脑皮质上的投射区称为皮质感觉区。不同性质的感觉投射到大脑皮质的不同区域。

表 10-6　特异性和非特异性投射系统的结构和功能特征比较

	特异性投射系统	非特异性投射系统
纤维起源	主要来自特异接替核、联络核	主要来自非特异接替核
换元数目	多为三级换元	多次、反复换元
皮质联系	大脑皮质特定区域	大脑皮质广泛区域
投射特点	点对点的投射	弥散投射，无明确对应关系
生理功能	形成特定感觉；激发相应的运动；参与各种感觉在丘脑和大脑皮质的联系和协调	改变大脑皮质的兴奋状态，维持机体较长时间的觉醒
药物作用	不易受麻醉药物的影响	易受麻醉药物的影响
受损后表现	丧失特定感觉，但保持清醒	切断相应传导纤维后，动物处于昏睡状态

（一）躯体感觉代表区

指从丘脑后腹核携带的躯体感觉信息经特异性投射系统投射到大脑皮质的特定区域，该区域称为躯体感觉代表区（Somatic Sensory Area）。主要包括体表感觉区和本体感觉区。

1. 体表感觉代表区　分为第一感觉区和第二感觉区。

（1）第一感觉区，中央后回的 3-1-2 区是全身体表感觉的主要投射区，称为第一体表感觉区。其感觉投射规律如下：①躯体感觉传入向皮质投射是交叉性的，即一侧体表感觉投射到对侧的相应区域，但头面部感觉的投射是双侧性的；②投射区具有一定的精确定位，并呈倒置安排，即下肢代表区在顶部，上肢代表区在中间，头面部代表区在底部，但头面部代表区内部的安排是正立的；③投射区的大小与感觉分辨的精细程度

呈正比。如大拇指和示指的代表区面积比躯干代表区的面积还要大（图 10-17A）。灵敏部位具有大量的感受装置，皮质与其相联系的神经元数量也必然较多，这种结构特点有利于进行精细的感觉分析。在人、猴及猫等高等动物还存在第二体表感觉区，其全部面积远比第一体表感觉区小。在人脑第二体表感觉区位于中央前回与脑岛之间。

（2）第二感觉区，指中央前回与岛叶之间的皮质区域。它的投射也有一定的空间分布，但有较大程度的重叠，代表区不如中央后回那么完善和具体，而且分布安排属于正立而不是倒置。投射呈双侧性。第二体表感觉区较原始，定位较差，感觉分析粗糙，如麻木感。有人认为，第二体表感觉区与痛觉有关。

2. 本体感觉代表区　本体感觉（Proprioception）是指肌肉、关节等的运动觉与位置觉。中央

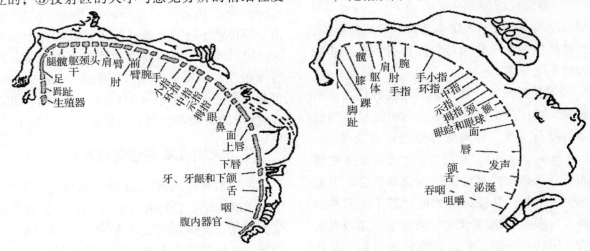

A. 皮质感觉区　　　　　　　　　　　　　　　B. 皮质运动区

图 10-17　大脑皮质体表感觉和躯体运动功能代表区示意

前回，即 4 区。既是运动区，又是肌肉本体感觉投射的代表区。刺激人脑中央前回，能引起受试者欲进行肢体运动的主观感觉，切除该区可引起反射性运动障碍（图 10-17B）。

（二）内脏感觉代表区

内脏感觉投射的范围比较弥散，并与体感区有一定的重叠。例如，当刺激一侧内脏大神经时，可以在对侧第一和第二体表感觉区的躯体感觉代表区引出诱发电位；刺激盆神经的传入纤维可在下肢体表感觉代表区引出皮质诱发电位；刺激第二感觉区及其邻近部位会产生味觉、恶心或排便感等。第二体表感觉区、运动辅助区与内脏感觉有关。此外，边缘系统的皮质部位也是内脏感觉的投射区。

（三）特殊感觉代表区

1. 视觉区 枕叶皮质视觉代表区的具体部位在皮质内侧面的距状裂上下两缘。左侧枕叶皮质接受左眼的颞侧视网膜和右眼的鼻侧视网膜的传入纤维投射，右侧枕叶皮质接受右眼的颞侧视网膜和左眼的鼻侧视网膜的传入纤维投射。视网膜中央部黄斑区投射到距状裂的后部，周边区投射到距状裂的前部。视网膜的上半部投射到距状裂的上缘，视网膜的下半部投射到距状裂的下缘。

2. 听觉区 人的听觉代表区位于颞横回和颞上回（41 区、42 区）。其投射是双侧性的，但以对侧为主。即一侧皮质代表区与双侧耳蜗感受器有联系。因此，一侧代表区受损对听觉影响不明显。耳蜗底部的高频声感投射到前部，耳蜗顶部的低频声感投射到后部。

3. 嗅觉区 嗅觉在大脑皮质的投射区随着进化而缩小，在高等动物只有边缘叶的前底部区域与嗅觉功能有关（包括梨状区皮质的前部、杏仁核的一部分）。

4. 味觉区 味觉投射区在中央后回头面部感觉投射区下侧，即相当于脑岛顶叶的盖区。

三、痛觉

痛觉（Pain）是由伤害性刺激作用于机体所引起的主观感觉，常伴有情绪不愉快和自主神经系统反应，属于生理心理活动关联现象。疼痛是一种警示信号，对机体有保护意义。疼痛是最常见的临床症状，研究痛觉产生的规律及其机制，对临床诊断、解除疼痛和提高生命质量具有重要意义。

（一）痛觉的产生与致痛物质

1. 痛觉的产生 伤害性感受器（Nociceptor）广泛地分布于皮肤、肌肉、关节和内脏器官，是脊髓背根神经节和三叉神经节中初级感觉神经元的游离末梢。伤害性感受器最显著的特点是：①缺乏适宜刺激，任何形式和性质的刺激只要达到伤害阈值即可兴奋；②不易出现适应现象，反复刺激下其敏感性不发生减退或消失。由于伤害性感受器特异性不强，所以对电、机械与化学能量等刺激均能够发生疼痛反应。此外，温热性刺激也可以引起痛觉，但其感受器阈值比伤害性感受器兴奋阈值高 100 倍以上，所以敏感性较差。根据神经纤维特性的不同，伤害感受器可分多种类型（表 10-7）。

表 10-7 伤害感受器的分类

伤害感受器类型	有效刺激
A_δ 机械性	皮肤机械损伤、肌肉强挤压、关节过度扭转
A_δ 多觉性	皮肌机械损伤及灼热
A_δ 内脏伤害性	内脏强烈机械膨胀、牵拉、灼热
C 多觉性	皮肤伤害性机械、热、冷、化学损伤
C 机械性	皮肤机械损伤、肌肉强挤压、关节过度扭转
C 内脏伤害性	内脏牵拉、灼热和有害化学刺激
C 化学性	肌肉有害化学刺激
Ⅲ 和 Ⅳ 多觉性	肌肉重压和伤害性热

2. 致痛物质 是产生痛觉的重要物质基础。目前以化学性刺激学说最为关注，认为伤害性感受器是一种化学感受器。在外伤、炎症、缺血、缺氧等伤害性刺激的作用下，由损伤组织局部合成、释放一些致痛化学物质，如 H^+、K^+、5-HT、组胺、缓激肽、P 物质、前列腺素、白三烯、血栓素与血小板激活因子等。当致痛物质达到一定浓度时，使伤害性感受器发生电位变化而产生痛觉传入冲动，到达皮质引起痛觉。痛觉根据伤害性刺激发生的部位分为躯体痛和内脏痛，躯体痛又分为体表痛和深部痛。

（二）躯体痛

1. 体表痛 发生在体表的疼痛感觉称为体表痛（又称皮肤痛）。伤害性刺激作用于体表时，可先出现快痛（Fast Pain），后出现慢痛（Slow Pain）两种性质的痛觉。

快痛的特点是：①产生与消失迅速；②定位清楚；③性质多为尖锐的刺痛；④常伴有反射性屈肌收缩；⑤吗啡类药物止痛作用不明显。

慢痛的特点是：①产生与消失缓慢，有长时间的后作用；②定位不清楚；③性质多为烧灼样痛；④常伴有情绪反应和心血管、呼吸变化；⑤吗啡类药物止痛作用明显。

在外伤时，快痛和慢痛是相继出现的，不易明确区分。皮肤有炎症时，常以慢痛为主。此外，深部组织（如骨膜、韧带和肌肉等）和内脏的痛觉，一般也表现为慢痛。体表痛的二重性提示在痛觉传导上存在着不同传导速度的两类神经纤维。快痛由较粗的、传导速度较快的 A_δ 纤维传导，其兴奋阈较低；而慢痛则由无髓鞘、传导速度较慢的 C 纤维传导，其兴奋阈较高。快痛主要是经特异投射系统传导到大脑皮质的第一和第二感觉区，引起特定痛觉；而慢痛主要经非特异投射系统传导到大脑皮质第二感觉区和边缘系统，引起不明确痛觉。

2. 深部痛 发生在躯体深部组织，如关节、骨膜、韧带和肌肉等部位的痛觉称为深部痛。深部痛多表现为慢痛性质，定位不清，伴有恶心、出汗、心跳和血压变化等自主神经系统反应。深部痛觉的致痛物质常由于局部炎症、痉挛、缺血等导致其释放，刺激了痛觉感受器而引起痛感。深部痛可由于疼痛使局部组织的病理变化进一步加剧，而出现恶性循环。

（三）内脏痛与牵涉痛

1. 内脏痛 内脏组织因牵拉、缺血、炎症、平滑肌痉挛或化学刺激等引起的疼痛，称为内脏痛（Visceral Pain）。它是临床上常见的症状之一，与体表痛有所不同。内脏中感觉感受器数量相对较少，所以定位不精确，对刺激的分辨能力差，内脏痛主要表现为慢痛，疼痛发生缓慢，持续时间长。能使皮肤致痛的刺激，如切割、烧灼等，作用于内脏一般不产生疼痛。但内脏对机械性牵拉（如手术中牵拉胃肠）、缺血、痉挛、炎症等刺激较为敏感，往往引起剧烈的疼痛。如结石引起的胆管或输尿管痉挛性收缩，或心肌缺血、胆囊炎等，都会产生剧痛。大部分内脏的传入纤维由交感神经传入纤维传入，而食管、气管、部分盆腔脏器的传入纤维由副交感（迷走神经、盆神经）传入纤维传入。还有一种内脏痛是由于体腔壁层浆膜（胸膜、腹膜、心包膜）受到刺激时产生的疼痛，称为体腔壁痛（Parietal Pain）。这种疼痛与躯体痛相似，由躯体神经，如膈神经、肋间神经和腰上部脊神经传入。内脏痛常伴随不愉快情绪反应及呼吸、血压等变化，可引起牵涉痛。内脏痛与体表痛有明显不同，二者的比较见表10-8。

表10-8 体表痛和内脏痛的比较

项目	体表痛	内脏痛
定义	伤害刺激作用体表引起的疼痛	内脏组织受刺激等引起的疼痛
刺激	对切割、烧灼敏感	对机械牵拉、缺血、痉挛和炎症敏感
感受器	无髓或有髓神经末梢、分布密	无髓神经末梢、分布稀
传入纤维	躯体痛觉感觉纤维，每根神经感受区狭窄，按皮节分布	多种传入途径，并入交感和副交感神经中，每根神经分布区广，不按皮节分布
中枢	第一感觉区、第二感觉区、边缘叶	大脑皮质边缘叶、第二感觉区
性质	产生较快，持续较短，定位精确，对刺激分辨力较强（意识感觉强），与情绪反应不密切	缓慢、持续，定位不精确，对刺激分辨力差（意识感觉差），与情绪反应关系密切，可以出现牵涉痛

2. 牵涉痛 某些内脏疾病常出现远隔的体表部位疼痛或痛觉过敏，这种现象称为牵涉痛（Referred Pain）。例如心肌缺血时可发生心前区、左肩、左上臂尺侧疼痛；胆囊有病变时，右肩会出

现疼痛；阑尾炎时，常感上腹部或脐部疼痛；肾结石时腹股沟区可出现疼痛；胃、胰腺的病变会有左上腹、肩胛区的疼痛。躯体深部痛也有牵涉痛的表现。由于牵涉痛的体表放射部位比较固定，许多疾病在早期仅有牵涉痛的临床表现，所以在临床上常提示某些疾病的发生。

关于发生牵涉痛的原因还不是很清楚。通常用会聚学说来解释，即认为发生牵涉痛的体表部位和患病内脏的传入神经由同一脊神经后根进入脊髓。内脏和皮肤的第一级传入神经元，按聚合的原则会聚在脊髓后角同一第二级神经元上，由于大脑皮质感觉区习惯于识别来自体表的刺激，所以对来自内脏的刺激仍误认为来自皮肤，产生类似皮肤的痛觉。牵涉痛也有用易化学说来解释的，这一学说认为，患病内脏的痛觉信息的传入提高了邻近躯体感觉神经元的兴奋性，使它对体表传入冲动产生易化作用，即痛觉过敏，使平常不引起痛觉的躯体传入也能引起痛觉（图10-18）。

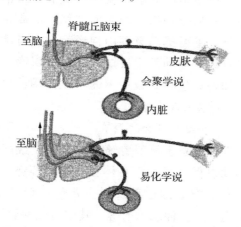

图10-18　牵涉痛的会聚学说和易化学说示意

（四）中医的针刺镇痛

针刺机体某些相应穴位能够使疼痛减轻或消失的现象，称为针刺镇痛（Acupuncture Analgesia）。针刺镇痛是针刺的众多效应之一，实验证明，针刺足三里穴可以抑制由于胃肠平滑肌痉挛引起的腹痛；针刺合谷穴可以使皮肤痛阈提高80%～100%。对于某些头痛、压痛等疼痛性疾病，针刺治疗表现出较好的止痛效果。中西医结合在临床外科中应用针刺麻醉，能够使患者在清醒状态下进行手术，展示出良好的镇痛效果。

关于针刺镇痛原理研究，目前虽然还没有能够从根本上予以阐明，但已经提出了一些重要假说，主要的观点多集中在针刺改变了中枢神经系统内源性痛觉调制系统的激活机制，从而产生镇痛作用。中枢内对于针刺镇痛既有内源性痛觉调制结构部位，又有参与镇痛的不同递质或调质，分别在中枢神经系统的不同水平与伤害性刺激传入信息相互作用，抑制伤害性刺激信息的感受与传递，从而产生镇痛效应。

参与介导针刺镇痛作用的递质或调质，可归纳为阿片肽与单胺类两种系统：①内源性阿片肽（主要包括内啡肽、脑啡肽与内吗啡肽等）；②单胺类递质（5-HT、NE、DA等）。另外，ACh、GABA、缩宫素、神经降压素和P物质等与针刺镇痛也有着密切联系。

第五节　神经系统对姿势和运动的调节

运动是人和动物最基本的功能之一。人体的姿势和躯体运动都是以骨骼肌活动为基础的，而骨骼肌的舒缩活动、不同肌群之间的相互协调，有赖于神经系统各级中枢的调节。

一、脊髓对躯体运动的调节

在脊髓前角和绝大多数脑神经核内（脑干除第Ⅰ、Ⅱ和Ⅷ对脑神经核外）存在大量运动神经元。它们接受来自躯干四肢和头面部皮肤、肌肉和关节等处的外周传入信息，同时也接受从脑干到大脑皮质各级高位中枢的下传信息，产生反射传出冲动，直达所支配的骨骼肌，因此它们是躯体运动反射的最后公路（Final Common Path）。脊髓是躯体运动反射的最后公路，但作为调节躯体运动的最基本中枢，脊髓也可单独完成一些简单的反射。因此，脊髓包括两方面的功能：传导和反射功能。

（一）脊髓的运动神经元与运动单位

脊髓前角存在大量运动神经元，主要有3类运动神经元，它们经前根离开脊髓后直达所支配的肌肉。

1. α-运动神经元和运动单位　α-运动神

经元发出的 A_α 传出纤维末梢分出许多小支，每一小支支配一根骨骼肌纤维。由一个运动神经元及其所支配的全部肌纤维构成的功能单位，称为运动单位（Motor Unit）。运动单位的大小根据功能的不同有很大的差别：①小运动单位有利于支配肌肉进行精细运动，如一个眼外肌运动神经元只支配 10 根左右的肌纤维；②大运动单位有利于产生巨大的肌张力，如一个四肢肌肉的运动神经元所支配的肌纤维数目可达 2000 根左右。同一个运动单位的肌纤维，可以和其他运动单位的肌纤维交叉分布，以维持肌肉收缩的协调和均衡。

2. γ–运动神经元和 β–运动神经元　γ–运动神经元发出的 A_γ 传出纤维分布于肌梭内的梭内肌纤维两端的收缩成分上，支配骨骼肌的梭内肌纤维。γ–运动神经元兴奋性较高，常以较高频率持续放电，其主要功能是调节肌梭对牵张刺激的敏感性。α–和 γ–运动神经元末梢都是释放 ACh 作为神经递质。另一种运动神经元是 β–运动神经元，它对梭内肌、梭外肌纤维均有支配作用。

（二）脊休克

脊髓是中枢神经系统的低级部位。通过脊髓能完成一些比较简单的反射。但脊髓的活动受到高位中枢的影响。要研究脊髓单独的反射功能，必须排除高位中枢对其活动的影响。通常采用的方法就是在脊髓与延髓之间将其断离。但为了保持动物的自主呼吸功能，通常是在第五颈椎水平将动物的脊髓切断，以保留膈神经对膈肌呼吸运动的传出支配。这种只保留脊髓的动物称为脊髓动物。当脊髓与高位脑中枢突然离断后，断面以下的脊髓反射活动将暂时丧失，进入无反应状态，这种现象称为脊髓休克（Spinal Shock），简称脊休克。

脊休克的主要表现为：横断面以下脊髓所支配的骨骼肌反射消失，肌紧张减弱甚至消失，外周血管扩张，血压下降，发汗反射消失，直肠和膀胱中粪、尿潴留，排便、排尿反射丧失。脊休克经过一段时间后，脊髓反射可逐渐恢复，恢复速度与动物的进化程度有关。动物越高级，脊休克持续的时间越长。低等动物如蛙的脊休克恢复较快，一般只需数分钟；犬和猫持续数小时以至

数日才能恢复；人类可长达数周至数月才能恢复。反射恢复过程中，一些比较简单，如屈肌反射、腱反射等比较原始的反射恢复较快，一些比较复杂的反射恢复较慢。在脊髓休克反射恢复的同时，血压逐渐上升并维持一定水平，而且有一定的排尿、排便反射。反射恢复后，有些反射比正常时加强，如屈肌反射、发汗反射。有些反射比正常减弱。但断面以下的躯体感觉和随意运动则永远丧失。

脊休克产生的原因并非是对脊髓离断直接损伤所致，脊休克恢复后，再次切断脊髓，并不能再一次引起脊休克。可见脊休克发生的原因是离断的脊髓突然失去了高级中枢的调节，主要是失去了大脑皮质、脑干网状结构和前庭核下行纤维对脊髓的易化作用，使脊髓内神经元兴奋性下降，对刺激的反应能力极低。脊休克的恢复，说明脊髓可以完成一些简单的反射活动，但这些反射活动受到高位中枢的影响。高位中枢下行到脊髓的纤维对其有易化和抑制两方面作用。正常高位中枢的下行纤维可提高脊髓内神经元的兴奋性，使其容易对传入冲动发生反应，这种作用称为易化作用。如丧失这种高级中枢的易化作用，脊髓即处于暂时的无反应状态。

（三）脊髓对姿势的调节

中枢神经系统调节骨骼肌的紧张度或产生相应的运动以保持或改正身体在空间的姿势，称为姿势反射。脊髓的运动反射主要包括牵张反射、屈肌反射、对侧伸肌反射等。其中对侧伸肌反射、牵张反射属于姿势反射。

1. 屈肌反射和对侧伸肌反射　脊髓动物的肢体皮肤受到伤害刺激时，常引起受刺激侧肢体屈肌收缩，伸肌舒张，使肢体屈曲，称为屈肌反射（Flexor Reflex）。其目的在于避开有害刺激，对机体有保护意义。屈肌反射的强度与刺激强度有关。随着刺激强度增大，发生屈肌反射的范围也扩大。如足部的弱刺激只引起踝关节屈曲，刺激加强可出现膝关节甚至髋关节也同时屈曲。当刺激加大达一定强度时，在同侧肢体发生屈肌反射的基础上，出现对侧肢体伸直的反射活动，称为对侧伸肌反射（Crossed Extensor Reflex）。该反射是一种姿势反射，当动物一侧肢体屈曲时，对侧肢体伸

直起到支持体重的作用，对维持姿势及保持机体的平衡具有生理意义（图10-19）。

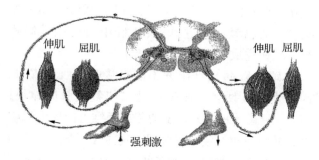

图10-19　屈肌反射和对侧伸肌反射示意

屈肌反射在脊髓通过多个神经元的联系，中枢延搁时间比牵张反射长。屈肌反射同时出现对侧伸肌反射。是由于屈肌反射的中间神经元的轴突侧支与对侧脊髓伸肌运动神经元发生联系，使伸肌兴奋收缩的结果。

2. 牵张反射　有神经支配的骨骼肌在受到外力牵拉时能引起受牵拉的同一肌肉收缩的反射活动，称为牵张反射（Stretch Reflex）。

（1）牵张反射的类型：牵张反射有腱反射和肌紧张两种类型。

腱反射（Tendon Reflex）：是指快速牵拉肌腱时肌肉出现迅速而明显的缩短。如叩击膝关节下的股四头肌腱，股四头肌即发生一次快速收缩，称为膝反射。叩击其他肌腱也可以引起相应的腱反射。敲击肌腱所引起的牵张反射，表现为被牵拉肌肉快速明显收缩，并造成相应关节的移位，

故又称为位相性牵张反射。腱反射的感受器为肌梭，传入纤维经脊髓后根进入脊髓后与前角运动神经元发生单突触联系，经传出神经引起受牵拉的同一肌肉收缩。腱反射为单突触反射，用时0.6 ms，潜伏期较短，主要兴奋肌肉内收缩较快的快肌纤维成分。临床上常通过检查腱反射来了解神经系统的功能状态。一般来说反射减弱为反射弧损害，增强为高位中枢的病变。

肌紧张（Muscle Tension）：是指缓慢持续牵拉肌腱时发生的牵张反射，其表现为受牵拉的肌肉发生持续紧张性收缩，以阻止其被拉长，故又称为紧张性牵张反射。人在直立时，由于重力的作用，使支持体重的关节趋向于弯曲，如垂头、弯腰和屈腿等。关节弯曲使伸肌肌腱受到持续的牵拉，从而产生牵张反射，引起该肌肉的收缩以对抗关节的屈曲，维持抬头、挺胸、伸腰和直腿的直立姿势。肌紧张的感受器也是肌梭，中枢突触的联系属于多突触反射。其效应器主要是肌肉内收缩较慢的慢肌纤维成分。肌紧张的反射收缩力量并不大，只是抵抗肌肉被牵拉，而不表现明显的动作。肌紧张所引起的肌肉收缩不是同步收缩，而是不同运动单位进行交替性的收缩，所以肌紧张能持久而不易疲劳。肌紧张可对抗重力，是维持躯体姿势最基本的反射活动，是姿势反射的基础，也是其他运动的基础。它的主要生理意义在于维持站立姿势，因此伸肌比屈肌的牵张反射明显。可将两者的特征比较归纳为表10-9。

表10-9　腱反射和肌紧张的比较

	腱反射	肌紧张
定义	快速牵拉肌腱时发生的牵张反射	缓慢持续牵拉肌腱时发生的牵张反射
感受器	肌梭（主要是梭袋纤维）	肌梭（主要是梭链纤维）
传入纤维	主要是 I_α 类	主要是 II 类
收缩成分	主要是快肌纤维	主要是慢肌纤维
收缩特点	同步性快速收缩	持续交替性收缩不易疲劳
反射弧	单突触反射	多突触反射
作用	肌肉的快速收缩、产生动作	受牵拉的肌肉紧张性收缩，阻止被拉长
生理意义	反映神经系统的功能状态：反射弧受损时减弱；高位中枢病变时亢进	维持站立姿势，是姿势反射的基础
举例	膝腱反射、跟腱反射	重力作用对肌腱的牵拉作用

（2）牵张反射的感受器：肌梭（Muscle Spindle）是腱反射和肌紧张的感受器。肌梭的外层为一结缔组织囊，囊内所含的特殊肌纤维称为梭内肌纤维（Intrafusal Fiber），囊外的一般肌纤维则称为梭外肌纤维（Extrafusal Fiber），是普通的骨骼肌纤维。肌梭与梭外肌纤维呈并联关系。梭内肌纤维的收缩成分位于纤维两端，而感受装置位于中间部，两者呈串联关系。因此，当梭外肌收缩时，梭内肌感受装置所受牵拉刺激减少；当梭外肌被拉长或梭内肌收缩时，均可使肌梭感受器受到牵拉刺激而兴奋。

梭内肌纤维分核袋纤维（Nuclear Bag Fiber）和核链纤维（Nuclear Chain Fiber）两种类型。肌梭的传入神经纤维有 I_a 和 II 类纤维两类。一类是 I_a 类传入纤维。直径较粗，末梢呈螺旋形缠绕于核袋纤维和核链纤维的感受装置部位；另一类是 II 类传入纤维，直径较细，末梢呈花枝状，主要布于核链纤维的感受装置部位。两类传入纤维都终止于脊髓前角的 α - 运动神经元。α - 运动神经元发出 $A_α$ 传出纤维支配梭外肌纤维。γ - 运动神经元发出的 $A_γ$ 传出纤维支配梭内肌纤维，其末梢分别为支配核袋纤维的板状末梢和支配核链纤维的蔓状末梢（图10-20）。

（3）牵张反射的作用和 γ 环路的意义：当肌肉受外力牵拉时，梭内肌感受装置被拉长，使螺旋形末梢发生变形而导致 I_a 类传入纤维的传入冲动增加，神经冲动的频率与肌梭被牵拉程度成正比，肌梭的传入冲动引起支配同一肌肉的 α - 运动神经元活动，通过 $A_α$ 传出纤维引起梭外肌收缩，从而完成一次牵张反射。

刺激 $A_γ$ 传出纤维并不能直接引起肌肉收缩，因为梭内肌收缩的强度不足以使整块肌肉缩短；但由 γ - 运动神经元发出的传出纤维可使梭内肌收缩，从而牵拉核袋感受装置，通过 I_A 类传入纤维改变 α - 运动神经元兴奋状态，从而调节肌肉收缩。这种由 γ - 运动神经元—梭内肌—感受器—I_A 类传入纤维—α - 运动神经元—梭外肌所形成的环路，称为 γ 环路（γ - Loop）（图10-21）。所以 γ - 运动神经元发出活动可增加肌梭的敏感性。其生理意义对调节牵张反射，特别是肌紧张起重要作用，使肌肉维持于缩短状态。在正常情况下，高级中枢通过下行通路影响脊髓 γ - 和 α - 运动神经元的兴奋状态，对肌紧张进行调节。

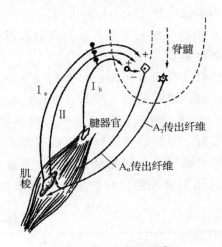

图10-21　γ环路示意

3. 腱器官与反牵张反射　除肌梭外，还有一种称为腱器官（Tendon Organ）的牵张感受器，感受张力的变化。它分布在肌腱胶原纤维之中，与梭外肌纤维呈串联关系。当肌肉作等长收缩时，张力作用于腱器官使之兴奋，其传入冲动经 I_b 类纤维由后根进入脊髓，兴奋抑制性中间神经元，从而使脊髓前角 α - 运动神经元（支配同一肌肉）抑制，使冲动减少，肌肉出现舒张现象。从而使牵张反射受到传出纤维抑制，这种肌肉受到强烈牵张所产生的舒张反应，称为反牵张反射

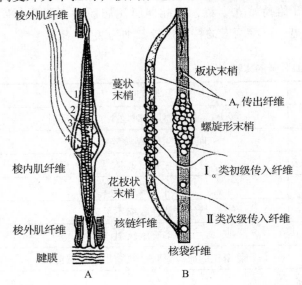

A. 传出和传入神经支配　1、4 传出纤维　2. I_a 类传入纤维
3. II类传入纤维　B. 核袋纤维与核链纤维

图10-20　肌梭与神经联系示意

（Inverse Stretch Reflex），它的生理意义是调节骨骼肌的收缩程度，避免骨骼肌过度牵拉对肌肉的损伤。

4. 节间反射　脊髓某节段神经元发出的轴突与邻近上下节段的神经元发生联系，通过上下节段之间神经元的协同活动所进行的一种反射活动，称为节间反射（Intersegmental Reflex）。如在脊动物恢复后期刺激背部皮肤引起后肢发生的搔扒反射。

二、脑干对肌紧张和姿势的调节

正常情况下，高位脑中枢对肌紧张的调节是通过对脊髓前角 α - 运动神经元和 γ - 运动神经元的调节来控制进行的。脑干在肌紧张和姿势的调节中起着重要的作用。

（一）脑干对肌紧张的调节

1. 脑干网状结构易化区和抑制区　脑干网状结构中存在抑制肌紧张及肌肉运动的区域，称为抑制区（Inhibitory Area）；也存在加强肌紧张及肌肉运动的区域，称为易化区（Facilitatory Area）。

（1）易化区和抑制区的分布，抑制区位于延髓网状结构腹内侧部分；易化区分布范围较广，包括延髓网状结构背外侧部分、脑桥被盖、中脑中央灰质及被盖，也包括脑干以外的下丘脑和丘脑中线核群等部位。另外，大脑皮质运动区、纹状体、小脑前叶蚓部等区域也通过抑制区参与抑制肌紧张的作用；而前庭核、小脑前叶两侧部等部位则通过易化区参与加强肌紧张的作用（图10-22）。

（2）易化区和抑制区的作用，在功能上，易化区与抑制区的活动相互拮抗，从而维持正常的

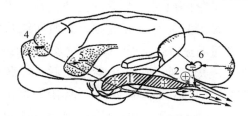

1—网状结构易化区，发放下行冲动加强脊髓牵张反射　2—有加强脊髓牵张反射的作用　3—网状结构抑制区，发放下行冲动抑制脊髓牵张反射，这一区接受4，5和6传来的冲动，易化作用（+）的路径　4—运动皮质　5—基底神经节　6—小脑

图10-22　猫脑干网状结构易化区和抑制区示意

肌紧张。①易化区主要作用是通过网状脊髓束，加强 γ - 运动神经元的兴奋性，提高肌梭的敏感性，通过 γ 环路，使肌紧张和肌运动加强。②抑制区主要作用是发出冲动通过下行的网状脊髓束，抑制 γ - 运动神经元的兴奋性，使肌梭的敏感性降低，使肌紧张和肌运动减弱。从活动强度比较，易化区具有持续的自发放电活动，其自主活动较强；而抑制区本身无自发放电活动，当在接受高位中枢传入冲动时，才被激活而发挥下行抑制作用。因此，在肌紧张的平衡调节中易化区略占优势。

2. 去大脑僵直　在中脑上、下丘之间横断脑干后，动物出现抗重力肌（伸肌为主）的肌紧张亢进，表现为四肢伸直，坚硬如柱，头尾昂起，脊柱挺硬，这一现象称为去大脑僵直（Decerebrate Rigidity）（图10-23）。去大脑僵直是由于切断了大脑皮质和纹状体等部位与网状结构的功能联系，造成易化区活动明显占优势的结果。

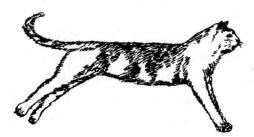

图10-23　去大脑僵直示意

去大脑僵直的产生机制有两种：①是由于高位中枢的下行易化作用，直接或间接通过脊髓中间神经元提高脊髓前角 α - 运动神经元的活动，从而导致肌紧张加强而出现僵直，称为 α - 僵直；②是由于高位中枢的下行易化作用，首先提高了脊髓前角 γ - 运动神经元的活动，使肌梭的敏感性提高而传入冲动增多，转而使脊髓 α - 运动神经元的活动提高，从而导致肌紧张加强而出现的僵直，称为 γ - 僵直。

实验表明，经典的去大脑僵直主要属于 γ - 僵直。临床上脑损伤、脑出血等脑部疾病或蝶鞍囊肿由于肿瘤压迫，使大脑皮质与皮质以下失去联系时，可出现明显的下肢伸肌强直及上肢半屈的状态，这种现象称为去皮质僵直（Decorticate Rigidity）。病毒性脑炎、中脑的血肿、肿瘤等严重疾

患可出现去大脑僵直。表现为头后仰，上、下肢均僵硬伸直，上臂内旋，手指屈曲。出现去大脑僵直常提示病变已严重侵犯脑干，是预后不良的信号。

（二）脑干对姿势的调节

机体正常姿势的维持是依靠中枢神经系统的整合实现的。由脑干整合而完成的姿势反射有状态反射（Attitudinal Reflex）、翻正反射以及直线加速度反射等。

1. 状态反射　是指头部在空间的位置发生改变以及头部与躯干的相对位置发生改变时，可反射性地引起躯体肌肉的紧张性改变的反射活动。状态反射在完整动物处于高位中枢控制下不易表现出来，只有在去大脑动物才明显可见。状态反射有两种类型：①颈紧张反射（Tonic Neck Reflex），是指当颈部扭曲时颈部脊椎关节韧带和肌肉本体感受器传入冲动对四肢肌肉紧张性的反射性调节。其反射中枢位于颈部脊髓。该反射对于维持动物一定的姿势起重要作用。②迷路紧张反射（Tonic Labyrinthine Reflex），是指内耳迷路的椭圆囊和球囊的传入冲动对躯体伸肌紧张性的反射性调节。其反射中枢主要是前庭核。

2. 翻正反射（Righting Reflex）　是指正常动物可保持站立姿势，若将其推倒则可翻正过来。这一反射包括一系列的反射活动，最先是头部位置的异常，刺激视觉与内耳迷路，从而引起头部的位置翻正；头部位置翻正后，头与躯干之间的相对位置异常，从而刺激颈部关节韧带和肌肉，使躯干的位置也翻正。

三、基底神经节对躯体运动的调节

（一）基底神经节的组成与功能

基底神经节（Basal Ganglia）是指大脑基底部的一些核团，主要包括尾核、壳核、苍白球，统称为纹状体（图 10-24）。其中苍白球是最古老的部分，称为旧纹状体，而尾核和壳核则进入新纹状体。此外，丘脑底核、中脑的黑质和红核以及被盖网状结构等也归属于基底神经节系统。一般来说，尾核和壳核是基底神经节的主要输入核，苍白球内侧部、脚内核和黑质网状部是基底神经节的主要输出核，基底神经节与大脑皮质之间的

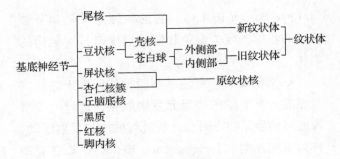

图 10-24　基底神经节的构成示意

纤维联系见图 10-25A 所示。

基底神经节主要与稳定随意运动、调节肌紧张、处理本体感觉传入信息等功能有关。通过动物实验及对人类基底神经节疾病的分析表明，基底神经节还参与运动的设计和程序编制，将一个抽象的设计转换为一个随意运动。它们发出的冲动经丘脑外侧腹核到达运动皮质，运动皮质再发出冲动经皮质脊髓束和皮质脑干束传送到脊髓和脑干的运动神经元，调节神经元的活动。

（二）基底神经节损伤时的运动障碍

至今为止，人们对基底神经节功能的认识仍不十分清楚。目前对基底神经节运动功能的了解，主要来自人类基底神经节损伤引起的运动障碍。

临床上基底神经节损害的主要表现分为两大类：①肌紧张过强而运动过少综合征。例如帕金森病（Parkinson Disease，又称震颤麻痹），主要症状有全身肌紧张增强、肌肉强直、随意运动减少、动作迟缓、面部表情呆板等，常伴有静止性震颤（Static Tremor），多出现于上肢等。帕金森病产生的机制与患者中脑黑质病变有关。神经递质在基底神经节的活动中起了重要作用，目前认为，黑质与纹状体之间存在环状联系，正常时保持平衡，从而维持正常的肌紧张和运动的协调性。当黑质病变时，多巴胺能神经元受损，黑质和纹状体中多巴胺含量明显减少，而 ACh 递质系统功能亢进，从而产生震颤麻痹。临床上给予患者多巴胺的前体左旋多巴（Levodopa）或 M 受体阻断剂，东莨菪碱（Scopolamine）能够改善肌肉强直和动作缓慢等症状（图 10-25）。②肌紧张过低而运动过多综合征。例如舞蹈病（Chorea）和手足徐动症（Athetosis）等。患者的主要临床表现为不自主的上肢和头部的舞蹈样动作，并伴有肌张力降低等。

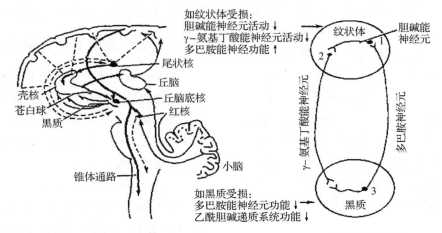

A. 基底神经节及其纤维联系　　　　　　　　　　　B. 黑质 – 纹状体环路

1—胆碱能神经元　　2—γ – 氨基丁酸能神经元　　3—多巴胺神经元

图 10-25　基底神经节纤维联系和黑质纹状体环路示意

病理改变的主要部位在新纹状体，而黑质 – 纹状体通路完好，脑内 DA 含量也正常，给予这类患者左旋多巴反而加剧症状，在临床上用利舍平（Reserpine）耗竭多巴胺类递质，可以达到缓解舞蹈病症状的作用。因此，舞蹈病的发病原因主要是新纹状体内 GABA 能神经元变性或遗传性缺损，胆碱能神经元功能受此影响而相对减退，造成黑质 DA 能神经元功能相对亢进所致。

四、小脑对躯体运动的调节

小脑是调节躯体运动的重要中枢。根据与小脑联系的传入和传出纤维情况，将小脑划分为三个主要的功能部分，即前庭小脑、脊髓小脑和皮质小脑（图 10-26）。其功能主要是维持身体平衡、协调随意运动、调节肌紧张和参与随意运动设计等。

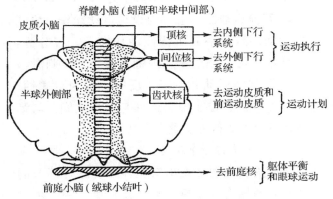

图 10-26　小脑的功能分区示意

（一）维持身体平衡

前庭小脑（Vestibulocerebellum）由绒球小结叶构成。因其在进化时间上较早，故又称古小脑。切除猴的绒球小结叶后，可出现平衡失调，表现站立不稳、步态蹒跚和容易跌倒等现象，但随意运动仍能协调进行，能很好完成进食动作。所以它的功能是维持身体平衡，协调肌群活动。

绒球小结叶的平衡功能与前庭器官和前庭核的活动有密切联系，其反射途径是：前庭器官→前庭核→绒球小结叶→前庭核→脊髓运动神经元→骨骼肌。前庭小脑接受前庭器官传入的有关头部位置变化和直线或旋转加速度运动的平衡感觉信息，从而通过脊髓运动神经元调节躯干和四肢近端肌肉的活动，以维持身体的平衡。临床上前庭小脑病变的患者可见平衡失调综合征，主要表现为身体倾斜、站立不稳、醉步，不影响随意运动。

（二）协调随意运动和调节肌紧张

脊髓小脑（Spinocerebellar）由蚓部和半球中间部构成。脊髓小脑主要接受脊髓小脑束和三叉小脑束传入纤维以及部分视觉和听觉的纤维投射，也接受皮质脊髓束侧支的投射。其传出冲动分别通过网状脊髓束、前庭脊髓束以及腹侧皮质脊髓束的下行系统调节肌紧张，同时也经丘脑腹外侧核上行至运动皮质代表区，其主要功能是调节正在进行过程中的运动，协助大脑皮质对随意运动进行适时地控制。脊髓小脑受损后，主要表现为随意运动的力量、方向及限度不易控制。如患者不能完成精巧的动作，在动作进行中肌肉发生抖动而把握不住方向，特别在精细动作的终末出现震颤，故称为意向性震颤（Intention Tremor）；行走时跨步过大而躯干落后，从而容易发生倾倒，或走路摇晃呈酩酊蹒跚状，沿直线行走则更不平稳，不能进行快速的交替运动，但在静止时则无异常的肌肉运动出现。小脑损伤后出现的这种动作性协调障碍，称为小脑性共济失调（Cerebellar Ataxia）。

脊髓小脑对肌紧张的调节具有易化和抑制双重作用，分别通过脑干网状结构易化区和抑制区而发挥作用。加强肌紧张的区域是小脑前叶两侧部和半球中间部；抑制肌紧张的区域是小脑前叶蚓部。当人类的脊髓小脑受损后常可出现肌张力减退、四肢乏力等现象。

（三）参与随意运动设计

皮质小脑（Corticocerebellar）是指小脑半球的外侧部。皮质小脑不接受外周感觉的传入，而主要与大脑皮质感觉区、运动区和联络区构成回路。皮质小脑的主要功能是参与随意运动的设计和程序的编制。一个随意运动的产生包括运动的设计和执行两个阶段。皮质小脑与基底神经节参与随意运动的设计过程，而脊髓小脑则参与运动的执行过程。在学习某种精巧运动，如打字、体操动作和演奏乐器时，大脑皮质与小脑之间不断进行联合活动，其中皮质小脑参与了运动计划的形成和运动程序的编制，待运动熟练后，皮质小脑内就储存了一套运动程序。当大脑皮质发动精巧运动时，首先通过大脑一小脑回路从皮质小脑提取程序，并将它回输到运动皮质，再通过皮质脊髓束发动运动。这样运动就变得协调、精巧和快速。当小脑外侧部损伤后可出现运动起始延缓和已形成的快速及熟练动作的缺失等表现。

综上所述，基底神经节和小脑都参与运动的设计和程序编制，肌紧张的调节，以及对本体感觉传入信息的处理等活动。但两者在功能上是有区别的。基底神经节主要在运动的准备阶段起作用，而小脑则主要在运动进行过程中起作用。基底神经节可能主要参与运动的设计，而小脑除参与运动的设计外，还参与运动的执行。

五、大脑皮质对躯体运动的调节

人类的随意运动受大脑皮质控制，它是调节躯体运动的最高级中枢。与躯体运动有密切关系的皮质区域称为大脑皮质运动区，其信息经下行通路最后抵达位于脊髓前角和脑干的运动神经元来控制躯体运动。

（一）大脑皮质的运动区

大脑皮质各层细胞呈纵向柱状排列，每一小的立方柱实施同一功能，是大脑皮质进行信息加工的基本功能单位。在皮质运动区的称为运动柱（Motor Column）。一个运动柱可控制同一关节几块肌肉的活动，而一块肌肉也可接受几个运动柱的控制。

1. 主要运动区　皮质运动区（Cortical Motor Area）包括中央前回（4区）和运动前区（6区）。主要运动区接受本体感觉投射，感受躯体的姿势和躯体各部分在空间的位置及运动状态，并根据各种状态调整和控制全身的运动。主要运动区有以下功能特征：①交叉性控制，皮质运动区对躯体运动的控制是交叉的，即一侧皮质运动区支配对侧躯体的肌肉，但头面部肌肉多数是双侧支配的。所以当一侧内囊损伤时，头面部的肌肉并不完全麻痹。②功能定位精细，呈倒置排列，刺激一定部位的皮质只引起少数肌肉的收缩，不引起肌群协同运动。其总的安排与体表感觉区相似，为倒置的人体投影分布，但头面部代表区的内部安排仍呈正立分布。③区域大小与运动精细程度相关，运动越精细、越复杂的部位，在皮质运动区内所占的范围越大。如手与五指所占的区域几乎与整个下肢所占的区域大小相等（图10-17B）。

2. 其他运动区　也参与设计运动动作，协调随意运动，与双手的协调性动作有关。可分为：①运动辅助区，位于纵裂内缘及扣带回，刺激该区可引发肢体运动和发声，反应一般为双侧性。②第二运动区，位于中央前回与脑岛之间，与第二躯体感觉代表区的位置有交叉。

（二）皮质传导束及功能

大脑皮质运动区发出对躯体运动进行调节的主要传导通路有皮质脊髓束和皮质脑干束。由皮质发出，经内囊、脑干下行到达脊髓前角 α－和

γ-运动神经元的传导束，称为皮质脊髓束；而由皮质发出，经内囊到达脑干的运动神经元的传导束，称为皮质脑干束。

1. 皮质脊髓束 分为皮质脊髓侧束和皮质脊髓前束。皮质脊髓束中约80%的纤维在延髓锥体跨过中线到达对侧，在脊髓外侧索下行，纵贯脊髓全长，形成皮质脊髓侧束；其余约20%的纤维不跨越中线，在脊髓同侧前索下行。形成皮质脊髓前束。前束只下降到胸段，大部分逐节段经白质前连合交叉，终止于对侧的前角运动神经元（图10-27）。在人类，皮质脊髓侧束在种系发生上较新，它们的纤维与脊髓前角外侧部分的运动神经元形成单突触联系。这些神经元控制四肢远端的肌肉，与精细的、技巧性的运动有关。皮质脊髓前束在种系发生上较古老，它们经中间神经元接替后，再与脊髓前角内侧部分的运动神经元形成突触联系。这部分神经元控制躯干和四肢近端的肌肉，尤其是屈肌，与姿势的维持和粗大的运动动作有关。

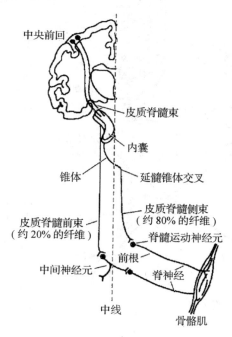

中央前回
皮质脊髓束
内囊
锥体
延髓锥体交叉
皮质脊髓侧束（约80%的纤维）
皮质脊髓前束（约20%的纤维）
脊髓运动神经元
中间神经元
前根
脊神经
中线
骨骼肌

图10-27 皮质脊髓束示意图

2. 皮质脑干束 是经皮质、内囊后到达脑干内各脑神经运动神经元，直接或间接止于脑神经核（Ⅲ、Ⅳ、Ⅵ、Ⅷ和Ⅻ等）组成的传导束。发出的纤维支配面部、口、舌和咽的肌肉，以调节咀嚼和眼肌等随意运动。

皮质脊髓束和皮质脑干束发出的侧支与一些直接起源于运动皮质的纤维，经脑干某些核团后构成顶盖脊髓束、网状脊髓束和前庭脊髓束下行与脊髓前角运动神经元形成突触，参与躯体近端肌肉的运动、维持姿势平衡。红核脊髓束下行纤维与脊髓前角运动神经元形成突触后，主要参与四肢远端肌肉的精细运动的调节。

临床上常见运动传导通路损伤后，出现随意运动的丧失有两种类型：①柔软性麻痹（软瘫）为随意运动的丧失伴有牵张反射减退或消失；②痉挛性麻痹（硬瘫）为随意运动的丧失伴有牵张反射亢进。

目前认为，单纯损伤皮质脊髓束和皮质脑干束时可能仅出现软瘫，在此基础上再合并损伤姿势调节通路后才出现痉挛性麻痹。在人类，若出现巴宾斯基征（Babinski Sign）阳性体征提示皮质脊髓侧束损伤。检查方法即以钝物划足跖外侧，出现踇趾背屈和其他四趾外展呈扇形散开的体征。婴儿因皮质脊髓束发育尚不完全，成人在深睡或麻醉状态下，都可出现巴宾斯基征阳性。临床上常用此体征来检查皮质脊髓侧束功能是否正常。

运动传导通路常分为锥体系（Pyramidal System）和锥体外系（Extrapyramidal System）两个系统。锥体系是指皮质脊髓束和皮质脑干束；锥体外系则为锥体系以外所有控制脊髓运动神经元活动的行通路。但由于这两个系统在皮质起源的部位有重叠，且它们之间存在广泛的纤维联系，所以由基质到脑干之间的通路损伤而引起的运动障碍往往分不清究竟是单纯的锥体系功能缺损，还是单纯的锥体外系功能缺损。临床上所谓的锥体束综合征，实际上是这两个系统合并损伤的结果。

第六节 神经系统对内脏活动的调节

调节平滑肌、心肌和腺体等各种内脏活动的神经结构通常不受意识的控制，故称之为自主神经系统（Autonomic Nervous System），分为交感神经和副交感神经系统两部分，亦称植物性神经系统或内脏神经系统。

一、自主神经系统的功能特点

（一）自主神经系统的结构特点

交感神经起源于脊髓胸腰段（$T_1 \sim L_3$）的灰质侧角，分别在椎旁和椎前神经节换元，其节后纤维在全身广泛分布，几乎支配全身所有内脏器官。一根交感节前纤维往往和多个节后神经元发生突触联系，由节后神经元发出的节后纤维终止于多个内脏器官。因此，交感神经兴奋时产生的效应比较广泛。

副交感神经起源于脑干第 III、VII、IX、X 对脑神经的神经核和脊髓骶段（$S_{2\sim4}$）的灰质相当于侧角的部位，其节后纤维分布相对局限，有些器官不受副交感神经支配，如皮肤和肌肉的血管，一般的汗腺、竖毛肌、肾上腺髓质和肾脏，都只有交感神经支配。一根副交感节前纤维只和几个节后神经元发生突触联系。所以副交感神经兴奋时产生的效应比较局限（图10-28）。

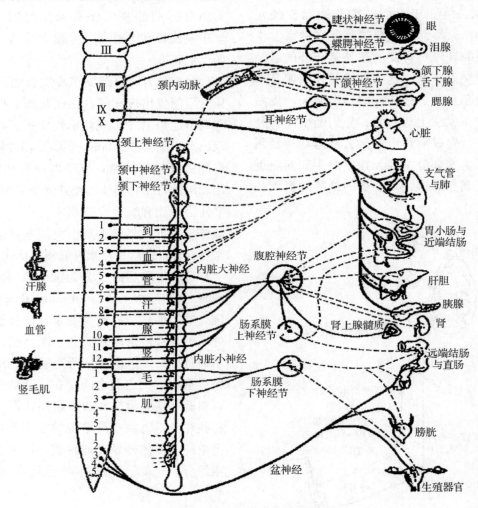

图 10-28　自主神经系统的分布示意

（二）自主神经系统的功能

自主神经系统的功能主要在于调节心肌、平滑肌和腺体（消化腺、汗腺、部分内分泌腺）的活动，其调节功能是通过不同的递质和受体系统实现的。交感神经和副交感神经的主要递质和受体是去甲肾上腺素和乙酰胆碱及其相应的受体。表10-10总结了自主神经系统胆碱能受体和肾上腺素能受体的分布及其主要生理功能。

1. 紧张性作用　正常情况下，交感和副交感神经不断有低频神经冲动传出，使所支配的器官处于一定的紧张状态，称为自主神经的紧张性作用。一般认为，自主神经的紧张性来源于中枢，而中枢的紧张性则来源于神经反射和体液因素等多种原因。例如，在颈动脉窦和主动脉弓压力感受性反射中，其中压力感受器的传入冲动对维持自主神经紧张性起重要作用，而中枢组织内 CO_2 的浓度对维持交感缩血管中枢的紧张性起重要作用。自主神经的紧张性作用，对维持内脏器官的正常功能活动起重要作用。

表 10-10　自主神经系统的功能

器官	交感神经	副交感神经
循环器官	心率加快、心肌收缩力加强 腹腔内脏、皮肤血管显著收缩，外生殖器、唾液腺的血管收缩，对骨骼肌血管则有的收缩（肾上腺素能）有的舒张（胆碱能）	心率减慢、心房收缩减弱 少数血管舒张，如外生殖器血管
呼吸器官	支气管平滑肌舒张	支气管平滑肌收缩 促进呼吸道黏膜腺体分泌
消化器官	抑制胃肠运动，促进括约肌收缩，促进唾液腺分泌黏稠的唾液	促进胃肠道平滑肌收缩及蠕动，促进胆囊运动，促使括约肌舒张，促进唾液腺分泌稀薄唾液，促使胃液、胰液、胆汁的分泌增多
泌尿生殖器官	促进尿道内括约肌收缩，逼尿肌舒张，抑制排尿，对未孕子宫平滑肌引起舒张，对已孕子宫平滑肌则引起收缩	促进膀胱逼尿肌收缩，尿道括约肌舒张，促进排尿
眼	促进虹膜辐射肌收缩，瞳孔开大	促使虹膜环状肌收缩，瞳孔缩小；使睫状肌收缩，促进泪腺分泌
皮肤	汗腺分泌，竖毛肌收缩	
内分泌腺和新陈代谢	促进肾上腺髓质分泌激素，促进肝糖原分解	促进胰岛素分泌

2. 双重支配、拮抗作用　体内大多数组织器官都同时受交感和副交感神经的双重支配，两者的作用往往相互拮抗。如心交感神经能加强心脏活动，而心迷走神经则抑制心脏活动。自主神经的相互拮抗，使内脏器官的功能更能适应机体的需要。但有的器官只受交感神经的单一支配，如机体中的大多数血管只受交感缩血管神经单一支配。此外，有时交感和副交感神经对某一器官的作用也表现为协同作用，如在促进唾液腺分泌时，交感神经兴奋能使唾液腺分泌少量黏稠的唾液，而副交感神经兴奋则能引起分泌大量稀薄的唾液。

3. 与效应器的功能状态有关　自主神经的外周性作用与效应器本身的功能状态有关。例如，刺激交感神经可使未孕子宫运动受到抑制，而使有孕子宫运动加强；刺激迷走神经可使处于收缩状态的胃幽门舒张，而使处于舒张状态的胃幽门收缩。

4. 参与整体生理功能的调节　交感神经系统的活动一般比较广泛，常作为一个完整的系统参与反应，其主要作用在于动员机体许多器官的潜在功能，以适应环境的急骤变化。例如，在剧烈运动、窒息、失血或寒冷刺激等紧急情况下，机体出现如心率加快、皮肤及内脏血管收缩、红细胞增多，体内血库释放血液以增加循环血量，保证重要器官的血液供应；支气管平滑肌舒张，肺通气增加；肝糖原分解加速、血糖升高，代谢增强；肾上腺素分泌增加等一系列的功能活动改变。这一系列交感－肾上腺髓质系统亢进的现象称为应急反应（见第十一章肾上腺髓质激素）。副交感神经系统的活动相对比较局限。其活动常伴有胰岛素的分泌，称之为迷走－胰岛素系统。该系统的主要作用在于保护机体、休整恢复、促进消化、积蓄能量以及加强排泄和增强生殖功能等方面。机体在安静时，副交感神经活动往往增强。交感－肾上腺髓质系统和迷走－胰岛素系统是机体调节内脏活动的两大功能系统。从支配的效应器官来看，两大系统的作用一般是拮抗的，但从整体功能活动来看，则是协同的。两者相互配合以适应应激状态。

二、各级中枢对内脏活动的调节

（一）脊髓对内脏活动的调节

交感神经和副交感神经起源于脊髓灰质，脊髓是调节内脏活动的初级中枢。基本的血管张力反射、发汗反射、排尿反射、排便反射、阴茎勃起反射等活动可在脊髓完成，但平时这些反射活动受高位中枢的控制。仅靠脊髓本身的反射活动，不能很好适应生理功能的需要。如截瘫患者虽有一定的反射性排尿能力，但排尿不受意识控制，且排尿常不完全。

（二）低位脑干对内脏活动的调节

低位脑干是很多内脏活动的基本中枢所在部位。由延髓发出的副交感神经传出纤维（第Ⅶ、Ⅸ、Ⅹ对脑神经）支配头部的所有腺体、心脏、支气管、喉头、食管、胃、胰腺、肝和小肠等。延髓网状结构中存在许多与心血管、呼吸和消化系统等内脏活动有关的神经元，其下行纤维调节着脊髓的自主神经功能。脑桥有角膜反射中枢、呼吸调整中枢；中脑有瞳孔对光反射中枢，当病变侵害中脑，可使瞳孔对光反射消失。研究表明，延髓内还存在整合心血管活动的关键部位。因此，许多基本生命活动的反射性调节在延髓内已初步完成，一旦延髓受损可立即致死，故延髓有"生命中枢"之称。此外，延髓还是吞咽、咳嗽、喷嚏、呕吐等反射活动的整合部位。

（三）下丘脑对内脏活动及情绪反应的调节

下丘脑是皮质下最高级的内脏活动调节中枢。作为重要的整合中枢，对摄食行为、水平衡、情绪活动、生物节律，内脏活动、维持体温以及内分泌等重要生理活动具有调节作用。

1. 体温调节 调节体温的基本中枢在下丘脑。目前认为，视前区－下丘脑前部存在温度敏感神经元，能感受温度的变化，当此处温度超过或低于调定点时，则通过调节机体的产热和散热活动使体温保持相对稳定（详见第七章第二节）。

2. 摄食行为调节 下丘脑是调控摄食行为的基本中枢。下丘脑外侧区存在摄食中枢（Feeding Center），电刺激该区可使已饱食的动物继续进食；下丘脑腹内侧核存在饱中枢（Satiety Center），电刺激该区可使正在进食的动物停止进食。用微电极记录法观察到动物在饥饿时，摄食中枢放电频率较高而饱中枢放电频率较低；静脉注入葡萄糖后，摄食中枢放电减少而饱中枢放电增多。说明摄食中枢与饱中枢的活动具有相互制约的关系，而且血糖水平的高低可能调节着摄食中枢和饱中枢的活动。另外，摄食行为还受脑其他部位如室旁核、腹侧盖核、苍白球及皮质的控制。

3. 水平衡调节 水平衡包括机体对水的摄入与排出。毁损下丘脑可导致动物烦渴与多尿，说明下丘脑能调节水的摄入与排出，从而维持机体的水平衡。下丘脑前部存在的渗透压感受器（Osmoreceptor），既能通过血液中的晶体渗透压变化调节抗利尿激素的分泌，以控制肾脏排水，同时又能控制渴感和饮水行为，以调节水的摄入。

4. 情绪反应调节 情绪是一种心理现象。伴随着情绪活动也会发生一系列生理变化，发怒、温和、愉快和恐惧等都是情绪的外部表现。这些客观的生理变化，称为情绪生理反应（Emotional Physiological Reaction），包括自主神经、躯体运动和内分泌的功能改变等。实验切除间脑水平以上大脑的猫，会出现一系列交感神经系统兴奋亢进的现象，并且张牙舞爪，称为假怒（Sham Rage）。说明平时下丘脑的这种活动受到大脑的抑制而不易表现。切除大脑后抑制解除，下丘脑的防御反应功能被释放出来。在下丘脑近中线两旁的腹内侧区存在防御反应区（Defense Area），电刺激该区可出现一系列交感神经活动表现和防御性行为。此外，电刺激下丘外侧区会出现攻击行为，电刺激下丘脑背侧区则出现逃避行为。下丘脑与情绪反应具有密切关系。临床上人类的下丘脑疾病也常出现不正常的情绪反应。

5. 生物节律控制 机体内的各种活动按一定的时间顺序发生周而复始的变化，这种变化节律称为生物节律（Biorhythm）。按其频率的高低可分为日节律、月节律、年节律等，其中日节律表现尤为突出。一些重要的生理功能多呈现昼夜的周期性波动，称为日节律，如血压、体温、血细胞数、某些激素的分泌等。下丘脑视交叉上核（Suprachiasmatic Nucleus）是体内日节律的控制中心。使体内日节律与昼夜节律统一起来，趋于同步化。如摘除双眼而自由行走的大鼠，其白昼睡眠多于夜间的节律仍存在，若再破坏视交叉上核，这种日节律则完全丧失。

6. 内脏活动调节　下丘脑存在重要的心血管整合中枢，它可通过脑干心血管中枢间接影响心血管活动。如下丘脑前区视前区参与压力感受性反射，是该反射的整合中枢；下丘脑的内侧区分别参与心血管的压力与化学感受性反射；下丘脑背内核还接受容量感受器的传入信息，通过调节血管升压素的合成与释放来调节血量与血压。下丘脑还可通过垂体门脉系统和下丘脑垂体束调节腺垂体和神经垂体的活动，因此，下丘脑又是调节内分泌的高级中枢。

（四）大脑皮质对内脏活动的调节

大脑皮质是调节内脏活动的最高级中枢。大脑皮质对内脏功能活动的调节，是通过大脑新皮质和边缘系统的共同作用实现的，都是调节内脏活动的高级中枢。通过整合来自其以下内脏调节中枢和各种内脏反射的信息，进而对本能行为、情绪活动、摄食和饮水等功能活动进行精确的调节，使体内各种内脏活动相互协调并与整体功能状态保持一致。

1. 新皮质　与内脏活动密切相关，并具有区域分布特征。电刺激新皮质，除能引起躯体运动外，也能引起内脏活动的改变，如血管舒缩、呼吸运动、汗腺分泌及消化道运动等变化。而且引起内脏活动的皮质区域与引起躯体运动代表区基本一致。如切除动物新皮质，除有感觉和运动丧失外，很多内脏功能（血压、排尿、体温等）也发生异常。可见，新皮质是内脏活动的高级中枢与高级整合部位。

2. 边缘系统　是调节内脏活动的高级中枢，对心血管、消化与吸收、呼吸及内分泌等自主性功能活动均有影响，故有"内脏脑"（Visceral Brain）之称。但刺激同一部位所表现出的结果比较复杂，甚至有时出现相反的效应。例如，刺激扣带回前部可引起呼吸抑制或加速、血压下降或

上升、心率减慢、胃运动抑制、瞳孔扩大或缩小；刺激隔区可引起阴茎勃起、血压下降或上升、呼吸暂停或加强；刺激杏仁核可引起咀嚼、唾液和胃液分泌增加、胃蠕动增强、排便、心率减慢、瞳孔扩大。可见边缘系统对内脏活动的调节作用复杂而多变。

3. 大脑－边缘系统　是协调内脏—躯体行为的高级整合中枢。大脑皮质的内脏感觉区范围较弥散，并与体表感觉区有一定的重叠。第一感觉区的躯干与下肢部位有内脏感觉代表区；人脑的第二感觉区和运动辅助区都与内脏感觉有关；边缘系统的皮质部位也是内脏感觉的投射区。大脑皮质的内脏感觉区既可接受脑干的内脏信息传入，也可接受丘脑整合的内脏感觉信息。大脑皮质的内脏运动区（如扣带回）发出纤维投射至杏仁核、下丘脑、中脑中央灰质、臂旁核、孤束核和延髓网状结构，构成调节内脏"活动的高级中枢网络"。大脑边缘系统的高级整合调控功能，可使内脏活动与机体各种行为的改变相协调，与躯体活动（感觉、运动）、情绪反应相适应（图10-29）。

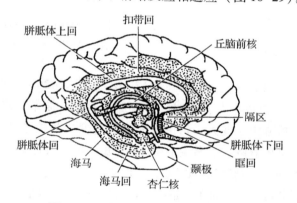

图10-29　大脑内侧面边缘系统各部分

第七节　脑的高级功能

脑是人体各种生理功能的最高调节中枢。具有感觉和对躯体、内脏活动的调节功能，还具有更复杂的功能，如觉醒与睡眠、学习与记忆及语言与思维等功能活动。脑的生物电活动是中枢神经系统调节各种生命活动的基础，了解脑电活动的表现及产生机制，对阐明脑的各种功能活动具有十分重要的作用。

一、大脑皮质的生物电活动

大脑皮质有两种生物电活动，一种是自发脑电活动，另一种是诱发脑电活动。在无明显刺激时，大脑皮质经常性地出现自发的、节律性的电位变化，称为自发脑电活动（Spontaneous Electric Activity of the Brain），它与非特异性投射系统活动有关。在头皮上用电极所记录到的皮质自发电位变化称为脑电图（Electroencephalogram，EEG）。在感觉传入冲动的激发下，在大脑皮质的一定部位产生的较为局限的电位变化，称为皮层诱发电位（Evoked Cortical Potential）。它与特异性投射系统的活动有关。

（一）脑电图

1. 脑电图的波形　根据自发脑电活动的频率和振幅不同，可将脑电波分为 α、β、θ 和 δ 4 种基本波形。在不同脑区和不同条件下，如安静、激动、困倦和睡眠等情况下，脑电图的波形可有显著差别（图 10-30）。

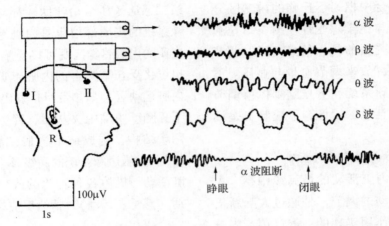

I 和 II 示引导电极分别放置在枕叶和额叶的部位　R 示无关电极放置在耳郭

图 10-30　脑电图记录方法与正常脑电图波形

（1）α 波：频率 8 ~ 13 Hz，振幅为 20 ~ 100 μV。是成年人安静时的主要脑电波。α 波常表现为振幅由小变大，再由大变小反复变化的梭形波。α 波在清醒、安静并闭眼时出现；当睁开眼睛或受到其他刺激时，α 波立即消失，这一现象称 α 波阻断（α - Block）。如被试者又安静闭目，则 α 波重新出现。不同生理情况下脑电波也有变化，如血糖、体温和糖皮质激素处于低水平，以及动脉血氧分压处于高水平时，α 波的频率减慢。

（2）β 波：频率 14 ~ 30 Hz，振幅为 5 ~ 20 μV。在受试者睁眼视物或接受其他刺激时出现，在额叶和顶叶比较显著。因此，β 波的出现一般代表大脑皮质兴奋。

（3）θ 波：频率 4 ~ 7 Hz，振幅为 100 ~ 200 μV。在幼儿常见到 θ 波形。可见于成年人在困倦时，它是中枢神经系统抑制状态的一种表现。

（4）δ 波：频率 0.5 ~ 3 Hz，振幅为 20 ~ 200 μV。常见于成年人睡眠时，但极度疲劳或深度麻醉、缺氧或大脑有器质性病变时可出现。在婴儿的枕叶常可见到 δ 波。在临床上，脑电图可作为对某些疾病进行辅助诊断的依据。例如，癫痫患者常出现异常的高幅的脑电波或在高频、高幅脑电波后跟随一个慢波的综合波形；在颅内占位病变（肿瘤等）、炎症、昏迷、脑死亡等，均可出现异常的脑电图波形。因此可结合临床资料及脑电图改变进行诊断、探索肿瘤部位、观察疾病转归及药物治疗效果等（表 10-11）。

2. 脑电图形成的原理　目前认为脑电波主要是由大量神经元同步发生的突触后电位经总和后形成的。其形成有两方面：①锥体细胞在皮质排列整齐，其顶树突相互平行并垂直于皮质表面，因此同步电活动易发生总和而形成较强的电场，从而改变皮质表面的电位。②大量皮质神经元的同步电活动则依赖于皮质与丘脑之间的交互作用，一定的同步节律的非特异性投射系统活动，可促进皮质电活动的同步化。

表 10-11　正常脑电图各种波形的特征、常见部位和出现条件

脑电波	频率/Hz	幅度/μV	常见部位	出现条件
α	8~13	20~100	枕叶	成人安静、闭眼、清醒时
β	14~30	5~20	额叶、顶叶	成人活动时
θ	4~7	100~200	枕叶、顶叶	幼儿正常脑电，或成人困倦时
δ	0.5~3	20~200	颞叶、枕叶	婴儿正常脑电，或成人熟睡时

（二）皮质诱发电位

皮质诱发电位是指外加特定刺激作用于外周感受器或感觉投射系统的有关结构及脑区，在皮质某一局限区域所引导出的形式较为固定的电位变化。

二、觉醒与睡眠

觉醒（Wakefulness）与睡眠（Sleep）是一种昼夜节律性生理活动。觉醒时机体能迅速适应环境变化，从事各种体力和脑力劳动。睡眠时机体的意识暂时丧失，失去对环境的精确适应能力。其主要作用是促进精力和体力恢复。

觉醒与睡眠的昼夜交替是人类生存的必要条件。如发生睡眠障碍，常导致中枢神经系统活动异常，发生幻觉、记忆力减退和工作能力下降等。与觉醒时对比，睡眠时许多生理功能发生变化，一般表现为：①嗅、视、听和触等感觉功能暂时减退；②骨骼肌反射活动和肌紧张减弱；③伴有一系列自主神经功能的改变，如血压下降、心率减慢、瞳孔缩小、尿量减少、体温下降、代谢率减低、呼吸变慢、胃液分泌增多而唾液分泌减少、发汗功能增强等。

（一）觉醒状态的维持与类型

1. 觉醒的维持　与非特异性感觉投射系统有关。躯体感觉传入通路中第二级神经元的上行纤维在通过脑干时，发出侧支与网状结构内的神经元发生突触联系。脑干网状结构存在上行激动系统，该系统通过非特异性感觉投射系统弥散的投射到大脑皮质广泛区域。从而维持和改变大脑皮质的兴奋状态，维持觉醒状态。

2. 觉醒的类型　觉醒状态可分为行为觉醒和脑电觉醒两种：行为觉醒（Behavioral Arousal）是指动物出现觉醒时的各种行为表现，对新异刺激有探究行为；脑电觉醒（Electroencephalographic Sleep，PS）。其表现与慢波睡眠相比，各种感觉进

Arousal）是指脑电图由睡眠时的慢波变为觉醒时快波，但不一定有探究行为。目前认为，行为觉醒的维持可能与黑质多巴胺能系统的功能有关。脑电觉醒的维持与蓝斑上部 NE 能系统和脑干网状结构胆碱能系统的作用有关。

（二）睡眠的时相与生产机制

一般情况下，成年人每天需要睡眠 7~9 小时，儿童需要更多睡眠时间，新生儿需要 18~20 小时，老年人所需睡眠时间则较少。通过对整个睡眠过程的研究，发现睡眠具有两种不同的时相：慢波睡眠（Slow Wave Sleep）和快波睡眠（Fast Wave Sleep）。睡眠过程的两个时相互相交替。成人进入睡眠后，首先是慢波睡眠，持续 80~120 分钟后转入快波睡眠，维持 20~30 分钟后，又转入慢波睡眠。整个睡眠过程有 4~5 次的交替。两种睡眠时相状态均可直接转为觉醒状态，但在觉醒状态下，一般只能进入慢波睡眠，而不能直接进入快波睡眠。

1. 慢波睡眠　根据脑电波的特点，可将慢波睡眠分为四个时期，即入睡期（Ⅰ期）、浅睡期（Ⅱ期）、中度睡眠期（Ⅲ期）和深度睡眠期（Ⅳ期）。脑电波的变化特点是 α 波逐渐减少，θ 波、δ 波大量出现，深度睡眠期呈现连续的高幅 δ 波，数量超过 50%（图 10-31）。此时，人的意识暂时丧失，各种躯体感觉功能减退，骨骼肌反射活动和肌紧张减弱，并伴有血压下降、瞳孔缩小、体温下降、呼吸减慢、胃液分泌增加等一系列自主神经功能的改变。在慢波睡眠中机体耗氧量下降，但脑的耗氧量不变，同时，腺垂体分泌生长激素明显增多。慢波睡眠的意义在于促进生长和恢复体力。

2. 快波睡眠　脑电波呈不规则的 β 波，与觉醒时很难区别，故又称异相睡眠（Paradoxical Sleep，PS）。其表现与慢波睡眠相比，各种感觉进

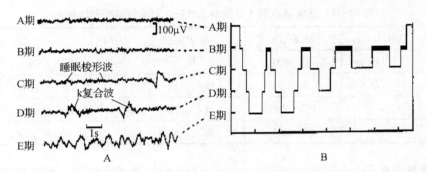

A. 睡眠各期的脑电图记录。注意入睡期和快波睡眠期的脑电波均表现为 B 期的低幅快波形式，两者可辅以眼动图和肌电图加以鉴别

B. 青年人夜间睡眠的典型形式。快波睡眠所花费的时间分别用直方图顶部涂黑的横杆表示。注意首次快波睡眠通常较短，以后各次倾向于延长。在睡眠后期，慢波睡眠的深度大为减弱

图 10-31　根据 EEG 划分的睡眠期及睡眠各期的顺序循环示意

一步减退，唤醒阈提高。骨骼肌反射和肌紧张进一步减弱，肌肉几乎完全松弛。可有间断的阵发性表现，如部分躯体抽动、心率加快、血压升高、呼吸加快而不规则等，这可能与某些疾病易于在夜间发作有关，如心绞痛、哮喘、阻塞性肺气肿缺氧发作等，特别是可出现眼球快速运动，所以又称为快速眼球运动睡眠（Rapid Eye Movement Sleep，REMS）。此外，做梦也是快波睡眠期间的特征之一。快波睡眠时脑血流量增多，脑内蛋白质合成加快。快波睡眠的意义是有利于幼儿神经系统的发育成熟，有利于成年人建立新的突触联系，促进学习记忆和精力恢复。

3. 睡眠的机制　目前认为，睡眠不是脑活动的简单抑制，而是一个主动过程。脑干尾端存在能引起睡眠和脑电波同步化的中枢，其上行抑制系统作用于大脑皮质，与脑干上行激动系统的作用相对抗，从而调节睡眠与觉醒的相互转化。睡眠是对机体各种功能有广泛影响的复杂过程，由许多中枢神经系统结构和递质的协同作用来完成，其中蓝斑核与中缝核的关系最为密切。蓝斑核的中后部和中缝核的尾部在功能上互相协同，共同实现异相睡眠；而蓝斑核头部参与觉醒状态的维持，中缝核头部参与慢波睡眠的维持。

三、学习与记忆

学习和记忆是两个相互联系的神经活动过程。学习（Learning）是指机体为适应环境的变化而获得新的行为习惯或经验的过程；记忆（Memory）是指习得行为的储存与读出，即经验在大脑中的再现过程。

（一）学习的形式

1. 非联合型学习（Nonassociative Learning）属于简单学习，不需要在刺激和反应之间形成某种明确的联系。具有习惯化和敏感化的特点。习惯化指个体受到一种反复出现的非伤害性刺激时，对该刺激的反应逐渐减弱的过程，从而使个体学会忽略无意义的刺激。敏感化是指个体在受到某种强烈或伤害性刺激后，对其他刺激的反应性增强的现象。

2. 联合型学习（Associative Learning）是将有关或无关的两个事件时间上很靠近地重复发生，在脑内逐渐形成联系的过程。学习是以中枢神经活动为基础，与条件反射的建立有着密切的关系。

（二）反射的类型与条件反射的建立

1. 反射的类型　根据反射形成过程将其分为非条件反射和条件反射。①非条件反射，是以与生俱来、反射弧固定、数目有限而永不消退为其特点的低级性神经活动，如婴儿的吸吮反射。其意义在于种族繁衍、本能生存活动的需要。②条件反射，是个体在后天生活中建立在非条件反射基础上的一种高级性神经活动，其反射弧不固定、数量无限，但是随着机体需要可建立也可消退。其意义是为了进一步扩展机体对环境变化的适应能力，提高机体活动的精确性和预见性。根据刺激形式不同。条件反射的类型又分为经典条件反射、操作式条件反射等。

2. 条件反射的建立

（1）经典条件反射的建立：最常用的是铃声对唾液分泌的刺激实验。进餐引起狗的唾液分泌，是非条件反射，而铃声则不引起唾液分泌，故称铃声为无关刺激。若在铃声之后马上给予食物。并结合多次后，狗每当听到铃声就会分泌唾液，此时铃声已变成了进食的信号，由无关刺激变成了条件刺激（Conditioned Stimulus），由这种条件刺激与非条件刺激在时间上的结合，则形成了经典的条件反射，并将这一过程称为强化（Reinforcement）。在经典条件反射形成过程中，一种刺激成为预示另一种刺激即将出现的信号，即是一种联合型学习的过程。

（2）操作式条件反射的建立：比较复杂，是在给予动物刺激后，要求其完成一定的躯体运动。动物必须通过自己完成一定的动作或操作，才能获得某种条件反射并得以强化，但更能代表动物日常生活的习得性行为。如将大鼠放在实验箱内，只要它在走动中偶然踩在内设的杠杆上，即给予食物，经过多次重复，大鼠就学会了为获得食物而主动去踩杠杆。

3. 条件反射的泛化、分化和消退　当一种条件反射建立后，若给予近似的条件刺激，也可获得同样的条件反射，称为条件反射的泛化。它是由于条件刺激引起大脑皮质兴奋向周围扩散所致。如果这种近似刺激得不到非条件刺激的强化，该近似刺激就不再引起条件反射，这种现象称为条件反射的分化。如上实验，条件反射建立后，如果反复只给予铃声刺激而不再与食物相结合，条件反射则减弱或完全消失，称为条件反射消退。反射的消退并不是条件反射的简单丧失，而是一个新的学习过程，是中枢把原先引起兴奋性效应的信号转变为产生抑制性效应的信号。

（三）两种信号系统

人类的条件反射除了可用现实具体的信号如铃声作为条件刺激外，也可以用抽象的语词代替具体的信号来建立条件反射。为此，将对机体刺激信号分为第一信号系统和第二信号系统。第一信号是指现实具体信号，如食物的性状、灯光与铃声等都是以本身的理化性质来发挥刺激作用的信号。对第一信号刺激建立条件反射的大脑皮质功能系统，称为第一信号系统（First Signal System）。第二信号是指抽象信号，即语言、文字等具有代表某种含义而发挥刺激作用的信号。对第二信号刺激所形成条件反射的大脑皮质功能系统，称为第二信号系统（Second Signal System）。人类同时具有这两类系统，而动物仅有第一信号系统，这是人类区别于动物的主要所在。人类由于有了第二信号系统活动，就能借助于语言和文字来表达思维，通过抽象思维进行推理，从而扩展了认识的能力和范围，发现和掌握事物的规律。在临床上语言运用恰当，可以起到治疗疾病的效果，而运用不当则可能成为致病因素，甚至使病情恶化。

（四）记忆的形式与过程

1. 记忆的形式　根据记忆保留时间的长短将记忆分为短时程记忆（Short-Term Memory）和长时程记忆（Long-Term Memory）两类。短时程记忆的保留时间仅几秒钟到几分钟，仅能完成某项极为简单的工作，如打电话时的拨号，拨完后记忆随即消失。长时程记忆的保留时间可达数天至数年甚至一生，如与自己及最亲近人密切相关的信息，可终生保持。

2. 记忆的过程　可分为四个阶段：感觉性记忆→第一级记忆→第二级记忆→第三级记忆（图10-32）。前两个阶段相当于短时程记忆，后两个阶段相当于长时程记忆。感觉性记忆是指外界信息通过感受系统进入脑的感觉区内短暂储存的阶段，一般不超过 1 s。如果对传入信息进行加工处理，将信息整合成新的连续性的印象，则由感觉性记忆转入第一级记忆。信息在第一级记忆中停留的时间也只有数秒钟到数分钟，且记忆容量有限。经过反复学习和运用，使信息在第一级记忆中循环，并容易从第一级记忆转入第二级记忆。信息可在第二级记忆阶段储存数分钟至数年而不被忘记，其信息可因先前的或后来的信息干扰而造成遗忘。在克服上述干扰或长年应用的有些记忆痕迹，则转入第三级记忆。第二级记忆和第三级记忆属于长时性记忆。长时性记忆形成痕迹，非常牢固，不易受干扰而发生障碍。其形成过程是一个有高度选择性的信息储存过程，只有那些对个体反复起作用并具有重要意义的信息才

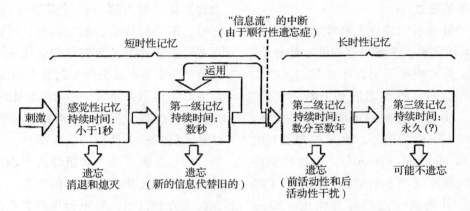

图 10-32　感觉性记忆至第三级记忆过程中信息的储存示意

会被长期储存下来，而绝大部分进入大脑的信息不能以长时性记忆形式储存下来而被遗忘。

3. 遗忘（Loss of Memory）　指部分或完全失去回忆或再认的能力。产生的原因与条件刺激久不给予强化，长久不复习所引起的消退抑制以及后来信息的干扰有关。遗忘的形式分为两种：①不能保留新近获得的信息，称为顺行性遗忘，多见于慢性酒精中毒。②不能回忆脑功能障碍发生之前一段时间内的经历，称为逆行性遗忘，多见于脑震荡。

（五）学习与记忆的机制

迄今为止，有关学习和记忆的机制仍不十分清楚，但研究表明，学习和记忆在脑内有一定的功能定位，与学习和记忆密切关系的脑区有大脑皮质联络区、海马及其邻近结构、杏仁核、丘脑及脑干网状结构等，学习和记忆产生可能有以下几种机制。

1. 神经生理学机制　感觉性记忆和第一级记忆主要是神经生理活动的功能表现。各种感觉信息传入中枢后，引起与学习和记忆相关的脑区大量神经元同时活动，在刺激停止后，活动仍存留一定时间，即出现神经元活动的后发放，感觉性记忆的机制可能属于这一类。通过神经元之间的环路联系，也可使该传入信息在环路中持续较长的时间，形成记忆的保持。目前认为，与近期记忆有关的神经环路是海马回路（Hippocampal Circuit），即海马→穹隆→下丘脑乳头体→丘脑前核→扣带回→海马。海马回路的连续活动就与第一级记忆的保持以及第一级记忆转入第二级记忆

有关。

2. 神经生物化学机制　从生物化学的角度看，较长时间的记忆必然与脑内的物质代谢有关，尤其是与脑内蛋白质的合成有关。蛋白质合成和基因的激活通常发生在短时性记忆开始到长时程记忆建立这段时间。实验证明，动物在每次学习训练后的 5 分钟内接受麻醉、电击、低温处理或给予阻断蛋白质合成的药物，则长时程记忆不能建立；如果将干预时间延长到每 4 小时一次，则长时程记忆的建立将不受影响。在人类的类似这种情况是脑震荡或电休克治疗后出现的逆行性遗忘症。

3. 神经解剖学机制　永久性记忆可能与新的突触联系的建立及脑的形态学改变有关。研究表明，生活在复杂环境中的大鼠，其皮质厚度大，而生活在简单环境中的大鼠，其皮质厚度小。这一现象说明学习和记忆活动多的大鼠大脑皮质相对比较发达，突触的联系较多。

四、大脑皮质的语言中枢和一侧优势

（一）皮质语言中枢

语言是人类独有的认知功能之一，有其特殊的定位结构和联系。与语言有关的脑区位于大脑侧裂附近。当人们看到某一物体并说出该物体名称时，整个信号传递的过程是：视觉信息→视网膜→外侧膝状体→初级视皮质（17 层）→高级视皮质（18 层）→角回（39 区）→Wernicke 语言区（22 区）→Broca 区→面部运动区（14 区）→启动唇、舌、喉的运动而发音。若损伤相应的语言中

枢，将引起相应的语言活动功能障碍。

临床上人类左侧大脑皮质一定区域的损伤可引起各种特殊的语言活动功能障碍。①流畅失语症（Fluent Aphasia）：由 Wernicke 区受损所致。患者语言输出流畅，但言语错乱、语言过多，复述语言的能力受损，不能理解别人说话和书写的含义。②运动失语症（Motor Aphasia）：由 Broca 区受损引起。患者可以看懂文字和听懂别人的谈话，却不会说话，不能用语词来口头表达自己的思想。③失写症（Agraphia）：因损伤额中回后部接近中央前回的手部代表区所致。患者可以听懂别人说话，看懂文字，自己也会说话，但不会书写。④感觉失语症（Sensory Aphasia）：由颞上回后部的损伤所致。患者可以讲话及书写，也能看懂文字，但听不懂别人谈话的含义，常答非所问。⑤失读症（Alexia）：由角回受损所造成。患者视觉和其他语言功能（包括书写、说话和听懂别人谈话等）均健全，但看不懂文字的含义。可见，大脑皮质语言功能具有一定的区域，语言活动的完整功能与广大皮质区域的活动密切相关（图10-33）。严重的失语症可同时出现上述多种语言活动功能的障碍。

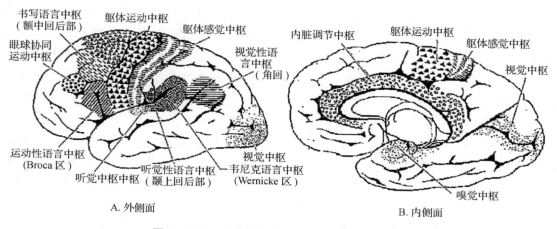

图 10-33　大脑皮质与语言功能有关的主要区域

以上各区在语言功能上虽然有不同的侧重面，但各区的活动却是紧密相连的。正常情况下，通过它们的协调活动才得以完成复杂的语言功能。

（二）大脑皮质功能的一侧优势

人类两侧大脑半球的功能是不对等的，大多是以一侧皮质占优势。在主要使用右手的成年人，语言活动功能主要由左侧大脑皮质管理，左侧皮质在语言活动功能上占优势的现象称为优势半球（Dominant Hemisphere）。这种一侧优势的现象虽与遗传有一定关系，但主要是后天生活实践中逐步形成的，这与人类习惯使用右手有关。人类的左侧优势自 10 ~ 12 岁起逐步建立。若成年后左侧半球受损，就很难在右侧皮质再建立语言中枢。

左、右半球各自具有其优势功能。左半球起决定作用的功能活动有：①语言相关的各种能力；②计算、创造性和逻辑思维能力以及分析能力；③对问题的理解能力；④听觉和空间辨认；⑤意识；⑥复杂随意运动的控制。右半球起决定作用的功能活动有：①非语言视觉图像的感知和分析等方面的能力以及整体性综合能力；②对音乐、美术的认识和工作的能力；③情绪及感情方面的能力；④深度感知、触觉认识；⑤学习、记忆和完成运动任务方面的能力；⑥时间概念。一侧优势的现象说明人类两侧大脑半球的功能是不对称的。左侧半球在语言活动功能上占优势，而右侧半球在非语言性的认知功能上占优势，对于主要使用左手的人，左右两侧的皮质有关区域都可能成为语言活动中枢。

（三）两侧大脑皮质功能的相关性

人类左右两侧大脑皮质虽有各自的专门功能，但其功能不是分离的，通过两侧半球之间的联合纤维能够互相传送信息。胼胝体是最大的联合纤维结构，进化越高等的动物胼胝体越发达。人类的胼胝体估计含有 100 万根纤维。联合纤维对完成双侧半球的运动、一般感觉和视觉的协调有重要作用。在临床上为了防止顽固性癫痫发作从一侧大脑半球扩散到另一侧，可以施行手术切断胼胝体的联合纤维。

第八节　中医有关神经系统的论述

在中医基础理论中没有神经系统这一概念，但对神经系统的宏观知识早已有所阐述，中医在"脑髓""脏腑""神""经络"4个方面涉及了有关神经系统的形态与功能。

一、脑髓的功能及与诸脉的联系

中枢神经系统在《灵枢·海论》与《灵枢·经脉》中被称为脑髓。认为人体有四大"海"，"人有髓海，有血海，有气海，有水谷之海""脑为髓之海""诸髓者皆属于脑"。

（一）脑与髓的功能

《黄帝内经》曰："人始生，先成精，精成而脑髓生"。可见脑与髓都来源于先天之精。中医认为脑髓有两方面的功能。一方面髓生骨骼。"髓者骨之充也"。如果骨髓充足，则能够促使骨骼强壮，骨髓不足，就不利于骨骼的生成。即"骨枯而髓减，发为骨痿"（《素问·痿论》）。另一方面，脑为元神之府，《灵枢·海论》上有"髓海有余，则轻劲多力，自过其度，髓海不足，则脑转耳鸣，胫疫眩冒，目无所见，懈怠安卧"的论述。《素问》中更明确指出"头者精明之府"。

（二）脑与诸脉的联系

中医认为诸脉皆通于脑。诸脉类似于外周神经，因此，"诸脉皆通于脑"可认为是中枢神经系统与外周神经系统相互联系的思想萌芽。《灵枢·邪气脏腑病形》曰："十二经脉，三百六十五络，其血气皆上于面而走空窍"。《千金方》曰："头者诸阳之会也。"《针灸大成》明确指出："首为诸阳之会，百脉之宗……百脉之皆归于头。"可以看出，中医思想体现了中枢与外周相互联系的正确思路。

二、脏腑与脑高级功能的关系

中医以五行学说为基础，重视五脏在人体精神情志活动中的重要性，提出"五脏为中心"理论体系。中医把人的精神活动、某些神经系统的功能直接寄寓于内脏本身。《素问·阴阳应象大论》曰："人有五脏化五气，以生喜、怒、悲、忧、恐"。脑的生理病理总统于心而分属于五脏，其中与心、肝、肾三脏及胆尤为密切。

1. 心主神明　中医有心为君主之官，主神明的说法，神是指人的思维活动，明是指意识状态。即认为大脑的思维、意识是心脏的功能表现。《灵枢·邪客》曰："心者，五脏六腑之大主也。精神之所舍也"，《素问·宣明五气》曰："心藏神"。心处于生命活动的主宰地位，因此，中医特别强调心的重要意义。心主神明正常，则神志清晰，思考敏捷，精力充沛。人情绪紧张时常在心脏活动中得到表现，即心慌意乱。直至今日，人们仍习惯地保留着称脑为心的用语，如"用心""专心""小心""心理学"等。

2. 肝主谋虑　《素问·灵兰秘典论》曰："肝者将军之官，谋虑出焉"，即肝主谋虑。人的情志活动除了心所主之外，还与肝气有密切关系。肝气疏泄是否正常直接影响精神状态。肝病可以导致情志的异常。如肝气过亢，可表现为急躁易怒，失眠多梦，头晕目眩的症状。此外，肝喜条达而恶抑郁"怒伤肝"。

3. 肾主藏精　《素问·灵兰秘典论》曰："肾者作强之官，伎巧出焉。""作强"是指精力充沛。劳动轻松有力的意思。"伎巧"是指意识思维精巧的意思。肾主藏精，髓为肾所藏的先天之精所化生，脑为髓之海，髓充脑健，则精力充沛，耳聪目明，智力发达。

4. 胆主决断　《素问·灵兰秘典论》曰："胆者，中正之官，决断出焉"，即胆主决断，不偏不倚，准确判断，显示出胆在人体思维意识、精神活动范畴内的功能。直至今日，人们仍用"大胆"说明有勇气和冒险精神，用有胆有识说明智勇双全。

此外，《素问·宣明五气》曰："心藏神，肺藏魄，肝藏魂，脾藏意，肾藏志"以及"心在志为喜，肺在志为忧，肝在志为怒，脾在志为思，肾在志为恐"的理论均系统地阐述了五脏与脑神经系统的密切联系。

三、"神"与精神活动

中医之"神"一词有两层含意：①狭义的"神"是指人的思维意识活动，为心所主；②广义的"神"，是指人的整体生命活动及外在表现，即精气神之神，包括精神活动以及脏腑、精、气、血、津液的活动。"神"产生于先天之精气，但又必须不断依赖后天水谷精气之滋养。故"神者水谷之精气也""形与神俱"，神和人的形体是不可分离的，有形才能有神，形健则神旺，形衰则神疲。把"神"理解为生命活动的总体表现，较好地反映了中医整体观的思想体系。

四、经络与神经的关系

目前有研究表明，经络与神经的关系密切，认为经络的概念中包括神经系统，特别是有外周神经系统的内涵。中医通过长期临床实践，认识到人体作为一个整体，存在着信息传递系统与物质运输系统，而经络的概念正是包含了这两个系统。神经系统在人体信息联系中占主导地位。神经系统的功能在经络理论中得以体现。《素问·缪刺论》指出："夫邪客大络者：左注右，右注左，上下左右与经相干，而布于四末，其气无常处，不入于经俞，命日缪刺"，意为经络为人体各部联系的网络，与外周神经系统的分布是相应的概念。"诸脉皆通于脑"在一定程度上也反映外周神经与中枢神经的联系。

中医通过对以上各方面有关神经系统功能的阐述，尽管模糊，但也体现了整体结构和机体各部相互联系的构思。

（金丽英 张海燕）

第十一章

内分泌

内分泌系统是由机体中内分泌腺及散在的内分泌细胞组成的具有信息传递功能的调节系统。内分泌系统分泌的高效生物活性物质统称为激素（Steroid Hormone），它以体液为媒介，作用于相应的靶细胞、靶组织或靶器官发挥其调节作用，并与神经系统紧密联系，相互配合，共同调节全身各系统的生理功能，维持机体内环境稳态。

激素通过不同的途径实现细胞之间的信息传递。激素的递送方式有：①若激素被分泌后通过血液循环向远距离部位的靶组织或靶细胞传递信息，称为远距分泌（Telecrine）；②若激素经组织液扩散向邻近靶细胞传递信息，称为旁分泌（Paracrine）；③若分泌的激素扩散于局部，又返回作用于自身内分泌细胞起信息调节作用，称为自分泌（Autocrine）；④某些神经元可合成激素称为神经激素（Neurohormone），后者沿着轴突运送到神经末梢释放，称为神经分泌（Neurocrine）；⑤外激素（Pheromone）又称信息激素，是由机体的某些细胞所产生的化学信息物质，通过环境条件传播到另一机体细胞产生作用。不同个体之间借助外激素递送方式影响个体的行为、生长、生殖等活动。外激素具有明显的种属特异性，不同种系的外激素相互之间一般不起作用。要说明的是外激素与严格意义上的激素有所区别（图11-1）。随着内分泌学研究技术的发展，对内分泌系统的激素性质、传递方式和作用的认识不断深入，目前认为机体许多器官、组织都具有内分泌功能，故又有胃肠内分泌、心脏内分泌、肾脏内分泌和神经内分泌之称。

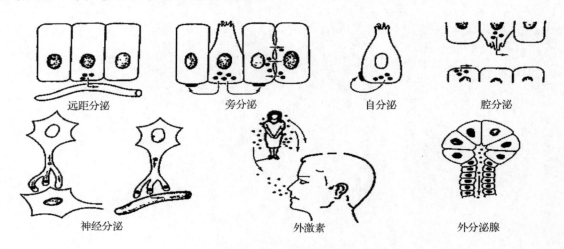

远距分泌　　　旁分泌　　　自分泌　　　腔分泌

神经分泌　　　外激素　　　外分泌腺

图11-1　激素作用的传递方式

功能。

第一节 概述

激素作为细胞之间传递信息的化学物质，通过细胞信号转导途径，起到调节新陈代谢、维持生长发育、维持内环境稳态、调控生殖过程等

一、激素的分类

激素根据化学结构的不同，可分为多肽和蛋白质激素（Polypeptide and Protein Hormone）、胺类激素（Amine Hormone）和脂类激素（Lipid Hormone）三大类（表11-1）。

表 11-1　激素的主要来源与化学性质

腺体/组织	生成的激素	英文缩写	化学性质
下丘脑	促甲状腺激素释放激素	TRH	肽类
	促性腺激素释放激素	GnRH	肽类
	生长激素释放抑制激素（生长抑素）	GHIH（SS）	肽类
	生长激素释放激素	GHRH	肽类
	促肾上腺皮质激素释放激素	CRH	肽类
	促黑激素释放因子	MRF	肽类
	促黑激素释放抑制因子	MIF	肽类
	催乳素释放因子	PRF	肽类
	催乳素抑制因子	PIF	胺类
	血管升压素（抗利尿激素）	VP（ADH）	肽类
	缩宫素	OTX	肽类
腺垂体	促肾上腺皮质激素	ACTH	肽类
	促甲状腺激素	TSH	蛋白质类
	促卵泡激素	FSH	蛋白质类
	黄体生成素	LH	蛋白质类
	促黑激素	MSH	肽类
	催乳素	PRL	蛋白质类
	生长激素	GH	蛋白质类
甲状腺	甲状腺素（四碘甲腺原氨酸）	T_4	胺类
	三碘甲腺原氨酸	T_3	胺类
甲状腺 C 细胞	降钙素	CT	肽类
甲状旁腺	甲状旁腺激素	PTH	肽类
胰岛	胰岛素		蛋白质
	胰高血糖素		肽类
肾上腺皮质	皮质醇		类固醇类
	醛固酮	AId	类固醇类
肾上腺髓质	肾上腺素	E	胺类
	去甲肾上腺素	NE	胺类
睾丸	睾酮	T	类固醇类

续表

腺体/组织	生成的激素	英文缩写	化学性质
	抑制素		蛋白质类
	雌二醇	E_2	类固醇类
	雌三醇	E_3	类固醇类
卵巢、胎盘	黄体酮	P	类固醇类
	人绒毛膜促性腺激素	HCG	蛋白质类
	人绒毛膜生长激素	HCS	肽类
	促胃液素		肽类
消化道、脑	缩胆囊素-促胰酶素	CCK-PZ	肽类
	促胰液素		肽类
心房肌	心房钠尿肽	ANP	肽类
松果体	褪黑素	MT	胺类
胸腺	胸腺素		肽类
多种组织	前列腺素	PG	甘烷酸
肾	1,25-二羟维生素D_3	$1,25-(OH)_2-D_3$	固醇类
脂肪组织	瘦素		蛋白质类
血管内皮	内皮素	ET	肽类

（一）多肽和蛋白质类激素

多肽和蛋白质类激素主要包括下丘脑调节肽、垂体激素、甲状旁腺激素、胰岛素、胃肠道激素等。这类激素种类繁多，分布广泛，属亲水激素，主要以游离形式存在于血液中，与靶细胞的膜受体结合，继而启动膜内信号传导系统引起细胞发生生物效应，而其自身并不进入细胞内。

（二）胺类激素

胺类激素主要为酪氨酸的衍生物，包括肾上腺素、去甲肾上腺素和甲状腺激素等。前两者属亲水激素，与膜受体结合发挥调节作用；甲状腺激素属亲脂激素，可进入靶细胞直接与核内受体结合发挥调节作用。

（三）脂类激素

脂类激素指以脂质为原料合成的激素。

1. 类固醇激素　由共同前体胆固醇衍生而成，包括肾上腺皮质激素、性激素和胆钙化醇（维生素D_3）等。此类激素属亲脂激素，主要与运载蛋白结合的形式存在于血液中，进入靶细胞与胞质或核内受体结合发挥调节作用。

2. 甘烷酸类激素　由花生四烯酸转化而成，

包括前列腺素族、血栓素类和白细胞三烯类等。这类激素既可以通过膜受体也可通过胞内受体发挥调节作用。

二、激素的特性

（一）激素的生理特性

激素对靶细胞调节所产生的效应虽然不尽相同，但它们在发挥调节作用的过程中表现出某些共同的作用特性。

1. 信息传递作用　激素在细胞间的作用是调节靶细胞固有的、内在的生物效应，不直接参与细胞物质与能量代谢的具体环节。也不产生新的生理生化反应。

2. 作用的相对特异性　激素作用的特异性表现为激素只选择性地对能够识别它的靶细胞起作用。这种特异性主要取决于细胞是否存在能与某激素发生特异结合的受体，即激素释放入血后，只能选择性地结合具有特异受体的细胞，并产生生物效应。

3. 高效生物放大作用　在生理状态下，激素在血中的浓度很低，一般在皮摩尔（pmol/L）到纳摩尔（nmol/L）数量级，但其作用显著。激素与受体结合后，可引发细胞内一系列信号转导程序或酶促反应，并逐级放大，形成一个效能极高的生物放大系统。

4. 激素间的相互作用　当多种激素可共同参与某一生理功能的调节时，不同激素之间可以发生相互作用，表现为协同作用、拮抗作用和允许作用，以维持该生理功能活动的相对稳定。例如，肾上腺素、生长激素、糖皮质激素及胰高血糖素在升高血糖效应上有协同作用；而胰岛素降低血糖，与上述升血糖激素起拮抗作用。有些激素对某些组织细胞的生物效应并没有直接作用。但它的存在却是另一种激素发挥该效应的必要基础，这种现象称为允许作用（Permissive Action）。

（二）激素作用的阴阳对立统一关系

根据中医阴阳对立统一观点，认为人体是一个有机整体，人体内部充满着阴阳对立统一的关系，人体正常的生理活动，是阴阳双方保持着对立统一的协调关系的结果。

激素对机体功能的调节也是充分体现阴阳对立统一关系。就其对糖代谢的调节来看，生长激素、甲状腺激素、肾上腺素，胰高血糖素以及肾上腺皮质激素等都参与血糖的调节，虽然作用环节和方式不尽相同，但都有使血糖升高的作用；而胰岛素则与上述激素作用相拮抗，具有降低血糖的作用，这种增强和减弱是对立统一的结果，使血糖浓度相对恒定。甲状旁腺激素升高血钙作用与降钙素降低血钙的作用也是阴阳对立统一的关系，维持血钙浓度的相对恒定。机体各脏腑功能普遍存在这种阴阳对立统一的规律，作为人体功能调节的内分泌系统，在调节阴阳平衡方面可能起着重要的作用。

（三）激素调节的相生相克关系

阴阳五行学说认为物质世界是在阴阳二气作用的推动下得以滋生、发展和变化；各种物质和功能之间相互滋生、相互制约，从而使其处于不断的运动变化之中。这种相互滋生、相互制约即五行之间的相生相克关系。

内分泌系统也广泛存在这种相生相克的关系。内分泌系统通过相互协调、相互制约共同调节机体新陈代谢、生长发育、生殖等各方面的功能。

使机体功能保持相对稳定。内分泌系统本身不仅受神经调节，而且各内分泌腺之间，以及同一腺体内的不同内分泌细胞，也是相生相克，相互协调的。如胰腺的胰岛素分泌可抑制胰高血糖素的分泌，胰高血糖素又能促进胰岛素和生长抑素的分泌，而生长抑素能抑制胰岛素和胰高血糖素的分泌。

三、激素作用的机制

激素作为化学信使物质与靶细胞膜受体或细胞内受体结合后，引起跨膜和细胞内信号转导过程并最终产生生物效应。近年来，随着分子生物学技术的应用和研究，人们对激素作用机制的认识也更加深入。

（一）细胞膜受体介导的激素作用机制——第二信使学说

该学说认为激素作为第一信使（First Messenger），先与靶细胞膜上的特异受体结合，激活膜内的腺苷酸环化酶（AC），在 Mg^{2+} 存在的条件下，AC 催化细胞内的 ATP 转化为 cAMP，cAMP 作为第二信使，激活依赖无活性的蛋白激酶，进而催化细胞内各种底物蛋白的磷酸化反应，引起细胞各种生物效应，如腺细胞的分泌、肌细胞的收缩、胞膜通透性改变以及细胞内各种酶促反应等（图 11-2A）。

第二信使除 cAMP 外，cGMP、三磷酸肌醇（IP_3）、二酰甘油和 Ca^{2+} 等均可作为第二信使。蛋白激酶除 PKA，还有 PKC，PKG 等。

（二）细胞内受体介导的激素作用机制——基因调节学说

细胞内受体是指位于细胞内的胞质受体和核受体。该学说认为类固醇激素为脂溶性的小分子物质，可透过胞膜进入细胞，先与胞质受体结合形成激素胞质受体复合物，获得通过核膜的能力，再进入胞核，与核受体结合，激发 DNA 的转录过程、生成新的 mRNA、诱导新的蛋白质合成，产生生物效应。有些类固醇激素可直接穿越胞膜和核膜，与核受体结合，调控基因表达（图 11-2B）。

一般认为糖皮质激素和盐皮质激素受体为胞质受体，而性激素、1, 25-(OH)$_2$VD$_3$ 受体为核

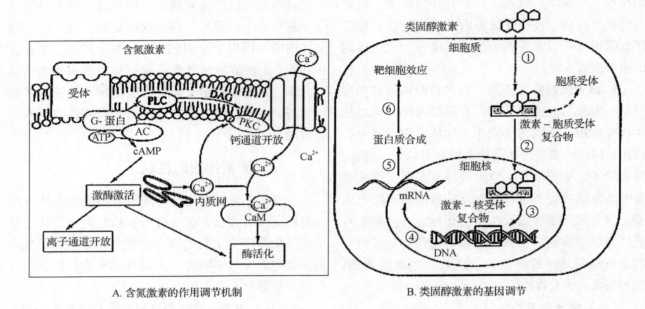

A. 含氮激素的作用调节机制　　　　　　　　　　B. 类固醇激素的基因调节

PLC—磷脂酶C　　AC—腺苷酸环化酶　　cAMP—环磷酸腺苷　　CaM—钙调蛋白　　PKC—依赖 Ca^{2+} 的蛋白激酶　　DAG—1，2－二酰甘油

图11-2　激素的作用机制示意

受体。甲状腺激素虽不属于类固醇激素，但其受体为核受体，可通过调节基因发挥效应。

实验表明，有些激素可通过不同细胞信号转导机制发挥多种作用。例如，糖皮质激素既可通过基因调节发挥作用（数小时或数天），也可迅速调节神经细胞的兴奋性（数秒或数分钟），而且不被基因转录和翻译抑制剂抑制，显然这是通过膜受体以及离子通道发挥效应的。

第二节　下丘脑与垂体

中枢神经系统内的某些神经细胞既能产生和传导神经冲动，又能合成和释放激素，这些神经细胞被称为神经内分泌细胞（Neuroendocrine Cell）。现已明确，神经内分泌细胞主要集中在下丘脑。下丘脑与垂体在结构和功能上的联系非常密切，组成下丘脑－垂体功能单位（Hypothalamus Hypophysis unit），包括下丘脑－神经垂体系统和下丘脑－腺垂体系统两部分（图11-3）。

下丘脑－神经垂体系统位于下丘脑视上核、室旁核的大细胞肽能神经元，主要合成血管升压素（VP）即抗利尿激素（ADH）和缩宫素（OTX，又称催产素），经丘脑垂体束的轴质运输

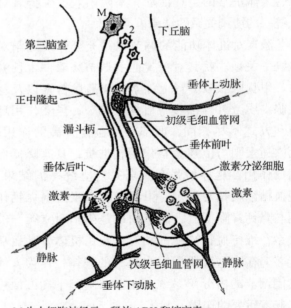

M 为大细胞神经元，释放 ADH 和缩宫素
1、2 为小细胞肽能神经元，分泌肽类激素和促释放因子

图11-3　下丘脑－垂体功能单位示意图

到神经垂体并储存，构成下丘脑－神经垂体系统。

下丘脑－腺垂体系统位于下丘脑内侧基底部促垂体区的小细胞肽能神经元，主要合成下丘脑调节肽（Hypothalamus Regulatory Peptide，HRP），这些部位的神经元轴突末梢到达正中隆起，与垂体门脉系统（Hypophysial Portal System）的第一级

毛细血管网接触，其释放的下丘脑调节肽经垂体门脉系统运输到腺垂体，调节腺垂体细胞的内分泌功能，构成下丘脑－腺垂体系统。

由于下丘脑神经内分泌细胞本身具有神经元的功能，可接受大脑皮质或中枢神经系统其他部位传来的神经信息，实现以下丘脑为枢纽协调神经调节与体液调节的关系，共同调节机体的生理功能。

一、下丘脑调节肽

下丘脑调节肽是由下丘脑促垂体区小细胞肽能神经元分泌的肽类激素，现已发现的下丘脑调节肽共有 9 种，化学结构已被确定的称为"激素"，化学结构尚未确定的物质暂称为因子。下丘脑调节肽的主要生物学作用见表 11-2。

表 11-2　下丘脑调节肽的主要生物学作用

下丘脑调节肽	英文缩写	主要生物学作用
促甲状腺激素释放激素	TRH	促进 TSH 释放，也能刺激 PRL 释放
促性腺激素释放激素	GnRH	促进 LH 和 FSH 释放（以 LH 为主）
促肾上腺皮质激素释放激素	CRH	促进 ACTH 释放
生长激素释放激素	GHRH	促进 GH 释放
生长抑素	GHIH（SS）	抑制 GH（及腺垂体其他激素）释放
促黑激素释放因子	MRF	促进 MSH 释放
促黑激素释放抑制因子	MIF	抑制 MSH 释放
催乳素释放因子	PRF	促进 PRL 释放
催乳素释放抑制因子	PIF	抑制 PRL 释放

由于下丘脑 TRH、GnRH 及 CRH 的分泌均呈现脉冲式释放，导致腺垂体相应的激素分泌也出现脉冲式波动。各种下丘脑调节肽的作用机制有所不同，如调节肽与腺垂体靶细胞膜受体结合后，GHRH 等以 cAMP 作为第二信使，TRH、GnRH 等以 IP_3/DG 或 Ca^{2+} 作为第二信使，GHIH、CRH 等则二者兼而有之，分别调节腺垂体相应激素的释放。

二、神经垂体激素

神经垂体无内分泌细胞，不能合成激素。神经垂体释放的激素是由下丘脑视上核、室旁核的神经元胞体合成，并以神经分泌的方式经下丘脑－垂体束下行到神经垂体储存。神经垂体激素含血管升压素和缩宫素，当视上核、室旁核的神经元受到刺激兴奋时，其产生的神经冲动传导到位于神经垂体的神经末梢，引起神经垂体激素释放入血而发挥调节作用。

（一）血管升压素

血管升压素（VP）也称抗利尿激素（ADH）。

在正常饮水情况下，血浆中的 VP 浓度很低（1～4 ng/L），其主要生理作用是促进肾远端小管和集合管对水的重吸收，即抗利尿作用。在机体脱水或失血情况下，VP 释放量明显增多，起升高和维持血压以及保持体液量的作用。

（二）缩宫素

缩宫素（OTX）的生物学作用主要是促进哺乳期乳腺排出乳汁，刺激分娩时子宫收缩。

1. 对乳腺的作用　使哺乳期妇女的乳腺不断分泌乳汁，储存于腺泡中。当婴儿吸吮乳头时，可引起射乳反射（Milk Ejection Reflex）。婴儿吸吮乳头的感觉信息沿传入神经到下丘脑，使分泌 OTX 的神经元兴奋，神经冲动经下丘脑垂体束到神经垂体，使 OTX 释放入血，OTX 作用于乳腺中的肌上皮细胞使其收缩，引起射乳。OTX 除引起射乳外，还有营养乳腺的作用，可维持哺乳期乳腺丰满（图 11-4）。

婴儿吸吮乳头的刺激除引起射乳反射外，还可引起下丘脑多巴胺能神经元兴奋，抑制下丘脑 GnRH 释放，使腺垂体 FSH 和 LH 分泌减少，导致

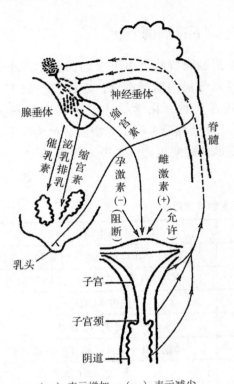

（ + ）表示增加　（ − ）表示减少

图 11-4　缩宫素和催乳素的神经内分泌调节示意

哺乳期妇女月经周期暂停。

2. 对子宫的作用　OTX 促进子宫平滑肌收缩，但此种作用与子宫的功能状态有关。OTX 对非孕子宫的作用较弱，而对妊娠子宫的作用较强。当临近分娩时，子宫平滑肌细胞表面 OTX 受体数量明显增多，所以 OTX 的作用在分娩时显著增强。OTX 促进子宫收缩的机制是使细胞外 Ca^{2+} 内流，提高子宫平滑肌细胞内的 Ca^{2+} 浓度，引起肌细胞收缩。OTX 虽然能刺激子宫收缩，但它并不是分娩时发动子宫收缩的决定因素。在分娩过程中，胎儿刺激子宫颈可反射性引起 OTX 的释放，形成正反馈调节，使子宫收缩进一步加强，有助于分娩。在性交过程中，阴道和子宫颈受到刺激也可引起 OTX 分泌和子宫肌收缩，有利于精子在女性生殖道内的运行。此外，OTX 对机体的神经内分泌、学习与记忆、痛觉调制、体温调节等生理功能也有一定的影响。

三、腺垂体激素

腺垂体是体内最重要的内分泌腺，主要分泌七种激素，其中促甲状腺激素（TSH）、促肾上腺皮质激素（ACTH）、促卵泡激素（FSH）与黄体生成素（LH）均有各自的靶腺，称为促激素，通过影响靶腺激素发挥调节作用。另三种激素即生长激素（GH）、催乳素（PRL）与促黑激素（MSH），直接作用于靶组织或靶细胞，调节机体的物质代谢、个体生长，影响乳腺发育与泌乳，以及体内黑色素的代谢等生理过程。

（一）生长激素

生长激素（Growth Hormone，GH）含 191 个氨基酸残基，相对分子质量为 22，其化学结构与催乳素近似，故有微弱的交叉作用。GH 的基础分泌呈节律性脉冲式释放，每隔 1~4 小时出现一次释放脉冲。入睡后 GH 的分泌明显增加，约 60 分钟达到高峰，以后逐渐减少。50 岁以后，睡眠时的 GH 分泌峰逐渐消失。

1. 生长激素的生物学作用　主要是促进机体生长发育和物质代谢，对各个器官组织均有影响，尤其是对骨骼、肌肉及内脏器官的作用。

（1）促进生长发育，机体生长发育受多种激素影响，但 GH 起关键作用。GH 的促生长发育作用在于它能促进骨、软骨、肌肉以及其他组织细胞分裂增殖，促进蛋白质合成，从而加快机体的生长发育。实验表明，幼年动物摘除垂体后，生长立即停止，如给摘除垂体的动物及时补充 GH，仍可正常生长。人幼年时期如 GH 分泌不足，患儿生长发育则停滞，身材矮小，称为侏儒症（Dwarfism）；如果幼年时期 GH 分泌过多，则患巨人症（Giantism）。成年后 GH 分泌过多，由于骨骺已经闭合，长骨不再生长，而肢端的短骨、面骨及其软组织仍可出现异常的生长，以致出现手足粗大、下颌突出、鼻大唇厚及内脏器官如肝、肾等增大现象，称为肢端肥大症（Acromegaly）。

（2）调节代谢作用，GH 具有促进蛋白质合成，加速脂肪分解和升高血糖的作用。同时，GH 使机体的能量来源由糖代谢向脂肪代谢转移，有利于机体的生长发育和组织修复。①蛋白质代谢，GH 促进氨基酸进入细胞，加强 DNA、RNA 的合成，加速蛋白质合成，而分解减少，呈正氮平衡。②脂肪代谢，GH 可激活对激素敏感的脂肪酶，促进脂肪分解，使组织尤其是肢体的脂肪量减少；促使脂肪酸进入组织氧化分解，为机体提供能量。

③糖代谢，GH 还可抑制外周组织对葡萄糖的利用，减少葡萄糖的消耗，升高血糖。GH 分泌过多的患者，可因血糖过高而出现糖尿，称为垂体性糖尿。

此外，GH 还是机体重要的应激激素之一，参与机体的应激反应。

2. 生长激素的作用机制 GH 是通过靶细胞膜上的生长激素受体（GH－R）完成信号转导的。

GH－R 位于许多组织细胞的细胞膜上。GH 具有两个与 GH－R 结合的位点。GH 与 GH－R 的结合促使 GH－R 二聚化，通过多途径信号转导，如 JAK－STAT 途径，调节靶细胞的生物效应，包括调节基因转录，某些蛋白激酶与离子通道激活，代谢物转运等，改变细胞生长和代谢活动。胎儿或新生儿时期，各类细胞上的 GH－R 数量最多，所以对 GH 的反应最敏感（图 11-5）。

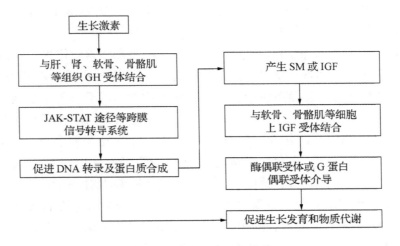

图 11-5　生长激素作用机制示意

GH 的部分效应是通过生长激素介质（Somatomedin, SM）实现的。GH 与 GH－R 的结合可诱导某些靶细胞（肝细胞等）产生 SM。因 SM 的化学结构和功能与胰岛素近似，故又称为胰岛素样因子（Insulin－Like Growth Factor, IGF）。现已分离出 IGF－1 和 IGF－2。GH 的促生长作用主要是通过 IGF－1 介导。在青春期，随着生长激素分泌增多，血中 IGF－1 浓度明显增高。给幼年动物注射 SM 能明显地刺激动物生长，身长和体重都增加。年幼动物比年老动物对 SM 更敏感。SM 的主要作用是促进软骨生长，使长骨加长。SM 还能刺激多种组织细胞如成纤维细胞、肌细胞、肝细胞、脂肪细胞以及肿瘤细胞等有丝分裂，加强细胞增殖。

3. 生长激素分泌的调节 生长激素的分泌受多种因素的调节。

（1）下丘脑对生长激素分泌的调节：腺垂体 GH 的分泌受下丘脑 GHRH 与 GHIH 的双重调控。GHRH 促进 GH 分泌，而 GHIH 则抑制其分泌。一般认为，以 GHRH 是 GH 分泌的经常性调节者，而 GHIH 则是在应激刺激 GH 分泌过多时才对 GH

分泌起抑制作用（图 11-6）。

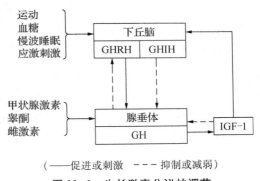

（——促进或刺激　－－－ 抑制或减弱）

图 11-6　生长激素分泌的调节

（2）反馈调节：GH 和其他垂体激素一样，可对下丘脑和腺垂体产生负反馈调节。GH 不仅对下丘脑 GHRH 的释放有反馈抑制作用，而且 GHRH 对其自身释放也有负反馈调节作用。此外，IGF－1 对 GH 的分泌也有负反馈调节作用，IGF－1 能刺激下丘脑释放 GHIH，从而抑制 GH 的分泌。

（3）影响 GH 分泌的其他因素：①睡眠，人在觉醒状态下，GH 分泌较少；进入慢波睡眠后，GH 分泌明显增加；转入异相睡眠后。GH 分泌减少。慢波睡眠时，GH 的分泌增多有利于机体的生长发育和体力的恢复。②代谢因素，运动、应激刺激、饥饿、低血糖等因素可引起 GH 分泌增多，其中以低血糖对 GH 分泌的刺激作用最强。③激素的作用，甲状腺激素、雌激素与睾酮均能促进 GH 分泌。青春期，由于血中雌激素或睾酮浓度增高，GH 分泌明显增多而机体生长速度增快。

（二）催乳素

催乳素（Prolactin，PRL）是由 199 个氨基酸残基和 3 个二硫键构成的蛋白质，相对分子质量为 23。成人血浆中 PRL 浓度 < 20 μg/L。

1. 催乳素的生物学作用 非常广泛。主要是促进乳腺和性腺的发育与分泌，并参与应激反应和免疫调节。

（1）对乳腺的作用，PRL 促进乳腺的发育，发动并维持哺乳期妇女乳腺泌乳。在女性青春期乳腺的发育中，雌激素、孕激素、GH、糖皮质激素、胰岛素、甲状腺激素及 PRL 都起着重要作用。到妊娠期，随着 PRL、雌激素与孕激素分泌增多，乳腺组织进一步发育至成熟，使其具备泌乳能力但不泌乳。这是由于妊娠期血中雌激素与孕激素浓度非常高，抑制了 PRL 对成熟乳腺的泌乳作用。分娩后，血中的雌激素和孕激素浓度大大降低，PRL 才能发挥其始动和维持泌乳的作用。

（2）对性腺的作用，PRL 对卵巢黄体功能的影响是刺激 LH 受体的生成，调控卵巢内 LH 受体的数量。PRL 与 LH 配合，发挥其促进排卵和黄体生成并维持孕激素的分泌。在男性，PRL 促进前列腺及精囊的生长，还可增强 LH 对间质细胞的作用，使睾酮合成增加。

（3）对免疫的调节作用，PRL 可协同一些细胞因子共同促进淋巴细胞的增殖，促进淋巴细胞分泌 IgM 和 IgG。同时 T 淋巴细胞和胸腺淋巴细胞可以产生 PRL，以自分泌或旁分泌的方式发挥免疫调节作用。

（4）参与应激反应，在应激状态下，PRL 在血中浓度升高，应激刺激停止后数小时恢复正常。PRL 与腺垂体分泌的 ACTH 和 GH 共同组成 3 种重要的应激激素。

2. 催乳素分泌的调节 PRL 的分泌受下丘脑 PRF 与 PIF 的双重控制，前者促进 PRL 分泌，后者抑制其分泌。平时以 PIF 的抑制作用为主。TRH 对 PRL 分泌也有促进作用。此外，母亲哺乳时，婴儿吸吮乳头的刺激能反射性地引起下丘脑 PRF 神经元兴奋，腺垂体分泌 PRL 增多，促进乳腺泌乳（图 11-4）。

（三）促黑激素

人的促黑激素（MSH）是由腺垂体远侧部的细胞内阿黑皮素原（Proopiomelanocortin，POMC）水解生成的肽类激素，包括 α-MSH（13 肽）、β-MSH（18 肽）、γ-MSH（12 肽）。

1. 促黑激素的作用 体内黑色素细胞分布于皮肤、毛发、眼球、虹膜及视网膜色素层等。MSH 主要作用于黑色素细胞，使细胞内酪氨酸转变为黑色素，同时使黑色素颗粒在细胞内散开，使肤色、毛发等颜色加深。此外，MSH 还参与 GH、醛固酮、CRH、胰岛素及 LH 等激素分泌的调节，并有抑制摄食的作用。

2. 促黑激素分泌的调节 主要受下丘脑 MIF 和 MRF 的双重调节，平时以 MIF 的抑制作用占优势。MSH 也可通过负反馈调节腺垂体的 MSH 分泌。

（四）促激素

由腺垂体分泌的促进靶腺生长并分泌靶腺激素的激素称为促激素（Tropic Hormones）。由于促激素受下丘脑调节肽的调控，在下丘脑、腺垂体和靶腺之间形成分泌活动的调节轴，即下丘脑-腺垂体-甲状腺轴、下丘脑-腺垂体-肾上腺皮质轴、下丘脑-腺垂体-性腺轴。在甲状腺激素、肾上腺皮质激素和性腺激素分泌的调节中起着重要的作用。

一般来说，下丘脑分泌的下丘脑调节肽经垂体门脉系统促进腺垂体分泌促激素，促激素经血液循环作用于靶腺分泌靶腺激素。在平时，靶腺激素和促激素又可通过负反馈调节，维持血中下丘脑调节肽、促激素和靶腺激素浓度的相对稳定。通常将靶腺激素对下丘脑、腺垂体的负反馈活动称为长反馈（Long-Loop Feedback），将促激素对下丘脑的负反馈活动称为短反馈（Short-Loop Feedback），将下丘脑调节肽对下丘脑的自身负反馈称为超短反馈（Ultra-Short-Loop Feedback）（图 11-7）。促激素除了促进靶腺合成和分泌靶腺激素之外，还可促进靶腺细胞的增生和腺体肥大。

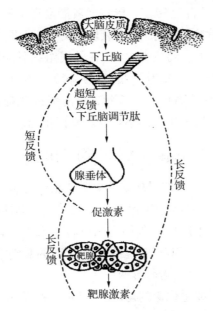

图 11-7 下丘脑-腺垂体-靶腺轴的调节

第三节 甲状腺

甲状腺是人体内最大的内分泌腺，重 20 ~ 25 g。腺体内有许多大小不等的滤泡，滤泡上皮细胞是甲状腺素（Thyroid Hormone，TH）合成与释放的部位。滤泡腔内充满滤泡上皮细胞分泌的胶质，其主要成分是含有 TH 的甲状腺球蛋白（Thytoglobulin，TG），因此，滤泡腔内的胶质是 TH 的储存库。在 TSH 作用下，滤泡上皮细胞吞饮 TG 胶质小滴。此时，滤泡上皮细胞的形态也由立方形变为高柱状，滤泡腔内胶质减少；反之，甲状腺缺少 TSH 刺激时，其滤泡上皮细胞呈扁平状，胶质增多，滤泡增大。在甲状腺滤泡与滤泡之间和滤泡上皮细胞之间有滤泡旁细胞（Parafollicular Cell），也称 C 细胞（Clear Cell），可分泌降钙素（见第四节）。

一、甲状腺激素的合成与代谢

甲状腺激素主要有甲状腺素或四碘甲状腺原氨酸（T_4）和三碘甲状腺原氨酸（rT_3）两种，此外还能分泌少量的逆 T_3（reverse T_3，rT_3），它们都是酪氨酸 Tyr 的碘化物。其中 T_3 的生物活性是 T_4 的 5 倍，rT_3 无生物活性。

碘是合成 TH 不可缺少的原料。人每天从食物中摄取碘 100 ~ 200 μg，约有 1/3 进入甲状腺，甲状腺含碘量为 8000 μg 左右，占全身总碘量的 90%。各种原因引起的碘缺乏，都会导致 TH 合成减少。TG 由滤泡上皮细胞合成，然后转运至滤泡腔内储存。TG 上的酪氨酸残基碘化后可合成 TH。TH 的合成过程包括以下三个步骤（图 11-8）。

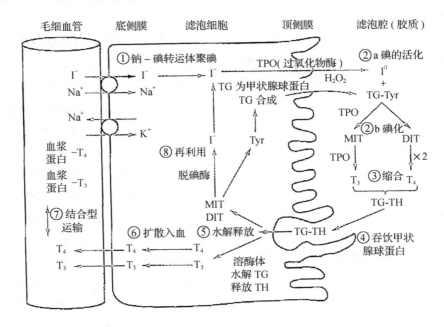

图 11-8 甲状腺激素合成和代谢示意

（一）甲状腺滤泡聚碘

聚碘是将细胞外液中的碘转运至甲状腺滤泡上皮细胞内。正常甲状腺滤泡上皮细胞内，碘的浓度比血浆高 25～50 倍，故聚碘是一种主动转运。在滤泡上皮细胞基底膜侧有钠-碘同向转运体，其和膜上的 Na^+-K^+ 泵协同转运可实现 I^- 的继发性主动转运。聚碘能力大小是判断甲状腺功能的一个重要指标。临床上常用放射性同位素 ^{131}I 示踪法来检查和判断甲状腺聚碘能力。

（二）碘的活化

摄入滤泡上皮内的 I^- 在甲状腺氧化酶（Thyroperoxidase，TPO）的催化下转变为活化的碘。活化过程在滤泡上皮细胞顶端膜微绒毛与滤泡腔交界处完成。

（三）酪氨酸碘化与碘化后酪氨酸的偶联

酪氨酸碘化是由活化碘在 TPO 的作用下取代 TG 上的酪氨酸残基上的氢，生成一碘酪氨酸残基（MIT）和二碘酪氨酸残基（DIT）。两个分子的 DIT 偶联生成 T_4，一分子的 MIT 与一分子的 DIT 偶联则生成 T_3。TPO 由滤泡上皮细胞合成，其作用是促进碘的活化、酪氨酸碘化以及碘化酪氨酸的偶联。TPO 的活性受 TSH 的调控。临床上，硫氧嘧啶类与硫脲类药物可抑制 TPO 的活性，从而抑制甲状腺激素的合成，用于治疗甲亢。

（四）甲状腺激素的储存、释放、运输与代谢

1. 储存　合成的 TH 仍结合在 TG 上，储存在滤泡腔胶质内。因此，TH 的储存的特点是：①储存在细胞外（滤泡腔内）；②储存量大，占各种激素首位，可供机体利用 50～120 d。

2. 释放　当甲状腺受到 TSH 刺激后，甲状腺滤泡上皮细胞顶端膜的微绒毛伸出伪足，将含有 T_3、T_4 的 TG 胶质小滴，吞饮到滤泡上皮细胞内，与溶酶体融合。在溶酶体水解酶的作用下，TG 被水解，T_3、T_4、MIT 和 DIT 被释放。MIT 和 DIT 受胞质脱碘酶的作用脱碘，被重新利用；T_4 和 T_3 迅速释放入血液。人血清 T_4 浓度正常为 51～142 nmol/L，T_3 浓度为 1.2～3.4 nmol/L。

3. 运输　T_4 和 T_3 释放入血后，以结合型和游离型两种形式运输。99% 的 T_4、T_3 与血浆蛋白结合，以结合形式运输。游离型的 T_4 占 0.04%，T_3 占 0.4%。但只有游离型的 TH 才能进入靶细胞，

与核受体结合，发挥生物学效应。结合型和游离型的 TH 可相互转变，维持两者的动态平衡。

4. 代谢　血浆 T_4 半衰期约为 7 天，T_3 半衰期约为 1.5 天。约 80% 的 T_4 在外周组织脱碘酶的作用下变为 T_3，成为 T_3 的主要来源。约 20% 的 T_4 与 T_3 在肝脏降解，形成葡萄糖醛酸或硫酸盐的代谢产物，随胆汁排入小肠，随粪便排出。

二、甲状腺激素的生物学作用

TH 的主要作用是促进物质与能量代谢和生长、发育过程。TH 为亲脂性激素，T_4 与 T_3 都具有生理作用，但由于 T_4 在外周组织可转变为 T_3，以及 T_3 的活性较大，因此 T_4 也可看作为 T_3 的激素原。

（一）对代谢的影响

1. 对能量代谢的影响　TH 能提高绝大多数组织尤其是促进心、肝、骨骼肌和肾等大多数组织的能量消耗，从而提高耗氧量，增加产热量，使基础代谢率增高。研究表明，1 mg T_4 可增加 4200 kJ 热量，提高基础代谢率 28%。T_3 的产热作用比 T_4 强 3～4 倍，但持续时间较短。由于 TH 的产热效应，临床上甲亢患者常有怕热多汗、体温偏高、基础代谢率明显提高等现象；而甲低患者则相反，出现基础代谢率降低，体温偏低，喜热怕冷。

2. 对物质代谢的影响

（1）蛋白质代谢，TH 可无特异性地加强基础蛋白质合成，同时也刺激蛋白质的降解。在生理情况下，TH 促进 DNA 转录和 mRNA 形成，加速结构和功能蛋白质合成，有利于机体的生长发育和各种功能活动。但 TH 分泌过多则加速骨与骨骼肌为主的外周组织蛋白质分解，出现肌肉无力、骨质疏松、尿酸增加、血钙升高和尿钙增多现象。当 TH 分泌不足时，因蛋白质合成减少，肌肉乏力，但组织间的黏蛋白增多，结合大量的水分子滞留皮下，形成无凹陷特征的水肿，称为水肿（Myxedema）。

（2）糖代谢，TH 促进小肠黏膜吸收葡萄糖，增强肝糖异生和糖原分解，使血糖升高；也能拮抗胰岛素，协同肾上腺素、胰高血糖素、糖皮质激素和 GH 使血糖升高。同时 TH 又增强外周组织对糖的利用，使血糖降低。因此甲亢患者常表现为餐后血糖升高，甚至出现糖尿。

（3）脂类代谢，TH 促进脂肪酸氧化，增强儿

茶酚胺与胰高血糖素对脂肪的分解。对于胆固醇代谢，TH 既加速其合成，又促进其从血中清除。由于对脂类物质的分解的速度超过合成，所以甲亢患者体脂减少，血中胆固醇含量低于正常。

（二）对生长与发育的影响

TH 具有促进组织分化、生长与发育成熟的作用，尤其对脑和骨的发育更为重要。TH 是胎儿和新生儿脑正常生长与发育的关键激素。TH 刺激骨的骨化中心正常发育、软骨骨化等过程，促进长骨和牙齿的正常生长。在胚胎期，TH 对骨的生长并非必需，所以 TH 低下的胎儿出生时身高可以基本正常，但脑的发育已经受到不同程度的影响。一般在出生后数周至 3～4 个月，就会出现明显的智力迟钝和长骨生长迟滞，以致智力低下，身材矮小而称为呆小症（又称克汀病，Cretinism）。在儿童生长发育的过程中，TH 能增强 GH 基因转录，GH 生成增加；TH 还能提高机体对 SM 的反应性，与 GH 有协同作用。

（三）对神经系统的影响

TH 不仅影响中枢神经系统的发育，而且对已分化成熟的神经系统有提高兴奋性的作用。TH 可易化儿茶酚胺的效应，使交感神经系统兴奋。甲亢时，患者中枢神经系统的兴奋性提高，表现为注意力不易集中、易激动、喜怒无常、烦躁不安、失眠多梦、肌肉震颤等。甲低时，中枢神经系统兴奋性降低，出现记忆力减退、说话和行动迟缓、淡漠无情与嗜睡等症状。

（四）对心血管活动的影响

TH 对心血管系统的活动也有明显的影响。T_3 能增加心肌细胞膜上 β 受体的数量和对儿茶酚胺的敏感性，促进肌质网 Ca^{2+} 释放，以致心率增快、心肌收缩能力增强、心输出量与心脏做功增加，故甲亢患者常表现心动过速、心肌肥大，可因过度耗竭而致心力衰竭。TH 因增加产热量、氧耗量而间接使外周血管舒张，外周阻力降低，所以甲亢患者的脉压常增大。

三、甲状腺功能的调节

甲状腺功能主要受下丘脑－腺垂体－甲状腺轴的调节，也接受自主神经的调节，并对血碘水平有一定程度的自身调节。

（一）下丘脑－腺垂体－甲状腺轴的调节

1. 下丘脑和腺垂体对甲状腺的调节　下丘脑促垂体区能合成和释放 TRH，通过垂体门脉系统运输到腺垂体，促进腺垂体合成 TSH 并释放入血，TSH 通过血液循环作用于甲状腺。TSH 是调节甲状腺功能的主要激素，一方面促进 TH 的合成与释放。另一方面促进甲状腺滤泡上皮细胞内的核酸和蛋白质合成，使腺细胞增生、肥大。

下丘脑 TRH 神经元还接受神经系统其他部位传来的信息，如寒冷刺激的信息能通过神经递质 NE 来增强 TRH 神经元的活动，促进下丘脑－腺垂体－甲状腺轴的活动增强。当机体受到应激刺激时，下丘脑可释放较多的 GHIH，抑制腺垂体 TSH 的释放。另外，情绪反应也可影响 TRH 和 TSH 的分泌。

2. 甲状腺激素负反馈调节　血中游离 TH 水平是调节垂体 TSH 分泌的经常性负反馈因素。腺垂体 TSH 细胞对血中游离的 T_4 与 T_3 浓度的变化十分敏感。血中 T_4 或 T_3 浓度升高可下调胞膜上的 TRH 受体数量，降低其对 TRH 的反应性，使 TSH 合成和分泌减少；同时刺激腺垂体 TSH 细胞产生一种抑制蛋白，该蛋白可直接抑制 TSH 合成与释放。这种负反馈式的调节在血液 T_3 和 T_4 正常浓度范围内波动时，也会引起 TSH 的分泌发生相应的波动（图 11-9）。有些激素也可影响腺垂体分泌

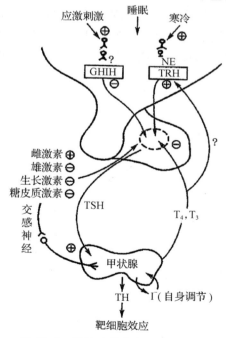

图 11-9　甲状腺激素分泌调节示意

TSH，如雌激素可增强腺垂体对 TRH 的反应，从而使 TSH 分泌增加，而 GH 与糖皮质激素则对 TSH 的分泌有抑制作用。

由于食物及饮水缺碘，引起血中 T_3、T_4 的降低，以 TSH 增多以及甲状腺肿大为特征的疾病称为地方性甲状腺肿。缺碘导致 T_3、T_4 合成不足，后者对腺垂体的负反馈作用减弱，以致 TRH 对腺垂体的作用增强，可出现 TSH 分泌增多和甲状腺增生、肥大。青春期、妊娠及哺乳期的妇女，有时甲状腺也生理性肿大。

有些甲亢患者的血中可出现一种称为 TSH 受体刺激抗体（TSH – R Stimulating Antibody）的物质，产生类似于激动 TSH 的效应，刺激甲状腺分泌 T_3 和 T_4 增多和腺体增生肥大，因血中 T_3 和 T_4 浓度增多，对腺垂体负反馈作用增强，血中 TSH 减少。

（二）甲状腺的自身调节

在没有神经和体液因素影响的情况下，甲状腺也能根据血碘水平调节其对碘的摄取与合成 TH 的能力，称为甲状腺的自身调节（Autoregulation）。当血碘含量不足时，甲状腺可增强其聚碘能力，并加强 T_3 和 T_4 的合成。当血碘浓度高于正常时，最初 T_3 和 T_4 的合成有所增加，但血碘浓度超过 1 mmoL/L 后，甲状腺聚碘能力及 T_3 和 T_4 的合成速度反而下降。当血碘浓度达到 10 mmol/L 时，甲状腺聚碘作用完全消失。这种过量的碘所产生的抗甲状腺聚碘和并抑制 TH 合成的作用，称为 Wolff Chaikoff 效应。若再持续加大碘的供应量，则 Wolff Chaikoff 效应消失，T_3 和 T_4 合成再次增加，称为碘阻断的"脱逸"（Escape）现象。临床上常利用此效应，给予过量碘来处理甲状腺危象和甲状腺手术的术前准备。

（三）自主神经对甲状腺活动的影响

在甲状腺滤泡细胞膜上存在 α、β 和 M 受体，也受交感神经和副交感神经支配。刺激交感神经，T_3 和 T_4 合成和分泌增加；刺激副交感神经则抑制 T_3 和 T_4 合成和分泌。

第四节　甲状旁腺和甲状腺 C 细胞

甲状旁腺主细胞分泌甲状旁腺激素（Parathyroid Hormone，PTH），甲状腺 C 细胞分泌降钙素（calcitonin，CT），肾脏近端小管细胞可生成 $1,25-(OH)_2-D_3$，三者共同调节机体的钙、磷代谢，维持血钙和血磷浓度的稳定。

一、甲状旁腺激素

（一）甲状旁腺激素的生物学作用

PTH 是含 84 个氨基酸残基的直链多肽，其主要作用是升高血钙、降低血磷，调节血钙和血磷的稳态。临床上甲状腺手术时若不慎将甲状旁腺摘除，会引起严重的低血钙，产生手足抽搐，甚至因喉部肌肉痉挛，窒息死亡。PTH 作用的靶器官是骨组织和肾脏（图 11-10）。

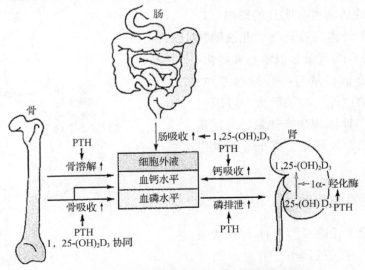

图 11-10　调节钙磷代谢激素的主要作用环节

1. 对骨的作用　PTH 动员骨钙入血，其作用包括快速效应与延迟效应两个时相。快速效应在 PTH 作用后数分钟即可发生。PTH 能迅速提高骨膜细胞的骨液侧膜对 Ca^{2+} 的通透性，使骨液中的 Ca^{2+} 进入骨膜细胞内，进而增强骨膜细胞的细胞外液侧膜上的钙泵活性，将胞内的 Ca^{2+} 转运至细胞外液中，引起血钙升高。延缓效应在 PTH 作用后 12 ~ 14 小时出现，通常要几天甚至几周后达高峰。PTH 能刺激破骨细胞增殖并加强其活动。PTH 还能抑制成骨细胞活动，减少钙盐在骨中沉积，使血钙浓度进一步提高。

2. 对肾脏的作用　PTH 能促进肾远端小管和集合管对钙离子的重吸收。使尿钙排泄减少，血钙升高；并抑制近端小管对磷酸盐的重吸收，促进磷酸盐的排出，使血磷降低。此外，PTH 对肾脏的关键作用是激活 1α - 羟化酶，使来自肝脏的 $25-(OH)-D_3$ 转化成有高度活性的 $1,25-(OH)_2-D_3$。

（二）甲状旁腺激素分泌的调节

1. 血钙水平对 PTH 分泌的调节　血钙浓度的变化对甲状旁腺主细胞的直接负反馈是调节 PTH 分泌的主要方式。血钙浓度下降，在 1 分钟内即可引起 PTH 分泌增加，促进骨钙释放和肾小管对钙的重吸收，使血钙回升。若长时间的高血钙，可使甲状旁腺发生萎缩；而长时间的低血钙则可使甲状旁腺增生。近年研究表明，在甲状旁腺主细胞的膜上存在钙受体，当血 Ca^{2+} 水平升高时，可通过 Ca^{2+} 钙受体—G 蛋白—PLC - IP_3/DG—PKC 信号转导途径，抑制 PTH 的分泌。

2. 其他因素对 PTH 分泌的调节　甲状旁腺主细胞的膜上有 β 受体，儿茶酚胺可通过 β 受体—G 蛋白—AC—cAMP—PKA 信号转导途径，促进 PTH 的分泌。PGE_2 促进 PTH 分泌，而 $PGF_2\alpha$ 则使 PTH 分泌减少。血磷升高可使血钙降低，刺激 PTH 的分泌。血镁浓度降至较低时。可使 PTH 分泌减少。

二、降钙素

（一）降钙素的生物学作用

CT 是由甲状腺 C 细胞分泌的肽类激素，其主要作用是降低血钙和血磷，靶器官是骨和肾脏。

1. 对骨的作用　抑制破骨细胞活动，减弱溶骨过程，同时加强成骨细胞活动，增强成骨过程，以致骨组织钙、磷释放减少、沉积增加，血钙与血磷水平下降。

2. 对肾的作用　能抑制肾小管对钙、磷、钠及氯等离子的重吸收，增加这些离子在尿中的排出量。

（二）降钙素分泌的调节

1. 血钙水平　CT 的分泌主要受血钙浓度的调节。甲状腺 C 细胞对血钙浓度的变化很敏感，当血钙浓度升高时，CT 的分泌增加。CT 与 PTH 对血钙的作用相反，共同调节血钙浓度的稳态。与 PTH 相比，血钙对 CT 的调节特点是快速而短暂。CT 对高钙饮食引起的血钙升高后恢复到正常水平起着重要作用。

2. 其他调节　进食可刺激 CT 的分泌，这可能与几种胃肠激素如促胃液素、促胰液素、缩胆囊素及胰高血糖素的分泌有关，它们均可促进 CT 的分泌，其中以促胃液素的作用最强。此外，血 Mg^{2+} 浓度升高也可刺激 CT 分泌。

三、维生素 D_3

（一）$1,25-(OH)_2-D_3$ 的生成与代谢

维生素 D_3〔即胆钙化醇（Cholecalciferol，VD_3）〕是胆固醇的衍生物，其活性形式有 25，羟维生素 D_3〔$25-HydroxyvitaminD_3$，$25(OH)D_3$〕和 $1,25-(OH)_2-D_3$〔$1,25(OH)_2D_3$〕两种，其中以 $1,25(OH)_2D_3$ 为主要活性形式。

体内的 VD_3 主要由皮肤中 7 - 脱氢胆固醇经日光中的紫外线照射转化而来，也可从食物中获取。

（二）$1,25-(OH)_2-D_3$ 的生物学作用

1. 对小肠的作用　$1,25-(OH)_2D_3$ 进入小肠黏膜细胞内，参与小肠吸收钙的转运过程。$1,25-(OH)_2D_3$ 也促进小肠黏膜细胞对磷的吸收。因此，它既能升高血钙，也能增加血磷。

2. 对骨的作用　调节骨钙的沉积和释放。$1,25-(OH)_2D_3$ 既能刺激成骨细胞的活动，促进骨钙沉积和骨的形成，降低血钙，又能提高破骨细胞的活动，增强骨的溶解，使骨钙、骨磷释放入血，升高血钙和血磷，但总的效应是使血钙浓

度升高。此外，$1,25-(OH)_2D_3$ 还可增强 PTH 对骨的作用，在缺乏 $1,25-(OH)_2D_3$ 时，PTH 对骨的作用明显减弱。

成骨细胞能合成一种能与钙结合的多肽，称为骨钙素（Osteocalcin），其分泌受 $1,25-(OH)_2D_3$ 的调节。骨钙素被分泌至骨基质中，对调节与维持骨钙起着重要作用。

3. 对肾脏的作用 促进肾小管对钙、磷的重吸收，尿钙、磷排出量减少。

中医学的"肾主骨"认识，骨与齿的生长发育均有赖于"肾"气，"肾"气盛，则齿更发长。"肾"气热则腰脊不举，骨枯而髓减，变为骨痿。"肾"的这一功能，其生理学基础可能是 PTH、$1,25-(OH)_2D_3$ 和降钙素这三种激素的相互调节与平衡的结果。在体内，PTH、降钙素和 $1,25-(OH)_2D_3$ 共同对钙磷代谢进行调节，现将 PTH、$1,25-(OH)_2D_3$ 和降钙素对血钙浓度的作用部位及其分泌调节总结于表 11-3。

表 11-3 三种激素对钙磷代谢的调节

激素名称	主要作用	作用的靶部位	分泌调节
甲状旁腺激素（PTH）	提高血钙、降低血磷	促进骨细胞钙外流；加强破骨细胞活性，动员骨钙入血。促进肾小管对钙的重吸收，抑制磷的重吸收，刺激 $1,25-(OH)_2D_3$ 的形成	血钙和血磷的浓度
降钙素（CT）	降低血钙和血磷	抑制破骨细胞活性，减少溶骨，增强成骨细胞活性。抑制肾小管对钙、磷的重吸收	血钙浓度
维生素 D_3 $[1,25-(OH)_2D_3]$	提高血钙和血磷	对骨盐沉积和骨钙动员均有作用。促进肾小管、小肠对钙、磷的重吸收	血钙和血磷水平

第五节 肾上腺

肾上腺由周围部的肾上腺皮质和中央部的肾上腺髓质两部分组成。肾上腺皮质和髓质是两个在结构和功能上均不相同的内分泌腺。肾上腺皮质分泌类固醇激素，在维持机体基本生命活动中起重要作用。肾上腺髓质分泌胺类激素，在机体应急反应中起重要作用。

一、肾上腺皮质激素

肾上腺皮质由外向内可分为球状带、束状带和网状带。肾上腺皮质激素按其生理功能不同可分为三类：①调节水盐代谢为主的盐皮质激素（Mineralocorticoid，MC），以醛固酮（Aldosterone）为代表，由球状带细胞所分泌；②调节糖类代谢为主的糖皮质激素（Glucocorticoids，GC），以皮质醇（Cortisol）为代表，主要由束状带细胞分泌，网状带细胞也少量分泌；③调节性腺活动为主的性激素（Gonadal Hormone），包括脱氢表雄酮

（Dehydroepiandrosterone）、雌二醇（Estradiol），由网状带细胞分泌。

血中的肾上腺皮质激素以游离型和结合型两种形式存在。结合型占 90%，但只有游离型的肾上腺皮质激素才能发挥生物作用。健康成人清晨血清皮质醇浓度为 $110\sim520$ nmol/L，醛固酮浓度为 $220\sim430$ pmol/L。皮质醇的半衰期为 70 分钟，醛固酮的半衰期为 20 分钟。它们都在肝脏中降解，降解产物随尿排出体外。

肾上腺皮质激素与生命维持密切相关。动物实验表明，切除双侧肾上腺的动物，$1\sim2$ 周内即死亡；如果仅切除肾上腺髓质，则动物可存活较长时间，足见肾上腺皮质激素对维持生命的重要性。

（一）糖皮质激素

1. 糖皮质激素的生物学作用 糖皮质激素的作用广泛，在物质代谢、水盐代谢、免疫反应和应激反应等调节中起重要作用。

（1）对物质代谢的影响，糖皮质激素对糖、蛋白质和脂肪代谢均有作用。①糖代谢，糖皮质激素因能显著升高血糖效应而得名。它主要通过

增加糖的来源和减少糖的去路，升高血糖。增加糖的来源是由于它能促进糖异生，将蛋白分解产生的氨基酸转入肝脏，同时增强肝脏内与糖异生有关酶的活性，使糖异生过程大大加强。减少糖的去路是由于糖皮质激素有抗胰岛素作用，降低肌肉与脂肪等组织对胰岛素的反应性，使外周组织对葡萄糖的利用减少。如果糖皮质激素分泌过多（或服用此类激素药物过多），会出现血糖升高，甚至出现糖尿，称为类固醇性糖尿病；相反，肾上腺皮质功能低下患者，则可发生低血糖。②蛋白质代谢，糖皮质激素可促进肝外组织，尤其是肌肉组织的蛋白质分解，加速氨基酸转移至肝，为糖异生提供原料。因此，糖皮质激素分泌过多时，患者可出现肌肉消瘦、皮肤变薄、骨质疏松、淋巴组织萎缩等现象。③脂肪代谢，糖皮质激素可促进脂肪分解，增强脂肪酸在肝内的氧化过程，有利于糖异生作用。当肾上腺皮质功能亢进时，糖皮质激素对身体不同部位的脂肪作用不同，四肢脂肪组织分解增强，而躯干、头面部的脂肪合成有所增加，以致体内脂肪发生重新分布，以面圆、背厚、四肢消瘦、躯干发胖为主要特征，称为向心性肥胖，临床上又称为库欣综合征（Cushing 综合征）。

（2）对水盐代谢的影响，糖皮质激素具有微弱的盐皮质激素作用，但其促进肾脏远端小管和集合管保钠、排钾和保水的作用远弱于醛固酮。糖皮质激素还可降低肾小球入球小动脉的阻力，增加肾血浆流量，使肾小球滤过率增加；抑制 ADH 分泌，总效应有利于水的排出。肾上腺皮质功能不全患者，由于肾脏排水能力降低，可出现"水中毒"，若补充适量的糖皮质激素，水中毒可得到缓解，而补充盐皮质激素则无效。

（3）对血细胞的影响，糖皮质激素可刺激骨髓造血，使血中红细胞、血小板的数量增加；可抑制胸腺与淋巴组织细胞的 DNA 合成和有丝分裂，使淋巴细胞减少；动员附着在小血管壁的中性粒细胞进入血流，使中性粒细胞数量增多；可促进肺和脾脏收留嗜酸性粒细胞，使外周血嗜酸性粒细胞数减少；还能抑制 T 淋巴细胞产生白细胞介素 - 2。

（4）对循环系统的影响，糖皮质激素并不直接引起血管收缩，但能增强血管平滑肌对儿茶酚胺的敏感性，维持一定的血管紧张性，称为糖皮质激素对儿茶酚胺的允许作用（Permissive Action），有利于提高血管的张力和维持一定血压。另外，糖皮质激素可降低毛细血管壁的通透性，减少血浆的滤出，有利于维持血容量。

（5）参与应激反应，应激反应（Stress Reaction）是指当机体受到应激刺激时，产生的一种以 ACTH 和糖皮质激素分泌增加为主，多种激素共同参与的、增强机体抵抗力的非特异性反应。应激（Stress）刺激包括缺氧、感染、创伤、手术、饥饿、疼痛、寒冷以及精神紧张和焦虑不安等有害刺激。在应激刺激下，下丘脑 - 腺垂体 - 肾上腺皮质轴的功能大大增强，ACTH 和糖皮质激素分泌大大增加，有提高机体对应激刺激的耐受性和生存能力；与此同时，交感 - 肾上腺髓质系统的活动也加强，血中儿茶酚胺含量也相应增加；其他激素如 β - 内啡肽、GH、PRL、胰高血糖素、VP 及醛固酮等分泌也增加。实验表明，切除肾上腺髓质的动物，可以抵抗应激刺激而不产生严重后果；而当切除肾上腺皮质时，机体应激反应减弱，对有害刺激的抵抗力大大降低，若不适当处理，一两周内即可死亡，如及时补给糖皮质激素，则可生存较长时间。说明在应激反应中，血中 ACTH 和糖皮质激素浓度增加有着重要意义。

（6）其他作用，除上述的主要作用外，糖皮质激素还可促进胎儿肺泡表面活性物质的生成；提高胃腺细胞对迷走神经与促胃液素的反应性，增加胃酸及胃蛋白酶原的分泌，抑制蛋白质合成和结缔组织增生，使黏液分泌量和胃黏膜上皮细胞转换率降低，可使胃黏膜的破坏能力增强，而保护和修复能力减弱；增强骨骼肌的收缩力；提高大脑皮质兴奋性、维持中枢神经系统的正常功能；使骨基质 I 型胶原和小肠对钙的吸收减少，抑制骨的生成。此外，糖皮质激素还具有抗炎症、抗休克、抗过敏、抗中毒和抑制免疫功能等药理作用。

2. 糖皮质激素分泌的调节　糖皮质激素的分泌可分为正常生理状态下的基础分泌和应激反应状态下的应激分泌，这两种形式的分泌均与下丘脑 - 腺垂体 - 肾上腺皮质轴的活动状态有关（图 11-11）。

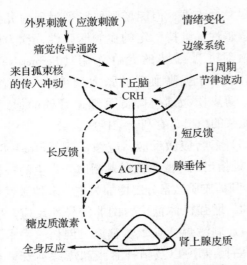

图 11-11　糖皮质激素的分泌调节示意

（1）下丘脑－腺垂体对肾上腺皮质功能的调节，下丘脑促垂体区能合成和释放促肾上腺皮质激素释放激素（CRH），通过垂体门脉系统运输到腺垂体，促进腺垂体合成促肾上腺皮质激素（ACTH）并释放入血，ACTH通过血液循环作用于肾上腺皮质的束状带及网状带细胞，一方面促进糖皮质激素的合成与释放，另一方面促进束状带及网状带细胞内的腺细胞增生、肥大。实验表明，在束状带与网状带的胞膜上存在ACTH受体，ACTH与其受体结合后，通过G蛋白—AC—cAMP—PKA信号转导途径，加速胆固醇进入线粒体，激活合成糖皮质激素的各种酶系，增强糖皮质激素的合成与分泌。切除动物的腺垂体，肾上腺皮质束状带和网状带萎缩，糖皮质激素分泌显著减少；如及时补充ACTH，可使已萎缩的束状带和网状带基本恢复，糖皮质激素分泌水平回升。

（2）糖皮质激素对下丘脑和腺垂体的负反馈调节，下丘脑CRH神经元和腺垂体分泌ACTH的细胞对糖皮质激素很敏感。当血中糖皮质激素浓度升高时，可通过长反馈的途径抑制下丘脑释放CRH和腺垂体合成与分泌ACTH；同时，腺垂体对CRH的反应性也减弱。此外，腺垂体分泌的ACTH浓度升高。也可通过短反馈的途径，抑制下丘脑CRH神经元的活动，使CRH分泌减少。

在非应激状态下，通过糖皮质激素和ACTH的负反馈调节，使下丘脑－腺垂体－肾上腺皮质轴的活动处于基础分泌。基础分泌的下丘脑－腺

垂体－肾上腺皮质轴的活动呈现昼夜节律波动，表现为清晨6~8时分泌最高，白天维持在较低水平，入睡后分泌再逐渐减少，午夜分泌最低，随后又逐渐增多。在应激状态下，各种有害刺激的信息传入使下丘脑－腺垂体－肾上腺皮质轴的活动增强，同时下丘脑和腺垂体对ACTH、糖皮质激素的负反馈调节的敏感性暂时减弱或不敏感，以致血中ACTH、糖皮质激素的浓度处在高水平状态。ACTH、糖皮质激素浓度的升高程度与应激刺激强度成正比，并维持高水平的平衡以适应应激环境的需要。

临床上，患者若长期使用大量的外源性糖皮质激素，后者可通过负反馈抑制下丘脑－腺垂体－肾上腺皮质轴的活动，造成肾上腺皮质萎缩。如果患者突然停药，由于肾上腺皮质自身分泌糖皮质激素不足或缺乏，可引起肾上腺皮质功能危象，危及生命。因此必须采取逐渐减量的撤药方法或间断给予ACTH，以防止肾上腺皮质功能衰竭。

（二）盐皮质激素

盐皮质激素主要包括醛固酮、11-去氧皮质酮和11-去氧皮质醇。以醛固酮作用最强，11-去氧皮质酮其次。

醛固酮的生物学作用主要是促进肾脏的远曲小管和集合管保Na^+、保水和排K^+，即促进Na^+和水的主动重吸收，同时引起K^+的排出，这对于维持细胞外液和循环血量的稳态起着重要作用。当醛固酮分泌过多时，可导致机体Na^+和水的潴留及K^+的排泄，引起高血钠、高血压、低血钾和碱中毒；相反，如醛固酮缺乏，则导致机体Na^+和水的排出过多及K^+的潴留，出现低血钠、低血压、高血钾和酸中毒。

此外，与糖皮质激素一样，醛固酮也能增强血管平滑肌对儿茶酚胺的敏感性。

二、肾上腺髓质激素

肾上腺髓质的内分泌细胞为嗜铬细胞，直接受交感神经胆碱能节前纤维支配，在功能上相当于交感神经节后神经元。嗜铬细胞分泌肾上腺素（E）和去甲肾上腺素（NE），属于胺类激素。肾上腺髓质激素的合成过程与交感神经节后纤维合

成 NE 的过程基本一致，不同的是嗜铬细胞的胞质内有大量苯乙醇胺氮位甲基移位酶（PNMT）可使 NE 甲基化生成 E（图 11-12）。因此，肾上腺髓质分泌的激素中，以 E 为主。约占 80%，NE 约占 20%。血液中的 NE，除由肾上腺髓质分泌外，主要来自交感神经节后纤维末梢分泌，而血液中的 E 主要来自肾上腺髓质。体内的 E 和 NE 主要被单胺氧化酶（MAO）及儿茶酚胺 - O - 位甲基转换酶（COMT）降解灭活。

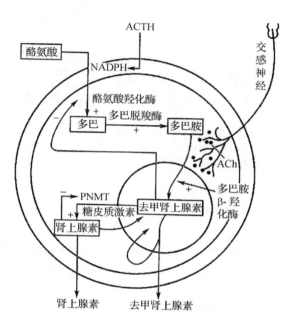

NADPH—还原型辅酶Ⅱ（烟酰胺腺嘌呤二核苷酸）
PNMT—苯乙醇胺氮位甲基移位酶
图 11-12　肾上腺髓质激素生物合成示意

髓质中 NE 和肾上腺素的合成：

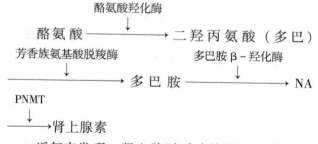

近年来发现，肾上腺髓质嗜铬细胞还能分泌一种由 52 个氨基酸残基组成的单链多肽，称为肾上腺髓质素（Adrenomedulin），它具有扩张血管、降低血压、抑制内皮素和血管紧张素Ⅱ释放等作用。外源性肾上腺髓质素可使肾小管重吸收 Na^+ 减少，有利钠、利尿作用。

（一）肾上腺髓质激素的生物学作用

E 与 NE 是通过胞膜上的肾上腺素能受体发挥作用。由于肾上腺素能受体的分型和在体内分布广泛，E 与 NE 对各器官、各组织的作用也十分复杂，这里主要介绍其对代谢的影响和在应急反应中的作用。

1. 对代谢的影响　E 与 NE 可促使糖原分解增加、葡萄糖利用减少、糖原异生增加、胰岛素分泌减少，从而使血糖升高；促使脂肪分解、产热增加，从而增加血中游离脂肪酸含量，提高机体耗氧量、产热量和基础代谢率。

2. 在应急反应中的作用　肾上腺髓质受交感神经节前纤维支配，两者组成交感 - 肾上腺髓质系统。当机体遭遇特殊紧急情况时，如畏惧、焦虑、剧痛、失血、脱水、乏氧、暴冷暴热以及剧烈运动等，这一系统立即被动员起来，E 与 NE 的分泌大量增加。它们提高中枢神经系统兴奋性，使机体处于警觉状态，反应灵敏；使呼吸加强、加快，肺通气量增加；使心跳加强、加快，心输出量增加，血压升高，血液循环加快；使肾脏、腹腔脏器血管收缩，而心、脑、骨骼肌等血管舒张，全身血液重新分配，有利于保证重要器官和活动器官的血液供应；使机体分解代谢增强，肝糖原分解，血糖升高，脂肪分解加速，血中游离脂肪酸增多，同时葡萄糖与脂肪酸氧化过程增强，提供更多的能量。这一系列的活动有利于增强机体主动适应环境或与环境紧急变化做斗争的能力。在紧急情况下，机体通过交感 - 肾上腺髓质系统发生的适应性反应，称之为应急反应（Emergency Reaction）。应急与应激是两个不同但又相关的概念。实际上，引起应急反应的各种刺激，往往也是引起应激反应的刺激。在应急反应中，通过机体做斗争能力增强，主动适应环境变化；在应激反应中，通过机体的耐受性提高，被动适应环境变化，两种反应相辅相成，使机体能更好地适应环境的变化（图 11-13）。

（二）肾上腺髓质激素分泌的调节

1. 交感神经的作用　肾上腺髓质受交感神经胆碱能节前纤维支配。交感神经兴奋时，其末梢释放 ACh，作用于嗜铬细胞上的 N_1 受体，引起 E 与 NE 的释放。若交感神经兴奋时间较长，还可使

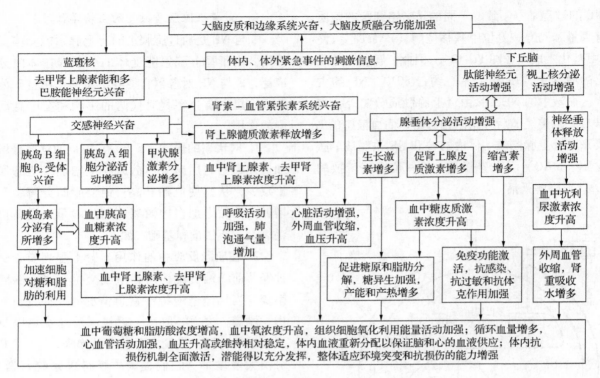

（单箭头表示促进作用方向，双箭头表示往返作用）

图 11-13　机体对紧急事件的反应及机制

合成髓质激素所需要的酶如酪氨酸羟化酶、多巴胺 β-羟化酶以及苯乙醇胺氮位甲基移位酶的活性增强。促进 E 与 NE 的合成。

2. 促肾上腺皮质激素与糖皮质激素的作用
ACTH 可通过糖皮质激素的间接作用或其直接作用提高嗜铬细胞内酪氨酸羟化酶、多巴胺 β-羟化酶与 PNMT 的活性，促进 E 和 NE 的合成。糖皮质激素可直接提高多巴胺 β-羟化酶与 PNMT 的活性，促进 E 和 NE 的合成。

3. 肾上腺髓质激素的负反馈调节　当嗜铬细胞内髓质激素合成到一定浓度时，可反馈抑制合成髓质激素的酶活性。反之，髓质激素的合成增加。

第六节　胰岛

胰岛是散布于胰腺腺泡组织之间的内分泌细胞群，至少可分为 5 种功能不同的内分泌细胞，其中 B 细胞数量最多，分泌胰岛素（Insulin）；A 细胞其次，分泌胰高血糖素（Glucagon）；D 细胞分泌生长抑素（SS）；D_1 细胞分泌血管活性肠肽（Vasoactive Intestinal Peptide，VIP）；F 细胞数量很少，分泌胰多肽（Pancreatic Polypeptide，PP）。

一、胰岛素

胰岛素是由 51 个氨基酸残基组成的小分子蛋白质，相对分子质量为 5808，胰岛素分子由 A 链（21 肽）与 B 链（30 肽）组成。胰岛素是小分子的蛋白质，具有抗原性，应用异种动物胰岛素可以使人体内产生相应的免疫性抗体，从而逐渐抵消所用胰岛素的功效。现采用 DNA 重组技术生产的人胰岛素广泛应用于临床，可以避免抗体形成。

健康人空腹状态下血清胰岛素浓度为 35 ~ 145 pmol/L，以结合型和游离型两种形式存在，两者保持动态平衡。只有游离型的胰岛素才有生物活性。胰岛素在血中的半衰期平均 6 min，主要在肝脏失活。胰岛素的作用机制是通过靶细胞膜上的胰岛素受体实现的，几乎体内所有细胞膜上都有胰岛素受体。胰岛素受体是一种受体型酪氨酸激酶（Receptor Tyrosine Kinase），本身具有酪氨酸蛋白激酶活性。胰岛素与受体结合并激活酶，使受体内的酪氨酸残基发生磷酸化，介导多种蛋白激活，对跨膜信息的转导、细胞功能调节起着重要作用。

（一）胰岛素的生物学作用

胰岛素是促进机体合成代谢的关键激素，对调节血糖浓度起重要作用。

1. 对糖代谢的调节　胰岛素促进全身组织细胞，尤其是肝脏、肌肉和脂肪组织对葡萄糖的摄取和利用，促进糖原合成并储存，促进葡萄糖转变为脂肪酸，储存于脂肪组织，结果使体内糖的去路增加；胰岛素同时也抑制糖原异生，使糖的来源减少，血糖浓度降低。胰岛素是体内唯一降低血糖的激素，胰岛素缺乏时，血糖浓度升高，如超过肾糖阈，尿中将出现葡萄糖，引起胰源性糖尿病。

2. 对脂肪代谢的调节　胰岛素促进葡萄糖进入脂肪细胞，用于合成脂肪酸及三酰甘油，储存于脂肪细胞中。胰岛素也促进肝脏合成脂肪酸，然后转运到脂肪细胞用于合成三酰甘油。胰岛素还抑制脂肪酶的活性，减少脂肪的分解。胰岛素缺乏时，糖的利用减少，脂肪分解增强，脂肪酸大量增加，在肝内氧化生成大量的酮体，可引起酮血症与酸中毒。由于大量脂肪酸氧化，产生乙酰辅酶 A，为胆固醇合成提供了原料，加以肝脏利用胆固醇能力降低，故胰源性糖尿病患者常伴有胆固醇血症，易发生动脉硬化及心血管系统疾病。

3. 对蛋白质代谢的调节　胰岛素促进蛋白质的合成，抑制蛋白质分解。胰岛素可在蛋白质合成的各个环节发挥作用，如使氨基酸跨膜转运进入细胞，加快 DNA 和 RNA 的复制和转录，加速核糖体的翻译过程，使蛋白质合成增多。此外，胰岛素还抑制肝糖异生，有利于血中的氨基酸用于蛋白质的合成。虽然胰岛素能增强蛋白质的合成，对机体的生长有促进作用，但胰岛素单独作用时，对生长的促进作用并不强，只有与生长激素共同作用时，才能发挥明显的促生长效应。

（二）胰岛素分泌的调节

1. 血糖浓度的调节　血糖浓度是调节胰岛素分泌的最重要因素。它可直接刺激胰岛 B 细胞分泌胰岛素。当血糖浓度升高时，胰岛素分泌随之增多，使血糖浓度下降至正常。相反，当血糖浓度降低时，胰岛素分泌则迅速减少，几分钟内血糖可升高至正常水平。若在持续高血糖刺激下，胰岛素的分泌可分为三个阶段：①血糖升高 5 分钟内，胰岛素分泌量增加 10 倍，这是由于 B 细胞内贮存的胰岛素释放所致，但持续时间不长，5～10 分钟后便下降 50%；②血糖升高 15 分钟后，胰岛素分泌出现第 2 次增多，在 2～3 小时达高峰，持续时间较久。这主要是激活了 B 细胞内的胰岛素合成酶系，合成大量新的胰岛素所致；③若血糖升高持续一周左右，胰岛素的分泌可进一步增加，这是由于长时间的高血糖刺激，使 B 细胞增殖所致。

2. 氨基酸和脂肪酸的调节　血中氨基酸、脂肪酸和酮体大量增加时，可刺激胰岛 B 细胞分泌胰岛素，尤以精氨酸和赖氨酸的作用较强。如果血糖升高，同时伴有氨基酸升高时，则可增强氨基酸促胰岛素分泌的作用。脂肪酸也能刺激胰岛素分泌，但作用较弱。

3. 激素对胰岛素分泌的调节

（1）胃肠激素，某些胃肠激素如促胃液素、促胰液素、缩胆囊素和抑胃肽（GIP）能刺激胰岛素分泌，以 GIP 作用最为明显。

（2）生长激素、糖皮质激素及甲状腺激素，这些激素可通过升高血糖刺激胰岛素分泌。如长期大剂量应用这些激素，有可能使胰岛 B 细胞衰竭而导致糖尿病。

（3）胰高血糖素和生长抑素，胰岛 A 细胞分泌的胰高血糖素可通过旁分泌直接作用于 B 细胞或通过升高血糖间接促进胰岛素分泌。胰岛 D 细胞分泌的生长抑素可通过旁分泌抑制 B 细胞分泌胰岛素。

除上述激素外，促进胰岛素分泌的激素尚有 TRH、GHRH、CRH、VIP 和胰高血糖样肽（GLP）等，抑制胰岛素分泌的激素有肾上腺素、胰腺细胞释放抑制因子、甘丙肽、瘦素、神经肽 Y 和 C 肽等。

4. 神经调节　胰岛受交感和副交感神经的双重支配。迷走神经兴奋可通过释放 ACh 递质，作用于 B 细胞上的 M 受体促进胰岛素分泌，也可刺激胃肠激素促进胰岛素分泌。交感神经兴奋可通过释放 NE，作用于 B 细胞上的 α_2 受体抑制胰岛素分泌（图 11-14）。

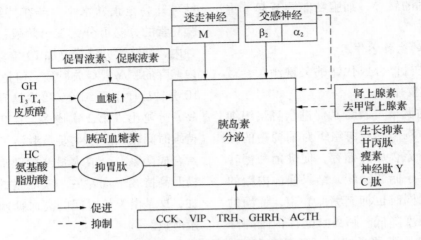

图 11-14　胰岛素分泌调节示意

二、胰高血糖素

胰高血糖素（Glucagon）是由 29 个氨基酸残基组成的直链多肽，相对分子质量 3485。胰高血糖素在血清中浓度为 50～100 ng/L，血浆中的半衰期为 5～10 分钟，主要在肝脏失活，肾脏也有降解作用。

1. 胰高血糖素的生物学作用　与胰岛素的作用相反，胰高血糖素是一种促进机体分解代谢的激素。胰高血糖素作用的靶器官是肝脏，具有很强的促进肝糖原分解和氨基酸转化为葡萄糖的糖异生的作用，使血糖明显升高。胰高血糖素还可激活脂肪酶，促进脂肪分解，同时又可加强脂肪酸氧化，使酮体生成增多。此外，胰高血糖素还抑制蛋白质的合成。

2. 胰高血糖素分泌的调节　血糖浓度是影响胰高血糖素分泌最重要的因素。血糖降低时，胰高血糖素分泌增加；血糖升高时，胰高血糖素分泌减少。氨基酸的作用与葡萄糖相反，能促进胰高血糖素的分泌。血中氨基酸增多，一方面可促进胰岛素释放，使血糖降低，另一方面刺激胰高血糖素分泌使血糖升高，这对防止低血糖有一定的生理意义。

胰岛素可以通过降低血糖间接刺激胰高血糖素的分泌。缩胆囊素、促胃液素可促进胰高血糖素的分泌，而促胰液素抑制胰高血糖素的分泌。

交感神经兴奋可促进胰高血糖素分泌，迷走神经兴奋可抑制胰高血糖素分泌。

第七节　中医腑脏功能与内分泌生理

中医学"肾"的功能包括多个方面，肾为"先天之本""生命之根"。其生理功能是藏精、主水、主骨、生髓、开窍于耳、司二阴。肾主藏精，"精"是构成人体的基本物质，包括先天的生殖之精和后天的五脏六腑之精。《灵枢·经脉》曰："人始生，先成精，精成而脑髓生，骨为干，脉为营，筋为刚，肉为墙，皮肤坚而毛发长"。这是指先天之精。《素问·上古天真论》曰：肾能"受五脏六腑之精而藏之"。这是指后天之精。先天之精与后天之精相互依存、相互促进，共同维持人体生理活动的动态平衡。

一、肾阴、肾阳的生理学基础

中医学认为肾有阴阳，为水火之脏。肾阴、肾阳被称为人体的元阴元阳或真阴真阳，为生命之本。历代医家十分重视肾阴、肾阳的作用。

肾阴肾阳的生理功能十分广泛，表现在多方面的作用，这是因为肾乃藏精之所，精藏于此，为人体生命之根。肾阴为一身阴液的根本，对各脏腑组织器官起着滋养、濡润作用；肾阳为一身阳气的根本，温煦各脏腑组织器官和激发推动各脏腑组织器官的功能活动。肾阴肾阳相互制约，互相依存，相互为用。

肾阴不足，人体各个脏腑失去其滋养作用，从而发生病变。如肝失滋养则肝阴虚。肝阳亢，甚至出现肝风；心失滋养则心阴虚、心火旺；脑失滋养则眩晕耳鸣。反过来，各个脏腑的阴液严重不足时，也会导致肾阴不足，如热邪侵犯灼伤胃，导致胃阴不足，进一步就会损伤肾阴，甚则出现"肾阴干涸"。

肾阳不足，使各个脏腑失去温煦作用，从而发生病变。因肺为气之主，肾为气之根。若肾不纳气则出现气急、吸气不足等症；脾失肾阳的温煦则出现五更泄泻、完谷不化等症；心失肾阳的鼓动则出现心悸、气急、胸闷、唇舌青紫等心阳不足的症候；膀胱失去肾阳的气化则出现小便不利或失禁或余沥不尽或遗尿；津液的吸收、输布失去肾阳的气化则发生水肿；肾脏本身气化不足则出现阳痿、遗精、腰膝酸软等症；如果肾阳衰微则出现面色苍白、四肢厥冷、冷汗如油、脉微欲绝等危险的症候，称为亡阳。

二、肾阴、肾阳与下丘脑－垂体－靶腺调节轴的功能

中医认为肾的功能与机体内分泌系统的功能有密切关系。人体内分泌系统是一个很广泛的功能系统。各种内分泌激素在体内各有其生理作用，相互间在作用上互相依存，互相协调，有的又互相拮抗。以阴阳属性归属，则有的属阴，有的属阳，人体内分泌系统可视为阴阳对立的矛盾统一体。

现代医学认为在人体内分泌系统中，下丘脑－垂体－内分泌腺轴是人体内分泌系统中重要的组成部分。下丘脑通过分泌下丘脑调节肽调节腺垂体的分泌，腺垂体通过分泌促激素分别调节肾上腺皮质、甲状腺和性腺的分泌及其功能。外周靶腺所分泌的激素，又反过来对下丘脑和腺垂体发挥反馈调节作用。从而形成了下丘脑－垂体－肾上腺皮质轴－下丘脑－垂体－甲状腺轴和

下丘脑－垂体－性腺轴。研究肾阴肾阳与三大内分泌轴的关系，对揭示肾阴肾阳的实质有重要的意义。

（一）肾阴肾阳与下丘脑－垂体－肾上腺皮质轴

研究发现，肾阳虚患者尿中 17－羟皮质类固醇的排出量降低，反映了肾上腺皮质功能有不同程度的降低。又发现对促肾上腺皮质激素（ACTH）的反应有延迟。采用温补肾阳药物治疗，可使之恢复正常。说明临床上对肾上腺皮质功能衰退患者，采用助阳药有效。而在肾阴虚患者尿中，发现 17－羟皮质类固醇有异常升高，应用滋阴药可使其得到调整。在临床上，滋阴药可减少由激素所产生的不良反应。实验性肾性高血压模型，应用助阳药无效，但滋阴药如六味地黄丸有效。

（二）肾阴肾阳与下丘脑－垂体－甲状腺轴

甲状腺分泌的激素主要有甲状腺素和三碘甲腺原氨酸。它们的作用范围十分广泛，作用缓慢而持久，主要可以使许多组织耗氧量和产热量增加，基础代谢增高；生理状态下，促进蛋白合成，甲状腺激素分泌不足时，蛋白质合成减少，甲状腺功能亢进时，促进蛋白质，尤其是骨骼肌蛋白质的分解；还可以通过促进腺垂体生长素的合成和分泌，以及直接促进组织的生长和分化，维持机体的正常生长发育，尤其影响脑、长骨和性腺的发育和生长。以上所论，正与中医"肾"的温养全身，温煦腠理，主生长发育的功能相同。

研究发现，肾阳虚患者，血中 T_3 水平降低，对促甲状腺激素释放激素兴奋试验延迟。应用助阳药治疗。可使之恢复正常。而在甲状腺功能亢进的患者，表现出一派阴虚火旺的症候，可用滋阴药治疗。

（郝　翠　张丽娟）

第十二章

生　殖

生殖对于种系的繁衍、遗传信息的传递、物种的进化都起着重要作用。生殖的全过程都是在下丘脑—腺垂体—性腺轴的调节下完成。性激素不仅是青春期发育的动力来源，也是导致两性差别的根本原因。男女在出生时生殖器官上的差异是人的第一性征（Primary Sexual Chacteristics）。由于体内性激素种类和生物学作用的不同，所致青春期后在体征、外貌表现出的明显差异，称为第二性征（Secondary Sexual Characteristics）或副性征。人类的生殖功能不但在个体的生活中发挥重要的作用，同时也具有较为特殊的社会效应。因此，人类生殖的研究不仅是生理学研究的基本课题，也涉及社会科学领域的许多方面。

第一节　男性生殖

男性生殖系统包括主性器官及附性器官。主性器官睾丸具有产生精子和分泌激素的双重功能。而附性器官如附睾、输精管、精囊、前列腺、尿道球腺和阴茎的功能是完成精子的成熟、储存、运输及排出。

一、睾丸的生精功能

（一）精子的生成过程

睾丸由曲细精管和间质细胞组成，曲细精管是精子发生和发育成熟的场所，曲细精管上皮由生精细胞和支持细胞构成。原始的生精细胞为精原细胞，紧贴于曲细精管基膜上；支持细胞有支持和营养生精细胞的作用，为生精细胞的分化和发育提供相对稳定的微环境。从青春期开始，每个精原细胞经数次分裂后可生成近百个精子。在曲细精管管壁中，不同发育阶段的生精细胞由基膜至管腔顺序排列，直至成熟精子脱离支持细胞进入管腔。精子的生成是连续的过程，从精原细胞经过有丝分裂形成初级精母细胞；再分别经过两次减数分裂，形成次级精母细胞和精子细胞（图12-1）。从精原细胞发育成为精子的过程需两个半月。

支持细胞对各级生精细胞起保护与支持作用，为生精细胞的分化发育提供必要的营养物质和适宜的微环境。相邻支持细胞间的"紧密连接"形成了血生精小管屏障（Blood – Testis Barrier），此屏障有三个方面功能：①防止血液中有害分子进入曲细精管损害生精细胞；②防止生精细胞的抗原物质进入血液，避免自身免疫反应；③保证曲细精管内液体含有较高的雄激素、雌激素、钾离子、肌醇、谷氨酸和门冬氨酸等成分。

正常情况下阴囊内温度较腹腔内温度低2℃左右，以适于精子的生成。如在胚胎发育期由于某种原因睾丸不降入阴囊而停留在腹腔内或腹股沟内，称隐睾症。隐睾症患者的睾丸温度较高，影响精子的生成，是男性不育症的原因之一，但睾酮分泌不受影响。

（二）精子的运输

新生的精子进入曲细精管的管腔后，本身并

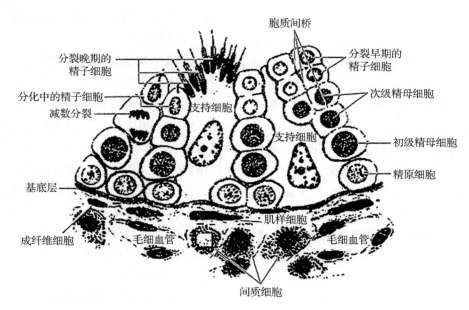

图 12-1 睾丸曲细精小管生精过程

无运动能力，主要靠小管外周肌样细胞的收缩以及管腔液的移动而被运送至附睾。在附睾内精子进一步成熟，停留 18～24 小时才获得运动能力。附睾内可储存少量的精子，大量的精子则储存于输精管及其壶腹部，与附睾、精囊腺、前列腺和尿道球腺的分泌物混合形成精液。在性生活中，正常男子每次射出精液为 3～6 mL，每毫升精液含 2000 万到 4 亿个精子。吸烟与酗酒可导致精子活力与数量降低，畸形率增加。如每毫升精液少于 2000 万精子，不易使卵子受精。

二、睾丸的内分泌功能

睾丸的间质细胞分泌的雄激素以睾酮为主，支持细胞主要分泌抑制素。

（一）雄激素

1. 雄激素的合成与代谢 雄激素（Androgen）主要包括睾酮（Testosterone，T）、脱氢表雄酮（Dehydroiepiandrosterone，DHEA）和雄烯二酮（Androstenedione）等几种。T 分泌量最多，进入靶细胞后可转变为双氢睾酮（Dihydrotestosterone，DHT）。DHT 活性最强，其次为睾酮，其余的均很弱。

睾酮由间质细胞内的胆固醇经羟化、侧链裂解形成孕烯醇酮，再经 17-羟化并脱去侧链而形成。睾酮在其靶器官（如附睾和前列腺）内被 5α-还原酶作用转化为活性最强的双氢睾酮，再与靶细胞内的受体结合。通过调节靶细胞的基因表达过程而发挥作用。

血液中 98% 的睾酮与血浆蛋白结合，只有 2% 游离形式的睾酮才能离开血循环进入靶细胞，与细胞内的受体形成激素受体复合物，通过促进基因转录而发挥生物学作用。在血浆中，65% 睾酮与性激素结合球蛋白结合，而 33% 睾酮与血浆白蛋白或其他蛋白结合，结合状态的睾酮与游离状态的可以互相转化，处于动态平衡状态。血浆中少量的睾酮可以被转化为雌激素，大部分在肝脏被灭活，以 17-酮基类固醇等代谢产物随尿液排出，少量经粪便排出。

血中睾酮的水平与不同的年龄阶段有关，20～50 岁含量最高，浓度为 19～24nmol/L，50 岁以后随年龄增长血浆睾酮浓度逐渐降低。睾酮的分泌还存在生物周期性节律现象，但个体的差异性较大。

2. 睾酮的主要生理作用 睾酮作用比较广泛，主要表现在以下几个方面。

（1）影响胚胎的性分化：胚胎 7 周时分化出睾丸，并分泌雄激素，诱导含 Y 染色体的胚胎向男性分化。雄激素的影响也导致了神经系统分化的性差异。此外，睾酮对睾丸的下降也起重要作用。

（2）维持生精作用：睾酮自间质细胞分泌后，可经支持细胞进入曲细精管与生精细胞相应的受体结合，促进精子生成。此外，附睾是精子成熟的场所，其功能的完整性也很大程度取决于附睾中雄激素含量。因此，睾酮对于维持正常的精子发生和成熟是至关重要的。

（3）刺激附性器官发育与维持性欲：雄激素可直接刺激睾丸、阴囊与阴茎的正常发育，刺激精囊与前列腺的发育及其正常分泌。在雄激作用下，青春期男性的外表开始出现一系列区别于女性的特征，称为男性副性征或第二性征，如骨骼粗壮、肌肉发达、肌力增强、体毛生长并呈男性分布、喉结突起、发音低沉、皮脂腺分泌增多等等。雄激素对于男性的性功能及性欲的维持也是非常重要的。成年后切除睾丸，第二性征将逐渐退化，性欲显著降低。

（4）对代谢的影响：睾酮对人体代谢过程的影响，总的趋势是促进合成代谢。男性在青春期，由于睾酮与腺垂体分泌的生长素协同作用，会使身体出现一次显著的生长过程。

一般认为双氢睾酮与青春期男性外生殖器、前列腺和皮肤毛发的生长关系密切，而睾酮则与肌肉的发育和性欲的维持关系密切。

（二）抑制素

抑制素（Inhibin）是睾丸支持细胞分泌的糖蛋白激素。生理剂量的抑制素可选择性作用于腺垂体，对 FSH 的分泌有很强的抑制作用，而对 LH 的分泌却无明显的影响。此外，在性腺还存在与抑制素结构类似而作用相反地物质，称为激活素（Activin），可刺激 FSH 的分泌。

三、睾丸功能的调节

睾丸的生精和内分泌功能均受下丘脑－腺垂体－睾丸轴的负反馈调节，而睾丸分泌的激素又能反馈调节下丘脑－腺垂体的分泌活动。下丘脑、腺垂体、睾丸在功能上密切联系，互相影响，称为下丘脑－腺垂体－睾酮（Hypothalamus－Adeno-hypophysis－Testesaxis）。此外，睾丸内部还存在复杂的局部调节机制。

（一）下丘脑－腺垂体对睾丸活动的调节

下丘脑通过释放促性腺激素释放激素（GnRH）经垂体门脉到达腺垂体，调节 FSH 和 LH 合成和分泌。

1. 垂体对睾酮分泌的调节 LH 促进间质细胞合成与分泌睾酮，所以 LH 又称间质细胞刺激素（Interstitial Cell Stimulating Hormone，ICSH）。下丘脑产生的 GnRH 促进腺垂体分泌 LH，LH 与间质细胞膜上的 LH 受体结合后，激活腺苷酸环化酶，使细胞内 cAMP 增加，激活依赖。AMP 的蛋白激酶，促进睾酮合成酶体系的磷酸化，加速睾酮的合成。幼年动物摘除垂体后，睾丸及附性器官不能发育成熟，呈幼稚状态。摘除成年雄性动物的垂体后，睾丸及附性器官发生萎缩，生精过程停止，睾酮分泌减少。

2. 垂体对精子生成的调控 LH 与 FSH 对生精过程都有调节作用，LH 刺激间质细胞产生睾酮，通过睾酮实现对完整和持续的精子发生的支持作用。FSH 则调控精原细胞的分化与增殖。两者协同调控精子发生功能。大鼠实验表明，如果生精过程已经开始，只要给予适量的睾酮，生精过程便可维持；如果生精过程尚未开始，或因某种原因中断，仅有睾酮则难以使生精过程启动或恢复，该过程必须有 FSH 的作用。实验提示 FSH 在精子发生过程中发挥始动作用，睾酮则有维持精子发生的效应。此外，适当水平的催乳素可促进精子的发生。

（二）睾丸激素对下丘脑－腺垂体的反馈

血中睾酮达到一定浓度后，作用于垂体和下丘脑，降低 GnRH 和 LH 的分泌，产生负反馈调节作用，使血中睾酮维持在一定水平。垂体两种促性腺激素受负反馈调节的机制可能不同，FSH 主要受抑制素调节控制，LH 主要受雄激素的负反馈调节。

睾丸曲精细管的支持细胞存在芳香化酶，可将睾酮转化为雌二醇，雌二醇可与间质细胞中的雌二醇受体结合，抑制 DNA 合成，使睾酮的合成减少，同时也可对下丘脑－腺垂体进行反馈调节（图 12-2）。

综上所述，一方面下丘脑－腺垂体调节睾丸的功能；另一方面睾丸分泌的激素又能负反馈调节下丘脑和腺垂体的分泌活动。

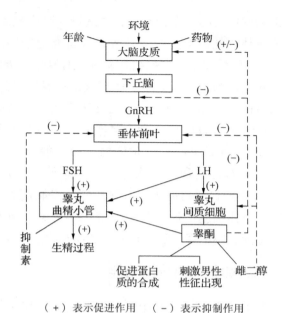

（+）表示促进作用　（-）表示抑制作用

图 12-2　睾丸激素对下丘脑-腺垂体的反馈调节

四、男性的性反应

性兴奋是由于肉体和精神等方面的刺激，在神经内分泌系统的参与调控下，从性欲的激发到性交、再到高潮直至消退的一系列过程。它包括兴奋期、平台期、高潮期和消退期，性反应周期时间的长短也因人而异。而性行为主要是指在性兴奋的基础上，男女两性发生性器官接触即性交的过程。在人类，性行为除保证种族繁衍的目的外，尚能满足人类性生理和性心理的需要。

当有效的刺激引起人的性欲后，又激发了一系列的条件反射和非条件反射，迅速进入兴奋期。当性兴奋紧张度持续稳定在较高水平的阶段即进入平台期，此时阴茎变坚硬、直径增粗，阴茎头颜色加深，尿道口出现尿道副腺分泌物（一般不含精子）以利阴茎插入。性兴奋持续达到一定程度，性刺激充分积累后，即进入性高潮期，此期时间较短，仅有几秒钟。高潮后性兴奋逐渐消退，出现一种疲惫无力、松弛乏力的感觉。

男性的性兴奋反应除了心理性变化外，主要表现为阴茎勃起和射精，这个过程需要神经内分泌系统、血管系统、生殖器官及良好精神心理状态的协同作用。

1. 阴茎勃起（Erectino）　由于进入性兴奋期后，白膜被绷紧，阴茎海绵体充血、压力升高所

致。勃起可以由大脑皮质的刺激引起（精神性勃起）和外生殖器局部机械性刺激引起（反射性勃起）。

阴茎受交感神经肾上腺素能纤维与副交感神经胆碱能纤维的双重支配，副交感神经纤维释放 ACh 和血管活性肠肽（VIP），使阴茎内血管舒张。此外，非胆碱能和非肾上腺素能纤维中含有一氧化氮合酶（NOS），可催化一氧化氮（NO）的形成，NO 激活鸟苷酸环化酶，使 cGMP 生成增加，cGMP 具有强烈的舒血管效应。勃起时阴茎内动脉扩张，血流量明显增加，且阴茎的静脉回流受阻起到维持勃起的作用，使阴茎海绵体内的压力达到 75 mmHg。交感神经缩血管纤维的传出冲动可以终止勃起。一般地说。男性从性交开始到射精的时间为 3～15 分钟。

2. 射精（Ejaculation）　是性交过程中将精液排出体外的过程，射精过程分为移精和排射两个阶段。当腹下神经丛及膀胱丛兴奋时，附睾、精囊、前列腺等分泌增加，精子与其分泌液混合成为精液，同时附睾、输精管和精囊壁的平滑肌收缩，将精液泄入后尿道中，此过程为移精。由于储存在后尿道的精液量增加，触发阴部神经的反射性活动，使尿道周围及会阴部肌群发生节律性收缩，强力压迫尿道而使精液排射出尿道，同时达到了性高潮（Orgasm）。在正常情况下，射精动作出现的一瞬间，膀胱内括约肌应同时收缩，从而关闭了尿道和膀胱的通路，迫使精液从后尿道向前射出。在射精后的一段时间不能再次产生勃起与射精，称为不应期。不应期的长短与年龄和身体状况等多种因素有关。

遗精（Spermatorrhea）是指在无性交活动的情况下发生的一种射精，它可以发生在睡眠状态中，或者发生在清醒状态时，是未婚男子常见的生理现象。

第二节　女性生殖

女性的主性器官是卵巢，附性器官包括输卵管、子宫、阴道和外生殖器等，女性生殖功能主要包括卵巢的生卵作用、内分泌功能、妊娠与分娩等。

一、卵巢的生卵作用

（一）卵泡的发育

卵泡期（Follicular Phase）指卵泡生长、发育直至成熟的阶段。卵泡（Ovarian Follicle）由卵母细胞和卵泡细胞组成，出生后，两侧卵巢中有30万～40万个原始卵泡，青春期减至4万个。一般卵泡期约为14天，但可有不同程度的变化。自青春期起，每月有15～20个卵泡开始生长发育，但通常只有一个卵泡发育成为优势卵泡并成熟排卵，其余的卵泡均在不同的发育阶段发生凋亡并退化为闭锁卵泡。

原始卵泡经历初级卵泡、次级卵泡（Secondary Follicle）两个发育阶段，最后才成为成熟卵泡。在初级卵泡过程中原始卵泡的单层颗粒细胞开始增殖，并分泌糖蛋白包绕卵母细胞形成透明带。随着初级卵泡的发育，颗粒细胞层增多，透明带功能发达，出现卵泡细胞腔和卵泡液，卵细胞偏离中心形成丘状突向卵泡腔，形成次级卵泡。此时的卵细胞停留在分裂前期，直到卵泡排卵前才完成分裂，成为成熟卵泡（图12-3）。

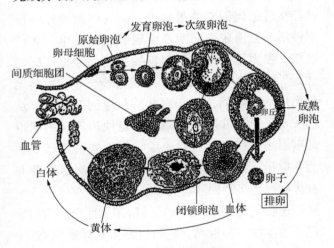

图12-3　卵巢生卵过程示意

在卵泡发育过程中，细胞膜上相继生成FSH、T、PRL、E及PG等激素的受体，内膜细胞和颗粒细胞也逐渐具有了内分泌功能。

（二）排卵与黄体的形成

成熟卵泡壁发生破裂，卵细胞、透明带与放射冠随同卵泡液一起排入腹腔，称排卵（Ovulation）。排卵后，卵巢破裂口被纤维蛋白封闭，残余的卵泡壁内陷，血管破裂，血液进入腔内凝固，形成血体。此后新生血管长入，残留卵泡细胞增殖，在LH的作用下颗粒细胞和内膜细胞分别转化为颗粒黄体细胞和卵泡膜黄体细胞，外观呈黄色，称为黄体（Corpus luteum）。在LH作用下，黄体细胞可分泌大量的雌激素和孕激素，这一阶段称黄体期（Luteal Phase）。黄体的寿命一般为12～16天，若排出的卵子未能受精，在排卵后第9～10天黄体细胞开始退化，渐被结缔组织取代成为白体。黄体细胞的退化导致血液中孕激素与雌激素水平的急剧下降，随后新的卵泡期开始。

二、卵巢的内分泌功能

卵巢可以合成并分泌雌激素、孕激素和少量雄激素以及其他一些多肽类激素。卵泡的颗粒细胞、内膜细胞和黄体细胞都参与分泌的雌激素主要有三种：雌二醇（Estradiol，E_2）、雌酮（Estrone）和雌三醇（Estriol）。其中雌二醇的分泌量最大，活性最强。雌酮的生物活性仅为雌二醇的10%，雌三醇的活性最低。孕激素则主要由黄体细胞分泌，主要为黄体酮（Progesterone）。另外，卵巢的颗粒细胞也能分泌抑制素。

（一）雌激素的生理作用

雌激素（Estrogen）主要促进女性生殖器官的发育和副性征的出现，并维持在正常状态，此外，它对代谢也有明显的影响。

1. 对生殖器的作用　①协同FSH促进卵泡发育，诱导排卵前LH峰的出现并引发排卵。②促进输卵管上皮细胞增生、分泌及输卵管运动，有利于精子与卵子的运行。③促进子宫的生长发育。如青春期前雌激素分泌过少，生殖器官不能正常发育；雌激素分泌过多，则会出现性早熟现象；绝经后雌激素水平降低，生殖器官萎缩；使子宫肌细胞增生肥大，在妊娠晚期提高子宫肌的兴奋性以及对缩宫素的敏感性，有助于启动分娩。④使子宫内膜发生增生期的变化，内膜逐渐增厚，血管和腺体增生。⑤增加子宫颈稀薄黏液的分泌，有利于精子穿行。⑥使阴道上皮细胞增生和角化，糖原含量增加。糖原分解使阴道呈酸性（pH 4～5），利于阴道乳酸杆菌的生长，抑制其他微生物的繁殖，增强阴道的抵抗力。

2. 对副性征和乳腺的影响　雌激素可促进乳房发育，刺激乳腺导管和结缔组织的增生，产生乳晕；也可促使脂肪沉积于乳房、臀部等部位，毛发呈女性分布，音调较高；并促进女性第二性征和性欲的产生。

3. 对代谢和其他的影响　雌激素对人体新陈代谢的作用比较广泛，主要有：①促进蛋白质合成，特别是促进生殖器官的细胞增殖与分化，促进生长发育；②刺激成骨细胞的活动，促进钙、磷在骨质沉积，尤其是促进骨的成熟，促进骨骺的愈合；③促进醛固酮分泌增多而导致水、钠潴留，增加细胞外液量；④促进血管内皮细胞的生成和维持血管正常的舒张功能，是抗动脉硬化的重要因素之一。

（二）孕激素的生理作用

孕激素（Progesterone）主要作用于子宫内膜和子宫平滑肌，为受精卵的着床和妊娠维持提供基本保障作用。由于黄体酮受体含量受雌激素调节，所以黄体酮的绝大部分作用都必须在雌激素作用的基础上才能发挥。

1. 对子宫的作用　在雌激素作用下使增生的子宫内膜进一步增厚，并发生分泌期的变化，为孕卵着床提供适宜的环境；使宫颈黏液减少而变稠，黏蛋白分子交织成网形成黏液栓，阻止精子通过。

2. 维持妊娠　黄体酮能使实验动物的子宫平滑肌细胞膜发生超极化，兴奋性降低，阈值升高，并降低子宫平滑肌对缩宫素的敏感性，而使子宫处于安静状态；并且还可以抑制输卵管节律性收缩。黄体酮还可抑制母体的免疫排斥反应，防止对胎儿排斥反应的发生。

3. 对乳腺的作用　在雌激素作用的基础上，黄体酮可促进乳腺腺泡的发育、成熟并与其他相关激素一起为分娩后的泌乳作充分准备。

4. 产热作用　女性基础体温在排卵前先出现短暂降低，而在排卵后升高 0.5℃ 左右，并在黄体期一直维持在此水平。女性在绝经或卵巢切除后，这种双相的体温变化消失，注射黄体酮则可使基础体温升高，其作用可能与其对体温调节中枢的有关。临床上常将女性基础体温的双相变化作为判定排卵的标志之一。

三、卵巢功能的调节

卵巢的周期性活动受下丘脑，腺垂体的调节，而卵巢所分泌激素的周期性变化又使子宫内膜发生周期性改变，同时对下丘脑－腺垂体进行正、负反馈性调节，形成下丘脑－腺垂体－卵巢轴（Hypothalamus － Adenohypophysis － Ovaries Axis）。下丘脑正中隆起释放的 GnRH 呈脉冲式分泌，通过三磷酸肌醇（IP_3）和二酰甘油（DG）调节腺垂体 FSH 和 LH 的分泌，并在月经周期中呈现周期性变化。

女性进入青春期，下丘脑的 GnRH 分泌增多，促进腺垂体 FSH 和 LH 分泌也相应增多，使卵巢出现周期性变化，并伴有雌、孕激素的分泌增多，而增高的雌、孕激素对下丘脑和腺垂体的功能又具有反馈性调节作用。

下丘脑及腺垂体均存在雌、孕激素的受体，雌、孕激素可反馈性地调节下丘脑和垂体激素的分泌。一般认为，孕激素对下丘脑和腺垂体呈现负反馈性调节，即孕激素分泌增多时，腺垂体 FSH 和 LH 的分泌相应减少。雌激素的作用则比较复杂，在黄体期，雌激素水平增高时，主要以负反馈方式抑制腺垂体 LH 的分泌；但在排卵前一天左右，由于卵泡产生大量雌激素，血中雌激素水平达到顶峰，可促进 GnRH 的释放，继而引起排卵前 LH 和 FSH 释放，以血中 LH 浓度增加最明显，形成 LH 峰（图 12-4）。雌激素这种促进 LH

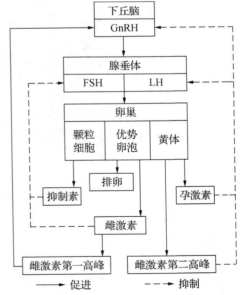

图 12-4　下丘脑－腺垂体对卵巢活动的调节

大量分泌的作用，称为雌激素的正反馈效应，而孕激素则抑制上述正反馈作用。

在月经周期的大部分时间内，卵巢甾体激素可反馈抑制促性腺激素的分泌。故当卵巢切除或卵巢功能低下及绝经后，体内性激素水平下降，而 LH 和 FSH 水平则明显升高。

四、月经周期

女性自青春期起，卵巢功能开始活跃，在激素的作用下，每月一次子宫内膜发生周期性脱落、出血，这种周期性经阴道流血的现象称为月经（Menstruation），女性的这种生殖周期称为月经周期（Menstrual cycle）。

月经周期的长短因人而异，成年妇女平均为 28 天，在 20~40 天范围内均属正常，但每个女性自身的月经周期是相对稳定的。通常，我国女性成长到 12~14 岁出现第一次月经，称为初潮。初潮后的一段时间内，月经周期可能不规律，一般 1~2 年后逐渐规律起来。45~55 岁，月经不复再现，进入绝经期。绝经期的到来是由于卵巢功能的衰退，而下丘脑 - 腺垂体 - 卵巢轴的功能仍保持正常。

卵巢与子宫的周期性变化，是在下丘脑 - 垂体 - 卵巢轴的调控下完成的。卵巢的周期性变化是月经周期形成的基础，习惯上将卵巢周期分为卵泡期与黄体期两个阶段（图 12-5）。

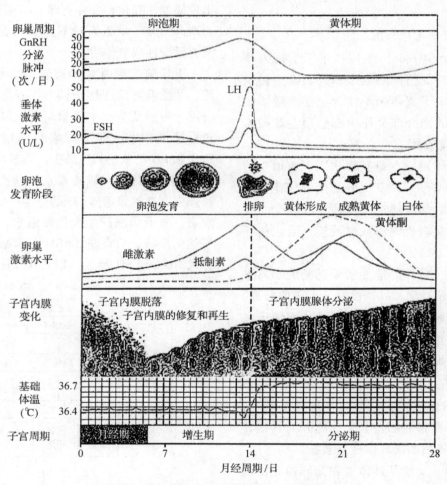

图 12-5　月经周期中内膜及相关激素的变化

（一）卵泡期（月经期和增生期）

FSH 是卵泡生长发育的始动激素，颗粒细胞和内膜细胞均有 FSH 受体，FSH 还能使颗粒细胞上出现 LH 受体。卵泡期开始时，血中雌激素与孕激素浓度均处于低水平，对垂体 FSH 与 LH 分泌的反馈抑制作用较弱，血中 FSH 表现逐渐增高的趋势，1~2 天后 LH 也有所增加。

在 FSH 的作用下，卵泡加速生长，颗粒细胞大量分泌雌激素，血中的雌激素浓度迅速上升。同时，其反馈性抑制作用使血中 FSH 的水平有所下降。至排卵前一天左右，血中雌激素浓度达到顶峰，在其正反馈作用下，下丘脑 GnRH 分泌增加，刺激 LH 与 FSH 的分泌，尤其以 LH 的分泌增加最为明显，形成 LH 峰（LH Surge）。成熟卵泡在 LH 峰的作用下发生排卵（Ovulation）。卵泡期内，在逐渐增高的雌激素作用下，使月经期后的子宫内膜修复增厚，腺体和血管增生、变长，但尚不分泌（图 12-5）。

（二）黄体期（分泌期）

排卵后的卵泡壁塌陷，结缔组织和毛细血管伸入，随即卵泡的内膜细胞和颗粒细胞迅速增生肥大而转化为黄体。在 LH 作用下，黄体细胞分泌大量的孕激素与雌激素，血中黄体酮水平于排卵后 5～10 天出现二次升高，第一次升高发生在卵泡期，第二次升高发生在黄体期，但第二次升高的程度稍低于第一次。在黄体期，黄体酮维持于高水平，黄体酮和雌激素浓度增加，将使下丘脑与腺垂体受到抑制，GnRH 释放减少，FSH 与 LH 在血中浓度相应下降。

在黄体期，子宫内膜在雌激素作用的基础上又接受孕激素的刺激，内膜细胞体积增大，糖原含量增加，腺管由直变弯，分泌含糖原的黏液，故称分泌期（相当于月经周期的第 15～28 天）。在此期内，黄体分泌雌激素和大量孕激素，特别是孕激素能促使子宫内膜进一步增生变厚，血管扩张充血，腺体增大，腺细胞的胞质出现许多颗粒，内膜呈现高度分泌状态。子宫内膜变得松软并富含营养物质，子宫平滑肌相对静止，为胚泡着床和发育做好准备。

若不受孕，则在高浓度雌、孕激素的负反馈作用下，腺垂体 LH 和 FSH 的分泌减少。失去 LH 的支持，黄体渐退化为白体，血中孕激素与雌激素浓度明显下降。子宫内膜失去雌、孕激素的支持，血管发生痉挛性收缩，随后子宫内膜脱落、流血，出现月经。因子宫内膜组织中含有丰富的纤溶酶原激活物，使经血中的纤溶酶原被激活成纤溶酶，降解纤维蛋白，故月经血不凝固。因黄体的退化，雌激素与孕激素分泌减少，负反馈抑制减弱，使腺垂体 FSH 与 LH 的分泌又开始增加，重复另一周期。

月经周期是较容易受心理因素影响并对身体健康状况较敏感的一种生理过程，强烈的精神刺激，急剧的环境变化以及体内其他系统的严重疾病，能引起月经失调。

中医学的"肾"主藏精，包括男、女两性生殖之精，是繁育后代的物质基础。生殖功能的调控也有赖于"肾气"的充盛。"肾"对人体生殖功能起着关键作用。生殖功能还需要"气血"的濡养，女性尤以血为本。肝脾的功能也与生殖功能调节有关。肝主疏泄，脾主运化，肝藏血，脾统血，这些功能若发生改变也将影响正常的生殖功能（图 12-6A）。研究表明，人的生殖功能是在下丘脑-垂体-性腺轴的调节下进行的。生殖功能也还需营养、代谢、免疫等功能参与，这又涉及甲状腺、肾上腺皮质、胰岛的功能。以女性生殖功能的调节为例，可简示如图 12-6B。中西医在此方面认识有很大的相似性。临床研究表明，"肾气""天癸""冲任"等与下丘脑-垂体-性腺调节轴相关。所谓"冲为血海""任主胞胎"也相近于雌激素与孕激素的作用。

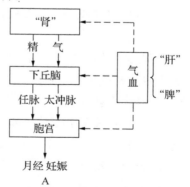

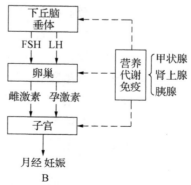

A. "肝""脾"对肾主生殖功能的影响　B. 甲状腺、肾上腺、胰腺对女性生殖功能的影响

图 12-6　"肾"主生殖的相关机制与女性生殖的神经内分泌机制比较

五、女性的性反应

女性的性反应主要包括阴道润滑、阴蒂勃起及性高潮。女性性兴奋期特征是以阴道润滑为特点，经历的时间较男性长，同时有心率加快、肌肉紧张和生殖器充血的改变。在性兴奋期之后，性紧张性持续稳定在较高水平，进入平台期；此时阴道的外 1/3 发生显著的血管充血，并滤出一种稀薄的黏性液体，润滑阴道和外阴，有利于性交进行。阴蒂是女性的性感受器之一，阴蒂头部分布有丰富的感觉神经末梢，是女性性器官中最敏感的部位。女性性高潮的快感由阴蒂开始，向整个下腹部放射。在性高潮过后，身体和情绪均恢复平静即消退期。女性的性高潮后不应期并不明显，所以女性具有多次性高潮的潜在能力。

女性的心理因素对性高潮的出现有明显的影响，情绪不佳时性反应可不出现，更不会达到性高潮。

第三节　妊娠与分娩

妊娠（Pregnancy）是指在母体内胚胎的形成及胎儿的生长发育过程。包括受精、着床、妊娠的维持、胎儿的生长发育，是一个非常复杂、协调的生理过程。以末次月经来潮的第一天算起，人类的妊娠全过程平均约 280 天。

一、受精与着床

1. 受精（Fertilization）　是精子与卵子融合的过程。受精的部位在输卵管壶腹部。射入阴道的精子在女性生殖道内运行的过程较为复杂，需要穿过子宫颈管和子宫腔，并沿输卵管运行相当长的一段距离，才能到达受精部位。精子运行的动力一方面依靠其自身尾部鞭毛的摆动，另一方面需借助于女性生殖道平滑肌的运动和输卵管纤毛的摆动。一次射精虽能排出数以亿计的精子，但是，阴道内的精子绝大部分被阴道内的酶杀伤失去活力，存活的精子随后又遇到宫颈黏液的拦截，故最后能到达受精部位的只有 15～50 个精子，到达的时间在性交后 30～90 分钟。精子与卵子在女性生殖道中保持受精能力的时间很短，精子为 1～

2 天，卵子仅为 6～24 小时。

人类和大多数哺乳动物的精子必须在雌性生殖道内停留一段时间，方能获得使卵子受精的能力，称为精子获能（Capacitation）。获能的本质就是暴露精子表面与卵子识别的装置。精子经过在附睾中的发育，已经具备了受精能力，但由于附睾与精浆中存在去获能因子，它使精子的受精能力受到抑制。当精子进入雌性生殖道后，去获能因子可被去除，从而使精子恢复受精的能力。获能的主要场所是子宫，其次是输卵管。

获能精子与卵子在输卵管壶腹部相遇时，精子首先与卵子透明带上的精子受体 ZP_3 结合，使精子的顶体膜破裂，释放其顶体酶，以溶解卵细胞外围的放射冠及透明带，使精子得以穿行，这一过程称为顶体反应（Acrosomal Reaction）。当精子进入卵细胞后，激发卵母细胞中的颗粒释放，释放物与透明带反应，封锁透明带，使其他的精子难以再进入。因此，到达受精部位的精子虽然有数个，但一般只有一个精子能与卵子结合。进入卵细胞的精子，其尾部迅速退化，细胞核膨大形成雄性原核，雄性原核随即与雌性原核融合，形成含有 23 对染色体的受精卵（图 12-7）。

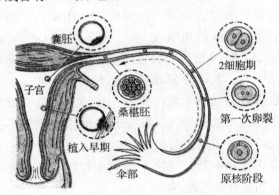

图 12-7　输卵管发育中的受精卵和胚胎植入部位

随着受精理论的完善，推动了体外受精技术（试管婴儿）的发展。目前，人们已经使精子在适宜的培养液中获能，并使这样的精子与取自母体的成熟卵子在试管中受精。卵子受精后继续培养，当受精卵分裂成 2～8 个分裂球时，再转移到母亲子宫内着床、发育、成长，直至分娩。

2. 着床（Implantation）　是胚泡植入子宫内膜的过程，也称为植入，经过定位、黏着、穿透三个阶段。受精卵在移动至子宫腔的途中，继续进行细胞分裂。大约在排卵后第 4 天抵达子宫腔，此时，受精卵已经形成胚泡。着床于受精后 5～6 天起始，至受精后 11～12 天完成。着床成功的条件在于：①透明带必须消失；②胚泡的滋养层细胞迅速增殖分化，形成合体滋养层细胞；③胚泡与子宫内膜必须同步发育和相互配合；④体内必须有足够的孕激素，并在雌激素的配合下，使子宫出现一个极短的敏感期，才能接受胚泡着床。成功着床的关键在于胚泡与子宫内膜的同步发育。

在着床过程中，胚泡不断地发出信息，使母体能识别胚泡并发生适应性变化。胚泡可产生人绒毛膜促性腺激素（hCG），刺激卵巢黄体转变为妊娠黄体，继续分泌维持妊娠所需要的雌、孕激素。

二、胎盘激素与妊娠的维持

正常妊娠的维持有赖于垂体、卵巢和胎盘（Placenta）分泌的各种激素的相互配合。在受精后的第 6 天左右，胚泡滋养层细胞便开始分泌人绒毛膜促性腺激素（Human Chorionic Gonadotropin，hCG），以后逐渐增多，刺激卵巢的月经黄体变为妊娠黄体，继续分泌孕激素和雌激素。胎盘形成后，即成为妊娠期一个重要的内分泌器官，它能分泌大量的蛋白质激素、肽类激素和类固醇激素，以适应妊娠的需要和促进胎儿的生长发育。胎盘所分泌的激素主要包括 4 种，即人绒毛膜促性腺激素（hCG）、孕激素和雌激素、人绒毛膜生长素（Human Chorionic Somatomammotropin，hCS）。

1. 人绒毛膜促性腺激素 是由胎盘绒毛组织的合体滋养层细胞分泌的一种糖蛋白激素，其分子结构与 LH 极为相似，因此，hCG 与 LH 的生物学作用和免疫特性基本相同。

hCG 是由胎盘绒毛组织的合体滋养层细胞分泌的一种糖蛋白激素，受精后第 8～10 天就出现在母体血中，随后其浓度迅速升高，至妊娠 8～10 周达到顶峰，20 周左右降至较低水平，并一直维持至妊娠结束。如果分娩时无胎盘残留，于产后 4d 血中 hCG 消失。妊娠过程中，尿中 hCG 含量的动态变化与血液相似，检测母体血中或尿中的 hCG，可作为诊断早孕的准确指标。

hCG 的生理作用主要有：①在妊娠早期刺激母体的月经黄体转变为妊娠黄体，并使其继续分泌大量雌激素和孕激素，以维持妊娠过程的顺利进行；②抑制淋巴细胞的活力，防止母体对胎儿产生排斥反应，具有"安胎"的效用；③对于男性胎儿，hCG 可促使其睾丸分泌睾酮，参与男性胎儿的性分化过程。

妊娠黄体的寿命只有 10 周左右，以后便发生退化。与此同时，胎盘分泌孕激素和雌激素的功能已经基本成熟，并逐渐接替了妊娠黄体的作用，以更快的速度分泌雌、孕激素。

2. 人绒毛膜生长素 是由胎盘合体滋养层细胞分泌的一种单链多肽，含 191 个氨基酸残基，其中 96% 与人生长激素相同，因此具有生长激素样的作用，可调节母体与胎儿的糖、脂肪与蛋白质代谢，促进胎儿生长。妊娠第 6 周母体血中可测出 hCS，以后稳步增多，到第 12 周左右开始维持在高水平，直至分娩。

3. 雌激素与孕激素 胎盘与卵巢的黄体一样，能够分泌雌激素和孕激素。在妊娠两个月左右，人绒毛膜促性腺激素的分泌达到高峰，以后开始减少，妊娠黄体逐渐萎缩，由妊娠黄体分泌的雌激素和孕激素也减少。此时胎盘所分泌的雌激素和孕激素逐渐增加，接替妊娠黄体的功能以维持妊娠，直至分娩。

（1）雌激素：胎盘分泌的雌激素主要成分为雌三醇，活性虽低，但分泌量极高。其前身物质是胎儿体内生成的 16α－羟脱氢表雄酮硫酸盐，随血液进入胎盘后，再经芳香化酶转化为雌三醇。所以雌三醇是胎儿和胎盘共同参与合成的。如果在妊娠期间胎儿死于子宫内，孕妇的血液和尿液中雌三醇会突然减少，因此，检测孕妇血液或尿液中雌三醇的含量，有助于了解胎儿的存活状态。妊娠期间的雌激素主要作用是：促进母体子宫、乳腺的生长；松弛骨盆的韧带；调节母体与胎儿的代谢。

（2）孕激素：由胎盘合体滋养层细胞分泌。胎盘自母体血中摄取胆固醇，合成黄体酮。来自胎儿体内的孕烯醇酮也可被胎盘转变为黄体酮。黄体酮对妊娠维持的主要作用是：维持子宫内膜蜕膜化，为早期胚胎提供营养物质；降低子宫的收缩性，保持妊娠子宫的安静；促进乳腺腺泡的发育，为泌乳作准备。

三、分娩

分娩（Panurition）是指成熟胎儿及其附属物从母体子宫产出的过程。临产发动的机制尚不清楚，人类分娩的发生是多因素作用引起的。如胎儿对子宫下段和宫颈的机械性扩张作用、胎盘和胎儿内分泌激素的作用、子宫组织本身结构的变化等。

子宫节律性收缩是分娩的主要动力，缩宫素、雌激素及前列腺素等是调节子宫肌肉收缩的重要因素。另外，在妊娠妇女的血中可出现一种称为松弛素（Relaxin）的肽类激素，它主要由卵巢的妊娠黄体分泌，但在子宫蜕膜与胎盘也能产生。松弛素的主要作用是使妊娠妇女骨盆韧带松弛，胶原纤维疏松，子宫颈松软，以利于分娩的进行。

自然分娩过程分为三个产程：第一产程从规律性子宫收缩开始至子宫颈完全扩张；第二产程是胎儿经子宫颈和阴道排出母体的过程；第三产程是胎盘与子宫分离，胎盘及其附属物排出母体的过程。

第四节　中医腑脏功能与生殖生理

一、肾藏精，主人体生殖

中医的肾不仅包括五脏之一的肾脏，还包括男性生殖器和生殖内分泌等功能。

1. 肾主生殖　中医学认为肾具有藏精、主生殖的功能。肾对精气的闭藏作用，不使精气无故流失，让其在体内充分发挥其应有的生理效应。

肾中精气的主要生理效应是促进机体的生长、发育并逐步具备生殖能力，《黄帝内经》对此做了较详细的论述。《素问·上古天真论》曰："女子七岁，肾气盛，齿更发长。二七而天癸至，任脉通，太冲脉盛，月事以时下，故有子。三七，肾气平均，故真牙生而长极。四七，筋骨坚，发长

极，身体盛壮。五七，阳明脉衰，面始焦，发始堕。六七，三阳脉衰于上，面皆焦，发始白。七七，任脉虚，太冲脉衰少，天癸竭，地道不通。故形坏而无子也。"此段论述指出了在人体的生长、发育及衰老的生理过程中，肾中精气的盛衰起着关键作用。

中医临床以补肾为指导的原则下治疗青春期功能性子宫性出血、下丘脑－垂体功能性闭经均取得良好的效果。补肾治疗并不是激素替代治疗，而是在中医理论指导下以中药改善机体的调节机制。由此可见肾主生殖的理论对于基础理论的研究与临床实践都是很有意义的。

2. 肾阴、肾阳与下丘脑－垂体－性腺轴　肾主生殖，而生殖是在下丘脑－垂体－性腺轴系统的调节下进行的。故肾阴与肾阳的作用也包含有下丘脑－垂体－性腺轴的功能。阴阳是相对的概念，肾阴肾阳是宏观的指导原则。性别有男女，以此角度来分，雄属阳，雌属阴，故雄激素归为阳，雌激素归为阴。如从功能角度分，肾阳虚表现为机体功能减退，而肾阴虚则表现为某些功能亢进，这都是机体失去平衡的表现。

研究表明，在男性肾阳虚的患者，测定血液激素水平发现，雌二醇、黄体生成素偏高，睾酮偏低，而且促性腺激素释放激素对黄体生成素的促进分泌作用延迟，用温补肾阳的药物可改善这些状态。在下丘脑－垂体－性腺轴中，下丘脑－垂体属阳，性激素属阴。女性的下丘脑－垂体功能减退常表现为阳虚症状；若卵巢功能减退，雌激素水平下降，垂体促性腺激素水平过高，则表现为阴虚症状，如更年期综合征。

从生理学的分子水平进行研究能揭示肾阴肾阳作用的某些共同规律，对阐明肾阴肾阳的本质非常有意义。在动物实验中，摘除大鼠的甲状腺、肾上腺造成卵巢功能减退，此时元阴受损，应用补肾药物如附子、肉桂、巴戟天、菟丝子、肉苁蓉等有较好的治疗效果，而滋阴药物如生地、枸杞则无效。

二、肝主疏泄与生殖功能的关系

生殖由肾所主，然而与肝的关系也尤为紧密。《素问·上古天真论》曰："肾者主水，受五脏六

腑之精而藏之。"而男精女血，需要定时施泄，其施泄则依赖于肝的疏泄功能。在生理上，肝藏血，肾藏精，精血充盈，汇于冲任，下达于胞宫，由肝疏泄。可见，女子经血的来潮，是肾主闭藏与肝主疏泄协同作用的结果；同样，男子的排精，亦是肾藏与肝泄的相反相成的作用。

肝藏血，血养精；肾藏精，精化血。肝肾精血之间可以互生互化，相互协调，故称为精血同源。肝肾精血充足，则胞宫得养，生殖力旺；若肝肾精血亏虚，则胞宫失养，而致女子经少经闭、甚至不孕，男子腰酸耳鸣、精少不育。

1. 肝主疏泄调摄天癸　女子月经来潮与男子泄精作用，依赖于肝主疏泄与肾主闭藏的相反相成的作用。《素问·上古天真论》曰：女子"二七，天癸至，任脉通，太冲脉盛，月事以时下"；男子"二八，天癸至，精气溢泻，阴阳和故能有子"。男精女血属于人体的精微物质，天癸是先天之精，具有生化精血的功能，从而使男女具有生殖能力。天癸虽受肾气盛衰的支配，但与肝亦有密切联系，如果肝肾疏泄摄藏协调失职，就会引起精神抑郁或紧张，往往导致男性阳痿或早泄，对女性则会影响排卵或受孕。

2. 肝主疏泄调节气血　冲任同起胞宫之中，作用于胞宫，冲为血海，任主胞胎，冲任二脉同源相资，太冲脉盛，女子月事以时下，男子精气溢泻，故能有子。肝的疏泄功能能调畅气机，能运行血液和输布津液。若肝失疏泄，经气不畅，致冲任不能相资；如肝郁日久，可克伐脾土、化火伤阴，致肾阴亏损。肝肾、冲任二脉及胞宫阴阳转化障碍，从而阻碍月经来潮及卵子排出，造成不孕。

3. 肝主疏泄调节情志　肝喜条达而恶抑郁，临床上不孕不育患者，多与精神情志不畅，疏泄失常，气血失和，冲任不能相资有关。现代医学认为长期处于紧张焦虑状态下的妇女，肝主疏泄功能异常可影响大脑皮质神经递质，进而影响"下丘脑－腺垂体－卵巢轴"导致卵巢功能失调而不孕。

三、命门与生殖的意义

中医学认为命门蕴藏先天之气，集中体现肾的功能，故对五脏六腑的功能发挥着决定性的作用。命门一词最早见于《灵枢·根结》中，秦汉以后才把它作为藏象学说中的一个概念。尽管诸家对命门的形态和位置见解不一，但对其在人体生命活动中的作用却都十分重视。

命门在男子能藏生殖之精，在女子则紧密联系着胞宫，对两性生殖功能有重要影响。命门内含有真阳（真火）、真阴（真水），五脏六腑以及整个人体的生命活动都由它激发和主持。青春期前命门参与协调和完善五脏系统的功能，使五脏精气充盈，同时命门的元气得到蓄养和维持。青春期的来至。"天癸"使第二性征出现，机体生长发育以至壮盛，为生殖活动进行能量积累与物质储备。当机体进行性活动，命门元阳处于一种被激发态时，命门系统才得以全面开放。这种全身整合的机制在于命门的元阴、元阳被激发，作用于五脏系统，发为五脏阳气，从而激发和转化更多的阴精，释放出大量能量，所以中医认为命门是五脏整合的调节中枢。

（刘晓玲　曾鹏娇）

参 考 文 献

[1] 李国彰.生理学.2版.北京：人民卫生出版社，2011.

[2] 孙广仁.中医基础理论.7版.北京：中国中医药出版社，1993.

[3] 徐志伟，罗荣敬.中西医结合生理学.北京：科学出版社，2003.

[4] 姚泰.生理学.北京：人民卫生出版社，2006.

[5] 姚泰.生理学（8年制）.2版.北京：人民卫生出版社，2010.

[6] 赵铁建.中西医结合生理学.1版.北京：科学出版社，2013.

[7] 郑守曾.中医学.5版.北京：人民卫生出版社，1999.

[8] 朱大年，王庭槐.生理学.8版.北京：人民卫生出版社，2013.